# 间歇性低氧与人体疾病

## Intermittent Hypoxia and Human Diseases

主　编　Lei Xi
　　　　Tatiana V. Serebrovskaya

主　译　吉训明

副主译　任长虹　李　明　李思颉

人民卫生出版社

Translation from the English language edition:
Intermittent Hypoxia and Human Diseases by Lei Xi and Tatiana V. Serebrovskaya
Copyright © Springer-Verlag London 2012
Springer-Verlag London is a part of Springer Science+Business Media (www. springer. com)
All Rights Reserved

**图书在版编目(CIP)数据**

间歇性低氧与人体疾病/(美)习磊(Lei Xi)主编;
吉训明主译. —北京:人民卫生出版社,2019
　　ISBN 978-7-117-28169-0

　　Ⅰ.①间… Ⅱ.①习…②吉… Ⅲ.①缺氧-疾病-
研究　Ⅳ.①R4

　　中国版本图书馆 CIP 数据核字(2019)第 033690 号

| | | |
|---|---|---|
| 人卫智网　www. ipmph. com | 医学教育、学术、考试、健康, | |
| | 购书智慧智能综合服务平台 | |
| 人卫官网　www. pmph. com | 人卫官方资讯发布平台 | |

版权所有,侵权必究!

**图字:01-2019-4066**

**间歇性低氧与人体疾病**

主　　译:吉训明
出版发行:人民卫生出版社(中继线 010-59780011)
地　　址:北京市朝阳区潘家园南里 19 号
邮　　编:100021
E - mail:pmph @ pmph. com
购书热线:010-59787592　010-59787584　010-65264830
印　　刷:人卫印务(北京)有限公司
经　　销:新华书店
开　　本:889×1194　1/16　印张:17
字　　数:551 千字
版　　次:2019 年 7 月第 1 版　2019 年 7 月第 1 版第 1 次印刷
标准书号:ISBN 978-7-117-28169-0
定　　价:149.00 元

打击盗版举报电话:010-59787491　E-mail:WQ @ pmph. com
(凡属印装质量问题请与本社市场营销中心联系退换)

# 前言

什么是"间歇性低氧"？它是在疾病状态中起致病作用？如睡眠呼吸障碍（睡眠呼吸暂停）、慢性肺病、心血管疾病和癌症；还是恰恰相反，能够产生保护性应答？正如这本优秀作品的第 25 章所证实的，"间歇性低氧"对不同的研究者来说意义不同。取决于这个短语的含义以及在何种情况下发生，发生的情况不同，这种效应对人体可能是有害的，也可能是有益的。

在某些情况下，"间歇性低氧"是指低氧时段（长达数小时）与常氧时段（再持续数小时）的交替。低氧情况下，低氧诱导因子-1α（HIF-1α）的降解受阻而蓄积，并与HIF-1β 亚基结合形成二聚体，进而与低氧应答元件结合，激活细胞内数百种基因的转录；复氧后，HIF-1α 迅速降解，但是它们的 mRNAs 和翻译产物，将根据其各自的半衰期，维持不同的时程，从数小时到数天，重要的是在这种情况下，HIF 只在低氧期间蓄积。

相反，与睡眠呼吸障碍有关的间歇性低氧状态持续 15～30s 的短暂低氧期，随后持续几分钟的复氧期，在整个晚上发生多次低氧和复氧循环。在这种情况下，是低氧和复氧的不断循环，而不是低氧本身，激活 HIF-1。连续低氧是通过抑制脯氨酰羟化酶活性增加 HIF-1α 蛋白水平，导致泛素依赖性降解下降，但间歇性低氧不仅抑制羟化酶活性，而且通过激活哺乳动物雷帕霉素靶蛋白（mTOR）诱导 HIF-1α 合成增加。因此，HIF-1α 水平在产生间歇性低氧期间持续升高，并在随后持续数小时。

目前，间歇性低氧研究领域受到不确切术语的影响而处于崩溃的危险之中。为了区分这些不同的情况，我建议在前述的第一种低氧状态下称为"循环低氧"，该状态下 HIF 在低氧期间蓄积；前述的第二种低氧状态可保留"间歇性低氧"的称谓。这两种情况应与"连续性低氧"区分开来，在连续性低氧情况下，单一低氧事件会持续数分钟、数小时或数天。当读者学习每章的精湛内容时，应提出以下有用的问题：作者如何定义"间歇性低氧"？什么细胞将会暴露于这种刺激？什么分子途径调控观察到的病态（适应不良）或生理（适应）反应？

Gregg L. Semenza, M. D., Ph. D.

Baltimore, USA

# 序言

任何事物的诞生、发展和完善的开始、中间和结束都是从对立到对立,不管有什么矛盾,都有行动和反应,有运动、多样性、多元化和秩序,有程度、继承和变迁。

—Giordano Bruno

（意大利哲学家和天文学家,1548—1600）

在生命科学中,可能很难找到比间歇性低氧对包括人体在内的生物体的影响更好的例子。正如上文所引用的有争议的哲学家和天文学家乔尔丹诺·布鲁诺（Giordano Bruno,1548—1600）的格言一样,这个宇宙和它的微型形式,即我们的生活,充满了矛盾和复杂性。出于这些原因,我们不应该对于间歇性低氧这一科学领域的分歧甚至是有争议的发现和概念感到惊讶。

为处理这些长期的争议和新概念,这本书提供了一个开放的论坛,以最新的科学理解适应性（有益）和适应不良性（有害）间歇性低氧及其在重大人类疾病的发展和进展中潜在的致病和预防作用。来自 9 个国家（奥地利、中国、德国、以色列、俄罗斯、西班牙、土耳其、乌克兰和美国）的 68 名杰出专家在间歇性低氧的基础和转化方面贡献了最新的研究数据和观点。这使我们不断努力推进全球间歇性低氧的转化研究及其在临床应用中的防治问题。在本书中,我们特别关注了与间歇性低氧相关的几个重要的主题,这些主题尚未被前一本书——《间歇性低氧:从分子机制到临床应用》（*Intermittent Hypoxia*: *From Molecular Mechanisms to Clinical Applications*, Nova Science Publishers, 2009; ISBN 9781608761272）所涵盖。如从本书的第 25 章,读者可以了解到关于间歇性低氧对心律失常、动脉粥样硬化、慢性阻塞性肺病、生殖和职业病以及癌症的影响的一些新知识。这本专著是以疾病为导向的,所有的基础研究成果都被选择性地表述为对特定人类疾病机制的解释。因此,本书特别为临床医生、专职医疗保健人员、运动训练师和转化医学研究人员准备。

我们想借此机会向每位解答疑问并尽最大努力为本书撰写杰出章节的作者们表示最诚挚的感谢。我们非常荣幸地获得了由世界著名的低氧生物学和医学权威专家美国约翰霍普金斯医学院的 Gregg Semenza 教授撰写的前言。我们特别感谢伦敦施普林格出版社的高级编辑 Grant Weston 先生对本书的规划、编辑和出版阶段的不断鼓励、支持和非凡的耐心。

最后,在过去的一年里,我们在家花了很多时间书写和编辑这本专著,我们感谢亲爱的家人的理解和宽容。没有他们的牺牲和精神上的支持,完成这个看似无休止的压倒一切的任务是不可能的。

Lei Xi, M. D.

Richmond, Virginia, USA

Tatiana V. Serebrovskaya, Ph. D. , D. Sc.

Kiev, Ukraine

(梁宏艳 译 李明 安红 校)

# 目录

# 第五篇　间歇性低氧治疗方法与设备

第一篇
间歇性低氧与心血管疾病

# 第1章 睡眠呼吸障碍与心律失常：间歇性低氧的作用

Thomas Bitter

## 摘要

本章旨在探讨间歇性低氧的作用，以及睡眠呼吸障碍和心律失常之间的相关性。通过阐明不同类型睡眠呼吸障碍的病理生理机制，解释为何睡眠呼吸暂停是心脏疾病患者中的常见现象。此外，本章旨在阐明心血管疾病的发病机制，论证睡眠呼吸障碍者是否通过增加心肌应激而导致心律失常易发。我们尤其关注间歇性低氧及其在心律失常的病理过程中所发挥的作用。最后，通过阐述从基础到临床的转化医学研究，目前的数据表明睡眠呼吸障碍与室性心律失常、心房纤颤及传导阻滞具有相关性。

## 专业名词缩略语

| | | | | |
|---|---|---|---|---|
| Afib | 心房纤颤（atrial fibrillation） | OSA | 阻塞性睡眠呼吸暂停（obstructive sleep apnea） |
| AHI | 呼吸暂停-低通气指数（apnea-hypopnea index） | PAP | 肺动脉压力（pulmonary artery pressure） |
| BMI | 体重指数（body mass index） | $pCO_2$ | 二氧化碳分压（2 partial pressure of carbon dioxide） |
| CI | 心脏指数（cardiac index） | PCWP | 肺毛细血管楔压（pulmonary capillary wedge pressure） |
| CPAP | 持续气道正压通气（continuous positive airway pressure） | PG | 心肺多道描记图（cardiorespiratory polygraphy） |
| CRP | C-反应蛋白（C-reactive protein） | $pO_2$ | 氧分压（2 partial pressure of oxygen） |
| CSA | 中枢性睡眠呼吸暂停（central sleep apnea） | PSG | 心肺多导睡眠图（cardiorespiratory polysomnography） |
| CSR | 潮式呼吸（Cheyne-Stokes respiration） | PV | 肺静脉（pulmonary vein） |
| LAD | 左心房直径（left atrial diameter） | PVI | 肺静脉隔离（pulmonary vein isolation） |
| LVEDD | 左室舒张末期直径（left ventricular end diastolic diameter） | RAAS | 肾素-血管紧张素-醛固酮系统（renin-angiotensin-aldosterone system） |
| NO | 一氧化氮（nitric oxide） | REM | 快速眼球运动（rapid eye movement） |
| NREM | 非快速眼球运动（non-rapid eye movement） | RFCA | 经导管射频消融（radiofrequency catheter ablation） |
| NT-proBNP | N-末端前脑利钠肽（N-terminal pro-brain natriuretic peptide） | ROS | 活性氧（reactive oxygen species） |
| | | SCD | 心源性猝死（sudden cardiac death） |
| NYHA | 纽约心脏协会（New York Heart Association） | SDB | 睡眠呼吸紊乱（sleep disordered breathing） |
| | | SR | 窦性心律（sinus rhythm） |
| | | TNF | 肿瘤坏死因子（tumor necrosis factor） |

## 1.1 介绍

心律失常，无论是房性心律失常还是室性心律失常，均具有重大的社会经济影响。房性心律失常，以 Afib 最为常见，过去几十年中，发病率及住院率逐年增加，预计未来将进一步增长[1]。对于个体而言，心房颤动不仅伴随着由症状导致的主观和客观的运动能力下降，也意味着中风以及死亡风险增加了五倍[2,3]。传导失调以及快速性室性心律失常导致的 SCD 是工业化国家中导致死亡的主要原因[4]。

## 1.2 心律失常的病理生理学

### 1.2.1 室上性心律失常

心律失常的病理生理学涉及触发事件与致心律失常基质诱发电不稳定的作用。在 Afib 中，心房肌纤维性改变是主要物质基础，包括心房增大、瘢痕形成和纤维瘤的改变，其与传导减慢和不应期延长密切相关。另外，心房颤动的快速心房率增加心肌细胞钙负荷，从而诱导适应性机制，例如：钙通道活性降低或下调，缩短了心房不应期，延长了 Afib 的发作时间[6,7]。对于间歇性房颤，最重要的触发源是 PV 肌袖，与无 Afib 患者的 PV 肌袖及其邻近的左房肌相比，该区域呈现出不同的电生理特性（例如：较短的不应期）[8]。随着重构的不断进行，出现多重折返小波，向不同的方向传播，进而进一步促进结构变化。

### 1.2.2 室性心律失常

室性心动过速常进展为室颤，随后发生心室停搏或无脉电活动，导致 SCD。在这过程中，不同病因（心肌病，心肌炎，心肌梗死等）所致的瘢痕或纤维化，是室性心动过速两个非常重要的解剖学因素，可以伴随隐匿的或临床上有明显症状的心肌缺血[9]。瘢痕或纤维化的病变部位可能含有重要的慢传导心肌细胞，形成折返环路，从而导致持续室性心动过速发作[10]。尽管自律性的变化以及后除极导致的触发活动同样重要，但折返环路仍被认为是室性心律失常发作的主要机制[11]。

在没有心肌瘢痕或纤维化的患者中，心律失常可由急性或慢性心肌缺血引发。或者，在急性心肌缺血期间，血流停止导致许多离子在心肌细胞膜上重新分布，细胞内 $K^+$ 流失，随后细胞外 $K^+$ 累积导致细胞内 $Na^+$ 和 $Ca^{++}$ 的增加。心肌缺血导致离子失衡、组织 pH 降低以及神经体液变化，从而诱发电生理改变，导致传导减慢、兴奋性降低、不应期延长、细胞间解偶联以及自发电活动的产生[12]。心律失常也可能是因代谢改变从而促进其发作，包括游离脂肪酸及其代谢物的积累，形成溶血磷酸甘油酯，导致心肌糖酵解受损[13]。

## 1.3 睡眠呼吸障碍和心律失常

### 1.3.1 睡眠呼吸障碍的结局

自 1973 年以来，Lown 及其合作者致力于观察昼夜周期与室性早搏发作的相关性，提出了睡眠对心室应激性的保护作用[14]。目前，有依据证实副交感神经发挥的主导作用是其中主要因素之一[15]。正常睡眠由两部分组成。NREM 占睡眠时间的 75%，构成睡眠的主要部分，与副交感神经活动增加和交感神经活动减少相关，从而导致心率减慢、血清儿茶酚胺水平、血管张力、血压和血管阻力下降[16]。另一方面，交感神经张力在 REM 中发挥主导作用，这意味着从 NREM 到 REM 睡眠的过程中，心率、血清儿茶酚胺等上述所有指标都会上升。

SDB 分为 OSA 与合并 CSR 的 CSA，已被公认是潜在相互作用并影响心血管疾病进展和结局的并发症，这可能是由于间歇性低氧血症随后的交感神经兴奋干扰了正常睡眠模式。2% ~ 4% 的总人口患有 OSA[17]。OSA 可概括为气道阻力升高综合征，由于夜间上呼吸道阻塞而导致呼吸不足和（或）呼吸暂停（图 1.1）。呼吸暂停定义为持续 10 秒的气流减少在 90% 以上（包括 90%）。低通气被定义为持续 10 秒的气流减少，减少达到 30% 或以上，伴有 4% 及以上的氧饱和度下降或觉醒；或持续 10 秒的气流减少大于等于 50%，大于等于 3% 氧饱和度下降或觉醒[18]。"觉醒"指从睡眠状态到清醒状态至少 3 秒，通常认为是由于睡眠呼吸障碍中发生呼吸暂停或呼吸不足，发生间歇性低氧血症，引起交感神经兴奋增加所致。

### 1.3.2 血管收缩

间歇性低氧血症持续发作以及交感神经系统激活或觉醒次数增加对心血管系统有重大影响（图 1.2）。尽管严重低氧血症通过内皮血管活性物质如：NO，腺苷和类花生酸（eicosanoid）发挥局部血管扩张作用，但

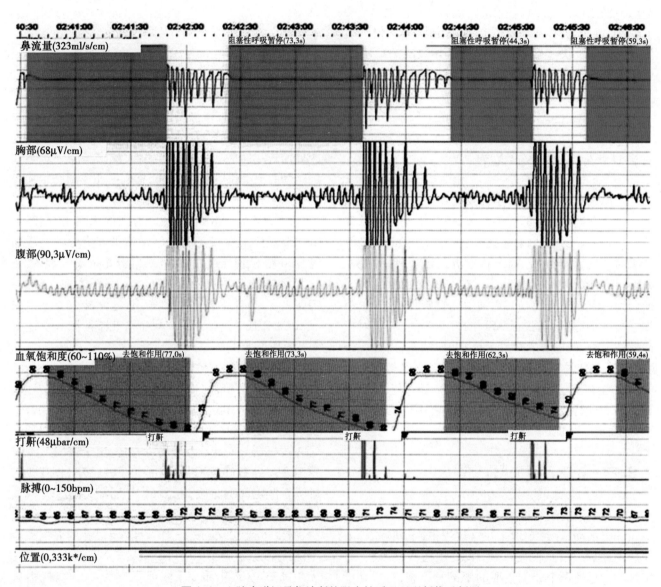

**图 1.1 心肺多道记录仪诊断的阻塞性呼吸睡眠暂停示例图**

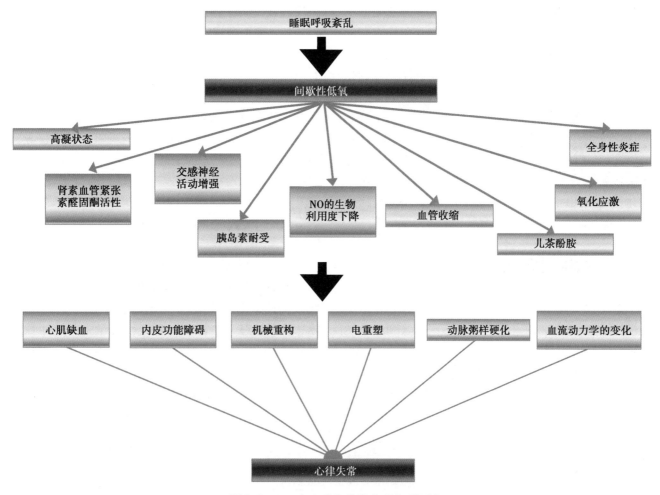

**图 1.2** OSA 与心律失常的病理生理机制

在 OSA 患者中,低氧血症、二氧化碳潴留及全身血管收缩导致的心肌缺血可能作为心律失常发生的潜在机制[19,20]。交感神经系统激活是其中的关键因素,从而导致血浆儿茶酚胺水平升高,α-和 β-肾上腺素能血管反应下降[21~23]。另外,OSA 患者血管紧张素 Ⅱ 和醛固酮水平也升高[24,25]。血管紧张素 Ⅱ 通过血管紧张素受体(AT1 受体)收缩血管,同时增加血管收缩剂对血管紧张素 Ⅱ 的敏感性,从而使 OSA 患者的血管收缩增强[26]。

### 1.3.3　肾素-血管紧张素-醛固酮系统

RAAS 也涉及电和机械重塑。可能是由于细胞内钙浓度增加,通过 L-型钙通道的钙内流增加以及肌浆网中钙的可用性增加,血管紧张素 Ⅱ 致不应期缩短[27,28]。在体外,血管紧张素 Ⅱ 增加心肌成纤维细胞和肌细胞中的蛋白质合成。随着冠状动脉通透性的增加,生长因子渗透扩散到心肌间质中,促进其增殖和生长[29~31]。另一方面,血管紧张素 Ⅱ 引起氧化应激,诱导内皮细胞和心肌细胞凋亡,通过细胞毒作用,心肌细胞发生坏死和纤维化[32]。此外,血清醛固酮水平升高刺激心肌成纤维细胞的胶原合成,通过影响电解质平衡导致心肌细胞死亡[33,34]。

### 1.3.4　内皮素,氧化应激

内皮素-1 由前体肽--大内皮素-1 经内皮素转化酶产生,是一种有效的血管收缩性神经肽,也可通过血管收缩启动局部缺血。研究表明在 OSA 患者中发现血清内皮素-1 或大内皮素-1 水平增加[35,36]。如上所述,NO 被认为是内皮依赖性血管舒张的重要介质。研究观察 OSA 患者的血管扩张以及血浆 NO 水平降低,是可能的潜在机制[37~39]。在间歇性低氧期,自由基或 ROS 的形成并与 NO 反应产生过氧亚硝酸盐,从而降低 NO 的生物利用度[40,41]。

### 1.3.5　炎症

炎症可能是睡眠呼吸暂停导致的低氧血症与心肌

应激性增强导致的心律失常之间的纽带。细胞黏附参数(CD15,CD11c)、细胞内 ROS 增加以及单核细胞对人内皮细胞黏附增加,这三者的联系在 OSA 患者中已被证实。白细胞-内皮细胞黏附的启动可能导致内皮功能的严重损伤并伴有连续血流动力学损伤和缺血,从而发生动脉粥样硬化[42]。此外,OSA 患者的 TNF-α、IL4 增加,IL10 表达降低,随后为 CRP、IL6、IL8 表达增加,以及 CD4、CD8T 细胞的功能和表型变化[43,44]。在这些所有参数中,TNF-α,CRP,纤维蛋白原、血黏度、血小板聚集指数在 OSA 患者均升高,上述指标作为心血管事件的预测因子具有特别的重要性[45~48]。

### 1.3.6    代谢调节异常

OSA 的相关因素例如:胰岛素和胰岛素瘦素抵抗,促进了代谢紊乱的发展[49,50]。睡眠片段和间歇性低氧血症促进交感神经活性增加,改变下丘脑-垂体-肾上腺皮质轴功能,不仅与上述氧化和炎症通路相关,而且涉及胰岛素抵抗和胰腺 β 细胞功能受损[50,51]。

糖尿病和代谢综合征不仅是冠状动脉疾病和动脉粥样硬化的主要危险因素,而且与 SCD 独立相关[52]。

### 1.3.7    胸内压改变

无效呼吸,常发生在 OSA 的呼吸暂停或呼吸不足时,可改变跨壁压力和容积二者的关系。这不仅导致随后的机械重塑应力的增加,而且触发了离子通道,从而促使心肌的兴奋性增加[53]。

### 1.3.8    潮式呼吸

CSR 是 CSA 合并收缩性或舒张性心力衰竭患者中常见的并发症[54~56]。血流动力学受损( CI,PCWP 增加和 PAP 升高刺激肺迷走神经刺激物受体(J-受体),循环延迟和(或)交感神经活性增加是充血性心力衰竭后的典型改变,导致化学感受器敏感并促进呼吸不稳(图 1.3)[57~59]。这又与随后的过度通气有关,由于优势皮层控制,在白天时不易发作,但运动测试或

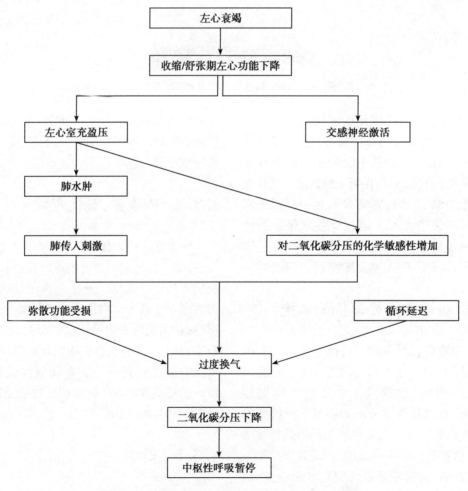

图 1.3    充血性心力衰竭潮式呼吸的病理生理模型

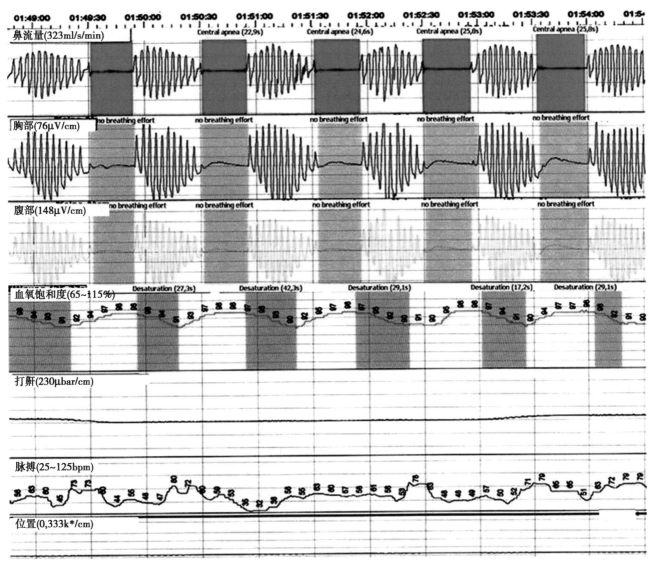

**图 1.4　由心肺多道描记图诊断的潮式呼吸示例**

睡眠时可诱发[57,58,60,61]。由于过度换气伴随着 $CO_2$ 分压下降，故可被间歇性呼吸不足或呼吸暂停中断（图1.4）。因此，CSR 已被定义为至少 10 分钟持续的潮式呼吸伴过度通气，每小时至少发作 5 次 CSA 或低通气量[18]。

　　与 OSA 不同，CSA 通常被认为仅是心力衰竭严重程度的标志[55]。因此，过去的几十年中，对其病理生理改变还没有完全认识。自从 CS 被确定为 CHF 患者的独立预后指标以来，人们对于 CSR 的关注程度已经发生改变[62]。有证据表明，CSR 相伴发生了显著交感神经激活，促进了心血管不良效应，随着 CSR 病程加重，进一步损害心功能[63~65]。由于 CSR 患者的低氧周期较短，最近的研究显示交感神经活化主要与过度通气期有关[64,66]。因此，可以推测 CSR 患者的心血管系统改变与 OSA 患者相似，尽管尚未证实。

## 1.4　临床证据

### 1.4.1　室性心动过速

　　将病理生理学研究转化至临床，研究者发现 OSA 伴有更频繁的室性异位[67~69]。338 例无睡眠呼吸障碍者相比，228 例睡眠呼吸障碍患者的复杂性室性异位（OR 1.74）和非持续性室性心动过速（OR 3.40）的比例显著增加[69]。最近对 2911 名老年男性进行的一项研究还发现，CSR 可作为复杂室性异位的独立危险因素（OR 1.55）[70]。Lanfranchi 调查了 47 例心力衰竭患者，发现 CSR 患者非持续性室性心律失常发生率较高[71]。另外，在左心收缩功能受损的室性心动过速或频发室性早搏患者中，SDB 的患病率高达 60%，结果支持 SDB 是发生恶性室性心律失常的独立危险因素[72]。

虽然相关研究的患者数量不多，但结论一致：OSA、CSA 与室性心动过速独立相关。我们最近进行了一项研究，其中包括 255 名植入心脏复律再同步装置后 6 个月的充血性心力衰竭患者，在 48 个月随访后发现，与无睡眠呼吸障碍的患者相比，合并 CSR 的阻塞性或 CSA 患者的无事件生存期较短（以恶性心律失常首次发作为结点），并且与 OSA（OR 1.69）和 CSA（OR 2.06）独立关联[73]。然而，室性异位和非持续性室性心动过速对预测危及生命的心律失常发作的价值不大[74]。因此，心室应激性增加对于不良预后几乎没有影响。

OSA 患者在夜间发作 SCD 的高峰期已明确。回顾 112 例因心脏病因猝死患者的多导睡眠图，OSA 患者在睡眠时间（午夜至早晨 5:59）的心脏性猝死风险增加，上午 6 点~11 点之间是发作 SCD 的最低点[75]。由于恶性心律失常在 SCD 中具有重要意义，所以一项短期研究随访观察了 75 名植入心脏复律除颤器后 180 天的心脏衰竭患者，观察睡眠呼吸障碍在 SCD 中的作用。SDB 被确定为危及生命的心律失常的独立预测因子；OSA 和 CSA 两者均无差别[76]。Staniforth 等对 101 例有 CSA 的心力衰竭患者随访 6 个月，发现患者发生恶性心律失常的危险性增加[77]。研究的不足之处是，诊断仅基于脉氧仪，没有进行多变量分析，所以对该项研究的影响尚不清楚。我们最初通过心肺多导记录仪对 255 名患者进行调查研究，随访 48 个月，结果相似。再次发现 OSA（OR 2.10）、CSA（OR 3.41）与较短的无事件生存期（患者入组到心脏除颤仪治疗的恶性室性心律失常首次发作时间）独立相关[73]。

## 1.4.2 心房颤动

另一类心律失常-心房纤维性颤动，在睡眠呼吸障碍中同样重要。2004 年发表的一项研究报道，在 152 例复律前的房颤患者中，OSA 患占 49%[78]。该研究的不足之处是 OSA 的诊断仅基于问卷调查。尽管如此，我们对心肺多谱仪诊断的 150 例持续性房颤的研究中，发现 OSA 患病率相仿[79]。在一个年轻的队列中（平均年龄 55 岁），Stevenson 及其同事发现，在持续性或阵发性心房颤动患者中，SDB 的发病率高于年龄、性别匹配的对照组；同时，与无 SDB 者比较，合并明显睡眠呼吸障碍的阵发性房颤的病情更重[80]。最近提出了一个与上述病理生理学概念相关的联系，即高碳酸血症与有效不应期延长（152%）相关，二者促进了房颤的易感性增加[81]。对 3542 例患者随访 16 年的结果得出：房

颤发生率在 OSA 患者中更高，并且与夜间低氧血症的严重程度相关[78]。在二级预防中，OSA 是永久性或阵发性心房颤动经心脏复律或侵入性消融治疗后复发的独立危险因素[82~84]。关于 Afib 患者中的 CSR，研究尚不充分。在 60 例 CSA 患者中，有 27% 的患者出现 Afib，因此提示 CSA 与 Afib 相关[85]。同时，左心收缩功能正常的永久性房颤患者并发 CSA 比例为 31%[79]。CSA 在 Afib 中的相关预后数据分析尚未公布。

## 1.4.3 缓慢型心律失常和传导阻滞

由于睡眠呼吸障碍和缓慢型心律失常二者之间的联系缺乏证据，本段简单描述了可能的机制和相关临床数据。尽管持续低氧刺激交感神经激活是睡眠呼吸暂停最常见的后果，但是颈动脉体的低氧刺激也可导致迷走神经兴奋及其随后的心动过缓发生[86]。然而，心率对低氧的反应依赖于体内低氧化学敏感性和低氧对迷走神经、交感神经的影响对窦房结的作用[87]。因此，对缓慢型心律失常和传导障碍的临床流行病调查结果并不一致。最近一项对 2911 名老年人睡眠障碍研究以及睡眠心脏健康研究的结果显示，在有睡眠呼吸障碍及无睡眠呼吸障碍两组患者中，心脏传导阻滞或窦性停顿>3s 的发生次数并无统计学意义[69,70]。这些发现与其他一些研究结果不同，睡眠紊乱患者中出现严重的缓慢型心律失常较无睡眠紊乱患者多见[67,88,89]。

## 1.5 治疗效果

## 1.5.1 阻塞性睡眠呼吸暂停

在 OSA 中，CPAP 已被证实是治疗的首选[90]。如前所述，当睡眠时肌肉自然放松，上呼吸道变窄时发生 OSA。CPAP 机器通过软管将正压气流输送到鼻罩或全面罩，密闭管道（空气压力下保持打开状态），从而使呼吸通畅，阻止呼吸暂停和呼吸不足。在 OSA 和心血管疾病的患者中，显示 CPAP 改善动脉高血压、冠状动脉介入治疗后的转归以及心力衰竭患者的总体预后[91~93]。关于心律失常，Ryan 等人发现：与 8 例对照组比较，接受 CPAP 治疗的 10 例心力衰竭患者的室性早搏明显减少。相反，Craig 及其同事的研究发现 40 例接受治疗的中度至重度 OSA 患者与 43 例亚治疗对照组患者的心律失常发生率无显著差异，该研究中所有患者均未合并充血性心衰[94,95]。一些非对照研究显示 CPAP 治疗可使窦性心动过缓、窦性停搏明显减

少[88,96,97]。关于心房颤动，CPAP 能够使心房颤动后复发的风险从 27 名未治疗患者中的 82%降至 12 例接受治疗的患者中的 42%[82]。

## 1.5.2  潮式呼吸

对于 CRS，既没有减少威胁生命的心律失常治疗方法的数据，也没有有效改善预后的数据。CANPAP 临床试验调查了 258 例左心室射血分数降低和合并潮式呼吸的心力衰竭患者。128 位患者随机接受 CPAP 治疗，而其余 130 位患者没有。作者并未发现 24 个月后治疗组死亡率降低[98]。然而，对于那些 AHI<15/h 的患者，通过 CPAP 治疗获得预后益处，这是难以达到的目标[99,100]。因此，即使以前发表的阳性结果表明接受 CPAP 治疗的 CHF 患者心室兴奋性降低，最近也都引入了新的呼吸机装置[101]。ASV 为反循环自动适应压力支持的双层通风系统，这似乎在改善呼吸暂停及低通气指数方面，相比其他治疗方式对合并潮式呼吸的患者更有利[100]。最近的调查显示该治疗对心力衰竭患者的心血管功能和左心室射血分数下降均有改善作用[102~104]。然而，合并 CSR 的心律失常患者中接受 ASV 治疗的数据很少。因此，我们进行了一项大规模的研究，共 403 例充血性心力衰竭患者，分为未经治疗的中度至重度 CSR，治疗的 CSR，轻度或无 CSR 三组。48 个月后，未经治疗的 CSR 患者无事件生存期缩短（以需复律除颤治疗的心律失常发作作为结点，所有重要的变量进行调整），但是与轻度或中度潮式呼吸（CSR）患者相比，经治疗患者的无事件生存期在两组比较中无差异[73]。

## 1.6  总结

CSR，尤其是伴有间歇性低氧血症和交感神经激活 OSA，可被视为心律失常的重要危险因素。呼吸暂停阶段后的不同急性机制，如：氧化应激，炎症，血管收缩，胸内压变化和代谢改变可能成为心律失常的潜在诱因。同样，它们促进心脏和心血管系统的电和机械重塑成为潜在的致心律失常因素。

（刘媛媛 译  任长虹  刘志 校）

## 参考文献

1. Nieuwlaat R, Capucci A, Camm JA, et al. Atrial fibrillation management: a prospective survey in ESC member countries. The Euro Heart Survey on Atrial Fibrillation. Eur Heart J. 2005;26:2422–34.
2. Kannel WB, Wolf PA, Benjamin EJ, et al. Prevalence, incidence, prognosis and predisposing conditions for atrial fibrillation: population-based estimates. Am J Cardiol. 1998;82:2N–9.
3. Wolf PA, Dawber TR, Thomas HR, et al. Epidemiologic assessment of chronic atrial fibrillation and the risk of stroke: the Framingham study. Neurology. 1978;28:973–7.
4. Zheng ZJ, Croft JB, Giles WH, et al. Sudden cardiac death in the United States, 1989 to 1998. Circulation. 2001;104:2158–63.
5. Sanders P, Morton JB, Davidson NC, et al. Electrical remodelling of the atria in congestive heart failure: electrophysiologic and electroanatomic mapping in humans. Circulation. 2003;108:1461–8.
6. Courtemanche M, Ramirez RJ, Nattel S. Ionic mechanisms underlying human atrial action potential properties: insights from a mathematical model. Am J Physiol. 1998;275:301–21.
7. Lai LP, Su MJ, Lin JL, et al. Down-regulation of L-type calcium channel and sarcoplasmic reticular Ca$^{2+}$-ATPase mRNA in human atrial fibrillation without significant change in the mRNA of ryanodine receptor, calsequestrin and phospholamban: an insight into the mechanism of atrial electrical remodelling. J Am Coll Cardiol. 1999;33:1231–7.
8. Haissaguerre M, Jais P, Shah DC, et al. Spontaneous initiation of atrial fibrillation by ectopic beats originating in the pulmonary veins. N Engl J Med. 1998;339:659–66.
9. Ashikaga H, Sasano T, Dong J, et al. Magnetic resonance-based anatomical analysis of scar-related ventricular tachycardia: implications for catheter ablation. Circ Res. 2007;101:939–47.
10. van Dessel PF, de Bakker JM, van Hemel NM, et al. Pace mapping of postinfarction scar to detect ventricular tachycardia exit sites and zones of slow conduction. J Cardiovasc Electrophysiol. 2001;12:662–70.
11. Vermeulen JT, McGuire MA, Opthof T, et al. Triggered activity and automaticity in ventricular trabeculae of the failing human and rabbit hearts. Cardiovasc Res. 1994;28:125–8.
12. Owens LM, Fralix TA, Murphy E, et al. Correlation of ischemia-induced extracellular ion changes to cell-to-cell electrical uncoupling in isolated blood-perfused rabbit hearts. Experimental Working Group. Circulation. 1996;94:10–3.
13. Pogwizd SM, Corr PB. Mechanisms underlying the development of ventricular fibrillation during early myocardial ischemia. Circ Res. 1990;66:672–95.
14. Lown B, Tykocinski M, Garfein A, et al. Sleep and ventricular premature beats. Circulation. 1973;48:691–701.
15. Crasset V, Mezzetti S, Antoine M, et al. Effects of aging and cardiac denervation on heart rate variability during sleep. Circulation. 2001;103:84–8.
16. Hobson JA. Current concepts. Sleep: biochemical aspects. N Engl J Med. 1969;281:1468–70.
17. Young T, Palta M, Dempsey J, et al. The occurrence of sleep-disordered breathing among middle-aged adults. N Engl J Med. 1993;328:1230–5.
18. Iber C, Ancoli-Israel S, Chesson Jr AL, et al. The AASM manual for the scoring of sleep and associated events: rules, terminology and technical specifications. AASM manual for scoring sleep. Westchester, Illinois: American Academy of Sleep Medicine; 2007.
19. Fletcher FC. Effect of hypoxia on sympathetic activity and blood pressure. Respir Physiol. 2000;119:189–97.
20. Brooks D, Horner LJ, Kozar LF, et al. Obstructive sleep apnea as a cause of systemic hypertension. Evidences from a canine model. J Clin Invest. 1997;99:106–9.
21. Imadojemu VA, Mawji Z, Kunselman A, et al. Sympathetic chemoreflex responses in obstructive sleep apnea and effects of continuous positive airway pressure therapy. Chest. 2007;131:1406–13.
22. Dimsdale JE, Ziegler MG, Ancoli-Israel S, et al. The effect of sleep apnea on plasma and urinary catecholamines. Sleep. 1995;18:377–81.
23. Mills PJ, Kennedy BP, Loredo JS, et al. Effects of nasal continuous positive airway pressure and oxygen supplementation on norepinephrine kinetics and cardiovascular responses in obstructive sleep apnea. J Appl Physiol. 2006;100:343–8.
24. Calhoun DA, Nishizaka MK, Zaman MA, et al. Aldosterone excretion among subjects with resistant hypertension and symptoms of

sleep apnea. Chest. 2004;125:112–7.

25. Moller DS, Lind P, Strunge B, et al. Abnormal vasoactive hormones and 24-hour blood pressure in obstructive sleep apnea. Am J Hypertens. 2003;16:274–80.

26. Kraiczi H, Hedner J, Peker Y, et al. Increased vasoconstrictor sensitivity in obstructive sleep apnea. J Appl Physiol. 2000;89:493–8.

27. Shinagawa K, Mitamura H, Ogawa S, et al. Effect of inhibiting Na⁺/H⁺–exchange or angiotensin converting enzyme on atrial tachycardia-induced remodelling. Cardiovasc Res. 2002;52:438–46.

28. Nakashima H, Kumagai K, Urata H, et al. Angiotensin II antagonist prevents electrical remodelling in atrial fibrillation. Circulation. 2000;101:2612–7.

29. Sadoshima J, Izumo S. Molecular characterization of angiotensin II induced hypertrophy of cardiac myocytes and hyperplasia of cardiac fibroblasts: critical role of the AT1 receptor subtype. Circ Res. 1993;73:413–23.

30. Sadoshima J, Xu Y, Slayter HS, et al. Autocrine release of angiotensin II mediates stretch-induced hypertrophy of cardiac myocytes in vivo. Cell. 1993;75:977–85.

31. Weber KT, Brilla CG. Pathological hypertrophy and the cardiac interstitium: fibrosis and the renin-angiotensin-aldosterone system. Circulation. 1991;83:1849–65.

32. Ollivier JP, Bouchet VA. Prospects for cardioreparation. Am J Cardiol. 1992;70:27C–36.

33. Brilla CG, Zhou G, Matsubara L, et al. Collagen metabolism in cultured adult rat cardiac fibroblasts: response to angiotensin II and aldosterone. J Mol Cell Immunol. 1994;26:809–20.

34. Sheehan JP, Seelig MS. Interactions of magnesium and potassium in the pathogenesis of cardiovascular disease. Magnesium. 1984;3:301–14.

35. Phillips BG, Narkiewicz K, Pesek CA, et al. Effects of obstructive sleep apnea on endothelin-1 and blood pressure. J Hypertens. 1999;17:61–6.

36. Grimpen F, Kanne P, Schulz E, et al. Endothelin-1 plasma levels are not elevated in patients with obstructive sleep apnea. Eur Respir J. 2000;15:320–5.

37. Kato M, Roberts-Thomson P, Phillips BG, et al. Impairment of endothelium-dependent vasodilatation of resistance vessels in patients with obstructive sleep apnea. Circulation. 2000;102:2607–10.

38. Carlson J, Rangemark C, Hedner J. Attenuated endothelium-dependent vascular relaxation in patients with sleep apnoea. J Hypertens. 1996;14:577–84.

39. Ip MS, Lam B, Chan LY, et al. Circulating nitric oxide is suppressed in obstructive sleep apnea and is reversed by nasal continuous positive airway pressure. Am J Respir Crit Care Med. 2000;162:2166–71.

40. Lavie L, Lavie P. Molecular mechanisms of cardiovascular disease OSAHS: the oxidative stress link. Eur Respir J. 2009;33:1467–84.

41. Christou K, Kostikas K, Pastaka C, et al. Nasal continuous positive airway pressure treatment reduces systemic oxidative stress in patients with severe obstructive sleep apnea syndrome. Sleep Med. 2009;10:87–94.

42. Dyugovskaya L, Lavie P, Lavie L. Increased adhesion molecule expression and production of reactive oxygen species in leucocytes of sleep apnea patients. Am J Respir Crit Care Med. 2002;165:934–9.

43. Yokoe T, Minoguchi K, Matsuo H, et al. Elevated levels of C-reactive protein and interleukin-6 in patients with obstructive sleep apnea syndrome are decreased by nasal continuous positive airway pressure. Circulation. 2003;107:1129–34.

44. Dyugovskaya L, Lavie P, Lavie L. Lymphocyte activation as a possible measure of atherosclerotic risk in patients with sleep apnea. Ann N Y Acad Sci. 2005;1051:340–50.

45. Ridker PM, Hennekens CH, Buring JE, et al. C-reactive protein and other markers of inflammation in the prediction of cardiovascular disease in women. N Engl J Med. 2000;342:836–43.

46. Ridker PM, Rifai N, Pfeffer M, et al. Elevation of tumor necrosis factor-alpha and increased risk of recurrent coronary events after myocardial infarction. Circulation. 2000;101:2149–53.

47. Wessendorf TE, Thielmann AF, Wang YM, et al. Fibrinogen levels and obstructive sleep apnea in ischemic stroke. Am J Respir Crit

Care Med. 2000;162:2039–42.

48. Saletu M, Nosiska D, Kapfhammer G, et al. Structural and serum surrogate markers of cerebrovascular disease in obstructive sleep apnea (OSA): association of mild OSA with early atherosclerosis. J Neurol. 2006;253:746–52.

49. Al Lawati N, Mulgrew A, Cheema R, et al. Pro-atherogenic cytokine profile of patients with suspected obstructive sleep apnea. Sleep Breath. 2009;13:277–83.

50. Ronksley PE, Hemmelgarn BR, Heitman SJ, et al. Obstructive sleep apnoea is associated with diabetes in sleepy subjects. Thorax. 2009;64:834–9.

51. Shaw JE, Punjabi NM, Wilding JP, et al. Sleep disordered breathing and type 2 diabetes. A report from the International Diabetes Federation Taskforce on Epidemiology and Prevention. Diabetes Res Clin Pract. 2008;81:2–12.

52. Empana JP, Duciemetiere P, Balkau B, et al. Contribution of the metabolic syndrome to sudden death in asymptomatic men: the Paris Prospective Study I. Eur Heart J. 2007;28:1149–54.

53. Franz MF, Bode R. Mechano-electrical feedback underlying arrhythmias: the atrial fibrillation case. Prog Biophys Mol Biol. 2003;82:163–74.

54. Sin DD, Fitzgerald F, Parker JD, et al. Risk factors for central and obstructive sleep apnoea in 450 men and women with congestive heart failure. Am J Respir Crit Care Med. 1999;160:1101–6.

55. Oldenburg O, Lamp B, Faber L, et al. Sleep-disordered breathing in patients with symptomatic heart failure: a contemporary study of prevalence in and characteristics of 700 patients. Eur J Heart Fail. 2007;9:251–7.

56. Bitter T, Prinz C, Faber L, et al. Sleep-disordered breathing in heart failure with normal left ventricular ejection fraction. Eur J Heart Fail. 2009;11:602–8.

57. Solin P, Bergin P, Richardson M, et al. Influence of pulmonary capillary wedge pressure on central apnea in heart failure. Circulation. 1999;99:1574–9.

58. Javaheri S. A mechanism of central sleep apnoea in patients with heart failure. N Engl J Med. 1999;341:949–54.

59. Solin P, Roebuck T, Johns DP, et al. Peripheral and central ventilatory responses in central sleep apnea with and without congestive heart failure. Am J Respir Crit Care Med. 2000;162:2194–200.

60. Oldenburg O, Bitter T, Wiemer M, et al. Pulmonary capillary wedge pressure and pulmonary arterial pressure in heart failure patients with sleep-disordered breathing. Sleep Med. 2009;10:726–30.

61. Arzt M, Harth M, Luchner A, et al. Enhanced ventilatory response to exercise in patients with chronic heart failure and central sleep apnea. Circulation. 2003;107:1998–2003.

62. Javaheri S, Shukla R, Zeigler H, et al. Central sleep apnoea, right ventricular dysfunction, and low diastolic blood pressure are predictors of mortality in systolic heart failure. J Am Coll Cardiol. 2007;49:2028–34.

63. Van De Borne P, Mezzetti S, Montano N, et al. Hyperventilation alters arterial baroreflex control of heart rate and muscle sympathetic nerve activity. Am J Physiol Heart Circ Physiol. 2000;279:536–41.

64. Trinder J, Merson R, Rosenberg JI, et al. Pathophysiological interactions of ventilation, arousals, and blood pressure oscillations during Cheyne-Stokes respiration in patients with heart failure. Am J Respir Crit Care Med. 2000;162:808–13.

65. Wedewardt J, Bitter T, Prinz C, et al. Cheyne-Stokes respiration in heart failure: cycle length is dependent on left ventricular ejection fraction. Sleep Med. 2010;11:137–42.

66. Leung RS, Floras JS, Bradley TD. Respiratory modulation of the autonomic nervous system during Cheyne-Stokes respiration. Can J Physiol Pharmacol. 2006;84:61–6.

67. Guilleminault C, Connolly SJ, Winkle RA. Cardiac arrhythmia and conduction disturbances during sleep in 400 patients with sleep apnoea syndrome. Am J Cardiol. 1983;52:490–4.

68. Shepard Jr JW, Garrison MW, Grither DA, et al. Relationship of ventricular ectopy to oxyhemoglobin desaturation in patients with obstructive sleep apnea. Chest. 1985;88:335–40.

69. Mehra R, Stone KL, Varosy PD, et al. Nocturnal arrhythmias across

a spectrum of obstructive and central sleep disordered breathing in older men: outcomes of sleep disorders in older men (MrOS sleep) study. Arch Intern Med. 2009;169:1147–55.

70. Mehra R, Benjamin EJ, Shahar E, et al. Association of nocturnal arrhythmias with sleep-disordered breathing: the Sleep Heart Health Study. Am J Respir Crit Care Med. 2006;173:910–6.

71. Lanfranchi PA, Somers VK, Braghiroli A, et al. Central sleep apnoea in left ventricular dysfunction: prevalence and implications for arrhythmic risk. Circulation. 2003;107:727–32.

72. Koshino Y, Satoh M, Katayose Y, et al. Association of sleep-disordered breathing and ventricular arrhythmias in patients without heart failure. Am J Cardiol. 2008;101:882–6.

73. Bitter T, Westerheide N, Prinz C, et al. Cheyne-Stokes respiration and obstructive sleep apnoea are independent risk factors for malignant ventricular arrhythmias requiring appropriate cardioverter-defibrillator therapies in patients with congestive heart failure. Eur Heart J. 2011;32:61–74.

74. Teerlink JR, Jalaluddin M, Anderson S, et al. Ambulatory ventricular arrhythmias in patients with heart failure do not specifically predict an increased risk of sudden death. PROMISE (Prospective Randomized Milrinone Survival Evaluation) Investigators. Circulation. 2000;101:40–6.

75. Gami AS, Howard DE, Olson EJ, et al. Day-night pattern of sudden death in obstructive sleep apnoea. N Engl J Med. 2005;352: 1206–14.

76. Serizawa N, Yumino D, Kajimoto K, et al. Impact of sleep-disordered breathing on life-threatening ventricular arrhythmia in heart failure patients with implantable cardioverter-defibrillator. Am J Cardiol. 2008;102:1064–8.

77. Staniforth AD, Sporton SC, Early MJ, et al. Ventricular arrhythmia, Cheyne-Stokes respiration, and death: observations from patients with defibrillators. Heart. 2005;91:1418–22.

78. Gami AS, Pressman G, Caples SM, et al. Association of atrial fibrillation and obstructive sleep apnea. Circulation. 2004;110: 364–7.

79. Bitter T, Langer C, Vogt J, et al. Sleep-disordered breathing in patients with atrial fibrillation and normal systolic left ventricular function. Dtsch Arztebl Int. 2009;106:164–70.

80. Stevenson IH, Teichtahl H, Cunnington D, et al. Prevalence of sleep disordered breathing in paroxysmal and persistent atrial fibrillation patients with normal left ventricular function. Eur Heart J. 2008; 29:1662–9.

81. Stevenson IH, Roberts-Thomson KC, Kistler PM, et al. Atrial electrophysiology is altered by acute hypercapnia but not hypoxemia: implications for promotion of atrial fibrillation in pulmonary disease and sleep apnea. Heart Rhythm. 2010;7:1263–70.

82. Kanagala R, Murali NS, Friedman PA, et al. Obstructive sleep apnea and the recurrence of atrial fibrillation. Circulation. 2003;107: 2589–94.

83. Tang RB, Dong JZ, Liu XP, et al. Obstructive sleep apnoea risk profile and the risk of recurrence of atrial fibrillation after catheter ablation. Europace. 2008;11:100–5.

84. Chilukuri K, Dalal D, Marine JE, et al. Predictive value of obstructive sleep apnoea assessed by the Berlin Questionnaire for outcomes after the catheter ablation of atrial fibrillation. Europace. 2009;11: 896–901.

85. Leung RS, Huber MA, Rogge T, et al. Association between atrial fibrillation and central sleep apnea. Sleep. 2005;28:1543–6.

86. Guilleminault C, Connolly S, Winkle R, et al. Cyclical variation of the heart rate in sleep apnoea syndrome. Mechanisms, and usefulness of 24 h electrocardiography as a screening technique. Lancet. 1984;1:126–31.

87. Sato F, Nishimura M, Shinano H, et al. Heart rate during obstructive

sleep apnea depends on individual hypoxic chemosensitivity of the carotid body. Circulation. 1997;96:274–81.

88. Abe H, Takahashi M, Yaegashi H, et al. Efficacy of continuous positive airway pressure on arrhythmias in obstructive sleep apnea patients. Heart Vessels. 2010;25:63–9.

89. Grimm W, Becker HF. Obesity, sleep apnea syndrome, and arrhythmogenic risk. Herz. 2006;31:213–8.

90. Epstein LJ, Kristo D, Strollo PJ, et al. Clinical guideline for the evaluation, management and long-term care of obstructive sleep apnea in adults. J Clin Sleep Med. 2009;5:263–76.

91. Cassar A, Morgenthaler TI, Lennon RJ, et al. Treatment of obstructive sleep apnea is associated with decreased cardiac death after percutaneous coronary intervention. J Am Coll Cardiol. 2007;50: 1310–4.

92. Kasai T, Narui K, Dohi T, et al. Prognosis of patients with heart failure and obstructive sleep apnea treated with continuous positive airway pressure. Chest. 2008;133:690–6.

93. Barbe F, Duran-Cantolla J, Capote F, et al. Long-term effect of continuous positive airway pressure in hypertensive patients with sleep apnea. Am J Respir Crit Care Med. 2010;181:718–26.

94. Ryan CM, Usui K, Floras JS, et al. Effect of continuous positive airway pressure on ventricular ectopy in heart failure patients with obstructive sleep apnoea. Thorax. 2005;60:781–5.

95. Craig S, Pepperell JC, Kohler M, et al. Continuous positive airway pressure treatment for obstructive sleep apnoea reduces resting heart rate but does not affect dysrhythmias: a randomised controlled trial. J Sleep Res. 2009;18:329–36.

96. Kurlynka NV, Pevzner AV, Litvin A, et al. Treatment of patients with long nocturnal asystoles and obstructive sleep apnea syndrome by creating continuous positive air pressure in the upper respiratory tract. Kardiologiia. 2009;49:36–42.

97. Roche F, Xuong AN, Court-Fortune I, et al. Relationship among the severity of sleep apnea syndrome, cardiac arrhythmias, and autonomic imbalance. Pacing Clin Electrophysiol. 2003;26:669–77.

98. Bradley TD, Logan AG, Kimoff RJ, et al. Continuous positive airway pressure for central sleep apnea and heart failure. N Engl J Med. 2005;353:2025–33.

99. Arzt M, Floras JS, Logan AG, et al. Suppression of central sleep apnea by continuous positive airway pressure and transplant-free survival in heart failure: a post hoc analysis of the Canadian Continuous Positive Airway Pressure for Patients with Central Sleep Apnea and Heart Failure Trial (CANPAP). Circulation. 2007;115:3173–80.

100. Teschler H, Döhring J, Wang YM, et al. Adaptive pressure support servo-ventilation: a novel treatment for Cheyne-Stokes respiration in heart failure. Am J Respir Crit Care Med. 2001;164: 614–9.

101. Javaheri S. Effects of continuous positive airway pressure on sleep apnoea and ventricular irritability in patients with heart failure. Circulation. 2000;101:392–7.

102. Philippe C, Stoica-Herman M, Drouot X, et al. Compliance with and effectiveness of adaptive servoventilation versus continuous positive airway pressure in the treatment of Cheyne-Stokes respiration in heart failure over a six month period. Heart. 2006;92: 337–42.

103. Oldenburg O, Bitter T, Lehman R, et al. Adaptive servoventilation improves cardiac function and respiratory stability. Clin Res Cardiol. 2011;100:107–15.

104. Bitter T, Westerheide N, Faber L, et al. Adaptive servoventilation in diastolic heart failure and Cheyne-Stokes respiration. Eur Respir J. 2010;36:385–92.

# 第2章　慢性间歇性低氧对心脏节律转录组网络的影响

Sanda Iacobas and Dumitru Andrei Iacobas

## 摘要

本章节完成了一系列四项研究,来分析慢性阻塞性睡眠呼吸暂停综合征的模型小鼠从新生儿期到青春期发育过程中基因组的变化结果。几组一日龄的一母同胞小鼠,每组包括两只雄鼠和两只雌鼠,将它们分别置于正常大气环境或者慢性间歇性低氧的环境下1周、2周或4周,观察比较在不同环境中,小鼠心脏的转录组变化。我们前期的研究结果报道过:个别基因的改变、基因本体论类别、翻译调节器和应激反应,并且分析和量化了 HRD 基因组结构的拓扑变化,包括 HRD 基因的排序。HRD 结构被认为是最稳定表达和相互关联的基因网络,这可能与它在各种条件下都要负责产生、维持和调控心脏节律有关。本章节我们介绍一种基因网络的新的分析方法,来确定 $Ca^{2+}$ 和 Wnt 信号通路、翻译起始、延伸因子和 SOX(即,性别决定区 Y-盒)基因通过何种途径来控制 HRD 结构。我们也通过连接蛋白 43(CX43)来分析网络的变化,CX43 是通过形成细胞间缝隙连接通道连接心肌细胞的主要蛋白,在正常氧环境和低氧环境的发展过程中调整 HRD 结构。在低氧的情况下,转录组的变化幅度从第1周到第4周明显地逐渐减小,这提示有一定的适应或者调控机制被激活。除了对表达水平的调控,我们的分析结果还揭示了看家基因、功能基因网络以及显性基因的改变。因此,我们发现 *Hif1α-Jup*、*Lmna-Pcdh7* 和 *Eef1a2-Gnao1* 分别是在1周、2周和4周的正常氧环境下最重要的基因对,而 *Jup-Slc25a20*、*Cdh16-Vezt* 和 *Eif2ak4-Pcdh12* 则分别是在1周、2周和4周的低氧环境下的控制基因对。分析结果揭示了:表达控制与协调能力的改变对整个转录组的差异有重要贡献。此外,低氧转录的影响与生长发育的相关性是有可比较性的,这是很重要的一点。总之,这些结果表明:HRD 结构的重塑以及间歇性氧剥夺的调节途径,或许可以解释患有慢性阻塞性睡眠呼吸暂停综合征的青少年为什么会经历心律失常。

## 专业名词缩略语

CIH　慢性间歇性低氧(chronic intermittent hypoxia)

HRD　心律决定因素(heart rhythm determinant)

NOR　正常大气环境(normoxia(normal atmospheric conditions))

PGA　突出基因分析(prominent gene analysis)

SIG　信号基因(signaling genes)

SOX　性别决定区 Y-盒(sex-determining region Y-box)

TRA　转录和翻译调节器(transcription and translation regulators)

WNT　无翼相关 MMTV 整合位点(wingless-related MMTV integration site)

## 2.1　引言

打鼾不仅会让你周围的人不愉快,它对你的心脏也有害处。更糟糕的是当打鼾转变成慢性时,它可能改变负责心脏节律基因的命运,导致终身的心律失常。慢性间歇性低氧,例如:阻塞性睡眠呼吸暂停综合征,引起很多的心脏问题,包括高血压、冠心病、充血性心力衰竭、肺动脉高压、高血压、中风及心律失常[1~6]。致命性心律失常通常与关键基因表达的改变或突变有关[7]。编码心脏离子通道 α 和 β 亚基的基因变异,导致先天性综合征,例如:异常长或短 QT 波、布鲁戈登综合征和含儿茶酚胺能的多形性室速[8]。此外,基因的遗传突变与离子通道的调控通路相关,也可能导致心律失常[8~12]。心律失常的众多形式表明,正常的心脏节律需要多种多样分子成分物质的恰当表达。

有趣的是,慢性间歇性低氧和慢性持续性低氧的影响有很大的不同(例如:肺病患者和生活在高海拔地区的人)[13~17]。这些差异表明,除了氧剥夺,正常和低氧大气环境的交替频率可能在适应机制中非常重要。无论是持续性还是间歇性低氧所导致的,临床表型的广泛多样性提示潜在分子机制十分复杂,且仍然不十分明确(例如:[18~25])。在下面的段落中,我们将侧重于 HRD 基因的结构和调控它的信号网络。我们开发出了新的方法来选择最相关的基因以及量化与心脏功能相关的基因网络。

在前面的研究中,我们简要介绍了 36 只小鼠的心脏基因转录组,这些小鼠经历了 1 周、2 周或 4 周在正常氧环境或者是慢性持续性或间歇性低氧环境的处理,每一种环境中都包括两只雄鼠和两只雌鼠。但是,为了这本书的统一,在本章节中,我们只讨论慢性间歇性低氧的基因组结果。在这里我们介绍新的分析方法来揭示使慢性间歇性低氧导致心律失常的其他可能的转录机制。他们完成了被调控的个别基因和基因本体论(GO)范畴的分析[13],翻译调节器和应激反应变化的分析[16],HRD 基因层次结构的改变和 HRD 基因结构的拓扑重构分析[17]。

## 2.2　材料和方法

本章分析来自于之前在 Haddad 博士实验室(UCSF)得到的基因表达实验,本章所呈现的结果是对其新观点部分进行分析所获得的数据。4862 个完全注释功能基因的表达,在所有 RNA 样本中都得到了充分的量化(公开在 http://www.ncbi.nlm.nih.gov/geo/query/acc.cgi？acc＝GSE2271)。在这些基因当中,有 54 个基因属于 HRD 结构,其他的基因,根据它们对 HRD 结构的影响,44 个被包括在 TRA 中,35 个在信号(SIG)基因群。我们在上一篇文献中报道过 PGA[17],在本实验中,HRD 基因是从量化分析基因中挑选出来的。这个选择包括肾上腺素能受体激酶 β1(*Adrbk1*),锚蛋白(*Ank2*,*Ank3*),离子通道和转运体(*Atp1a1*,*Atp1a2*,*Atp2a2*,*Kcnh2*,*Slc25a20*,*Slc8a1*),心律调节器(*Lamp2*,*Lmna*,*Sema3a*,*Ttr*),收缩(*Dmpk*,*Gnao1*),收缩力(*Csrp3*,*Gaa*)和发育(*Id2*,*Nfatc3*,*Tbx5*)。直接和间接表观遗传调节剂(*Hand2*,*Hdac5*,*Mef2a*,*Mef2b*,*Mef2c*,*Mef2d*,*Smyd1*)因为它们与 miRNA 具有相关性,短链非编码 RNAs 参与转录后调控,且最近研究发现,其表达的改变与心律失常有关[26~28]。此外,由于同步节律性心脏收缩的产生需要电和机械性能的综合调节,我们也在这项研究中纳入了编码闰盘成分的基因(连接邻近心肌细胞质膜的特殊区域)。例如:我们已经简要介绍了几个黏附蛋白(*Jup*,*Vcl*,*Vezt*),钙粘蛋白家族成员(*Cdh13*,*Cdh16*,*Cdh2*,*Cdh22*,*Cdh5*,*Dsc2*,*Dsg2*,*Pcdh12*,*Pcdh7*,*Pcdhgc3*)和钙粘蛋白相关蛋白(*Ctnna1*,*Ctnnal1*,*Ctnb1*,*Ctnd1*),细胞骨架蛋白(*Pkp2*,*Pkp3*,*Pkp4*),紧密连接蛋白(*Cxadr*,*Tjp1*,*Tjp2*),和缝隙连接蛋白(*Gja1*)。6 个 HRD 基因(*Gja1*＝缝隙连接的膜通道蛋白 α1;*Itpr1/2*＝三磷酸肌醇受体 1/2;*Ryr1*＝兰尼碱受体 1;*Slc8a1*;*Ttr*＝甲状腺素)也包括在 SIG 基因群中。在 TRA 群中,我们考虑了低氧诱导因子 1α 亚基(*Hif1α*)、5 个(真核)翻译延伸(*Eef*)和 38 个翻译起始(*Eif*)因子对 HRD 结构的影响。SIG 基因群包括 SOX 基因和参与 Ca^{2+} 和 Wnt 信号通路的基因(因为它们之间的相互作用和与 Cx43 的相互作用),以及其他控制心脏发育的闰盘蛋白[29~35]。

### 2.2.1　低氧治疗

如 Fan 等人所描述[13],将 CD31 小鼠(Charles River)从出生第二天(P2)开始与母鼠一起置于低氧舱(BioSpherix 公司)饲养 1 周、2 周或 4 周,O₂ 浓度在 21% 到 11% 之间,每 4 分钟切换一次,持续 24h/d 为整个周期。每个周期结束时,给小鼠吸入异氟醚(Baxter Pharmaceutical 产品)进行麻醉,取心脏,快速置于液氮中冷冻。外科手术和实验流程经 Albert Einstein College of Medicine(AECOM)动物保护和利用委员会批准。

## 2.2.2 芯片杂交

简单操作流程:用 TRIzol(Invitrogen 公司)提取总 RNA 60μg,通过直接掺入 Cy3 或者 Cy5 荧光染料来合成荧光标记的 cDNA 探针(Amersham Biosciences 公司)。荧光 cDNA 探针在预处理和预杂交芯片之前,于封闭液中封闭 1h。杂交 27K cDNA 小鼠 AECOM 芯片,置于 GeneMachines HybChamber 50℃过夜。孵育结束后,洗掉每张芯片上未结合的 cDNA 和 SDS,干燥后,用 GenePix 4100A 芯片扫描仪(Axon 公司产品)在 600V(635nm)和 550V(532nm)进行扫描。我们采用"多黄"杂交策略:每张芯片将一只雄性小鼠的心脏获得的 Cy5 标记的 cDNA 和一只雌性小鼠心脏获得的 Cy3 标记的 cDNA 进行杂交,两只鼠来自同一窝,接受了相同的治疗。由于起始总 RNA 的 mRNA 含量在动物中仅受生物学差异的影响,与性别、年龄和环境相匹配,因此,"多黄"策略提高了芯片内的标准化。它也提高了芯片间的标准化,而且应用芯片扫描仪,对在同一种设置下所获得的所有芯片的红绿色荧光分别进行比较,从而避免对一个标签固有的非均匀偏置。这允许在环境、时间点和性别之间进行所有可能的比较。

## 2.2.3 扫描、获取和标准化

应用 GenePix Pro 4.1 软件获取图像并进行初步分析。一个基因的前景荧光信号是背景信号的两倍以上,就被认为是可量化的。所有的样本中没有可计量的部分,则从分析中剔除。背景信号的扣除应用内建迭代算法的描述来进行标准化[36]。阵列内和阵列间的标准化交替进行,直到平均修正比率与前一个相差<5%。

## 2.2.4 表达调控分析

对于过多的分组,显著调控基因的检测则依赖于复合标准:>|1.5×|绝对对数变化和 Bonferron 校正 P<0.05(探测同一基因的一组斑点)[37]。GenMAPP 和 MAPPFinder 软件(www.genmap.org,Gladstone 学会)被用于变化基因的初步分类。

## 2.2.5 表达变异性分析与转录丰度控制

我们确定了每个基因的相对表达变异性(REV),作为在一套生物复制品中转录丰度变异系数(CV)的卡方统计估计,这种统计方法对于限制大小不均的过

多点群基因的 CV 影响是必需的。根据基因的 REVs 来进行排序,我们已经确定了基因表达稳定性(GES)作为转录控制的百分点,GES=100 表示最可控基因,GES<1 表示最不可控基因[16]。我们还研究了转录控制强度是否与年龄和低氧的变化有关。转录控制限制了所谓的基因组噪音(负责生物复制品中的表达变异性),我们看做是转录组适应当地环境的变化。

## 2.2.6 表达协调与基因网络分析

转录变异性可以计算在生物复制品中基因对的表达水平与协同识别(SYN,$\rho>0.90$)、对抗识别(ANT,$\rho<-0.90$)和独立识别(IND,$|\rho|<0.05$)表达对的皮尔森相关系数 $\rho$(图 2.1 中示例)。每个基因的表达预期与其他基因相结合,因此编码的蛋白质数量就尊重生物过程的"化学计量学"[38]。基因间的协调表达可能发生在同一 GO 类别(文章[17]中的例子),或者发生在不同 GO 类别的基因间(就如图 2.1 所描述的,转录因子 SOX3 与已确定的钙离子信号基因协调表达)。不同功能类别基因之间的这种协调表达表明,功能途径可以相互调节。

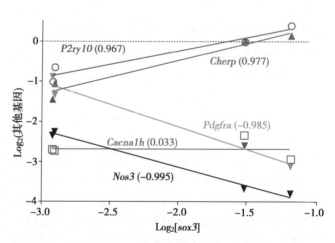

图 2.1 在正常大气环境下生长的 1 周龄小鼠心脏中 SOX 表达对的实例:协同识别(*Cherp*,*P2ry10*),对抗识别(*Nos3*,*Pdgfra*)和独立识别(*Cacna1h*)。基因:*Cacna1h*=钙通道,电压依赖性,T 型,α1H 亚型;*Cherp*=钙稳态内质网蛋白;*Nos3*=一氧化氮合酶 3;内皮细胞,*P2ry10*=嘌呤 P2Y 受体;G 蛋白偶联 10,*Pdgfra*=血小板衍生生长因子受体;α 多肽。注意,对于协同表达的基因对,生物复制品的表达水平在同一个方向上;对于对抗表达,他们的表达水平在相反的方向上,而独立表达基因之间没有相关性

## 2.2.7 突出基因分析

最相关的 HRD 基因是从所有条件下的充分定量

基因中通过突出基因分析方法（PGA）筛选的，这是主成分分析（PCA）的一个变种。PGA 和 PCA 的本质区别是，基因在不同条件下的最大方差不再被认为是"重心"。相反，PGA 选择能够形成一个特定的关于生化过程、分子功能或者是细胞定位的最互联和稳定表达网络的基因。因此，我们的兴趣从在一系列（没有必然因果关系）条件下的最可变基因，转变为在每一个条件下都最有影响力的基因。一个基因如果①与许多其他基因相协调（以控制基因结构），并且②抵抗当时条件的变化（以保护基因结构），就被认为是突出的[17,39,40]。

## 2.2.8　"基因网络景观"

为了"形象化"和比较在不同条件下基因网络的拓扑结构，在这里，我们介绍一种新的衡量方法，即每一个基因对被比作一座"山峰"，这个山峰的高度与基因对在条件 C 下对基因网络的协调性和稳定性的贡献成比例（举例来说，CIH-2＝2 周的低氧）。"山峰高度"H 在他们所属的队列中，随着两个基因协调表达的增加而增高，随着它们相对表达量的降低而降低：

$$H_{\gamma,\omega}^{(\alpha)} = \frac{\langle X \rangle_{\Gamma}^{(\alpha)} |\rho_{\gamma,\omega}^{(\alpha)}| \langle X \rangle_{\Omega}^{(\alpha)}}{X_{\gamma}^{(\alpha)} X_{\omega}^{(\alpha)}}$$

$$\gamma \in \Gamma, \omega \in \Omega; \Gamma, \Omega = HRD, SIG, TRA$$
$$\alpha = NOR\text{-}1/2/4, CIH\text{-}1/2/4$$

在这里，$X_{\gamma/\omega}^{(C)}$ 是单个基因变化的卡方检验，$\langle X \rangle_{\Gamma/\Omega}^{(C)}$ 是基因群 $\Gamma$ 和 $\Omega$ 在 $\alpha$ 条件下的平均表达水平。

### 2.2.8.1　全转录组差异

在我们看来，从转录组学的角度，这还不足以列出一个差异表达基因的清单来明确相比较的两个条件之间有多少不同。因此，我们研发了一种综合计算程序来评估全转录组差异 $\Delta_{tot}^{(\alpha,\beta)}$，即在条件 $\alpha$ 和 $\beta$ 之间的转录差异（ ＝ NOR-1, NOR-2, NOR-4, CIH-1, CIH-2,

CIH-4）：

$$Card_{\Gamma}\Delta_{tot}^{(\alpha,\beta)} = \underbrace{\sqrt{\sum_{\gamma \in \Gamma} \left[ (1 - p_{\gamma}^{(\alpha,\beta)})(|x_{\gamma}^{(\alpha,\beta)}| - 1) \right]^2}}_{\text{表达水平的变化}}$$

$$+ \underbrace{\sqrt{\sum_{\gamma \in \Gamma} \left( \frac{X_{\gamma}^{(\beta)}}{\langle X \rangle_{\Gamma}^{(\beta)}} - \frac{X_{\gamma}^{(\alpha)}}{\langle X \rangle_{\Gamma}^{(\alpha)}} \right)^2}}_{\text{转录控制的变化}}$$

$$+ \underbrace{\sqrt{\sum_{\gamma \in \Gamma} \left( \frac{Card_{\Gamma}}{Card_{\Gamma} - 1} \sum_{\varepsilon \in \Gamma, \varepsilon \neq \gamma} (\rho_{\gamma,\varepsilon}^{(\beta)} - \rho_{\gamma,\varepsilon}^{(\alpha)})^2 \right)}}_{\text{网络的变化}}$$

在这里，$x_{\gamma}^{(\alpha,\beta)}$ ＝表达率（消极的表达），$p_{\gamma}^{(\alpha,\beta)}$ ＝重要调控的 $P$ 值。除了量化表达调控的重要级和统计学意义（表达率 $x$，消极的表达），还考虑转录控制和基因网络的变化。这个新的方法不会受到在表达调控和重大协调过程中任意结点的影响，因此，被用来量化低氧引起的全球变化，以及在发展过程中发生的转化。

## 2.3　结果

### 2.3.1　表达调控

表 2.1 给出了被慢性间歇性低氧显著调控的基因（本章从 127 个基因开始分析）。低氧总共调控了 16.2% TRA 基因，11.6% SIG 基因和 8.6% HRD 基因的表达，这个百分数从第 1 周到第 4 周随着氧气的剥夺逐渐降低。调控基因数量的减少，表明激活了适应机制。有趣的是，低氧 1 周后，$Wnt5b$（促进脂肪生成）的表达增加了（同样的报道见于心律失常性右室心肌病[41]），而 $Wnt3a$（人胚胎干细胞心肌分化的必要基因[42]）的表达降低了。

表 2.1　新生小鼠在慢性间歇性低氧环境下生活 1 周、2 周或 4 周后与生活在正常氧环境下小鼠的心脏中显著调控基因的变化

| 基　　　　因 | 符号 | CAT | CHR | 1 周 | 2 周 | 4 周 |
|---|---|---|---|---|---|---|
| 真核翻译延伸因子 1α1 | $Eef1a1$ | TRA | 9 | 2.21 | | |
| 真核翻译延伸因子 1α2 | $Eef1a2$ | TRA | 2 | | 2.60 | |
| 真核翻译延伸因子 1β2 | $Eef1b2$ | TRA | 1 | | −2.11 | 1.66 |
| 真核翻译起始因子 1A，Y 染色体相关 | $Eif1ay$ | TRA | X | −1.62 | | |
| 真核翻译起始因子 1B | $Eif1b$ | TRA | 9 | −1.87 | | |
| 真核翻译起始因子 2α 激酶 4 | $Eif2ak4$ | TRA | 2 | | −1.60 | |

续表

| 基 因 | 符号 | CAT | CHR | 1 周 | 2 周 | 4 周 |
|---|---|---|---|---|---|---|
| 真核翻译起始因子 2,亚单位 1(α) | *Eif2s1* | TRA | 12 | −2.34 | | |
| 真核翻译起始因子 2,亚基 2(β) | *Eif2s2* | TRA | 2 | −2.49 | | |
| 真核翻译因子 3,亚单位 12 | *Eif3s12* | TRA | 7 | −3.93 | 1.89 | |
| 真核翻译因子 3,亚单位 2(β) | *Eif3s2* | TRA | 4 | | −1.93 | |
| 真核翻译因子 3,亚单位 3(γ) | *Eif3s3* | TRA | 15 | | 2.36 | |
| 真核翻译因子 3,亚基 6 相互作用蛋白 | *Eif3s6ip* | TRA | 15 | −3.03 | | |
| 真核翻译因子 3,亚基 9(eta) | *Eif3s9* | TRA | 5 | | −1.86 | |
| 翻译起始因子 4E | *Eif4e* | TRA | 3 | −1.86 | −4.07 | |
| 真核翻译起始因子 5 | *Eif5* | TRA | 12 | | 2.24 | |
| 真核翻译起始因子 5A | *Eif5a* | TRA | 11 | −1.55 | −2.23 | −1.51 |
| 无翼的相关 MMTV 整合位点 3A | *Wnt3a* | SIG | 11 | −1.94 | | |
| 无翼的相关 MMTV 整合位点 5B | *Wnt5b* | SIG | 6 | 1.58 | | |
| SRY-盒包含基因 11 | *Sox11* | SIG | 12 | | −2.35 | |
| SRY-盒包含基因 3 | *Sox3* | SIG | X | 2.39 | | |
| 钙结合蛋白 39 | *Cab39* | SIG | 1 | −1.89 | | |
| 钙离子通道、电压依赖性,α2/δ 亚基 1 | *Cacna2d1* | SIG | 5 | | −1.72 | |
| Erbb2 蛋白相互作用蛋白 | *Erbb2ip* | SIG | 13 | −1.69 | | |
| 山口肉瘤病毒(v-yes-1)癌基因同源物 | *Lyn* | SIG | 4 | 2.15 | | |
| -氧化氮合酶 3,内皮细胞 | *Nos3* | SIG | 5 | | 1.65 | |
| 神经粒蛋白 | *Nrgn* | SIG | 9 | −1.90 | | |
| 蛋白酪氨酸磷酸酶,非受体 6 型 | *Ptpn6* | SIG | 6 | | −2.53 | |
| RAS 相关 C3 肉毒杆菌毒素底物 1 | *Rac1* | SIG | 5 | | −3.11 | |
| 肌糖 1,4,5-三磷酸肌醇受体 1 | *ltpr1* | HRD | 6 | −2.21 | | |
| 锚蛋白 2,脑 | *Ank2* | HRD | 3 | 1.55 | | |
| 钙黏着蛋白 22 | *Cdh22* | HRD | 2 | | 1.76 | |
| 鸟嘌呤核苷酸结合蛋白 αo | *Gnao1* | HRD | 8 | | −2.88 | |
| DNA 结合抑制因子 2 | *ld2* | HRD | 12 | −1.85 | | |
| 结合盘状球蛋白 | *Jup* | HRD | 11 | 1.97 | | |
| 电压门控钾通道,亚科 H(ega 相关),成员 2 | *Kcnh2* | HRD | 5 | 1.93 | | |
| 原钙粘蛋白 γ 亚科 C,3 | *Pcdhgc3* | HRD | 18 | 1.90 | | |
| Sema 域,免疫球蛋白域(lg),短基本域,分泌的,(导向蛋白)3A | *Sema3a* | HRD | 5 | | 2.40 | |
| 溶质载体家族 25(线粒体肉碱/过氧化氢酶),成员 20 | *Slc25a20* | HRD | 9 | −2.32 | −2.41 | |
| Vezatin,黏附连接的跨膜蛋白 | *Vezt* | HRD | 10 | −1.62 | −1.56 | 2.28 |

缺失值表明该基因没有发现明显的调控
CAT 类别,CHR 染色体定位
负数(灰色背景)表示下调

## 2.3.2　转录控制的变化

图 2.2 显示了 1 周龄小鼠在正常氧环境和慢性间歇性低氧环境下,心脏中的某些 SIG 基因的表达变化,以及它们在每个环境下的 GES 得分。注意缺氧是如何改变心肌细胞的控制优先顺序的。例如:严格控制 *P2rx3*( =P2X 嘌呤受体,配体门控离子通道,3)在

正常氧环境下(GES = 95),低氧时放松(GES = 17),而放松对 *Cherp* 的控制(GES = 14),低氧时明显收紧(GES = 84)。

表 2.2 给出了在每一个环境下最稳定和最不稳定表达的基因,以及它们在所有环境下的 GES 得分。我们可以看出,表达的变化受时间进展(分别在 1 周、2 周和 4 周的比较值)和氧剥夺(比较正常氧环境和低

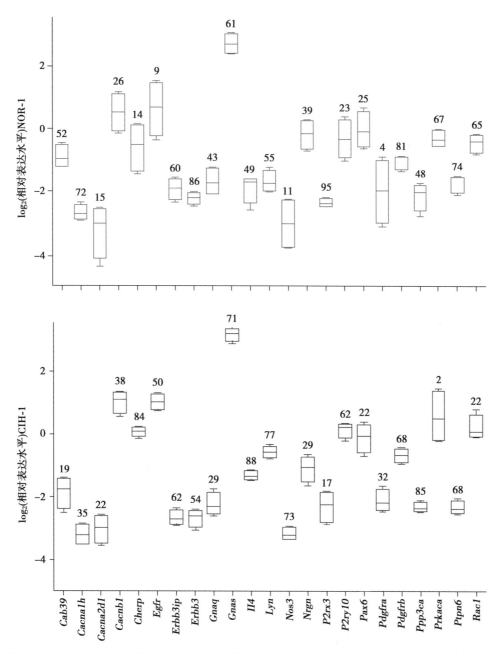

**图 2.2**　生活在正常含氧量环境(NOR-1)和间歇性低氧环境(NOR-1)下的小鼠,心脏中一些 SIG 基因的表达变化。矩形代表了四个生物复制品相对(平均基因)表达水平二进制对数的 95% 可信区间。矩形上面的数字是 GES 得分。注意基因的非均匀性变化和低氧环境所导致的表达调控的变化。基因:*Egfr*=表皮生长因子受体,*Erbb3* = v-erb-b2 成红白血病病毒癌基因同源物 3(鸟类的),*Gnaq*=鸟嘌呤核苷酸结合蛋白,多肽 αq,*Gnas* = (鸟嘌呤核苷酸结合蛋白)复合位点,*Il4*=白细胞介素-4,*Pax6*=配对框基因 6,*Pdgfrb*=血小板衍生生长因子受体,β 多肽,proteinphosphatase3,*Ppp3ca* =催化亚单位,α 亚型,*Prkaca*=蛋白激酶,cAMP 依赖性,催化,α

表 2.2　每种条件下选择的最稳定表达的基因

| 基　　因 | 符号 | NOR-1 | CIH-1 | NOR-2 | CIH-2 | NOR-4 | CIH-4 |
|---|---|---|---|---|---|---|---|
| **最稳定表达** | | | | | | | |
| 真核翻译起始因子 4，γ2 | *Eif4g2* | **99.20** | 41.24 | 24.68 | 26.10 | 76.92 | 51.65 |
| 肌细胞增强因子 2D | *Mef2d* | 28.73 | **99.75** | 95.66 | 22.32 | 23.14 | 69.42 |
| 原钙粘连素 7 | *Pcdh7* | 48.95 | 83.98 | **99.94** | 26.86 | 97.96 | 85.68 |
| Vezatin，黏附连接的跨膜蛋白 | *Vezt* | 47.10 | 93.29 | 81.00 | **98.64** | 26.53 | 32.25 |
| 真核翻译延伸因子 1α2 | *Ef1a2* | 3.85 | 87.66 | 67.44 | 57.84 | **98.91** | 31.16 |
| P2Y 嘌呤能受体，G 蛋白偶联 10 | *P2ry10* | 22.79 | 61.50 | 44.01 | 73.49 | 69.05 | **98.91** |
| **最不稳定的表达** | | | | | | | |
| SET 和 MYND 结构域 1 | *Smyd1* | **0.80** | 86.24 | 7.51 | 20.65 | 41.73 | 4.42 |
| 真核翻译延伸因子 2 | *Eef2* | 88.63 | **1.09** | 3.19 | 51.21 | 83.34 | 1.69 |
| 缝隙连接膜通道蛋白 α1 | *Gja1* | 17.89 | 8.17 | **0.93** | 15.08 | 34.97 | 7.01 |
| 联蛋白（钙粘蛋白相关蛋白）α1 | *Ctnna1* | 1.28 | 34.04 | 28.42 | **0.14** | 33.81 | 47.39 |
| 溶质载体家族 25（线粒体肉碱/过氧化氢酶），成员 20 | *Slc25a20* | 61.46 | 98.64 | 23.78 | 90.11 | **2.34** | 40.39 |
| 山口肉瘤病毒（v-yes-1）癌基因同源物 | *Lyn* | 55.16 | 76.94 | 37.76 | 27.05 | 75.95 | **0.41** |

这些数字是 GES 得分（粗体字是最稳定和最不稳定表达的基因）。注意不同条件下的差异，慢性低氧转换基因，例如：*Smyd1*，*Eef2* 和 *Lyn* 基因在稳定（GES>75）和非常不稳定（GES<5）之间的表达（比较在常氧和低氧条件下相同持续时间的值）

氧环境下的值）的高度影响。尽管分析仅限于 127 个基因，简要介绍了在六个条件下的差异，但是表 2.2 展示了表达控制的间隔有多大，从 *Gja1*（在 2 周正常氧含量的条件下）、*Ctnna1*（在 2 周 CIH 的条件下）和 *Lyn*（4 周 CIH 的条件下）的<1 到 *Eif4g2*（1 周正常氧含量的条件下）、*Mef2d*（1 周 CIH 的条件下）和 *Pcdh7*（2 周正常氧含量的条件下）的>99。

## 2.3.3　基因网络改变

图 2.3 展示了部分 *Gja1* 依赖网络的低氧改变，在 1 周、2 周和 4 周时，通过直接的协同表达或者通过协调它的钙离子通道来控制 HRD 结构。把所有的 SIG 和 HRD 基因考虑在内，协同表达基因的百分比在低氧条件下与在正常氧含量的条件下相比，第 1 周降低了 59%，第 2 周降低了 40%，但在第 4 周只降低了 11%。协调差异的动态暗示了某些环境适应或适应机制的激活。尽管心肌细胞在婴儿生长发育过程中增长迅速，但是随着大多数心脏细胞逐渐停止接受 DNA 复制，心脏的生长方式在出生后由增生转变为肥大[43]。有趣的是，正如图 2.3 所展示的，协同表达在第 1 周和第 2

周之间增加（无论是在常氧还是低氧的条件下），但是在第 2 周和第 4 周之间降低。

## 2.3.4　网络景观的重塑

图 2.4 提供了 1 周龄小鼠在正常和慢性间歇性低氧的环境下，心脏中 HRD 结构、SIG-HRD 和 TRA-HRD 的网络景观。我们可以观察到这些"景观"的深刻重塑，以及每一个网络显性基因对的变化。因此，显性基因对从正常氧环境下的（*Cdh16-Id2*，*P2rx3-Cdh16*，*Hif1a-Jup*），在低氧条件下被替换为 *Jup-Slc25a20*，*Wnt5b-Jup* 和 *Eif5a-Mef2d*。此外，HRD 结构和 CAS-HRD 网络的"山峰"，在 1 周低氧环境下更高，TRA-HRD 网络在 1 周正常含氧量环境下更高。

表 2.3 列出了所有条件下的显性基因对。注意随着时间发展和低氧引起的显性基因对的变化，网络在正常氧环境下 2 周的情况下得分最高。我们发现 *Hif1a-Jup*，*Lmna-Pcdh7* 和 *Gnao1-Pcdh7* 分别是在 1 周、2 周和 4 周正常氧环境下最有影响力基因对，而 *Jup-Slc25a20*，*Cdh16-Vezt* 和 *Eif2ak4-Pcdh12* 则分别是在 1 周、2 周和 4 周低氧环境下的主导基因对。

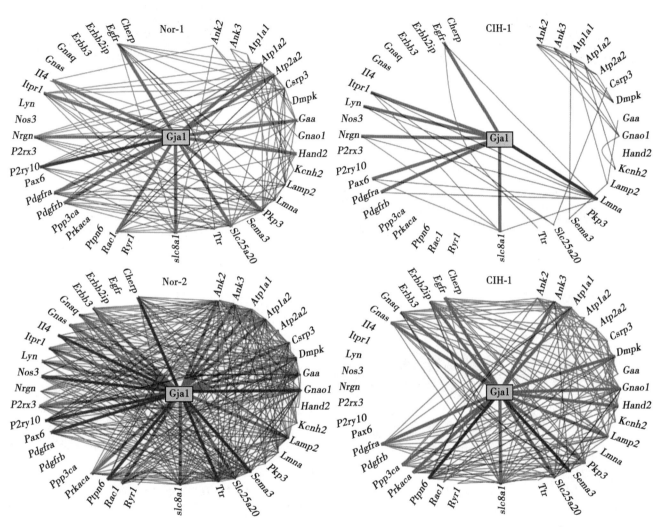

图 2.3  部分 *Gja1* 基因依赖网络对心率决定因素的控制和它们在常氧和缺氧条件发展过程中的变化。红/蓝线(较粗的线是指 *Gja1* 之间有互相联系)表示连锁基因的协同/拮抗表达协调。注意 *Gja1* 基因编码 Cx43,通过直接的协同表达或者通过协调钙离子通道来控制 HRD 基因的表达。基因:*Atp1a1/2* ATP 酶, Na⁺/K⁺-转运, α1/2 多肽, *Atp2a2* ATP 酶, Ca²⁺-转运,心肌,慢肌 2, *Csrp3* 半胱氨酸和甘氨酸丰富蛋白 3, *Dmpk* 营养不良性强直性肌蛋白激酶, *Gaa* 葡(萄)糖苷酶, α,酸, *Hand2* 心脏和神经嵴衍生物表达转录本 2, *Lamp2* 溶酶体膜糖蛋白 2, *Lmna* 核纤层蛋白 A

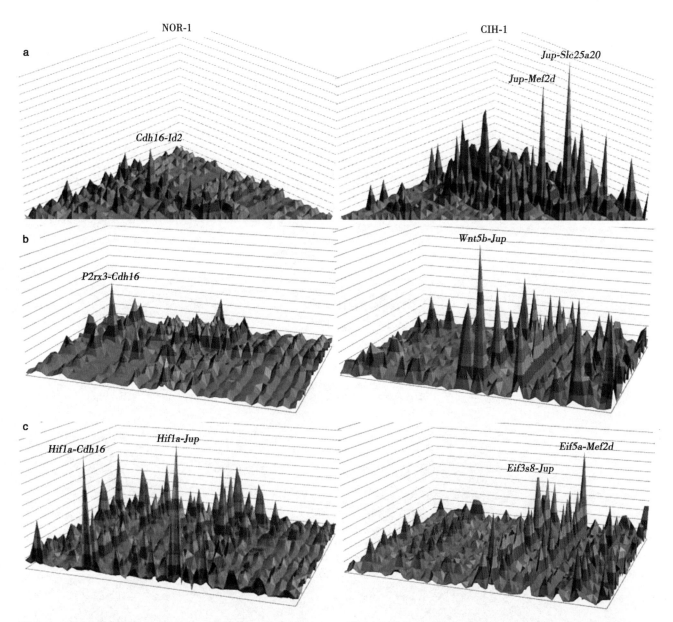

图 2.4 1 周的基因网络景观。(a)HRD 结构。由于同一组 HRD 基因在两个水平轴上都有考虑,景观是相对于对角线反映的,因此,只有一半是具有代表性的。(b)SIG-HRD 网络。(c)TRA-HRD 网络。注意景观的深刻重塑,"山高"的差异和显性基因对的差异。基因:*Cdh16*,钙黏着蛋白 16;*Eif3s8*,真核翻译起始因子 3,亚基 8

表 2.3 每个网络在每种条件下的显性基因对

| | HRD-HRD | SIG-HRD | TRA-HRD |
| --- | --- | --- | --- |
| NOR-1 | *Cdh16-Id2*(12.38) | *P2rx3-Cdh16*(12.08) | *Hif1a-Jup*(25.56) |
| CIH-1 | *Slc25a20-Jup*(34.71) | *Wnt5b-Jup*(23.68) | *Eif5a-Mef2d*(17.62) |
| NOR-2 | *Lmna-Pcdh7*(61.56) | *Cacnb1-Pcdh7*(48.82) | *Eif1b-Pcdh7*(50.16) |
| CIH-2 | *Cdh16-Vezt*(20.27) | *Pax-Vezt*(17.46) | *Eif3s12-Pcdh12*(11.12) |
| NOR-4 | *Gnao1-Pcdh7*(20.35) | *Cacnb1-Pcdh7*(11.20) | *Eef1a2-Gnao1*(14.88) |
| CIH-4 | *Pcdh12-Sema3a*(9.21) | *P2ry10-Pcdh12*(14.94) | *Eif2ak4-Pcdh12*(16.56) |

数字是基因对的高度。注意"最高"的基因对是在正常氧含量环境 2 周的情况下
基因:*Cacnb1* 钙通道,电压依赖性,β1 亚单位;*Pcdh12* 原钙粘蛋白 12

### 2.3.5　全面的转录组变化

图 2.5 展示了选择的 127 个基因由慢性低氧所导致的在表达水平、控制和协调方面的平均转录变化,以及同样处理条件下,连续时间点之间的不同。有趣的是,在每次治疗过程中协调变化是最大的,由此指出网络重构是最重要的致心律失常性转录因子,不是 HRD 基因表达水平的调控。一个重要的发现是,总的变化在 1 周到 4 周的低氧条件下持续减少,提示低氧应激转录组适应机制的激活。虽然慢性低氧是主要的因素,但是随着时间进展引起的变化与低氧引起变化的幅度相差不大(比较同一持续时间不同治疗方法和同一治疗方法不同持续时间的值)。

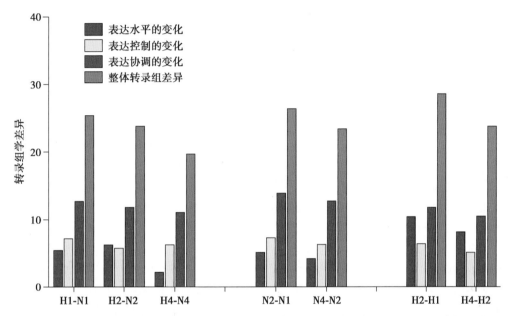

图 2.5　低氧诱导的转录组变化(H1-N1,H2-N2,H4-N4),或者由持续时间所导致的在正常氧环境(N2-N1,N4-N2)或者低氧环境(H2-H1,H4-H2)下的变化。字母 N 和 H 表示常氧和低氧,数字表示治疗的持续时间(周)。注意,表达协调的变化对每个比较都有最大的贡献,缺氧引起的变化与持续时间引起的变化相似(不管是在常氧还是缺氧的条件下)

## 2.4　讨论

### 2.4.1　对脑缺血动物模型转录组研究的优点和局限性

很多的基因芯片研究比较了心律失常和非心律失常的心脏转录组在人类和动物模型中的差别[44~48],确认了显著调控基因,并根据基因本体论和折叠表达变化使之富集。这些研究对描述必需基因由疾病或者是患病倾向所导致的改变,以及描述转录组在正常和病理条件下的差异有很高的冲击力。然而,尽管应用实验动物为研究氧剥夺的结果提供了无限可能,但是没有一种动物模型能准确地再现人体内发生的情况。即便如此,由于动物在进化过程中保留了大量功能途径的核心部分,动物实验对于缩小可能性范围是至关重要的。

### 2.4.2　基因表达分析的无限故事

目前,基因表达队列是研究复杂分子现象最有利、最划算的方法。通过一次量化成千上万个基因,甚至是整个基因组,基因表达研究为数据分析提供了无穷无尽的可能性。无限数量的观点来自基因不是独立的而是团队成员的事实,它们形成部分重叠的网,其组成和拓扑结构不断适应变化的局部条件。如果只考虑基因成分,复杂的基因网络可以正式卷积成 20 000 左右的单个基因,约 20 亿个基因对,>1.3 万亿不同的三联体,>$6.6\times10^{15}$ 四联体,等等。这意味着基因通过单个基因、基因对、三联体、四联体等形式参与许多不同的途径。而且,当条件改变时,同样的途径可能表现不同。因此,对芯片数据的解释是一个永无止境的故事。

这是我们的第四篇论文,从新的角度对新生小鼠接受慢性间歇性低氧处理后心脏的转录组变化,基于基因表达的实验分析。在第一篇文章中[13]，我们已经明确了与其他基因相比，低氧时上调或下调的基因，并根据它们的 GO 类别、生物过程、分子细胞功能、细胞定位进行分类。选定基因的表达调控通过 qRT-PCR、蛋白印迹法、形态学和生理学观察的方法进行鉴定。虽然这本身就是一个巨大的信息量，但它仅仅代表了我们可以从这些研究中学到的一小部分东西。

表 2.1 显示在低氧的第 1 周和第 2 周，许多翻译调控基因和信号基因都下调了，然而在 4 周以后，只有 *Eif5a* 基因下调，*Eef1b2* 和 *Vezt* 基因上调了。有趣的是，*Eif5a* 基因在 3 个时间点都下调，这可以解释慢性持续低氧，而不是在 CIH 时，细胞凋亡增强的原因（4 周时上调），确认了 *Eif5a* 在诱导细胞凋亡中的作用。

## 2.4.3 表达的变化

另外一个重要点是，新环境改变了转录丰度的控制强度，是否是通过检测相对表达变化（REV 得分）和基因表达稳定性（GES 百分点）的改变[16]。尽管转录组的机制是相似的（在这里选择了同一窝小鼠的心脏），接受了同样的处理，但基因转录的局部条件是不相同的，这就使基因组成为一个嘈杂的系统。因此，基因在生物复制中表现出不同的表达水平，表达差异的结果由转录调节到当时条件所导致。此外，基因间的可变性不一致，我们的研究揭示了从非常稳定的表达（与平均表达水平相比，标准差可以忽略不计）到非常不稳定的表达（超过平均值的标准差）。由于基因表达被众多控制机制所调控，可变性越低，对转录丰度的控制就越严格。表达的变化有望随着平衡机制对转录丰度调控的放松而增加。非常稳定的表达基因可能对细胞存活、表型的表达和（或）整合优势、多核结构至关重要。相对的，一些很不稳定表达的基因可能参与了适应环境的变化。因此，表达变化的分析对于不同基因在维持功能或确保系统适应环境变化方面的作用，可能提供有价值的指示。很明显地，一些基因，例如：*Smyd1*、*Eef2* 和 *Lyn*，在稳定和非常不稳定表达之间转换，表明了转录控制优先权的深刻重构。对 *Eef2* 基因在 1 周和 4 周低氧条件下放松控制，可以帮助 AMPK 对它的控制，使 AMPK 的两个亚基 $\alpha_1$ 和 $\alpha_2$ 在心肌缺血时被激活。

## 2.4.4 HRD 结构的重建

图 2.3 说明了 HRD 结构的可塑性，其拓扑结构在

时间进展过程中被深刻的重构，被氧剥夺所改变。然而，当一种特殊的关系是心脏功能的基础时，它往往被保存了下来，正如 *Gja1* 和 *Sema3* 基因在 2 周时的拮抗表达。*Sema3a* 基因在通过交感神经支配模式来维持正常的心脏节律方面是很重要的，*Sema3a* 的表达中断和过表达都与降低交感神经支配和心外膜到心内膜神经梯度的衰减有关[51]。在另一方面，*Gja1* 基因编码的 Cx43 蛋白，通过调节心脏组织的神经支配来影响心脏节律，正如我们所展示的，野生型和 Cx43 阴性新生小鼠左心室的转录组和免疫染色的比较。

## 2.4.5 我们为什么关注功能基因组结构？

我们所有的转录组的研究表明，基因不是独立而是相互协调的跨细胞表达转录网络（例如：[36~38]）。因此，单个基因的操纵会对许多其他基因产生连锁效应，这些基因位于所有染色体上，其蛋白产物涉及广泛多样性过程[52]。由于表达调控，几乎所有的基因都直接或间接参与了每一个功能途径。然而，基因在控制这条通路方面没有同样重要的作用，应该建立一个任意的截止点（要么考虑作为一个基因的影响，要么考虑基因数量的影响）。因此，我们已经开发并测试了显著基因分析方法（PGA）[17,39,40]，识别形成最相互连接和稳定表达的功能网络的基因。网络基因的表达协调迫使它们的表达水平同步振动。PGA 是主成分分析（PCA）的一种替代方法，这两种方法都是为了减少大量信息变量的数量，以保留最有用的信息。不同的是，PCA 认为的"重心"，是在一组不同条件下放入最可变的基因，PGA 则在相同条件下选择最互联和稳定表达的基因。基因组结构根据地区、性别[39]和年龄[14,16,17]的不同，展示其特有基因组成和拓扑结构；通过转录组调整变量局部条件和环境的制约反应[14,16,17]；在疾病中重塑。

## 2.4.6 网络景观

网络景观的新分析量化了每个基因对在互联和稳定网络中的作用。很明显地，编码原钙粘蛋白的 *Pcdh7*、*Pcdh12* 基因和编码钙黏着蛋白的 *Cdh16* 基因是 HRD 结构中最有影响力的基因对，暗示了闰盘在心肌细胞同步收缩中的作用。钙黏蛋白是一个家族的钙依赖性黏附分子，在胚胎发育、干细胞命运和维护、细胞极性和信号转导方面发挥辅助作用[53]。然而信号蛋白编码基因，例如：嘌呤受体 *P2rx3*、*P2ry10* 和 *Wnt5b*，

以及翻译调节器 *Eef1a2*、*Eif1b*、*Eif2ak4*、*Eif3s12* 和 *Eif5a*，也形成了非常有影响力的 HRD 基因。

## 2.4.7　全面的转录组变化

这个新的措施提供了评价两种条件下转录组差异的最全面的方法。它包括"转录组复苏"，我们最近用来确定患有慢性查加斯氏病的小鼠，在骨髓细胞移植后，心脏基因表达改变的逆转[54]。分析揭示了两个非常有趣的方面：①比较任意两个条件，协调网络的重构有重大贡献和②时间进展和慢性低氧诱导产生类似的全转录组的变化。第一个方面告诉我们，表达调控分析不足以描述由病理状态/进展所导致的转录组的变化。因此，生物标志物的列表应该扩展到包括表达调控和协调的巨大变化的基因。

总的来说，从这个研究中，我们知道了慢性间歇性低氧是深刻地改变心脏节律的基因组结构和控制这种结构信号通路的一个主要的因素，随着时间发展，整体的转录组变化与实质性变化是有可比性的。

（李海燕　译　任长虹　刘志　校）

## 参考文献

1. Dursunoglu D, Dursunoglu N. Cardiovascular diseases in obstructive sleep apnea. Tuberk Toraks. 2006;54:382–96.
2. Jain V. Clinical perspective of obstructive sleep apnea-induced cardiovascular complications. Antioxid Redox Signal. 2007;9:701–10.
3. Park AM, Nagase H, Kumar SV, et al. Effects of intermittent hypoxia on the heart. Antioxid Redox Signal. 2007;9:723–9.
4. Schweitzer P. Cardiac arrhythmias in obstructive sleep apnea. Vnitr Lek. 2008;54:1006–9.
5. Serebrovskaya TV, Manukhina EB, Smith ML, et al. Intermittent hypoxia: cause of or therapy for systemic hypertension? Exp Biol Med. 2008;233:627–50.
6. Brisco MA, Goldberg LR. Sleep apnea in congestive heart failure. Curr Heart Fail Rep. 2010;7:175–84.
7. Nattel S, Maguy A, Le Bouter S, et al. Arrhythmogenic ion-channel remodeling in the heart: heart failure, myocardial infarction, and atrial fibrillation. Physiol Rev. 2007;87:425–56.
8. Mohler PJ, Wehrens XH. Mechanisms of human arrhythmia syndromes: abnormal cardiac macromolecular interactions. Physiology (Bethesda). 2007;22:342–50.
9. Dostanic I, Schultz Jel J, Lorenz JN, et al. The alpha 1 isoform of Na, K-ATPase regulates cardiac contractility and functionally interacts and co-localizes with the Na/Ca exchanger in heart. J Biol Chem. 2004;279:54053–61.
10. Lee RS, Lam CW, Lai CK, et al. Carnitine-acylcarnitine translocase deficiency in three neonates presenting with rapid deterioration and cardiac arrest. Hong Kong Med J. 2007;13:66–8.
11. Killeen MJ, Thomas G, Sabir IN, et al. Mouse models of human arrhythmia syndromes. Acta Physiol (Oxy). 2008;192:455–69.
12. Teng GQ, Zhao X, Lees-Miller JP, et al. Homozygous missense N629D hERG (KCNH2) potassium channel mutation causes developmental defects in the right ventricle and its outflow tract and embryonic lethality. Circ Res. 2008;103:1483–91.
13. Fan C, Iacobas DA, Zhou D, et al. Gene expression and phenotypic characterization of mouse heart after chronic constant and intermittent hypoxia. Physiol Genomics. 2005;22:292–307.
14. Iacobas DA, Fan C, Iacobas S, et al. Transcriptomic changes in developing kidney exposed to chronic hypoxia. Biochem Biophys Res Commun. 2006;349:329–38.
15. Douglas RM, Miyasaka N, Takahashi K, Hetherington HP, et al. Chronic intermittent but not constant hypoxia decreases NAA/Cr ratios in neonatal mouse hippocampus and thalamus. Am J Physiol Regul Integr Comp Physiol. 2007;292:R1254–9.
16. Iacobas DA, Fan C, Iacobas S, et al. Integrated transcriptomic response to cardiac chronic hypoxia: translation regulators and response to stress in cell survival. Funct Integr Genomics. 2008;8:265–75.
17. Iacobas DA, Iacobas S, Haddad GG. Heart rhythm genomic fabric in hypoxia. Biochem Biophys Res Commun. 2010;391:1769–74.
18. Ai J, Wurster RD, Harden SW, et al. Vagal afferent innervation and remodeling in the aortic arch of young adult Fischer 344 rats following chronic intermittent hypoxia. Neuroscience. 2009;164:658–66.
19. Naghshin J, McGaffin KR, Witham WG, et al. Chronic intermittent hypoxia increases left ventricular contractility in C57BL/6J mice. J Appl Physiol. 2009;107:787–93.
20. Chen L, Zhang J, Hu X, et al. The Na$^+$/Ca$^{2+}$ exchanger-1 mediates left ventricular dysfunction in mice with chronic intermittent hypoxia. J Appl Physiol. 2010;109:1675–85.
21. Guan Y, Gao L, Ma HJ, et al. Chronic intermittent hypobaric hypoxia decreases beta-adrenoceptor activity in right ventricular papillary muscle. Am J Physiol Heart Circ Physiol. 2010;298:H1267–72.
22. Kc P, Balan KV, Tjoe SS, et al. Increased vasopressin transmission from the paraventricular nucleus to the rostral medulla augments cardiorespiratory outflow in chronic intermittent hypoxia-conditioned rats. J Physiol. 2010;588:725–40.
23. Liu JN, Zhang JX, Lu G, et al. The effect of oxidative stress in myocardial cell injury in mice exposed to chronic intermittent hypoxia. Chin Med J. 2010;123:74–8.
24. Tekin D, Dursun AD, Xi L. Hypoxia inducible factor 1 (HIF-1) and cardioprotection. Acta Pharmacol Sin. 2010;31:1085–94.
25. Zhang Y, Zhong N, Zhou ZN. Effects of chronic intermittent hypobaric hypoxia on the L-type calcium current in rat ventricular myocytes. High Alt Med Biol. 2010;11:61–7.
26. van Rooij E, Olson EN. MicroRNAs: powerful new regulators of heart disease and provocative therapeutic targets. J Clin Invest. 2007;117:2369–76.
27. Cai B, Pan Z, Lu Y. The roles of microRNAs in heart diseases: a novel important regulator. Curr Med Chem. 2010;17:407–11.
28. Girmatsion Z, Biliczki P, Bonauer A, et al. Changes in microRNA-1 expression and IK1 up-regulation in human atrial fibrillation. Heart Rhythm. 2009;6:1802–9.
29. Kormish JD, Sinner D, Zorn AM. Interactions between SOX factors and Wnt/beta-catenin signaling in development and disease. Dev Dyn. 2010;239:56–68.
30. Ai Z, Fischer A, Spray DC, et al. Wnt-1 regulation of connexin43 in cardiac myocytes. J Clin Invest. 2000;105:161–71.
31. Gessert S, Kühl M. The multiple phases and faces of Wnt signaling during cardiac differentiation and development. Circ Res. 2010;107:186–99.
32. Nagy II, Railo A, Rapila R, et al. Wnt-11 signalling controls ventricular myocardium development by patterning N-cadherin and beta-catenin expression. Cardiovasc Res. 2010;85:100–9.
33. Garcia-Gras E, Lombardi R, Giocondo MJ, et al. Suppression of canonical Wnt/beta-catenin signaling by nuclear plakoglobin recapitulates phenotype of arrhythmogenic right ventricular cardiomyopathy. J Clin Invest. 2006;116:2012–21.
34. Malekar P, Hagenmueller M, Anyanwu A, et al. Wnt signaling is critical for maladaptive cardiac hypertrophy and accelerates myocardial remodeling. Hypertension. 2010;55:939–45.
35. Martin J, Afouda BA, Hoppler S. Wnt/beta-catenin signalling regulates cardiomyogenesis via GATA transcription factors. J Anat. 2010;216:92–107.

36. Iacobas DA, Iacobas S, Urban-Maldonado M, et al. Similar transcriptomic alterations in Cx43 knock-down and knock-out astrocytes. Cell Commun Adhes. 2008;15:195–206.
37. Spray DC, Iacobas DA. Organizational principles of the connexin-related brain transcriptome. J Membr Biol. 2007;218:39–47.
38. Iacobas DA, Iacobas S, Spray DC. Connexin-dependent transcellular transcriptomic networks in mouse brain. Prog Biophys Mol Biol. 2007;94:168–84.
39. Iacobas DA, Iacobas S, Thomas N, et al. Sex-dependent gene regulatory networks of the heart rhythm. Funct Integr Genomics. 2010;10:73–86.
40. Iacobas S, Iacobas DA. Astrocyte proximity modulates the myelination gene fabric of oligodendrocytes. Neuron Glia Biol. 2010;6:157–169.
41. Lombardi R, Dong J, Rodriguez G, et al. Genetic fate mapping identifies second heart field progenitor cells as a source of adipocytes in arrhythmogenic right ventricular cardiomyopathy. Circ Res. 2009;104:1076–84.
42. Paige SL, Osugi T, Afanasiev OK, et al. Endogenous Wnt/beta-catenin signaling is required for cardiac differentiation in human embryonic stem cells. PLoS One. 2010;5:e11134.
43. Chen HW, Yu SL, Chen WJ, et al. Dynamic changes of gene expression profiles during postnatal development of the heart in mice. Heart. 2004;90:927–34.
44. Liew CC, Dzau VJ. Molecular genetics and genomics of heart failure. Nat Rev Genet. 2004;5:811–25.
45. Gao Z, Xu H, DiSilvestre D, et al. Transcriptomic profiling of the canine tachycardia-induced heart failure model: global comparison to human and murine heart failure. J Mol Cell Cardiol. 2006;40:76–86.
46. Roberts R. Genomics and cardiac arrhythmias. J Am Coll Cardiol. 2006;47:9–21.
47. Jickling GC, Xu H, Stamova B, et al. Signatures of cardioembolic and large-vessel ischemic stroke. Ann Neurol. 2010;68:681–92.
48. Du CY, El Harchi A, McPate MJ, et al. Enhanced inhibitory effect of acidosis on hERG potassium channels that incorporate the hERG1b isoform. Biochem Biophys Res Commun. 2011;405:222–7.
49. Sun Z, Cheng Z, Taylor CA, et al. Apoptosis induction by eIF5A1 involves activation of the intrinsic mitochondrial pathway. J Cell Physiol. 2010;223:798–809.
50. Wong AK, Howie J, Petrie JR, et al. AMP-activated protein kinase pathway: a potential therapeutic target in cardiometabolic disease. Clin Sci. 2009;116:607–20.
51. Ieda M, Kanazawa H, Kimura K, et al. Sema3a maintains normal heart rhythm through sympathetic innervation patterning. Nat Med. 2007;13:604–12.
52. Iacobas DA, Iacobas S, Li WE, et al. Genes controlling multiple functional pathways are transcriptionally regulated in connexin43 null mouse heart. Physiol Genomics. 2005;20:211–23.
53. Delmar M, McKenna WJ. The cardiac desmosome and arrhythmogenic cardiomyopathies: from gene to disease. Circ Res. 2010;107:700–14.
54. Soares MBP, Lima RS, Souza BSF, et al. Reversion of gene expression alterations in hearts of mice with chronic chagasic cardiomyopathy after transplantation of bone marrow cells. Cell Cycle. 2011;10:1448–55.

# 第 3 章 间歇性低氧和动脉粥样硬化

Demet Tekin，Elisa Chong，and Lei Xi

## 摘要

　　动脉粥样硬化是一种常见的病理状态，影响着成千上万的人的大小动脉，包括主动脉、冠状动脉、脑动脉。粥样斑块的主要特征为局限性动脉的内膜增厚，主要由动脉内膜下脂质、血小板、白细胞在内皮细胞下沉积，最终导致动脉壁内脂纹和斑块形成。斑块继发溃疡或破溃后导致局部血栓形成，部分或完全阻塞血管，导致重要器官严重功能损害或坏死。因此，动脉粥样硬化为心、脑及周围血管疾病重要的病生理基础。本章节旨在全面客观的综述间歇性低氧在动脉粥样硬化形成这一病生理过程中利害作用的最新研究证据。总之，大量证据表明长期严重低氧在血管相关性疾病发生中起重要作用。另一方面，俄罗斯和乌克兰的科学家研究表明通过经常轻度或中度间歇性低氧的良好训练或适应疗法可以诱导出看似矛盾的抗动脉粥样硬化的预防和治疗作用。考虑到所有这些最新的证据和有分歧的观点，我们进一步讨论了间歇性低氧的保护和损害机制涉及的分子信号通路。尽管如此，许多这些表面上矛盾的问题仍需要进一步研究。这些无疑会为动脉粥样硬化相关的心血管疾病的治疗和预防等核心问题提供新的见解。

## 专业名词缩略语

| | |
|---|---|
| APOE | 脂蛋白 e（apolipoprotein e） |
| COX-2 | 环氧酶-2（cyclooxygenase-2） |
| CPAP | 持续气道正压通气（continuous positive airway pressure） |
| ELAM | 内皮-白细胞黏附分子（endothelial-leukocyte adhesion molecule） |
| eNOS | 内皮源性一氧化氮合成酶（endothelial nitric oxide synthase） |
| EPCs | 内皮祖细胞（endothelial progenitor cells） |
| EPO | 促红细胞生成素（erythropoietin） |
| FFA | 游离脂肪酸（free fatty acid） |
| FGF | 成纤维细胞生长因子（fibroblast growth factor） |
| FMD | 血流动力介导血管舒张（flow-mediated dilation） |
| HDL | 高密度脂蛋白（high-density lipoprotein） |
| HIF-1 | 低氧诱导因子-1（hypoxia inducible factor-1） |
| ICAM | 细胞间黏附分子（intercellular adhesion molecule） |
| IGF-1 | 胰岛素样生长因子（insulin-like growth factor） |
| IH | 间歇性低氧（intermittent hypoxia） |
| IHT | 间歇性低氧训练（intermittent hypoxia training） |
| IL-6 | 白细胞介素 6（interleukin 6） |
| IMT | 内膜-中膜厚度（intima-media thickness） |
| iNOS | 诱导性一氧化氮合成酶（inducible nitric oxide synthase） |
| LDL | 低密度脂蛋白（low-density lipoprotein） |
| LTB4 | 白三烯 B4（leukotriene B4） |
| MCP-1 | 单核细胞趋化蛋白 1（monocyte chemotactic protein1） |
| NADPH | 磷酸烟酰胺腺嘌呤二核苷酸（nicotin amide adenine dinucleotide phosphate） |

NF-kB　细胞核因子-kB（nuclear factor kappa B）

NO　一氧化氮（nitricoxide）

NOS　一氧化氮合成酶（nitric oxide synthase）

OSA　阻塞性睡眠呼吸暂停（obstructive sleep apnea）

PAI-1　纤溶酶源激活物抑制剂1（plasminogen activator inhibitor 1）

PDGF　血小板源性生长因子（platelet-derived growth factor）

PMNs　多形核粒细胞（polymorphonuclear leukocytes）

RDI　呼吸紊乱指数（respiratory disturbance index）

ROS　活性氧（reactive oxygen species）

SCD-1　硬脂酰脱氢酶辅酶（stearoyl coenzyme A desaturase 1）

SMCs　平滑肌细胞（smooth muscle cells）

SREBP　固醇调节元件结合蛋白（stero regulatory element-binding protein）

TF　组织因子（tissue factor）

TLR　toll样受体（toll-like receptor）

TNF-a　肿瘤坏死因子α（tumor necrosis factor-alpha）

TRLP　富甘油三酯脂蛋白（triglyceride-rich lipoprotein）

VCAM　血管细胞黏附分子（vascular cell adhesion molecule）

VEGF　血管内皮生长因子（vascular endothelial growth factor）

VLDL　极低密度脂蛋白（very-low-densitylipoprotein）

## 3.1　前言

人体健康有赖于正常的血管功能来维持正常的血流，为各个重要器官提供赖以生存的氧供和营养物质。血管主要包括三层基本结构：内膜、中膜、外膜。内膜主要由内皮细胞层和细胞下的结缔组织薄层及散在的平滑肌细胞构成。内皮是一种特殊的上皮组织，其主要功能为血浆和组织液之间半透过性的屏障，用于控制动脉壁和血浆之间液体和营养物质的交换。内皮细胞还承担其他功能，包括产生以下物质：①影响血管张力的血管活性物质如舒张血管的一氧化氮（NO）、前列环素（prostacyclin）、缩血管活性的内皮素（endothelin）和血管紧张素-Ⅱ（angiotensin-Ⅱ）；②炎性介质；③生长因子如血管内皮生长因子（vascularendothelialgrowthfactor，血管内皮生长因子），病理生理状态下维持脉管系统和调节血管新生和再生。血管内皮还可以调节凝血。动脉粥样硬化损害血管内皮后，内皮下组织和血液直接接触

引发血小板聚集从而激发内源性凝血途径。

中膜组织包括同心圆排列的平滑肌细胞、不同数量的弹性纤维和板层结构、Ⅲ型胶原组成的网状纤维，穿插于平滑肌细胞当中的糖蛋白，所有这些均由上述中层平滑肌细胞产生。相较于毛细血管，平滑肌细胞和纤维组织更常见于较大的血管的管壁。通过和周围细胞及结缔组织基质之间的连接，平滑肌细胞产生血管张力。

血管外膜主要由Ⅰ型胶原和弹力纤维组成。外膜层逐渐延续为沿血管走行的组织器官结缔组织。胶原纤维存在于血管壁各层，内皮下层、平滑肌间层和其外层的组织。弹力纤维使血管具有在压力下容受性扩张的能力。弹力蛋白主要见于大动脉，其主要存在于大动脉平滑肌间，构成平行排列的板层结构[89,111]。

## 3.2　动脉粥样硬化

动脉粥样硬化是一种常见的病理状态，影响着成千上万的人的大小动脉，包括主动脉、冠状动脉、脑动脉。粥样斑块的主要特征为局限性动脉的内膜增厚，主要由动脉内膜下脂质、血小板、白细胞在内皮细胞下层沉积。随着局部病灶持续进展，出现平滑肌增生、结缔组织基质分泌，胆固醇在平滑肌细胞和巨噬细胞中沉积出现在血管壁全部的血管壁中层。当细胞内充满脂质时，这些细胞就被称为泡沫细胞并形成脂纹和粥样斑块（图3.1）。上述改变可向动脉内膜扩展，局部增厚继续进展最终阻塞血管[23,89]。局部血管壁纤维增生和脂质浸润斑块最终可形成钙化。陈旧斑块也可能形成溃疡或破溃，导致局部血栓形成阻塞血流。因此，动脉粥样硬化可导致四肢供血不足、肾血流异常、血管扩张（动脉瘤）甚至主动脉弓或者其他大动脉破裂。由于斑块可在局部形成血栓，同时也可导致严重甚至危及生命的心脑血管疾病[92]。高胆固醇、高血压、高血铁、高同型半胱氨酸、吸烟和遗传因素等是已经提出的动脉粥样硬化的致病因素[23]。

动脉粥样硬化的致病因素通常逐渐出现，有时也同时出现。以下是相关致病因素的总结。[11,51,52,78,92,111]

## 3.2.1　内皮细胞对大分子物质如低密度脂蛋白的通透性增加

剪切力和多种血管活性物质诱导内皮细胞收缩，同时内皮细胞间细胞连接开放，使内皮通透性增加，在动脉分叉处尤其明显。在某些个体当中，遗传和环境

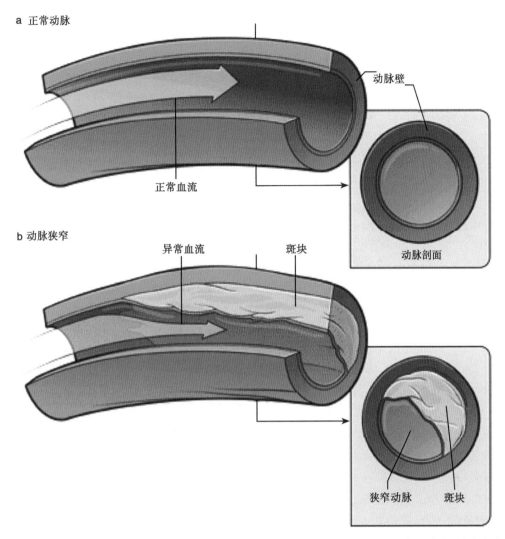

图 3.1　动脉粥样硬化示意图。(a)正常动脉及正常血流通过;(b)粥样斑块形成的动脉(图片改编自国家心肺和血液学会发布的公共健康知识)

因素可在不造成内皮细胞损伤的情况下改变内皮黏附因子的特性,启动动脉粥样硬化的过程。

### 3.2.2　随后发生的低密度脂蛋白中胆固醇颗粒的氧化和内皮细胞损伤

动脉壁内较大的氧浓度梯度为自由基的产生提供了条件。过氧化物损伤可增加潜在的动脉源性富胆固醇酯(低密度)和富甘油三酯(极低密度和中等密度)的脂蛋白含量。氧化的低密度脂蛋白(LDLs)通过激活促炎分子的表达和释放启动内皮损伤过程。促炎因子如自然抗体,固有效应蛋白如 C 反应蛋白和补体系统,细胞因子,趋化因子黏附分子,如:细胞间黏附分子(ICAM)、内皮-白细胞黏附分子(ELAM),内皮细胞、巨噬细胞、T 细胞来源的细胞黏附分子(VCAM)等。氧化的低密度脂蛋白抑制一氧化氮产生及其介导的反

应性血管扩张。修饰的低密度脂蛋白激活 Toll 样受体(TLRs),特别是 Toll4 受体,并进一步诱导促炎性基因表达、通过单核细胞趋化蛋白-1(MCP-1)。导致巨噬细胞局部浸润。

### 3.2.3　内皮细胞损伤处白细胞和血小板黏附

损伤内皮局部的促炎因子吸引白细胞和血小板在此聚集,局部白细胞和血小板又刺激血液凝固、激活TB 细胞并释放化学物质产生趋化作用,使局部炎症、凝血和机化过程持续循环。

### 3.2.4　白细胞进入血管内膜下间隙

通过表达血管黏附分子,内皮细胞对白细胞的黏

附性增强。内皮上的滚动和黏附是白细胞募集的第一步，由释放入局部基质中的趋化因子、细胞因子和黏附分子介导。一旦黏附到内皮层，单核细胞和白细胞开始向内皮下间隙迁移。在内皮下间隙中，单核细胞分化成熟，变成巨噬细胞，和白细胞一起继续释放细胞因子，进一步诱导炎症循环。

### 3.2.5 血小板、损伤内皮细胞和巨噬细胞分泌的生长因子

生长因子导致局部细胞和基质增生，如：血小板源性生长因子（PDGF），成纤维细胞生长因子（FGF）和胰岛素样生长因子（IGF-1）。由于上述生长因子可由内皮细胞在体外产生，因此，动脉粥样硬化过程中功能紊乱的内皮细胞也可以通过从生长抑制模式到生长促进模式的转变来产生生长因子。

### 3.2.6 平滑肌细胞增殖过程中由中膜到内膜下募集

炎症细胞包括血小板释放的细胞因子、趋化因子和生长因子导致平滑肌细胞（SMCs）的增殖和迁移。增殖的平滑肌细胞可以吞噬脂质和脂蛋白形成泡沫细胞。脂质同时在细胞外和细胞内聚集，刺激平滑肌细胞合成胶原、弹力蛋白、粘多糖和其他结缔组织基质，包裹脂质，维持斑块稳定性。平滑肌细胞还可以合成血小板源性生长因子和其他种类生长因子刺激自我增殖，合成组织因子（TF）和纤溶酶原激活物抑制剂（PAI-1），作用于局部形成血栓或抑制纤溶。局部纤维蛋白网促进细胞迁移和单核细胞趋化蛋白-1释放，导致病灶部位单核细胞趋化因子增加，进一步促进病灶发展。

### 3.2.7 巨噬细胞性泡沫细胞和沙粒样脂纹形成

氧化的低密度脂蛋白可被巨噬细胞上表达的清道夫受体家族识别。这些清道夫受体介导巨噬细胞吞噬氧化低密度脂蛋白，形成泡沫细胞。泡沫细胞形成脂纹，位于内皮上的泡沫细胞可以表达单核细胞趋化蛋白-1，进一步增强单核细胞趋化和黏附。主动脉处脂纹一般10岁前出现，冠状动脉处的脂质条纹10~20岁左右出现，20~40岁左右出现在脑动脉。

### 3.2.8 血栓形成、斑块破裂和溃疡形成

内皮损伤导致局部血小板沉积，组织因子介导的内源性凝血途径激活凝血酶，裂解纤维蛋白原形成纤维蛋白，纤维蛋白聚集形成血栓。凝血酶诱导内皮细胞表达黏附分子协同血小板颗粒导致单核细胞黏附聚集。随着局部持续损伤和炎症反应，血小板聚集增加，局部血栓形成。纤维瘢痕组织最终替代部分血管壁，改变血管的固有结构。上述过程导致局部胆固醇和脂质聚集、纤维瘢痕形成、血小板聚集及平滑肌增生。随着斑块的成熟，纤维帽可在斑块顶部形成。而那些纤维帽薄弱或者破损的斑块比较容易破裂。同时，炎性细胞分泌并激活基质金属蛋白酶（matrix metalloproteinases），降解细胞外基质，增加斑块破溃的风险。病灶本身可以使血管变形导致血管阻塞，但多数情况还有由于斑块破裂或溃疡形成导致血栓形成，血凝块阻断血流。

## 3.3 阻塞性睡眠呼吸暂停和心血管系统疾病

阻塞性睡眠呼吸暂停（OSA）是一种慢性疾病状态，其主要特点为由于睡眠中上气道阻塞导致的反复发作的呼吸暂停[138]。这些反复发作事件导致低通气、低氧血症、复氧、反复觉醒和交感神经激活。阻塞性睡眠呼吸暂停出现在2%~4%的中年女性和4%~9%中年男性的普通人群中。阻塞性睡眠呼吸暂停可增加心血管疾病的发病风险[87,135]。随访18年的Wisconsin睡眠队列研究表明未治疗的重度阻塞性睡眠呼吸暂停患者死于心血管疾病的风险增加5倍多[139]。然而，各种混杂变量干预，如：肥胖、高血压、吸烟、酒精摄入、年龄、运动量等很难明确阻塞性睡眠呼吸暂停是否为心血管病发病的独立危险因素[112]。另一方面，持续气道正压通气（CPAP）疗法可降低阻塞性睡眠呼吸暂停患者心血管疾病的发病率和死亡率。这证明阻塞性睡眠呼吸暂停为心血管疾病发病的独立危险因素。在一项大型心血管疾病结局研究中，未治疗的重度阻塞性睡眠呼吸暂停显著增加致命和非致命的心血管事件发生风险[87]。

睡眠心脏健康队列研究的一项前瞻性研究表明，阻塞性睡眠呼吸暂停显著增加冠脉相关和其他原因导致的心血管疾病的死亡率，尤其在40~79岁患有严重阻塞性睡眠呼吸暂停的男性患者中，而且阻塞性睡眠呼吸暂停的作用结果与其他混杂因素无关[106]。最近

Shah 等人领导的一项观察性的队列研究表明阻塞性睡眠呼吸暂停患者发展成心肌梗死、再灌注事件和心血管死亡的几率增加，且与其他心血管病的危险因素无关[121]。此外，阻塞性睡眠呼吸暂停也被认为是高血压[97]、卒中[135]、冠心病[100]、心力衰竭[131]、心律失常[46]、肺动脉高压[116]和主动脉夹层[95]等疾病的独立危险因素。阻塞性睡眠呼吸暂停导致心血管疾病发病的分子机制也已经在动物实验中广泛研究。这些研究由 Farré 及其同事详细阐明[37]。

值得一提，每次低通气之后通气恢复都伴随着动脉血氧饱和度的降低和恢复，并且在夜间循环多次。这在阻塞性睡眠呼吸暂停患者身上创造了典型的间歇性低氧环境，且持续整夜。因此，传统意义上认为，慢性间歇性低氧为阻塞性睡眠呼吸暂停患者发生心血管疾病的主要原因之一。

## 3.4　动脉粥样硬化启动和进展过程中间歇性低氧的有害作用

间歇性低氧（IH）和其临床对应疾病阻塞性睡眠呼吸暂停与动脉粥样硬化的发生和动脉粥样硬化前状态如内皮功能紊乱、血脂异常、氧化应激、内皮和系统性炎症及高凝状态[4,11,28,31,43,77,78,94,125]。

Savransky 等人研究表明，基于阻塞性睡眠呼吸暂停的慢性间歇性低氧联合高血脂可在老鼠模型上诱导出动脉粥样硬化。他们发现 12 周持续间歇性低氧联合高胆固醇饮食可在小鼠主动脉和降主动脉上出现动脉粥样硬化，而正常饮食的小鼠无此现象。这个实验结果提示，无论是遗传或环境原因导致的血脂异常都是间歇性低氧环境下发生动脉粥样硬化的必需条件[117]。相反，正常饮食的兔子暴露在间歇性低氧环境下 3 周就会在主动脉发生动脉粥样硬化改变[54]。在其他动物试验中，每天间断重复低氧持续 12 小时，持续 3 周，无论是健康还是先前已有损害的血管中都会出现血管内膜增厚，对今后血管疾病发生影响巨大[72]。

动脉粥样硬化的特点之一为动脉内膜-中膜的增厚（IMT）。颈动脉内膜中膜增厚可通过超声评估，和解剖学测量法的一致性很好，而且是很好的观察临床前粥样斑块指标[78]。几项研究表明，阻塞性睡眠呼吸暂停患者夜间间歇性低氧血症可使颈动脉内、中膜增厚发生率增加，同时伴有相应的系统性炎性指标升高，这些都是动脉粥样硬化的早期表现[28,90,125]。持续气道正压通气治疗可明显改善阻塞性睡眠呼吸暂停患者

的动脉粥样硬化的确切的生物指标，如：颈动脉中、内膜增厚和炎性反应。上述证据表明阻塞性睡眠呼吸暂停为动脉粥样硬化的独立危险因素[29]。尽管如此，由于大多数阻塞性睡眠呼吸暂停患者同时伴有其他动脉粥样硬化的危险因素如：高血压、糖尿病、肥胖等，确证阻塞性睡眠呼吸暂停和动脉粥样硬化之间的独立相关性仍有一定困难[133]。最近，Drager 等人报道阻塞性睡眠呼吸暂停和高血压共同存在对粥样硬化指标如颈动脉内中膜增厚有叠加作用[30]。除了内中膜增厚，CT 冠脉血管扫面钙化评分（tomographic coronary calcium scoring）也用于有冠脉疾病危险因素但无相关症状患者的危险分层。冠脉钙化活动非常活跃，发生在粥样硬化的各个阶段。阻塞性睡眠呼吸暂停对冠脉粥样硬化的直接作用的表现和程度可通过 CT 冠脉钙化评分来量化。且这个方法已在 97 例无冠心病表现的阻塞性睡眠呼吸暂停患者组成横断面观察性队列研究中探究过。研究结果表明，阻塞性睡眠呼吸暂停对冠脉疾病的影响程度和其发生低氧血症的程度相关[67]。

本章节随后部分，我们将基于动物实验和临床阻塞性睡眠呼吸暂停患者（一类研究慢行间歇性低氧对人体产生病理效应最常用的临床患者）研究获得的证据，对间歇性低氧导致动脉粥样硬化形成的作用机制进行深入分析。

### 3.4.1　间歇性低氧和内皮损伤及功能紊乱

血管内皮是功能多样、动态变化的细胞层，通过释放或接收血管活性介质、炎症因子和生长因子来调节血管功能。除了作为血液和组织之间的物理屏障之外，内皮细胞还能调节止血、血管张力和血管生发。舒血管和缩血管因子之间的平衡是维持血管动态平衡的重要因素。另一方面，氧化应激、炎症介质、高胆固醇血症和交感神经激活也是引起内皮损伤、后续相关血管事件，导致动脉粥样硬化的众多因素。内皮损伤是动脉粥样硬化的发生及发展过程中的重要组成部分。损伤内皮转变为促炎和促血栓形成模式。因此，血管收缩、血管平滑肌增生、高凝状态、血栓形成是内皮损伤的众多后果之一。

内皮功能障碍意味着依赖内皮合成的一氧化氮介导的血管舒张调节障碍。血液流动介导的血管舒张（FMD）是一种一氧化氮依赖的血管舒张。血流增多对血管的剪切力增大，激活内皮的一氧化氮合成舒张血管[63]。通过超声评估血流介导的血管舒张可用于

评价血管内皮功能和心血管疾病的发生风险[22]。据假设,间歇性低氧导致内皮功能障碍可能是因为降低了一氧化氮的生物合成。除血管舒张外,一氧化氮的其他保护功能对于预防动脉粥样硬化的发生也很重要。其作用包括限制白细胞募集和表达黏附分子、防止血管平滑肌增生和血小板聚集黏附[73]。多项证据表明阻塞性睡眠呼吸暂停患者的血管内皮功能受损。例如,阻塞性睡眠呼吸暂停影响内皮功能损伤的循环标志物如细胞黏附分子、纤维蛋白原、一氧化氮等[33,57,58]。内皮源性一氧化氮利用度降低可能是间歇性低氧直接影响内皮源性一氧化氮合成酶(eNOS)介导的一氧化氮产生(在[39,68]文献中回顾)。一氧化氮依赖的血流介导血管舒张功能损伤可相应的作为动脉粥样硬化的预测指标[98]。在阻力血管中内皮依赖的血管舒张功能损害现象在阻塞性睡眠呼吸暂停患者中也十分显著,而且损害的严重程度和夜间低氧血症的程度相关[58,65,71]。此外,间歇性低氧导致的一氧化氮产生降低可促进内皮细胞的凋亡[25]。的确,阻塞性睡眠呼吸暂停患者循环中凋亡内皮细胞的数量增加,和内皮介导的血管舒张功能异常相关,相应的也和动脉粥样硬化进程相关。而上述异常可通过持续气道正压通气疗法改善[36]。

尽管低氧有各种有害作用,细胞和机体也会尽量反应性的代偿这些作用。内皮祖细胞(EPCs)是循环中骨髓来源的细胞,可通过增强内皮细胞修复功能提供内皮保护。内皮祖细胞在血管再生、微血管新生和血运重建中起重要作用,因此有助于缺血组织恢复[7]。低氧诱导因子-1α(HIF-1α)是低氧应答的一个主要转录因子,激活血管内皮源性生长因子,促进血管生成[42,120]。血管内皮源性生长因子动员骨髓源性内皮祖细胞,诱导其生血管特性产生[7]。阻塞性睡眠呼吸暂停患者个体间内皮祖细胞水平不一致提示各患者低氧-复氧的程度不同。然而,近期的证据提示内皮祖细胞水平下降和内皮功能紊乱和心血管病发生率有关,尤其是在阻塞性睡眠呼吸暂停患者当中[7,60]。

内皮损伤和氧化应激炎症相关已经在一些体外实验中报道。内皮源性一氧化氮合成酶表达是内皮源性一氧化氮的来源。环氧化酶-2(COX-2)和可诱导性一氧化氮合成酶(iNOS)是内皮炎症的指标。内皮硝基酪氨酸(nitrotyrosine)是硝基介导氧化应激的生化指标。阻塞性睡眠呼吸暂停患者静脉血收集的内皮细胞中上述生物学标记物均升高[60]。尽管内皮源性一氧化氮合成酶含量降低提示一氧化氮利用度降低,但环氧化酶-2和诱导性一氧化氮合成酶表达、硝基酪氨酸

含量均增加。除了血管炎症和氧化应激的相关证据外,循环中内皮祖细胞数量增加,表明损伤血管内皮代偿的修复机制。血流介导血管舒张作为血管内皮一氧化氮反应性的间接指标,在阻塞性睡眠呼吸暂停患者当中也是减少的。阻塞性睡眠呼吸暂停患者上述异常可通过持续气道正压通气改善,表明阻塞性睡眠呼吸暂停是内皮功能障碍的独立危险因素[60]。

### 3.4.2　间歇性低氧和血脂异常

目前累积证据提示不管是实验条件下还是阻塞性睡眠呼吸暂停患者身上,间歇性低氧可诱发血脂异常。例如:暴露在间歇性低氧环境下5天的小鼠,其肝脏中甘油三酯的含量和对血浆中胆固醇的摄取都是增加[79]。此外,血浆中总胆固醇、高密度脂蛋白胆固醇、磷脂、甘油三酯含量也增加,低密度脂蛋白胆固醇在持续4周间歇性低氧后含量明显增加[79]。另一项动物实验中,持续21天慢性间歇性低氧后,模型中甘油三酯和极低密度脂蛋白含量增加,但持续4天间歇性低氧对血总胆固醇、低密度脂蛋白和甘油三酯水平无影响,表明间歇性低氧对血脂的影响呈时间依赖性[101]。体外实验中,低氧刺激人巨噬细胞可导致胞质含甘油三酯的脂质小体蓄积,最终转变为泡沫细胞[12]。上文中提到的导致高脂血症的方法,联合脂质过氧化物增加随后巨噬细胞泡沫化这一过程,最终可能导致间歇性低氧环境下动脉粥样硬化形成。

此外,硬脂酰脱氢酶辅酶(SCD-1),一种脂蛋白分泌的肝酶。研究发现其在间歇性低氧诱导的血脂异常和动脉粥样硬化的过程中起重要作用[118]。另一与高脂血症相关的因素是固醇调节元件结合蛋白(SREBP),这是一个肝脏脂质生物合成的转录调节。小鼠间歇性低氧模型显示,固醇调节元件结合蛋白途径介导低氧诱导的血脂异常。这一文章作者提出,上述途径中的各参与元件可作为今后治疗的靶点[80]。

另一项动物实验,在对小鼠饲喂高胆固醇饮食并暴露于间歇性低氧环境4周后发现,低氧血症抑制脂肪组织中的脂蛋白脂酶,因此,抑制了富甘油三酯的脂蛋白(TRLP)的清除[32]。此外,此研究团队还发现间歇性低氧导致的富甘油三酯的脂蛋白含量增加和动脉粥样硬化相关[117]。在形成粥样硬化倾向的载脂蛋白(APOE)敲除的小鼠中,间歇性低氧加速成熟粥样斑块的生长和血脂升高的水平[62]。

临床上,在不伴肥胖的阻塞性睡眠呼吸暂停患者单中,发现高脂血症和血中脂质过氧化物水平和慢性

间歇性低氧严重程度相关[81]。在一大型横断面研究当中(睡眠心脏健康研究,共纳入 6440 例健康对象,进行阻塞性睡眠呼吸暂停筛查),发现低氧血症的严重程度和血总胆固醇、高密度脂蛋白及甘油三酯水平有显著相关性[96]。此外,Robinson 在其临床试验中发现阻塞性睡眠呼吸暂停患者在接受持续气道正压通气治疗后血总胆固醇水平明显下降[108]。

报道称,在阻塞性睡眠呼吸暂停患者中,炎性细胞因子(如:白介素-2、白介素-6)上调血清中淀粉小体 α(amyloid alpha)产生[124]。血淀粉样小体 α 是一种载脂蛋白和急性期时相反应蛋白,在炎性反应时中可改变高密度脂蛋白的组成。淀粉样小体 α 和动脉粥样硬化及后续的心血管事件发生有高度相关性[61]。

最终,Drager 等人提出关于慢行间歇性低氧诱导血脂异常机制的假设。根据他的假设,间歇性低氧通过肝脏中低氧诱导因子-1 激活诱导固醇调节元件结合蛋白-1c 和硬脂酰脱氢酶辅酶的表达。随后发生的血甘油三酯和脂肪酸的升高导致肝脏脂肪变性和脂蛋白分泌增加。间歇性低氧也可增加脂肪组织脂肪动员,导致血游离脂肪酸增多,并流向心脏、肝脏和骨骼肌。此外,间歇性低氧抑制脂蛋白脂酶清除。上述影响最终导致血脂异常,表现为极低密度脂蛋白的升高。其他潜在因素,如:交感神经兴奋、胰岛素抵抗、氧化应激也参与了阻塞性睡眠呼吸暂停患者间歇性低氧导致的血症异常过程当中[31]。

## 3.4.3　间歇性低氧和氧化应激和炎症

正常细胞能量代谢过程当中产生活性氧(ROS)如超氧阴离子、过氧化氢、羟自由基。活性氧可通过内皮细胞的线粒体呼吸链、磷酸烟酰胺腺嘌呤二核苷酸(NADPH)氧化酶、氮氧化物合成酶(尤其是内皮源性一氧化氮合成酶)、细胞色素 P450 酶、花生四烯酸途径相关酶、脂质氧化酶、次黄嘌呤氧化酶等途径生成。体内的抗氧化防御系统可中和上述氧化自由基。氧化和抗氧化之间平衡失调,包括体内活性氧生成增多和(或)抗氧化物含量减少导致氧化应激作用增强,导致 DNA、蛋白、脂质过氧化,细胞内三磷腺苷耗竭、钙稳态失衡、细胞凋亡。大量数据表明活性氧和氧化应激是心血管疾病、动脉粥样硬化、高血压、心力衰竭的等疾病的显著特点(在[123]中回顾)。

间歇性低氧是阻塞性睡眠呼吸暂停患者心血管改变当中主要的参与因素。每次呼吸暂停或低通气都伴随血样饱和度的显著降低,恢复通气之后又迅速回到正常水平。这种低氧-复氧循环与反复缺血再灌注十分相似,同样会发生缺血再灌注之后的组织损伤。目前认为缺血后的复氧-再灌注时期产生大量活性氧[136]。因此,间歇性低氧可增加脂质过氧化反应、通过活性氧大量产生打破体内氧化和抗氧化平衡,一氧化氮生物利用度降低。的确,脂质过氧化反应是慢性间歇性低氧导致动脉粥样硬化的可能机制之一[117]。另外,增加的氧化自由基损伤内皮源性一氧化氮的合成,加速一氧化氮降解,增加过氧化氮生成。在阻塞性睡眠呼吸暂停患者当中反应一氧化氮氧化的指标-内皮性硝基酪氨酸增加,提示阻塞性睡眠呼吸暂停患者内皮的氧化应激水平增加[60]。因此,阻塞性睡眠呼吸暂停可看做是一种氧化应激紊乱。阻塞性睡眠呼吸暂停患者低氧-复氧的过程中,活性氧生成增多、活性氧参与的脂质过氧化反应增强、系统性炎症反应增强、黏附分子表达增多及白细胞活化均促进动脉粥样硬化发生[73,74]。例如:白细胞活化在阻塞性睡眠呼吸暂停患者的低通气事件过程中出现,可增强白细胞黏附性和活性氧产生[33]。在阻塞性睡眠呼吸暂停患者中,多形核粒细胞(PMNs)超氧化物生成也增多,而持续气道正压通气治疗可使之回到正常水平[119]。间歇性低氧过程中,超氧化物可通过限制一氧化氮生成导致内皮损伤,导致内皮依赖的舒血管功能障碍[65]。其他研究也提示阻塞性睡眠呼吸暂停患者氧化应激增加和一氧化氮的生物利用度降低。一项研究评估了不伴心血管并发症的阻塞性睡眠呼吸暂停患者中血浆 8-异前列腺素(8-isoprostane)(脂质过氧化反应的特异性标志物)和硝酸盐、亚硝酸盐(一氧化氮的稳定代谢产物,反映体内一氧化氮产生的水平)水平。研究发现患者体内脂质过氧化反应升高,一氧化氮生成降低,同时持续气道正压通气也可以使上述状态恢复正常[3]。另一项研究显示,2 周持续间歇性低氧可降低骨骼肌阻力血管内皮依赖的血管舒张功能[102]。上述损害同时还伴随着血管内膜的胶原沉积和动脉最大直径缩小。尿液中排出的 8-异前列腺素、前列腺 F2α(PGF2α)水平也升高,提示系统性氧化应激水平增高。以上证据表明慢行间歇性低氧导致骨骼肌阻力血管产生功能性和结构性损伤,同时伴随全身氧化应激增强[102]。次黄嘌呤氧化酶(Xanthine oxidase)是一种介导过氧化物生成的酶,此酶被别嘌呤醇抑制之后,之前损害的血管舒张功能恢复,提示次黄嘌呤氧化酶和其反应产生的过氧化自由基在间歇性低氧诱导的血管功能障碍中起重要作用[27]。Monneret 等人揭示了阻塞性睡眠呼吸暂停患者脂质过氧化反应、颈动脉内中膜增厚和间歇性低氧严重程度之间的相关性。作为附加证据证明在阻塞性睡眠呼吸暂停患者中氧化应激参与动脉粥样硬化形成[93]。在这项研究中，尿 15-F$_{2T}$-异前列腺素（15-F$_{2T}$-isoprostane）作为衡量脂质过氧化反应的指标。

另一方面，体内抗氧化系统作用减弱加剧了氧化应激对血管的损伤。阻塞性睡眠呼吸暂停患者和年龄匹配的对照组相比，血清中抗氧化物，如：谷胱甘肽过氧化酶（glutathione peroxidase）、维生素 A、E、B$_{12}$，同型半胱氨酸水平降低。降低的抗氧化物水平可通过持续气道正压通气治疗部分改善[5]。研究显示白蛋白抗氧化能力损伤仅和阻塞性睡眠呼吸暂停严重程度相关[38]。此外，抗氧化剂和持续气道正压通气联合应用可提高阻塞性睡眠呼吸暂停患者的内皮功能[14,50,60]。

上文提到，由于间歇性低氧氧化应激产生影响，导致内皮功能损伤和血管损伤，继而会导致心血管出现多种病生理过程，如：动脉粥样硬化、高血压、缺血再灌注损伤。因此，在动脉粥样硬化的进程当中，很难明确

区分间歇性低氧诱导的氧化应激、炎症和内皮功能障碍之间的明确界限。这些因素之间相互作用。因此，我们综合所有因素，并用图表（图 3.2）方式尽量阐明它们之间的相互关系。

大量证据表明，炎症在动脉粥样硬化发生发展的各个过程中起重要作用，从最初脂纹的形成到后期斑块破裂临床上出现急性冠脉综合征[113]。间歇性低氧通过引发血管炎症参与动脉粥样硬化进程。其始动因素主要是活性氧生成增加，加重了内皮功能障碍。间歇性低氧的小鼠模型中，T 细胞活化、细胞间黏附分子-1 表达增加、白细胞内皮上滚动和早期炎性血管重构相关[4]。此外，阻塞性睡眠呼吸暂停患者也出现炎性因子水平升高和内皮黏附分子表达增加的现象[33]。另外，由于炎症转录因子活化、细胞核因子 κB（NF-κB）途径和下游基因产物包括炎性细胞因子如肿瘤坏死因子（TNFα）和白介素-6、趋化因子如白介素-8、黏附分子如细胞间黏附分子-1、细胞受体等炎性反应参

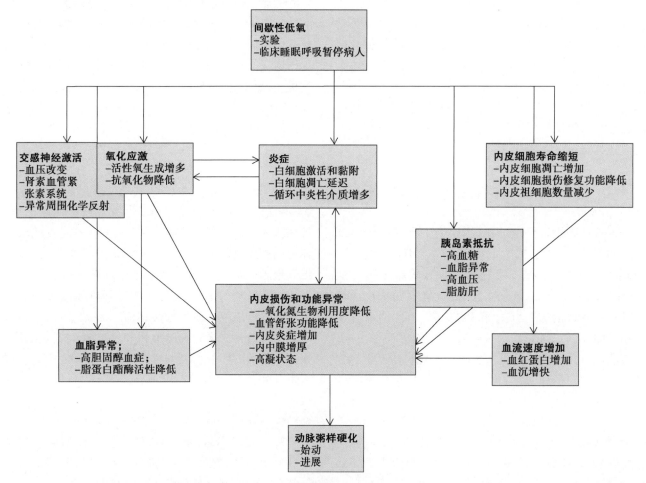

图 3.2　各种在间歇性低氧诱导的动脉粥样硬化过程中起重要作用的各种病生理因素之间的相互作用。间歇性低氧导致的各种异常结构之间复杂的相互作用。包括交感神经激活/血脂异常/氧化应激、炎性反应、胰岛素抵抗、血流速度增快、内皮寿命缩短。这些由间歇性低氧导致的病生理异常相互影响，最终导致内皮细胞损伤和功能障碍，启动动脉粥样硬化进程。值得一提的是氧化应激血脂异常和炎症的出现有叠加作用，这在动脉粥样硬化进展过程中起重要作用

与因素表达增加,炎性反应在阻塞性睡眠呼吸暂停患者和间歇性低氧的动物模型体内扩大。所有上述介质也和动脉粥样硬化的发生相关[40,112]。尽管低氧诱导因子-1 对低氧环境有适应性应答,但细胞核因子 κB 和低氧诱导因子-1 通路之间的交互应答加剧了炎性反应[66,126]。除了内皮细胞环氧化酶-2 和诱导性一氧化氮合成酶表达上调之外,在阻塞性睡眠呼吸暂停患者当中细胞核因子 κB 表达为内皮细胞炎症提供了直接证据。环氧化酶-2 增加过氧化物、缩血管因子、炎性前列腺素氧物质产生,促使血小板活化,导致内皮功能紊乱[39]。近期的研究表明白三烯 B4(LTB4)受体在间歇性低氧诱导的动脉粥样硬化中起重要作用[82]。白三烯 B4 为一种促炎介质,诱导白细胞募集、活性氧产生和相关基因的表达。相应的,也提示白三烯 B4 途径可作为间歇性低氧诱导的心血管疾病治疗的靶点[82]。

在间歇性低氧环境下,内皮炎症一般伴随全身炎症[114]。阻塞性睡眠呼吸暂停的患者提示血管炎症的循环炎症指标也升高,如:白介素-6、肿瘤坏死因子-α、C 反应蛋白、内皮源性生长因子、黏附分子等[34,49,76,113,122]。睡眠呼吸暂停患者循环当中,黏附分子、细胞间趋化黏附分子-1、血管细胞黏附分子-1、E-选择素(E-selectin)含量升高[39]。另外一个炎症因子——血管内皮生长因子(VEGF)是一种肝素结合的糖蛋白,可通过调节内皮细胞某些功能如血管通透性、细胞有丝分裂、活化、增生和迁移来调节血管再生。因为血管内皮生长因子可参与炎症反应,因此也可能影响动脉粥样硬化进展。例如,研究表明人冠状动脉粥样硬化进程和血管内皮生长因子具有相关性[56]。其他研究团队都发现,在动物实验中间歇性低氧可增加动物模型血管内皮生长因子的表达[10,17,127]。睡眠呼吸暂停患者血浆血管内皮生长因子浓度较高[49,76],经过为期一年的经鼻持续气道正压通气治疗后可降低这些患者循环中血管内皮生长因子的含量[76]。相似的,间歇性低氧处理的小鼠血浆血管内皮生长因子水平也是升高的[20]。尽管已经有上述研究,间歇性低氧诱导血管内皮生长因子表达增加在动脉粥样硬化发生发展过程中究竟起怎么样的作用还需要进一步研究。

黏附分子介导循环中的白细胞黏附到内皮上,这是动脉粥样硬化始动的重要一步。细胞凋亡减少使细胞寿命延长,也促进了黏附分子介导的多形核粒细胞活化。正常情况下,多形核粒细胞可通过细胞凋亡限制其活化。睡眠呼吸暂停患者当中可发现多形核粒细胞凋亡延迟,治疗后可恢复正常,提示细胞凋亡延迟和间歇性低氧的关系[35]。由于凋亡延迟,导致多形核粒细胞功能寿命延长,这也促进了促凝活动、白细胞嵌入毛细血管、促进促炎因子和活性氧的释放。上述活动可加剧血管内皮损伤和功能异常,也可能会使系统性心肌损伤加剧[18]。睡眠呼吸暂停中炎性反应在第 8 章中由 Dyugovskaya 和 Polyakov 两人详细讨论。

### 3.4.4　间歇性低氧和高凝状态

血管内皮在防止血小板黏附、血栓形成和凝血活动起重要作用。因为内皮细胞产生抗凝和促凝物质。血管损伤、氧化应激和(或)内皮功能障碍可以激活血小板。血小板活化后血小板源性炎性介质分泌,血小板-白细胞相互作用增加,血小板在血管壁上的聚集和黏附。动脉粥样硬化开始过程中同时有血小板和血栓状态参与。

睡眠呼吸暂停患者当中血小板活化增加,持续气道正压通气治疗后可恢复正常。睡眠呼吸暂停患者这种异常增强的血小板聚集功能可能继发于夜间儿茶酚胺(catecholamines)水平升高。此外,血沉升高、纤维蛋白原升高、血流速度加快也促进高凝状态和动脉粥样硬化发生[122]。同样的,睡眠呼吸暂停患者反复睡眠中觉醒也和促血栓因子有关[130]。血流速度增加促进了间歇性低氧状态下的高凝状态。睡眠呼吸暂停患者中也发现血红蛋白和血沉增高[15,16]。慢行间歇性低氧的大鼠也表现出血沉升高[88]。

## 3.5　间歇性低氧训练或适应对动脉粥样硬化的预防和治疗作用

### 3.5.1　应用间歇性低氧减轻动脉粥样硬化和其危险因素的最初概念

直到近几年,俄罗斯和乌克兰的科学家一些关于间歇性低氧和动脉粥样硬化的研究才广泛地被西方世界生物医学界认可。本章节是首次总结他们之前的研究成果,介绍间歇性低氧训练或适应在预防和治疗动脉粥样硬化疾病当中的获益。能在 Pubmed 上检索到的第一篇关于这个领域的文章是一篇俄文文章,由 Felix Z. Meerson(1926—2010)博士及其团队——也是适应医学领域国际知名的先驱者,于 1993 年发表[2]。他们利用低压舱对原发性高血压的患者进行间歇性低氧训练。患者们对间歇性低氧的适应结果就是其一般状态普遍好转、血压降低、血清钠浓度降低、微循环情况好转和组织供氧增加。在高胆固醇血症患者中也能使血胆固醇和动脉粥样硬化发生指标降低。间歇性低氧治疗对动脉粥样硬化发生的两个主要危险因素——高血压和高胆固醇血症的缓解,使得一个新概念进入人们的视线,就是关于应用低压间歇性低氧疗法治疗动脉粥样硬化相关的心血管疾病。

这一关于间歇性低氧治疗动脉粥样硬化和其发病危险因素的开创性理念随后在许多俄罗斯、乌克兰、中国台湾省和美国的实验室证实和扩展[69,84,91,128][105],[21],[86]。

### 3.5.2 间歇性低氧训练对高血压的治疗作用

最初观察到的其对高血压的治疗效果,来自于严格的间歇性低氧训练后,患者的自身适应[2],并由Manukhina和其同事通过在人和大鼠身上的实验再次证实[84,86]。上述实验对临床高血压1期的患者进行持续20天的正常压力下间歇性低氧训练。其低氧训练方案为持续3分钟低氧(吸入氧浓度为10%)后给3分钟正常通气,重复4~10个循环。同时监测低氧治疗前后24小时的血压和一氧化氮的合成水平,通过24小时尿硝酸盐和亚硝酸盐排放作为其观察指标。研究发现相比于正常人,间歇性低氧适应后高血压患者一氧化氮合成升高、血压降低。一氧化氮的产量和高血压病程、收缩压、舒张压分别呈显著的负相关。而且,间歇性低氧诱导的一氧化氮合成增多在病程5年以上的高血压患者身上更显著。其降血压的效果能持续至少3个月。因此,有关学者一致认为间歇性低氧适应能产生明显持续的治疗效果,可以作为高血压1期患者非药物性的替代治疗[84]。

同时,研究还发现在自发性高血压动物模型当中,间歇性低氧适应可预防其内皮功能损伤并提高血管一氧化氮的储备[86]。实验使用年龄在4~8周的年轻的自发性高血压大鼠,使之暴露于低氧环境中20天,设置相应的对照组。具体低氧方案为吸入浓度为9.5%~10%气体,5~10分钟,每天5~8次,共20天。内皮依赖的血管舒张通过去甲肾上腺素处理的离体主动脉环来测量,一氧化氮储备通过血管对N-乙酰半胱氨酸(N-acetylcysteine)作用的舒张百分比来评价,其能释放储备的一氧化氮。间歇性低氧组大鼠乙酰胆碱对血管舒张百分比从54.7±4.6%下降到28.1±6.4%,而对照组仍维持在60.3±6.0%。这表明间歇性低氧适应能显著抑制大鼠高血压的发生。间歇性低氧适应还能

使可利用的一氧化氮储备起来,并增强主动脉环一氧化氮的储备功能[86]。这些新进数据表明间歇性低氧诱导的抗高血压作用是通过预防内皮功能紊乱和增加血管壁一氧化氮储备实现的。

### 3.5.3 间歇性低氧训练对高脂血症的治疗作用

接上文中间歇性低氧训练对高胆固醇血症患者降血脂作用的最初报道[2],间歇性低氧对血脂水平的影响又在46例男性冠心病患者中进行了独立评估。这些患者也经过低压氧舱中间歇性低氧训练[128]。报道称,完成间歇性低氧训练的患者血总胆固醇水平下降7%,之后的3到6个月也有9%的降低。低氧治疗3个月后随访发现,高密度脂蛋白水平升高12%,6个月后较治疗前基线水平仍有明显升高。相反的,低密度脂蛋白水平在治疗后3个月、6个月都明显降低。血极低密度脂蛋白和甘油三酯水平有相似改变。治疗前患者血脂水平越高,治疗后获益越明显。因此,研究者得出对血脂代谢异常的冠心病患者应用低压性间歇性低氧训练,可通过改善血脂谱使之获益,并且效果持续长达6个月。

最近,Minvaleev通过以下方法仔细筛查了能抗动脉粥样硬化的血脂改变情况。①高加索地区山地和气候适应治疗;②低压性低氧疗法;③山地跋涉同时寒冷疗法(一种藏族瑜伽—gtum-mo)[91]。

### 3.5.4 间歇性低氧训练对糖尿病动物的糖耐量和内皮功能损伤的改善作用

应用间歇性低氧适应可减轻糖尿病动物的一些危险因素,这是这一领域另一个新发现。乌克兰实验室首次报道,间歇性低氧训练在实验性糖尿病动物中观察到的对内皮功能的恢复作用[105]。研究者称,间歇性低氧训练后可见明显获益,例如:血糖水平下降、内皮依赖的血管反应能力的恢复。间歇性低氧训练能增加糖尿病动物心脏和主动脉的固有一氧化氮合成活动,同时降低诱导性一氧化氮的合成活动。但心脏和主动脉亚硝酸盐的总水平是升高的,反映总的一氧化氮的合成是增加的。间歇性低氧的训练还可以减少循环中氧化应激指标,如:过氧化氢[105]。

最近,Chen及其同事通过每天8小时轻度低氧(吸入氧浓度为14%~15%)对于大鼠糖耐量和肌肉形态的慢行影响进行研究[21]。8周轻度间歇性低氧治

疗后,和吸入正常浓度氧的对照组相比,实验组的口服糖耐量实验血糖和胰岛素水平、附睾脂肪质量和体重都明显降低。毛细血管密度和比目鱼肌纤维密度比对照组分别高出33%、35%。上述研究提示长期轻度低氧可降低大鼠葡萄糖和胰岛素跨越肌纤维的扩散距离,降低体重。这可以解释实验中观察到的糖耐量的改善,并为将来轻度间歇性低氧用于2型糖尿病和肥胖的治疗提供明确依据。

### 3.5.5 间歇性低氧训练对实验诱导出的动脉粥样硬化的直接抑制作用

最引人注意的是,俄罗斯科学家发现,间歇性低氧训练在高胆固醇饮食的兔模型上,能直接抑制动脉粥样硬化发展[69]。在本实验中,12只兔子被给予高胆固醇饮食(200m/kg)并每天6小时暴露于海拔6000米的环境下(相当于低压性低氧)。对照组(n=10)仅被给予高胆固醇饮食。间歇性低氧治疗组血胆固醇水平较对照组低(实验组总胆固醇:20.6±2.3mmol/L;对照组总胆固醇:33.1±1.9mmol/L;P<0.05)。相似的结果也出现在低密度脂蛋白胆固醇水平上(实验组比对照组,P<0.05)。形态学检查发现,相比于对照组,实验组兔子主动脉没有发现粥样硬化斑块,仅有点状或线样的脂纹。而对照组则有大量散在的典型动脉粥样硬化形成的脂质斑块。而且在实验组,其主动脉受累区域也较对照组小(实验组:13.5%,对照组:65%)。甚至,间歇性低氧适应还可减少单核细胞内吞的脂质小体数量(实验组:303±13%;对照组:370±5%;P<0.05)。上述数据明确提示低压性低氧对实验性动脉粥样硬化的抑制作用。

### 3.5.6 自相矛盾的死亡率—中度睡眠呼吸暂停的老年的死亡率降低

法国研究人员报道了一个有趣的研究结果,中度睡眠呼吸暂停的老年的死亡率意外的降低[75]。他们回顾性的调查了诊断为睡眠呼吸暂停的65岁以上老年人的所有死亡原因,并在年龄、性别、种族匹配之后与国民死亡率的数据进行对比。在经过5.2±1.1年的随访后,有611位老人仍然存活。他们的平均年龄为70.4±4.8岁、体重指数为30.4±5.9kg/m²、呼吸紊乱指数(RDI)为28.9±20.1次/h。75人(12.27%)在随访期死亡。和地区匹配的国民死亡率相比,这些患者的标准化死亡率为0.67(95%置信区间:0.53~

0.80,P<0.0006)。尤其,有中度睡眠呼吸暂停的患者(20~40次/h)死亡率明显下降,其标准化死亡率为0.42(P<0.0002)[75]。研究者认为其死亡率降低得益于中度睡眠呼吸暂停患者长期处于慢行间歇性低氧环境下激发自身机体产生对适应性保护。然而,究竟其死亡率降低是否是由于慢行轻度间歇性低氧产生的抗动脉粥样硬化和心血管保护作用还未可知。

### 3.5.7 间歇性低氧抗动脉粥样硬化作用的可能机制

为了解释目前还很不清楚的轻中度间歇性低氧产生的保护机制,我们提出了低氧诱导因子-1——氧化氮依赖的信号瀑布,如图3.3所示。正如前文提到的,低氧可激活各种组织器官中的低氧诱导因子-1和其下游的作用靶点如诱导型一氧化氮、促红细胞生成素、血管内皮源性生长因子。上述反应几种哺乳动物体内观察到,包括人类、狗、大鼠、小鼠[6,26,104,134,8,13,16,47,48,53,59,70,107,109,10,17,47,49,76,126,127]。

一氧化氮在动脉粥样硬化形成和抗动脉粥样硬化形成中均起重要作用。一些研究已经发现,间歇性低氧可在人或动物的各脏器诱导一氧化氮产生减少或生物利用度降低。例如:为期14天的间歇性低氧训练,具体方案为:吸入氧浓度为10%的气体1分钟,吸入正常浓度氧4分钟,每天持续12小时。上述实验损害大鼠脑和骨骼肌阻力血管内皮依赖的血管舒张[103]。据介绍,长期间歇性低氧可减少脑和骨骼肌循环中一氧化氮的生物利用度,急性低氧血症可明显降低血管对舒血管药物的反应性。这个想法在后续的人类研究中被证实。睡眠呼吸暂停患者肺泡呼出的气体中一氧化氮含量相比于健康对照降低,并且这种降低和高血压发生风险增高相关[41]。而且肺泡一氧化氮浓度在经鼻持续正压通气治疗之后明显升高,具体数据从2.67±0.41到4.69±0.74nL/L,P=0.01。相似的,近期一项研究表明在已经适应长期处于高海拔(3800~4000米)慢行低氧环境下81名煤矿工人(年龄31.8±6.7岁)当中,其呼出气体中一氧化氮的含量也是降低的[129]。相比于第3天,其第3天处于高海拔环境下呼出气体一氧化氮含量降低17.2%(P=0.001),2周后逐渐降低到29.6%(P<0.001)。而且,在一项严格控制的实验室研究当中,10位健康男性暴露于间歇性低氧环境当中(其间歇性低氧方案为2分钟45mmHg低氧,2分钟80mmHg正常通气每天6小时,连续4天),平均动脉压升高4mmHg(P<0.01)同时,一氧化氮产

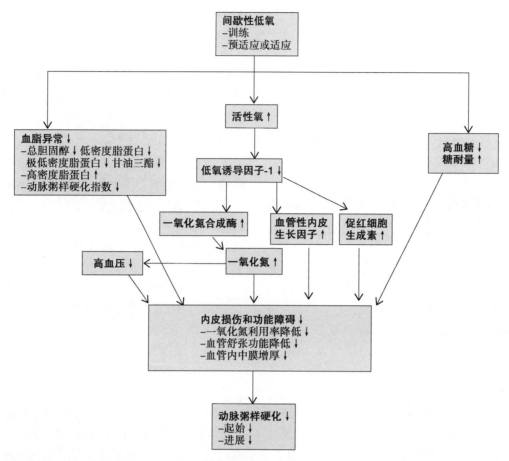

**图 3.3** 解释间歇性低氧抑制动脉粥样硬化各种病生理因素、预防治疗动脉粥样硬化作用的机制

物降低 55%（P<0.05）[44]。间歇性低氧还可以抑制犬正常状态和缺血后一氧化氮合成酶的活性、蛋白的表达和一氧化氮的释放[115]。

相反的是，一些严格控制间歇性低氧的训练或适应过程中，发现心血管系统的一氧化氮产生增多。10多年之前，一项研究表明，有卒中发生倾向的自发性高血压大鼠进行间歇性低氧训练后，发现之前降低的血管一氧化氮储备有升高[85]。在啮齿类动物当中，间歇性低氧也可以上调心脏中诱导型一氧化氮合成酶 mRNA 表达和蛋白表达[134,6,26,104]。同时，经过慢行间歇性低氧预处理的大鼠心肌组织内硝酸盐和亚硝酸盐水平明显升高[26]。仓鼠经过每天 6 分钟 8%氧浓度 6 分钟-21%氧浓度 6 分钟-每天 8 小时-连续 21 天的间歇性低氧适应后，血浆中一氧化氮（或硝酸盐和亚硝酸盐）水平升高[9]。研究者据此推断间歇性低氧预处理可在缺血再灌注损伤时显著减少氧化应激、增加一氧化氮诱导的血管舒张，以此维持毛细血管灌注。此外，在 30 例健康久坐的人当中，在正常压力低氧舱中进行12%、15%、或 21%浓度氧，每天吸入 1 小时，每周 5天，持续 4 周的实验。低氧处理后可导致受试者血浆

一氧化氮代谢产物水平增高[132]。尽管目前间歇性低氧诱导的一氧化氮产物的抗高血压和抗缺血效果已经明确证实[85,6,26,134]，但一氧化氮合成酶产生的一氧化氮抗动脉粥样硬化或延缓其进展的直接支持证据还没有发现。

此外，另一个低氧诱导因子-1 调控的激素蛋白-促红细胞生成素可通过间歇性低氧明显诱导表达上调[8,13,47,48,53,59,70,107,109]。毫无例外的发现，促红细胞生成素除了刺激造血的作用外，可对患者及实验室动物产生直接的血管保护作用[24,45,99,15,83]。促红细胞生成素众所周知的作用还有增强心肌细胞对缺血再灌注损伤的抵抗作用[126]。各项研究中最相关的证据就是外周应用外源性的促红细胞生成素可对抗动脉粥样硬化形成的各种因素并产生保护作用[15,45,83,99]。最早的相关证据是 Watanabe 遗传性高脂血症的兔子[15]。促红细胞生成素治疗之后可减少兔血管壁上的动脉粥样硬化病灶并延缓动脉粥样硬化的进展。血液透析的患者长期应用促红细胞生成素可减少颈动脉内中膜增厚，降低血浆中 CC-趋化因子 CC-chemokine 的水平。CC-趋化因子可以从循环中募集白细胞到组织中去，参与

动脉粥样硬化的进展[99]。在严重动脉粥样硬化的小鼠模型中,促红细胞生成素可以通过肝脏X受体ATP结合盒(ATP-binding cassette alpha)依赖上调转录A1和G1,抑制病灶中泡沫巨噬细胞的形成[83]。研究表明促红细胞生成素可以通过增加胆固醇外流显著减少氧化低密度低脂蛋白处理过的巨噬细胞内的脂质沉积。这种现象也可以在体内过表达促红细胞生成素个体的巨噬细胞中看到[83]。另外一项新近研究收集了15位慢行肾脏病伴贫血的患者(男女比例为3:2,平均年龄63岁),并对他们进行皮下注射重组人促红细胞生成素治疗(12 000U/2周,持续6个月)[45]。在促红细胞生成素治疗过程当中,颈动脉内中膜增厚—评价动脉粥样硬化的指标和其他几项评价活性氧生成的指标都明显下降(P<0.001)。在间歇性低氧训练或适应当中,内源性促红细胞生成素的水平是否在其抗动脉粥样硬化形成过程中起本质作用,这一研究已经获得许可。

另外,间歇性低氧诱导的血管源性生长因子的表达在动脉粥样硬化发生发展的各个阶段中起的作用仍不清楚,甚至相互矛盾。最近研究发现以血管源性生长因子为靶点的抗肿瘤药物对血管产生有害作用[19,64,110]。例如:应用抗血管源性生长因子药物治疗的患者在治疗过程中发生血栓事件的风险增高[19]。有报道一例肾细胞癌的患者在接受抗血管源性生长因子药物—舒尼替尼(Sunitinib)过程当中出现动脉粥样硬化斑块[110]。其他临床上已知的不良反应是抑制血管源性生长因子后,其下游调节和维持微小血管细胞信号通路抑制后出现的后果。下调血管源性生长因子的表达可导致血管失衡,甚至血管床消退,而且同时伴随的病理状态可加重上述不良反应[64]。基于上述新观点,我们有理由怀疑间歇性低氧诱导的血管源性生长因子的表达在维持血管稳态、稳定斑块中起重要作用,如图3.3中所示。然而,上述猜想仍需进一步实验证实。

## 结论

间歇性低氧相关的睡眠呼吸暂停可以通过产生内皮功能障碍、内皮损伤、氧化应激、血管炎症、高脂血症、高凝状态、交感神经激活等途径导致动脉粥样硬化发生。这些病理生理因素在疾病发生发展的环路内相互影响。总之,内皮功能障碍是发生动脉粥样硬化的第一步。上述提到的间歇性低氧产生的各种影响和内皮损伤一同在动脉粥样硬化的发生和发展过程中起一定作用。睡眠呼吸暂停患者会逐渐出现心血管系统疾病如动脉粥样硬化、高血压、冠心病、脑血管疾病、心力衰竭。经过持续气道正压通气可改善间歇性低氧相关的心血管疾病的死亡率,这一点可以证实间歇性低氧和动脉粥样硬化及其最终导致的心血管疾病死亡的因果关系。因此,很大程度上,睡眠呼吸暂停可以看作心血管疾病的独立危险因素。

相反的,一些主要由俄罗斯和乌克兰科学家完成的研究中,发现轻中度间歇性低氧训练或适应可产生看似矛盾的对抗动脉粥样硬化的预防和治疗效果。综合以上关于低氧的新证据新观点,我们在本章中提出关于间歇性低氧产生有害和保护机制的分子信号通路。尽管如此,关于间歇性低氧研究中貌似有争议的地方仍需深入研究。这无疑将会为动脉粥样硬化相关的心血管疾病的治疗和预防的核心问题提供新的见解。

**鸣谢**　非常感谢 Tatiana V. Serebrovskaya 教授,愿意和我们分享其关于间歇性低氧的渊博的知识,及俄语和乌克兰语的相关研究文献。这使得我们能写出关于间歇性低氧和动脉粥样硬化更全面的介绍,尤其是在我们不太熟悉的关于间歇性低氧对减轻动脉粥样硬化相关危险因素的研究方面。

(高瑜　译　任长虹　刘志　校)

## 参考文献

1. Al Lawati NM, Patel SR, Ayas NT. Epidemiology, risk factors, and consequences of obstructive sleep apnea and short sleep duration. Prog Cardiovasc Dis. 2009;51:285–93.
2. Aleshin IA, Kots IaI, Tverdokhlib VP, et al. The nondrug treatment of hypertension patients by their adaptation to periodic hypoxia in a barochamber. Ter Arkh. 1993;65:23–9 [In Russian].
3. Alonso-Fernández A, García-Río F, Arias MA, et al. Effects of CPAP on oxidative stress and nitrate efficiency in sleep apnoea: a randomised trial. Thorax. 2009;64:581–6.
4. Arnaud C, Dematteis M, Pepin JL, et al. Obstructive sleep apnea, immuno-inflammation, and atherosclerosis. Semin Immunopathol. 2009;31:113–25.
5. Barceló A, Barbé F, de la Peña M, et al. Antioxidant status in patients with sleep apnoea and impact of continuous positive airway pressure treatment. Eur Respir J. 2006;27:756–60.
6. Belaidi E, Beguin PC, Levy P, et al. Prevention of HIF-1 activation and iNOS gene targeting by low-dose cadmium results in loss of myocardial hypoxic preconditioning in the rat. Am J Physiol Heart Circ Physiol. 2008;294:H901–8.
7. Berger S, Lavie L. Endothelial progenitor cells in cardiovascular disease and hypoxia-potential implications to obstructive sleep apnea. Transl Res. 2011;158:1–13.
8. Berglund B, Aulin KP, Wide L. Effect of short-term and intermittent normobaric hypoxia on endogenous erythropoietin isoforms. Scand J Med Sci Sports. 2003;13:124–7.
9. Bertuglia S. Intermittent hypoxia modulates nitric oxide-dependent vasodilation and capillary perfusion during ischemia-reperfusion-induced damage. Am J Physiol Heart Circ Physiol. 2008;294:

H1914–22.

10. Birot OJ, Peinnequin A, Simler N, et al. Vascular endothelial growth factor expression in heart of rats exposed to hypobaric hypoxia: differential response between mRNA and protein. J Cell Physiol. 2004;200:107–15.

11. Borissoff JI, Spronk HM, ten Cate H. The hemostatic system as a modulator of atherosclerosis. N Engl J Med. 2011;364:1746–60.

12. Boström P, Magnusson B, Svensson PA, et al. Hypoxia converts human macrophages into triglyceride-loaded foam cells. Arterioscler Thromb Vasc Biol. 2006;26:1871–6.

13. Brugniaux JV, Pialoux V, Foster GE, et al. Effects of intermittent hypoxia on erythropoietin, soluble erythropoietin receptor and ventilation in humans. Eur Respir J. 2011;37:880–7.

14. Buchner NJ, Quack I, Stegbauer J, et al. Treatment of obstructive sleep apnea reduces arterial stiffness. Sleep Breath. 2012;16(1): 123–33.

15. Buemi M, Allegra A, Corica F, et al. Does erythropoietin administration affect progression of atherosclerosis in Watanabe heritable hyperlipaemic rabbits? Nephrol Dial Transplant. 1998;13:2706–8.

16. Cahan C, Decker MJ, Arnold JL, et al. Erythropoietin levels with treatment of obstructive sleep apnea. J Appl Physiol. 1995;79:1278–85.

17. Cataldi A, Bianchi G, Rapino C, et al. Molecular and morphological modifications occurring in rat heart exposed to intermittent hypoxia: role for protein kinase C α. Exp Gerontol. 2004;39: 395–405.

18. Chello M, Anselmi A, Spadaccio C, et al. Simvastatin increases neutrophil apoptosis and reduces inflammatory reaction after coronary surgery. Ann Thorac Surg. 2007;83:1374–80.

19. Chen HX, Cleck JN. Adverse effects of anticancer agents that target the VEGF pathway. Nat Rev Clin Oncol. 2009;6:465–77.

20. Chen XY, Zeng YM, Huang ZY, et al. Effect of chronic intermittent hypoxia on hypoxia inducible factor-1 alpha in mice. Zhonghua Jie He He Hu Xi Za Zhi. 2005;28:93–6 [In Chinese].

21. Chen CY, Tsai YL, Kao CL, et al. Effect of mild intermittent hypoxia on glucose tolerance, muscle morphology and AMPK-PGC-1alpha signaling. Chin J Physiol. 2010;53:62–71.

22. Corretti MC, Anderson TJ, Benjamin EJ, et al. International brachial artery reactivity task force. Guidelines for the ultrasound assessment of endothelial-dependent flow-mediated vasodilation of the brachial artery: a report of the International Brachial Artery Reactivity Task Force. J Am Coll Cardiol. 2002;39:257–65.

23. Corwin EJ, Cannon JG. Cardiovascular system: conditions of disease or injury: atherosclerosis. In: Corwin EJ, editor. Handbook of pathophysiology. 3rd ed. Philadelphia: Wolters Kluwer Health/ Lippincott Williams & Wilkin; 2008.

24. Desai A, Zhao Y, Lankford HA, et al. Nitric oxide suppresses EPO-induced monocyte chemoattractant protein-1 in endothelial cells: implications for atherogenesis in chronic renal disease. Lab Invest. 2006;86:369–79.

25. Dhar-Mascareño M, Cárcamo JM, Golde DW. Hypoxia-reoxygenation-induced mitochondrial damage and apoptosis in human endothelial cells are inhibited by vitamin C. Free Radic Biol Med. 2005;38:1311–22.

26. Ding HL, Zhu HF, Dong JW, et al. Inducible nitric oxide synthase contributes to intermittent hypoxia against ischemia/reperfusion injury. Acta Pharmacol Sin. 2005;26:315–22.

27. Dopp JM, Philippi NR, Marcus NJ, et al. Xanthine oxidase inhibition attenuates endothelial dysfunction caused by chronic intermittent hypoxia in rats. Respiration. 2011;82:458–67.

28. Drager LF, Bortolotto LA, Lorenzi MC, et al. Early signs of atherosclerosis in obstructive sleep apnea. Am J Respir Crit Care Med. 2005;172:613–8.

29. Drager LF, Bortolotto LA, Figueiredo AC, et al. Effects of continuous positive airway pressure on early signs of atherosclerosis in obstructive sleep apnea. Am J Respir Crit Care Med. 2007;176: 706–12.

30. Drager LF, Bortolotto LA, Krieger EM, et al. Additive effects of obstructive sleep apnea and hypertension on early markers of carotid atherosclerosis. Hypertension. 2009;53:64–9.

31. Drager LF, Jun J, Polotsky VY. Metabolic consequences of inter-

mittent hypoxia: relevance to obstructive sleep apnea. Best Pract Res Clin Endocrinol Metab. 2010;24:843–51.

32. Drager LF, Li J, Shin MK et al. Intermittent hypoxia inhibits clearance of triglyceride-rich lipoproteins and inactivates adipose lipoprotein lipase in a mouse model of sleep apnoea. Eur Heart J 2012;33:783–90.

33. Dyugovskaya L, Lavie P, Lavie L. Increased adhesion molecules expression and production of reactive oxygen species in leukocytes of sleep apnea patients. Am J Respir Crit Care Med. 2002;165: 934–9.

34. Dyugovskaya L, Lavie P, Lavie L. Lymphocyte activation as a possible measure of atherosclerotic risk in patients with sleep apnea. Ann N Y Acad Sci. 2005;1051:340–50.

35. Dyugovskaya L, Polyakov A, Lavie P, et al. Delayed neutrophil apoptosis in patients with sleep apnea. Am J Respir Crit Care Med. 2008;177:544–54.

36. El Solh AA, Akinnusi ME, Baddoura FH, et al. Endothelial cell apoptosis in obstructive sleep apnea: a link to endothelial dysfunction. Am J Respir Crit Care Med. 2007;175:1186–91.

37. Farré R, Montserrat JM, Navajas D. Morbidity due to obstructive sleep apnea: insights from animal models. Curr Opin Pulm Med. 2008;14:530–6.

38. Faure P, Tamisier R, Baguet JP, et al. Impairment of serum albumin antioxidant properties in obstructive sleep apnoea syndrome. Eur Respir J. 2008;31:1046–53.

39. Feng J, Zhang D, Chen B. Endothelial mechanisms of endothelial dysfunction in patients with obstructive sleep apnea. Sleep Breath 2012;16:283–94.

40. Fitzpatrick SF, Tambuwala MM, Bruning U, et al. An intact canonical NF-κB pathway is required for inflammatory gene expression in response to hypoxia. J Immunol. 2011;186:1091–6.

41. Foresi A, Leone C, Olivieri D, et al. Alveolar-derived exhaled nitric oxide is reduced in obstructive sleep apnea syndrome. Chest. 2007; 132:860–7.

42. Forsythe JA, Jiang B-H, Iyer NV, et al. Activation of vascular endothelial growth factor gene transcription by hypoxia-inducible factor 1. Mol Cell Biol. 1996;16:4604–13.

43. Foster GE, Poulin MJ, Hanly PJ. Intermittent hypoxia and vascular function: implications for obstructive sleep apnoea. Exp Physiol. 2007;92:51–65.

44. Foster GE, Brugniaux JV, Pialoux V, et al. Cardiovascular and cerebrovascular responses to acute hypoxia following exposure to intermittent hypoxia in healthy humans. J Physiol. 2009;587:3287–99.

45. Fujiwara N, Nakamura T, Sato E, et al. Renovascular protective effects of erythropoietin in patients with chronic kidney disease. Intern Med. 2011;50:1929–34.

46. Gami AS, Pressman G, Caples SM, et al. Association of atrial fibrillation and obstructive sleep apnea. Circulation. 2004;110: 364–7.

47. Glaus TM, Grenacher B, Koch D, et al. High altitude training of dogs results in elevated erythropoietin and endothelin-1 serum levels. Comp Biochem Physiol A Mol Integr Physiol. 2004;138: 355–61.

48. Gore CJ, Rodríguez FA, Truijens MJ, et al. Increased serum erythropoietin but not red cell production after 4 wk of intermittent hypobaric hypoxia (4,000–5,500 m). J Appl Physiol. 2006;101: 1386–93.

49. Gozal D, Lipton AJ, Jones KL. Circulating vascular endothelial growth factor levels in patients with obstructive sleep apnea. Sleep. 2002;25:59–65.

50. Grebe M, Eisele HJ, Weissmann N, et al. Antioxidant vitamin C improves endothelial function in obstructive sleep apnea. Am J Respir Crit Care Med. 2006;173:897–901.

51. Griendling KK, Harrison DG, Alexander RW. Biology of the vessel wall: endothelial dysfunction and vascular smooth muscle abnormalities. In: Hurst JW, Fuster V, Walsh RA, editors. Hurst's the heart. 13th ed. New York: McGraw-Hill Medical; 2011.

52. Hansson GK. Inflammation, atherosclerosis, and coronary artery disease. N Engl J Med. 2005;352:1685–95.

53. Heinicke K, Prommer N, Cajigal J, et al. Long-term exposure to

intermittent hypoxia results in increased hemoglobin mass, reduced plasma volume, and elevated erythropoietin plasma levels in man. Eur J Appl Physiol. 2003;88:535–43.

54. Helin P, Lorenzen I, Garbarsch C, et al. Arteriosclerosis and hypoxia. 2. Biochemical changes in mucopolysaccharides and collagen of rabbit aorta induced by systemic hypoxia. J Atheroscler Res. 1969; 9:295–304.

55. Hoffstein V, Herridge M, Mateika S, et al. Hematocrit levels in sleep apnea. Chest. 1994;106:787–91.

56. Inoue M, Itoh H, Ueda M, et al. Vascular endothelial growth factor (VEGF) expression in human coronary atherosclerotic lesions: possible pathophysiological significance of VEGF in progression of atherosclerosis. Circulation. 1998;98:2108–16.

57. Ip MS, Lam B, Chan LY, et al. Circulating nitric oxide is suppressed in obstructive sleep apnea and is reversed by nasal continuous positive airway pressure. Am J Respir Crit Care Med. 2000;162:2166–71.

58. Ip MS, Tse HF, Lam B, et al. Endothelial function in obstructive sleep apnea and response to treatment. Am J Respir Crit Care Med. 2004;169:348–53.

59. Ishii M, Iwamoto T, Nagai A, et al. Polycythemia and changes in erythropoietin concentration in rats exposed to intermittent hypoxia. Adv Exp Med Biol. 2010;662:121–6.

60. Jelic S, Padeletti M, Kawut SM, et al. Inflammation, oxidative stress, and repair capacity of the vascular endothelium in obstructive sleep apnea. Circulation. 2008;117:2270–8.

61. Johnson BD, Kip KE, Marroquin OC, et al. Serum amyloid A as a predictor of coronary artery disease and cardiovascular outcome in women: the National Heart, Lung, and Blood Institute-Sponsored Women's Ischemia Syndrome Evaluation (WISE). Circulation. 2004;109:726–32.

62. Jun J, Reinke C, Bedja D, et al. Effect of intermittent hypoxia on atherosclerosis in apolipoprotein E-deficient mice. Atherosclerosis. 2010;209:381–6.

63. Juonala M, Viikari JS, Alfthan G, et al. Brachial artery flow-mediated dilation and asymmetrical dimethylarginine in the cardiovascular risk in young Finns study. Circulation. 2007;116:1367–73.

64. Kamba T, McDonald DM. Mechanisms of adverse effects of anti-VEGF therapy for cancer. Br J Cancer. 2007;96:1788–95.

65. Kato M, Roberts-Thomson P, Phillips BG, et al. Impairment of endothelium-dependent vasodilation of resistance vessels in patients with obstructive sleep apnea. Circulation. 2000;102:2607–10.

66. Kent BD, Ryan S, McNicholas WT. Obstructive sleep apnea and inflammation: relationship to cardiovascular co-morbidity. Respir Physiol Neurobiol. 2011;178:475–81.

67. Kepez A, Niksarlıoğlu EY, Hazırolan T, et al. Evaluation of association between obstructive sleep apnea and coronary risk scores predicted by tomographic coronary calcium scoring in asymptomatic patients. Anadolu Kardiyol Derg. 2011;11:428–35.

68. Khayat R, Patt B, Hayes Jr D. Obstructive sleep apnea: the new cardiovascular disease. Part I: obstructive sleep apnea and the pathogenesis of vascular disease. Heart Fail Rev. 2009;14:143–53.

69. Kitaev MI, Aĭtbaev KA, Liamtsev VT. Effect of hypoxic hypoxia on development of atherosclerosis in rabbits. Aviakosm Ekolog Med. 1999;33(5):54–7 [In Russian].

70. Knaupp W, Khilnani S, Sherwood J, et al. Erythropoietin response to acute normobaric hypoxia in humans. J Appl Physiol. 1992;73: 837–40.

71. Kraiczi H, Caidahl K, Samuelsson A, et al. Impairment of vascular endothelial function and left ventricular filling: association with the severity of apnea-induced hypoxemia during sleep. Chest. 2001; 119:1085–91.

72. Lau AK, Chaufour X, McLachlan C, et al. Intimal thickening after arterial balloon injury is increased by intermittent repetitive hypoxia, but intermittent repetitive hyperoxia is not protective. Atherosclerosis. 2006;185:254–63.

73. Lavie L. Intermittent hypoxia: the culprit of oxidative stress, vascular inflammation and dyslipidemia in obstructive sleep apnea. Expert Rev Respir Med. 2008;2:75–84.

74. Lavie L. Oxidative stress - a unifying paradigm in obstructive sleep apnea and comorbidities. Prog Cardiovasc Dis. 2009;51:303–12.

75. Lavie P, Lavie L. Unexpected survival advantage in elderly people with moderate sleep apnoea. J Sleep Res. 2009;18:397–403.

76. Lavie L, Kraiczi H, Hefetz A, et al. Plasma vascular endothelial growth factor in sleep apnea syndrome: effects of nasal continuous positive air pressure treatment. Am J Respir Crit Care Med. 2002; 165:1624–8.

77. Lavie L, Dyugovskaya L, Lavie P. Sleep-apnea-related intermittent hypoxia and atherogenesis: adhesion molecules and monocytes/ endothelial cells interactions. Atherosclerosis. 2005;183:183–4.

78. Lévy P, Pépin JL, Arnaud C, et al. Obstructive sleep apnea and atherosclerosis. Prog Cardiovasc Dis. 2009;51:400–10.

79. Li J, Thorne LN, Punjabi NM, et al. Intermittent hypoxia induces hyperlipidemia in lean mice. Circ Res. 2005;97:698–706.

80. Li J, Nanayakkara A, Jun J, et al. Effect of deficiency in SREBP cleavage-activating protein on lipid metabolism during intermittent hypoxia. Physiol Genomics. 2007;31:273–80.

81. Li J, Savransky V, Nanayakkara A, et al. Hyperlipidemia and lipid peroxidation are dependent on the severity of chronic intermittent hypoxia. J Appl Physiol. 2007;102:557–63.

82. Li RC, Haribabu B, Mathis SP, et al. Leukotriene B4 receptor-1 mediates intermittent hypoxia-Induced atherogenesis. Am J Respir Crit Care Med. 2011;184:124–31.

83. Lu KY, Ching LC, Su KH, et al. Erythropoietin suppresses the formation of macrophage foam cells: role of liver X receptor alpha. Circulation. 2010;121:1828–37.

84. Lyamina NP, Lyamina SV, Senchiknin VN, et al. Normobaric hypoxia conditioning reduces blood pressure and normalizes nitric oxide synthesis in patients with arterial hypertension. J Hypertens. 2011;29:2265–72.

85. Manukhina EB, Mashina SYu, Smirin BV, et al. Role of nitric oxide in adaptation to hypoxia and adaptive defense. Physiol Res. 2000;49:89–97.

86. Manukhina EB, Jasti D, Vanin AF, et al. Intermittent hypoxia conditioning prevents endothelial dysfunction and improves nitric oxide storage in spontaneously hypertensive rats. Exp Biol Med. 2011;236:867–73.

87. Marin JM, Carrizo SJ, Vicente E, et al. Long-term cardiovascular outcomes in men with obstructive sleep apnoea-hypopnoea with or without treatment with continuous positive airway pressure: an observational study. Lancet. 2005;365:1046–53.

88. McGuire M, Bradford A. Chronic intermittent hypoxia increases haematocrit and causes right ventricular hypertrophy in the rat. Respir Physiol. 1999;117:53–8.

89. Mescher AL. The circulatory system: tissues of the vascular wall and structural plan of blood vessels. In: Junqueira LCU, Mescher AL, editors. Junqueira's basic histology: text & atlas. 12th ed. New York: McGraw-Hill Medical; 2010.

90. Minoguchi K, Yokoe T, Tazaki T, et al. Increased carotid intima-media thickness and serum inflammatory markers in obstructive sleep apnea. Am J Respir Crit Care Med. 2005;172:625–30.

91. Minvaleev RS. A comparison of rate of human lipid profile changes at moderate altitude. Fiziol Cheloveka. 2011;37:103–8 [In Russian].

92. Mitrovic I. Cardiovascular disorders: vascular disease. In: McPhee SJ, Hammer GD, editors. Pathophysiology of disease: an introduction to clinical medicine. 6th ed. New York: McGraw-Hill Medical; 2010.

93. Monneret D, Pepin JL, Godin-Ribuot D, et al. Association of urinary 15-F2t-isoprostane level with oxygen desaturation and carotid intima-media thickness in nonobese sleep apnea patients. Free Radic Biol Med. 2010;48:619–25.

94. Morgan BJ. Vascular consequences of intermittent hypoxia. Adv Exp Med Biol. 2007;618:69–84.

95. Naito R, Sakakura K, Kasai T et al. Aortic dissection is associated with intermittent hypoxia and re-oxygenation. Heart Vessels 2011 May 15. [Epub ahead of print]

96. Newman AB, Nieto FJ, Guidry U, et al. Sleep Heart Health Study Research Group. Relation of sleep-disordered breathing to cardiovascular disease risk factors: the Sleep Heart Health Study. Am J Epidemiol. 2001;154:50–9.

97. Nieto FJ, Young TB, Lind BK, et al. Association of sleep-disordered

breathing, sleep apnea, and hypertension in a large community-based study. Sleep Heart Health Study. JAMA. 2000;283:1829–36.

98. Nieto FJ, Herrington DM, Redline S, et al. Sleep apnea and markers of vascular endothelial function in a large community sample of older adults. Am J Respir Crit Care Med. 2004;169:354–60.

99. Pawlak K, Pawlak D, Mysliwiec M. Long-term erythropoietin therapy decreases CC-chemokine levels and intima-media thickness in hemodialyzed patients. Am J Nephrol. 2006;26:497–502.

100. Peker Y, Kraiczi H, Hedner J, et al. An independent association between obstructive sleep apnoea and coronary artery disease. Eur Respir J. 1999;14:179–84.

101. Perry JC, D'Almeida V, Souza FG, et al. Consequences of sub-chronic and chronic exposure to intermittent hypoxia and sleep deprivation on cardiovascular risk factors in rats. Respir Physiol Neurobiol. 2007;156:250–8.

102. Philippi NR, Bird CE, Marcus NJ, et al. Time course of intermittent hypoxia-induced impairments in resistance artery structure and function. Respir Physiol Neurobiol. 2010;170:157–63.

103. Phillips SA, Olson EB, Morgan BJ, et al. Chronic intermittent hypoxia impairs endothelium-dependent dilation in rat cerebral and skeletal muscle resistance arteries. Am J Physiol Heart Circ Physiol. 2004;286:H388–93.

104. Portnychenko AH, Rozova KV, Vasylenko MI, et al. Age-dependent differences of the ultrastructural changes in the myocardium after hypoxical preconditioning and ischemia-reperfusion of the isolated heart in rats. Fiziol Zh. 2007;53:27–34 [In Ukrainian].

105. Prysiazhna OD, Kotsiuruba AV, Talanov SO, et al. Normalizing effect of intermittent hypoxic training on the function of endothelium in experimental diabetes mellitus. Fiziol Zh. 2007;53(2):3–7 [In Ukrainian].

106. Punjabi NM, Caffo BS, Goodwin JL, et al. Sleep-disordered breathing and mortality: a prospective cohort study. PLoS Med. 2009;6:e1000132.

107. Qin L, Xiang Y, Song Z, et al. Erythropoietin as a possible mechanism for the effects of intermittent hypoxia on bodyweight, serum glucose and leptin in mice. Regul Pept. 2010;165:168–73.

108. Robinson GV, Pepperell JC, Segal HC, et al. Circulating cardiovascular risk factors in obstructive sleep apnoea: data from randomized controlled trials. Thorax. 2004;59:777–82.

109. Rodríguez FA, Ventura JL, Casas M. Erythropoietin acute reaction and haematological adaptations to short, intermittent hypobaric hypoxia. Eur J Appl Physiol. 2000;82:170–7.

110. Ropert S, Vignaux O, Mir O, et al. VEGF pathway inhibition by anticancer agent sunitinib and susceptibility to atherosclerosis plaque disruption. Invest New Drugs. 2011;29:1497–9.

111. Ross R. Cell biology of atherosclerosis. Annu Rev Physiol. 1995;57:791–804.

112. Ryan S, McNicholas WT. Intermittent hypoxia and activation of inflammatory molecular pathways in OSAS. Arch Physiol Biochem. 2008;114:261–6.

113. Ryan S, McNicholas WT. Inflammatory cardiovascular risk markers in obstructive sleep apnoea syndrome. Cardiovasc Hematol Agents Med Chem. 2009;7:76–81.

114. Ryan S, Taylor CT, McNicholas WT. Systemic inflammation: a key factor in the pathogenesis of cardiovascular complications in obstructive sleep apnoea syndrome? Thorax. 2009;64:631–6.

115. Ryou MG, Sun J, Oguayo KN, et al. Hypoxic conditioning suppresses nitric oxide production upon myocardial reperfusion. Exp Biol Med. 2008;233:766–74.

116. Sajkov D, Cowie RJ, Thornton AT, et al. Pulmonary hypertension and hypoxemia in obstructive sleep apnea syndrome. Am J Respir Crit Care Med. 1994;149:416–22.

117. Savransky V, Nanayakkara A, Li J, et al. Chronic intermittent hypoxia induces atherosclerosis. Am J Respir Crit Care Med. 2007;175:1290–7.

118. Savransky V, Jun J, Li J, et al. Dyslipidemia and atherosclerosis induced by chronic intermittent hypoxia are attenuated by deficiency of stearoyl coenzyme A desaturase. Circ Res. 2008;103:1173–80.

119. Schulz R, Mahmoudi S, Hattar K, et al. Enhanced release of superoxide from polymorphonuclear neutrophils in obstructive sleep apnea: impact of continuous positive airway pressure therapy. Am J Respir Crit Care Med. 2000;162:566–70.

120. Semenza GL. $O_2$-regulated gene expression: transcriptional control of cardiorespiratory physiology by HIF-1. J Appl Physiol. 2004;96:1173–7.

121. Shah NA, Yaggi HK, Concato J, et al. Obstructive sleep apnea as a risk factor for coronary events or cardiovascular death. Sleep Breath. 2010;14:131–6.

122. Shamsuzzaman ASM, Gersh BJ, Somers VK. Obstructive sleep apnea: implications for cardiac and vascular disease. JAMA. 2003;290:1906–14.

123. Sugamura K, Keaney Jr JF. Reactive oxygen species in cardiovascular disease. Free Radic Biol Med. 2011;51:978–92.

124. Svatikova A, Wolk R, Shamsuzzaman AS, et al. Serum amyloid a in obstructive sleep apnea. Circulation. 2003;108:1451–4.

125. Szabóová E, Tomori Z, Donic V, et al. Sleep apnoea inducing hypoxemia is associated with early signs of carotid atherosclerosis in males. Respir Physiol Neurobiol. 2007;155:121–7.

126. Tekin D, Dursun AD, Xi L. Hypoxia inducible factor 1 (HIF-1) and cardioprotection. Acta Pharmacol Sin. 2010;31:1085–94.

127. Tekin D, Dursun AD, Baştuğ M, et al. The effects of acute and intermittent hypoxia on the expressions of HIF-1α and VEGF in the left and right ventricles of the rabbit heart. Anadolu Kardiyol Derg. 2011;11:379–85.

128. Tin'kov AN, Aksenov VA. Effects of intermittent hypobaric hypoxia on blood lipid concentrations in male coronary heart disease patients. High Alt Med Biol. 2002;3:277–82.

129. Vinnikov D, Brimkulov N, Redding-Jones R, et al. Exhaled nitric oxide is reduced upon chronic intermittent hypoxia exposure in well-acclimatized mine workers. Respir Physiol Neurobiol. 2011;175:261–4.

130. von Känel R, Loredo JS, Ancoli-Israel S, et al. Association between polysomnographic measures of disrupted sleep and prothrombotic factors. Chest. 2007;131:733–9.

131. Wang H, Parker JD, Newton GE, et al. Influence of obstructive sleep apnea on mortality in patients with heart failure. J Am Coll Cardiol. 2007;49:1625–31.

132. Wang JS, Chen LY, Fu LL, et al. Effects of moderate and severe intermittent hypoxia on vascular endothelial function and haemodynamic control in sedentary men. Eur J Appl Physiol. 2007;100:127–35.

133. Wolk R, Kara T, Somers VK. Sleep-disordered breathing and cardiovascular disease. Circulation. 2003;108:9–12.

134. Xi L, Tekin D, Gursoy E, et al. Evidence that NOS2 acts as a trigger and mediator of late preconditioning induced by acute systemic hypoxia. Am J Physiol Heart Circ Physiol. 2002;283:H5–12.

135. Yaggi HK, Concato J, Kernan WN, et al. Obstructive sleep apnea as a risk factor for stroke and death. N Engl J Med. 2005;353:2034–41.

136. Yamauchi M, Kimura H. Oxidative stress in obstructive sleep apnea: putative pathways to the cardiovascular complications. Antioxid Redox Signal. 2008;10:755–68.

137. Young T, Palta M, Dempsey J, et al. The occurrence of sleep-disordered breathing among middle-aged adults. N Engl J Med. 1993;328:1230–5.

138. Young T, Peppard PE, Gottlieb DJ. Epidemiology of obstructive sleep apnea: a population health perspective. Am J Respir Crit Care Med. 2002;165:1217–39.

139. Young T, Finn L, Peppard PE, et al. Sleep disordered breathing and mortality: eighteen-year follow-up of the Wisconsin sleep cohort. Sleep. 2008;31:1071–8.

# 第 4 章　慢性间歇性低氧对心肌缺血/再灌注损伤的保护作用

Huang-Tian Yang, Yi Zhang, Zhi-Hua Wang, and Zhao-Nian Zhou

**摘要**

目前已有许多研究表明提前给予心肌适应性的慢性间歇性低压低氧(IH)能提高其对后续严重缺氧、钙超载或缺血再灌注损伤的耐受程度。这种保护方式是无创性的,比缺血预适应持续时间长,与慢性持续性低氧相比,右心室肥大等不良反应也少。心脏保护的效果很大程度上依赖于 IH 的程度和持续时间。因此,确定合适的循环时间,每天给予低氧处理的次数、程度和 IH 持续时间对临床应用具有重要意义。此外,阐明慢性 IH 诱导的心肌保护作用的机制对基础科研和临床也都很重要。为了解决这些问题,本章主要讨论了慢性低压 IH 对改善心肌收缩功能障碍和减少由钙超载或缺血/再灌注(I/R)损伤引起的心律失常的心脏保护作用,也涉及了机制研究的最新进展,特别是细胞适应方面。我们在这方面的研究能对内在防御机制的理解提供新思路,并有利于探索新的治疗方法来保护缺血性心脏病或其他疾病对心脏的损害。

## 专业名词缩略语

| | | | |
|---|---|---|---|
| AP | 动作电位(action potential) | IH | 间歇性低氧(intermittent hypoxia) |
| APD | 动作电位时程(action potential duration) | $I_{Ca-L}$ | L 型钙通道(L-type calcium channel) |
| AT1 | 血管紧张素 Ⅱ 1 型受体(angiotensin ⅱ type 1) | $I_{Na/Ca}$ | NCX 电流(NCX currents) |
| | | $I_{to}$ | 瞬时外向钾通道(outward potassium channel) |
| ATP | 三磷腺苷(adenosine triphosphate) | IPC | 缺血预适应(ischemic preconditioning) |
| $[Ca^{2+}]_i$ | 细胞内游离钙浓度(intracellular free $Ca^{2+}$ concentration) | I/R | 缺血/再灌注(ischemia/reperfusion) |
| | | MPTP | 线粒体通透性转换孔(mitochondrial permeability transition pore) |
| CaMK Ⅱ | $Ca^{2+}$/钙调蛋白依赖的激酶 Ⅱ($Ca^{2+}$/calmodulin-dependent kinase Ⅱ) | NCX | $Na^+/Ca^{2+}$交换体($Na^+/Ca^{2+}$ exchanger) |
| CF | 冠脉血流(coronary flow) | OSA | 睡眠呼吸暂停(obstructive sleep apnea) |
| ERP | 有效不应期(effective refractory period) | PKA | 蛋白激酶 A(protein kinase A) |
| ET-1 | 血管收缩肽内皮素-1(endothelin-1) | PKC | 蛋白激酶 C(protein kinase C) |
| GS Ⅰ | 糖原合成酶 Ⅰ(glycogen synthase Ⅰ) | PLB | 受磷蛋白(phospholamban) |
| | | RP | 静息电位(resting potential) |
| $K_{ATP}$ | ATP 敏感钾通道(ATP-sensitive potassium) | RyR | ryanodine 受体(ryanodine receptor) |
| HAH | 高原低氧(high-altitude hypoxia) | SERCA2 | SR 钙泵-ATP 酶 2 型异构体(sarcoplasmic |

reticulum $Ca^{2+}$-ATPase isoforms 2）

SR　　　肌浆网（sarcoplasmic reticulum）

VEGF　　血管内皮生长因子（vascular endothelial growth factor）

## 4.1　前言

缺血性心脏病是发达国家心血管事件死亡的主要原因。早期再灌注恢复血供可以防止心肌坏死，从而减轻梗死范围。然而，这一过程可能会造成心脏的三种主要损伤：再灌注心律失常、心肌顿抑和致死性心肌细胞损伤[1]。在溶栓治疗和急诊冠脉介入等急性心梗的新的治疗方法出现后，这一过程的两面性就更有临床意义。因此探索新的方法来减轻 I/R 损伤，以及探究潜在的内在心脏保护机制就更为迫切。

缺氧作为一种威胁生命的现象，在自然界或各种临床疾病中都会出现，许多物种每天都会面临这一威胁，机体从而产生多种内在适应性反应以尽量减少其有害影响。1986 年 Murry 及其同事第一次发现 IPC 是一种能通过触发机体内在适应性反应来保护心脏免受随后的 I/R 损伤的强有力方式[2]。事实上，早在 1960 年初，流行病调查就发现高海拔地区（秘鲁，4000 米）居民心肌梗死发病率较低[3]。1958 年[4] 和 1965 年[5] 分别有研究者在低压舱中建立长期 HAH 模型，并通过实验证实 HAH 可提高心脏对缺血损伤的耐受性，这一发现促进了 20 世纪 70 年代初 IH 动物模型的研制，用于在实验室中模仿高原低氧的生理性适应对心脏的保护作用[6]。此后，陆续有研究证实这种方式确实具有心脏保护作用，表现为促进缺血后心脏收缩功能的恢复、减少心律失常的发生率和严重程度，以及限制心肌梗死面积[6~13]。IH 心脏保护持续时间明显长于缺血预适应，对机体造成的不良反应（如：右心室肥大）远少于慢性持续性低氧[9,14~16]。另一种模型是模拟 OSA 的慢性短周期 IH，以进行 IH 相关病理机制的研究[17]。因此，IH 对心脏 I/R 的保护作用主要取决于 IH 的作用方式，包括周期长度、每天低氧处理的次数、总的低氧天数以及低氧的程度和持续时间[18,19]。此外，最近这一领域的研究发现了更多慢性低压 IH 的保护机制。

为了解决这些问题，本章将重点放在了慢性低压 IH 对心肌收缩功能障碍和钙超载或 I/R 损伤引起的心律失常的保护作用，并讨论了其潜在机制，包括离子

通道、细胞内 $Ca^{2+}$ 稳态、肌丝 $Ca^{2+}$ 的敏感性，能量代谢以及信号转导通路。这一方面的发现为内在防御机制的认识提供了新的见解，促进了保护心脏 I/R 损伤的新的治疗手段的研发。

## 4.2　慢性间歇性低压低氧在心肌缺血性损伤中的抗心律失常作用

实验研究已证实提前给予慢性低压 IH 具有明显的抗缺血性心律失常作用[20,21]。然而，目前为止有限的几个关于慢性低压 IH 的抗心律失常作用的研究结果并不完全一致，其电生理机制也并不明确。一项早期的实验表明给予大鼠慢性低压 IH 处理（7000 米，每天 4 小时，共 24 天），能增加对急性心肌缺血性心律失常的耐受性。但这一保护作用在清醒动物明显，在麻醉动物作用并不明显，在离体心脏甚至并不存在[22]。然而，慢性低压 IH 对清醒及麻醉动物，以及离体心脏的再灌注心律失常都具有同样的预防作用[22]。另一项早期的研究表明提前给予慢性低压 IH 处理（5000 米，每天 6 小时，共 30 天）能减少急性缺血和再灌注严重室性心律失常的持续时间，而另一项研究表明模拟 5000 米高原给予慢性持续性低氧处理（每天 6 小时，共 30 天）反而会促进再灌注心律失常的发生，仅在缺血性心律失常方面具有相似的保护作用[23]。然而最近有一些相互矛盾的研究结果，一些结果显示慢性低压 IH（5000 米和 7000 米）的抗心律失常作用在离体大鼠心脏并不存在[24]，而其他研究结果表明模拟 4000 米和 5000 米高原的慢性低压 IH 在离体大鼠心脏中具有抗心律失常作用[25]。据报道慢性低压 IH 能降低离体大鼠心脏的迟后去极化和触发活动的发生率[23]。慢性低压 IH 能防止心脏纤颤电阈值的后应力下降。对照组动物房颤发作次数和死亡率是 IH 组的 2~3 倍。我们既往的研究表明慢性低压 IH 对麻醉大鼠的缺血和再灌注心律失常均具有明显的保护作用[21]，并且增强了雌激素的抗心律失常作用[26]。同样，慢性低压 IH 的抗心律失常作用同样取决于处理的程度和持续时间，每天 4 小时暴露于 5000 米高原的 IH 减少了室性早搏发作的总次数，而每天暴露时间延长至 8 小时或海拔高度升高至 7000 米会促进室性心律失常的发生[27]。表 4.1 总结了动物模型中慢性低压 IH 的抗心律失常作用及其电生理机制。

表 4.1　动物模型中慢性间歇性低压低氧的抗心律失常作用及其电生理机制总结

| 作者(发表时间) | 物种 | 样本 | 模拟海拔(米) | 每天暴露时间(小时) | 总持续时间(天) | 作　用 |
|---|---|---|---|---|---|---|
| Vovc(1998)[25] | 大鼠 | 离体心脏及乳头肌 | 4000 | 5 | 40 | 抗心律失常;限制 AP、RP 幅度及时程下降 |
| Asemu et al. (1999)[9] | 大鼠 | 离体心脏 | 5000 | 4 | 10~30 | 抗心律失常 |
| Zhou et al. (1999)[30] | 大鼠 | 离体心室肌细胞 | 3500 | 6 | 28~42 | $I_{to}$ 适应性变化 |
| Asemu et al. (2000)[27] | 大鼠 | 在体或离体心脏 | 5000 或 7000 | 4 或 8 | 7~42 | 抗/促心律失常 |
| Zhang et al. (2000)[21] | 大鼠 | 在体 | 5000 | 6 | 14~42 | 抗心律失常 |
| Zhang et al. (2000)[29] | 大鼠 | 乳头肌 | 5000 | 6 | 14~42 | 延长 APD 及 ERP |
| Naryzhnaia et al. (2009)[24] | 大鼠 | 在体 | 5000 或 7000 | 6 或 8 | 42~49 | 抗心律失常 |
| Zhang et al. (2010)[31] | 大鼠 | 离体心室肌细胞 | 5000 | 6 | 28~42 | 对抗 $I_{Ca-L}$ 的抑制及失活动力学变化 |

## 4.3　抗心律失常作用的电生理机制

据报道慢性低压 IH 预适应能有效防止遭受 I/R 损伤的离体心脏缺血性 RP 和 AP 的下降以及 APD 的下降[28]。Vovc 的实验表明慢性低压 IH 能限制在高钙灌注期间 RP 和 AP 的下降并维持 APD[25]。我们的研究表明慢性低压 IH(5000 米,每天 6 小时,共 28 天)能延长常氧状态时的 APD 及 ERP,且具有时间依赖性,并且能有效防止模拟的缺血处理对 AP 及心室乳头肌收缩的抑制作用[29]。综上所述,慢性低压 IH 对常氧状态及模拟的 I/R 状态下 AP 的影响可能是其抗心律失常作用的电生理机制之一。

众所周知,离子通道的活性构成生理条件下心肌细胞生物电位的基础,且参与病理条件下心律失常的发生。迄今为止只有少数研究探讨了慢性低压 IH 对心肌细胞离子通道的影响。据报道,$K_{ATP}$,尤其是线粒体 $K_{ATP}$ 通道的开放在慢性低压 IH 处理的大鼠抗心律失常作用中起关键作用[9]。最近的一项研究表明两种不同的慢性低压 IH 方案(5000 米,每天 6 小时,共 6 周;7000 米,每天 8 小时,共 7 周)都增加了心脏对急性缺血引起的心律失常的耐受性。这一研究还表明线粒体 $K_{ATP}$ 通道的开放参与 7000 米 IH 方案的抗心律失常作用,而线粒体和心肌细胞膜 $K_{ATP}$ 通道的共同开放参与 5000 米 IH 方案的抗心律失常作用[24]。我们使用全细胞膜片钳技术来研究慢性低压 IH 对大鼠心

室肌细胞 $I_{to}$ 和 $I_{Ca-L}$ 的影响。结果表明 $I_{to}$ 出现某种适应性变化,右心室肌细胞 $I_{to}$ 电流密度在 IH 28 天(每天 6 小时)明显增加,而在 IH 处理 42 天后又恢复正常[30]。我们最近发现慢性低压 IH 处理对大鼠心室肌细胞电流密度和电压依赖性 $I_{Ca-L}$ 的激活和失活都没有影响,但对照组心肌细胞模拟缺血条件后出现的 $I_{Ca-L}$ 峰值的下降及稳态失活曲线正向改变却并没有在慢性低压 IH 组出现[31]。这些结果表明慢性低压 IH 可能通过阻止钙通道的电生理重构来提高心肌细胞对缺血损伤的耐受性。总的来说,对慢性低压 IH 的抗心律失常作用机制的研究虽然取得了一些进展,但仍远远落后,有待深入研究。

## 4.4　慢性间歇性低压低氧对心肌缺血/再灌注损伤引起的收缩功能障碍的保护作用

已有大量研究表明慢性低压 IH 与 IPC 和长期连续 HAH 适应一样,都对心脏 I/R 损伤有明显的保护作用,包括促进缺血后收缩功能的恢复。自从 1958 年 Kopecky 和 Daum 首次在低压舱内采用动物模型模拟 HAH(每两天 24 小时,共 6 周,7000 米)并证实了其心脏保护作用后[4],人们开始广泛采用各种动物模型来研究慢性低压 IH 对心脏 I/R 损伤的保护作用。早期 Poupa[5]、McGrath[32]、Widimsky[7] 和 Meerson[6,20] 的研

究表明相对短时间(每天 4~6 小时,共 24~45 天)或相对较低海拔(5000 米)的 IH 也能产生类似的心脏保护作用。我们的研究表明 28~42 天的慢性低压 IH 处理(每天 6 小时,5000 米)都能对整体及局部心脏 I/R[33-36]或钙紊乱大鼠模型[16]的心肌收缩功能障碍产生明显的保护作用,但不会影响正常灌注期间的心肌收缩功能。此外,慢性低压 IH 可以通过 PKA 和 CaMK II 途径来减弱再灌注诱发的心肌挛缩,在离体大鼠心脏缺血期表现为延迟发作时间和降低最大挛缩幅度[11]。缺血性挛缩的原因可能在于心肌 ATP 减少或 ADP 增加[37],因此慢性低压 IH 可以通过加快心肌复氧过程中磷酸肌苷、ATP 和磷酸肌苷激酶活性的恢复来使胞内 ATP 含量维持在较高水平(高于对照组),从而减轻 I/R 诱发的心肌挛缩发作[38]。

已有机构尝试研发慢性低压 IH 在防治缺血性心脏病中的临床应用,但其用于心脏保护的最佳方案尚未明确。Asemu[27]发现 5000 米高原的 IH 会使大鼠体重略为减轻,但并不会引起心脏肥大,这与我们模拟相同高度(每天 6 小时,共 42 天)的研究结果一致[16,31]。然而也有研究发现模拟 7000 米海拔会造成大鼠体重明显下降并引起右心室肥大[27,39]。我们的研究表明常氧组和慢性低压 IH 组的大鼠体重和心脏重量并无明显差异。因此与常氧组相比,慢性低压 IH 组大鼠心室与体重的比值和左右心室分别与体重的比值并无不同[29,33]。然而有研究表明模拟相同海拔高度(每天 4 小时,共 5~6 周)引起右心室比重轻度增加,这一变化在严重低氧的 7000 米高度(每天 8 小时,5~6 周)更为明显[27]。慢性低压 IH 对体重和心室肥大的不同影响可能是由多种因素所致,如低氧程度及持续时间,以及低压舱的环境(大小,通风等)。

最近我们的研究发现慢性低压 IH 对永久性冠状动脉结扎造成的大鼠心肌梗死也有治疗效果[40]。大鼠心梗 7 天后再给予 14 或 28 天的慢性低压 IH 处理,发现心肌活性明显改善,梗死面积明显减少,左心室功能不全明显减轻(图 4.1 和图 4.2)。这些结果似乎与抑制梗死灶心肌细胞凋亡及冠脉血流改善有关,冠脉血流改善是通过增加梗死灶周围 VEGF 表达和毛细血管密度来实现的,这一机制支持慢性低压 IH 改善严重冠心病患者的心肌灌注这一发现[41]。虽然需要进一步研究来证实这一疗效并分析其潜在机制,但 Przyklenk 和 Whittaker 凭这些结果得出了一

个有趣的猜测:冠脉闭塞后早期给予一个相对简单的干预-间歇性低压低氧处理可能使急性心梗患者获益[42]。

一般认为未成熟的心脏比成熟心脏更能耐受缺氧,可能是由于其更多地进行无氧糖酵解[43],因此慢性低压 IH 对心肌收缩功能的保护作用可能受到年龄的影响。我们发现大鼠出生后即接受慢性低压 IH(每天 6 小时,共 60 天,5000 米)处理,能明显改善缺血后心肌收缩功能[44]。其他机构的研究也表明慢性低压 IH 能对新生大鼠心脏 I/R 损伤起保护作用[45,46],这与我们的结果一致。然而,这种保护作用似乎只发生在出生后几天,因为产前给予慢性低压 IH 并没有心脏保护作用[46]。最近,Zhang 等人的研究报道模拟 5000 米海拔的 IH(每天 6 小时,28 天,56 天)会加重心脏 I/R 损伤,而模拟 3000 米则会减轻[47]。此外,模拟 5000 米高度的慢性低压 IH 会导致发育迟缓和右心室肥大,这在 3000 米组并未出现[44,47],而在相同 IH 处理的成年大鼠组也未出现这些不良反应[33]。其他机构也发现给予发育中大鼠慢性低压 IH 处理会造成比成年大鼠更明显的生长迟缓[45],尽管单纯低体重似乎并未影响新生大鼠心脏对 I/R 损伤的耐受性[48]。也有机构研究产前给予妊娠 14~18 天的围产期大鼠慢性低压 IH 处理对心脏收缩功能和钙反应性的影响[49]。从出生后第 1 天开始,慢性低压 IH 组的体重和心脏重量就明显低于对照组,两组间心肌收缩功能无明显差异,但 IHH 组 $Ca^{2+}$ 浓度增加引起的收缩反应在产前 22 天和产后 7 天明显降低。这些结果表明产前母体缺氧甚至会影响产后幼鼠心肌对 $Ca^{2+}$ 的反应性收缩。

研究表明给予雄鼠和雌鼠慢性低压 IH(每天 8 小时,每周 5 天,逐步达到 7000 米,共 24 次)都会引起相同程度的慢性肺动脉高压和右心室肥大,并提高其对缺氧的耐受性,而常氧对照组雌鼠心肌对缺氧的耐受性优于雄鼠,慢性低压 IH 组雌鼠与雄鼠相比更能维持正常体重[50]。

不同动物对缺氧的反应存在明显种属差异。一般情况下,牛和猪对缺氧最敏感,羊和狗比较能耐受缺氧,而大鼠和家兔对缺氧的敏感性介于两者之间[51,52]。因此,慢性低压 IH 的心脏保护作用也可能有种属差异。需要进一步研究低氧程度与不同物种心血管反应性之间的关系。

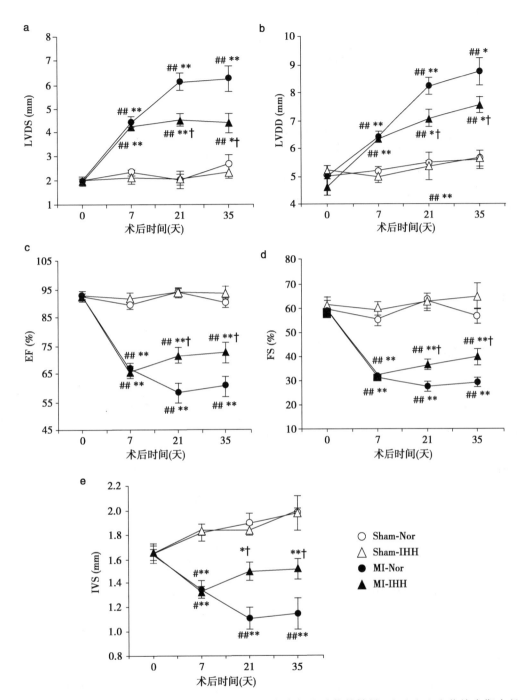

**图 4.1**　术后第 0,7,21,35 天超声心动图检测左心室内径和功能的结果。(a)左心室收缩末期内径(LVDS);(b)左心室舒张末期内径(LVDD);(c)射血分数(EF%);(d)缩短分数(FS%);(e)室间隔厚度(IVS)。在手术当天和术后第 7 天,假手术-常氧组(Sham-Nor)和假手术-低氧组(Sham-IHH)每组均纳入 12 人,心梗-常氧组(MI-Nor)和心梗-低氧组(MI-IHH)每组纳入 32 人。术后第 21 和 35 天,Sham-Nor 组和 Sham-IHH 组每组纳入 6 人,MI-Nor 组和 MI-IHH 组每组纳入 16 人。* 和 ** 分别表示与对应的 Sham 组相比 P<0.05 和 P<0.01,† 表示与对应的 MI-Nor 组相比 P<0.05,# 和## 分别表示与对应的手术当天结果相比 P<0.05 和 P<0.01。(引自 Xu[40])

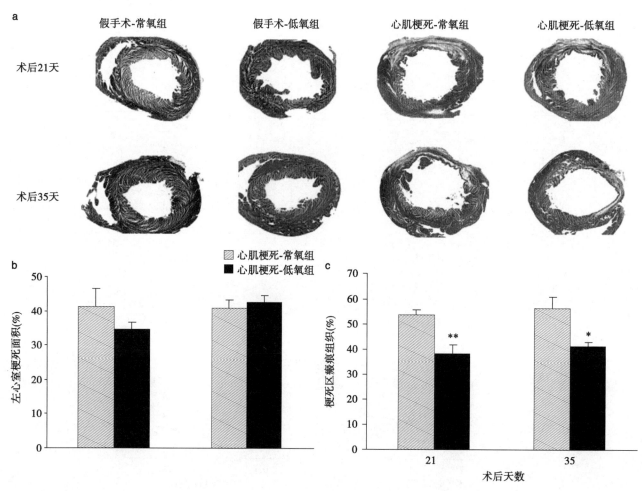

图 4.2　心梗后第 21 和 35 天心室中部切片 Masson 染色的形态分析。(a)心室中部组织切片示意图(放大 1 倍),(b)左心室梗死面积(AAR)百分比,(c)AAR 中疤痕组织百分比。* 和 ** 分别表示与对应的 MI-Nor 组相比 $p<0.05$ 和 $p<0.01$(每组 5 只)。(引自 Xu[40])

## 4.5　慢性间歇性低压低氧改善缺血后心肌收缩功能的心脏保护机制

慢性低压 IH 能影响多种器官、系统、细胞和分子,其心脏保护机制可能涉及多个方面。

慢性低压 IH 改善缺血后心肌收缩功能的心脏保护作用涉及多种机制。慢性低压 IH 的限制心肌梗死面积和抗心律失常作用有利于缺血后心肌收缩功能的改善[6,9,12,20,21,27]。另一有利于心脏保护作用的因素是增加 I/R 期间的 CF。慢性低压 IH 明显提高了正常组和 Ca²⁺ 紊乱组动物的 CF[11,16,33],这有利于恢复心肌血流灌注。最近有研究表明慢性低压 IH 训练(每次 4 小时,共 14 次,从 2400 到 4200 米)明显改善了严重冠心病患者的心肌灌注[41],而且这些患者在治疗后没有出现心肌灌注受损,这可能与缺氧/缺血心脏冠脉循环

阻力下降和心肌毛细血管密度增加有关[53,54]。然而有关慢性低压 IH 是否增加心肌毛细血管密度的研究结果是相互矛盾的。Rakuson 发现间歇性常压低氧并没有改变大鼠心肌毛细血管密度和分布[55],而我们发现慢性低压 IH(每天 6 小时,5000 米)28 天和 42 天都能明显增加心肌毛细血管密度[33]。

最近,Rakuson 还发现慢性低压 IH(每天 8 小时,5000 米,10 天)增加了新生大鼠左右心室的毛细血管供应,但只增加了左心室的小动脉供应[56],这一血管生成反应可以被 AT1 拮抗剂厄贝沙坦完全抑制。此外,厄贝沙坦也可以完全阻断慢性低压 IH 介导的缺血后再灌注期心肌收缩功能恢复,这表明 AT1 受体途径在慢性低压 IH 改善冠脉血管生成和缺血后收缩功能方面起到重要作用。

## 4.6　慢性间歇性低压低氧改善缺血后心肌收缩功能的细胞和分子保护机制

### 4.6.1　Ca²⁺稳态的维持

生理和病理生理条件下心肌细胞内[Ca²⁺]ᵢ都是决定心肌收缩和舒张的重要因素。心肌细胞内钙稳态失衡造成钙超载,进一步导致心肌强收缩以及 MPTP 开放,从而造成细胞死亡,这是导致心肌 I/R 损伤的主要因素之一。研究认为这是由于心肌细胞膜损伤以及 SR 功能障碍,特别是 NCX、SR 钙释放通道/RyRs 和 SERCA2 功能障碍[1,57]。我们发现慢性低压 IH(5000米,每天 6 小时,42 天)明显抑制 I/R 引起的胞内钙超载[11,58],为明确这是否是慢性低压 IH 发挥心脏保护作用的关键机制,我们随后检测了慢性低压 IH 对严重钙超载引起的致死性心肌损伤的保护作用,例如:采用钙失衡模型来模拟并放大严重 I/R 损伤的病理机制[59]。我们证实慢性低压 IH 能有效保护大鼠心脏对抗致死性的心肌损伤,包括严重钙超载引起的严重收缩功能障碍和心肌细胞死亡[62]。心室肌细胞缺血前和 I/R 期间 Ca²⁺瞬时电流和细胞收缩的动态分析进一步表明慢性低压 IH 不影响缺血前 Ca²⁺瞬时电流和细胞收缩,但明显改善了 I/R 对 Ca²⁺瞬时电流衰减和细胞收缩的抑制程度[10,58]。已证实慢性低压 IH 可维持 I/R 期间[Ca²⁺]ᵢ的稳态,这在改善 I/R 导致的心肌收缩功能障碍和心肌收缩舒张功能方面起重要作用[10,58]。

这一保护机制涉及的钙调蛋白和细胞器主要有:①对照组离体大鼠心肌细胞缺血 20 分钟后 $I_{Na/Ca}$ 明显减少,膜表面转换为正向电位的负向电位也明显减少。与对照组相比,慢性低压 IH 并未改变心肌细胞的 $I_{Na/Ca}$,但与对照组同样出现了以上变化,缺血前和缺血后 20 分钟内都出现相似的逆转膜电位[58];②IH(5000米,每天 6 小时,共 42 天)明显减轻了 I/R 介导的蛋白失活[58]以及 SR RyR2 和 SERCA2 的活性,从而增加了 I/R 期间 SR 的钙释放和摄取,而缩短周期的慢性低压 IH(5000 米,每天 6 小时,7 天)并无此作用[60];③PLB 的磷酸化解除了 SERCA2 的抑制,我们的结果表明慢性低压 IH 提高了 I/R 期间 SERCA2 的活性,这起码涉及缺血末期和再灌注早期丝氨酸 16 号位点、再灌注30 分钟苏氨酸 17 号位点 PLB 磷酸化的增加,但不会影响总 PLB 蛋白的表达[13,61];④慢性低压 IH 抑制了

I/R 介导的线粒体钙超载,提高了线粒体对钙超载的耐受性,这是由于心肌细胞氧化应激时 MPTP 开放时间延长导致强直收缩[10]。苍术苷介导的 MPTP 开放和 5 羟色胺介导的线粒体 $K_{ATP}$ 抑制抵消了慢性低压 IH 对钙超载的抑制。似乎线粒体钙超载的抑制在心脏保护机制中起关键作用,这是由于细胞内钙超载的减弱更像是心脏保护中的次级效应[60,62~64]。

各种蛋白激酶是心脏保护机制的重要因素。已证实慢性低压 IH 明显增加缺血末期和再灌注早期 PKA、再灌注期 CaMK Ⅱ、PKC 的活性[13,35,60],活性增强的 PKA 和 CaMK Ⅱ通过调节 SR 关键钙调蛋白(如:PLB)促进 I/R 期间 SR 功能改善[13,16]。最近有研究发现慢性低压 IH 通过 PKC 依赖途径抑制缺血引起的酸中毒[65],这可能是因为 I/R 期间细胞内 H⁺浓度过高会通过 Na⁺/H⁺交换体和 NCX 来促进 Ca²⁺内流并加重钙超载,从而影响钙稳态的维持和心脏功能[66]。

### 4.6.2　肌丝 Ca²⁺敏感性的调节

除钙超载外,肌丝 Ca²⁺敏感性降低还表现为 I/R 损伤期间的心肌顿抑[67]。据报道,睡眠呼吸暂停相关的 IH 增加循环中 ET-1 的浓度,血碳酸正常的 IH 通过 Rho 激酶依赖机制增加小肺动脉 ET-1 介导的 Ca²⁺敏感性[68]。然而慢性低压 IH 对正常生理条件下或 I/R 期间心肌肌丝 Ca²⁺敏感性的影响相关的报道很少。与海平面相比,在低压低氧条件下连续 5 周给予大鼠有氧训练后肌丝对 Ca²⁺的敏感性降低[69]。我们发现 I/R 对细胞收缩的抑制远远强于对 Ca²⁺瞬时电流的抑制,而且与恢复 Ca²⁺瞬时电流相比,慢性低压 IH 更能明显恢复细胞收缩,表明慢性低压 IH 可能改善 I/R 对肌丝 Ca²⁺敏感性的抑制[58]。钙超载会直接降低再灌注期间肌丝对 Ca²⁺的敏感性和收缩性,这一发现也支持以上结果[70,71]。另外,慢性低压 IH 能减轻缺血性酸中毒[65]并恢复线粒体功能[10],这有利于改善酸中毒介导的肌丝 Ca²⁺敏感性降低、最大收缩强度[72]以及肌原纤维酶活性[73]。因此,慢性低压 IH 对缺血后收缩功能的改善可能是由于钙超载的抑制和肌丝 Ca²⁺敏感性的恢复。慢性低压 IH 对再灌注期间肌丝 Ca²⁺敏感性的恢复所起的作用有待以后进一步研究。

### 4.6.3　能量代谢的适应性变化

过去 20 多年已经有大量关于慢性缺氧对能量代

谢影响方面的研究。慢性低压 IH 动物在心肌能量代谢方面出现一系列适应性变化,使心脏能在低氧或 I/R 环境下更经济地工作。慢性低压 IH(每天 4 小时,4000 米,40 天)明显促进急性缺氧后心肌复氧时磷酸肌酸、ATP、肌酸激酶活性的恢复[38],这一效应降低了肌原纤维 $H^+$ 与 $Ca^{2+}$ 的竞争性结合,提高了能量供应,促进了复氧时心肌收缩功能的恢复。还有研究表明心室葡萄糖利用效率(己糖激酶)和乳酸合成与降解效率在逐步给予慢性低压 IH(每天 4~8 小时,每周 5 天,逐步上升至 7000 米)过程中明显增加,而其他与无氧糖酵解有关的酶(磷酸丙糖脱氢酶、3-磷酸甘油醛脱氢酶)和与有氧代谢有关的酶(苹果酸脱氢酶、柠檬酸合成酶)活性保持不变。另一方面,分解脂肪酸的能力(β-hydroxyacyl-CoA 脱氢酶)明显下降[74]。给予 24 次 4 小时的 IH 处理后,肥厚的右心室和狭窄的左心室都发现有以上提到的酶活性的改变。当每天 IH 的时间从 4 小时延长至 8 小时,上述变化并未加剧,IH 最后一次处理后 45 天,酶活性与对照组相比并无改变。另外在低氧期间,心脏消耗糖原产生 ATP,慢性低压 IH 使心肌消耗糖原减少了约 30%,增加了具有生理活性的 GS I 比例和糖原合成。慢性低压 IH 只在消耗糖原条件下才提高体外灌注心脏的 GS I 活性,这表明心肌糖原合成酶是由全身低氧激活,并催化低氧后糖原的快速合成[75]。此外,IH 促进了能量底物从游离脂肪酸到糖原的转换[76],这一转换能维持肝细胞和心肌细胞的能量平衡[76],也能保护心脏对抗 I/R 损伤[77]。

心肌在正常代谢情况下利用的 ATP 有 90% 是由线粒体提供,慢性低压 IH 明显减轻了心肌 I/R 损伤时线粒体超微结构的损伤[16]和线粒体膜电位的剥夺[10]。我们还发现慢性低压 IH 明显减轻了缺血和再灌注造成的 ATP 含量的下降(未发表的结果)。这些数据表明慢性低压 IH 通过保护线粒体能量代谢来实现心脏保护作用。慢性低压 IH 在 I/R 期间能量代谢的详细调控有待深入调查。

Lukyanova 预先将常压 IH 大鼠分为低氧耐受性低和低氧耐受性高两组,并比较了两组间不同的大脑皮层线粒体代谢过程[78],发现常压 IH 明显增加了鱼藤酮敏感性 NADH-细胞色素 C 还原酶(复合物 I + III)的 $K_m$ 和 $V_{max}$,但降低了琥珀酸-细胞色素 C 还原酶(复合物 II + III)的 $K_m$,表明酶与底物(琥珀酸)的亲和度增加,还发现细胞色素 C 氧化酶(复合物 IV)的 $K_m$

没有明显变化。这些结果表明线粒体复合物在低氧适应中起重要作用,并与耐受性的进展密切相关。心肌线粒体酶的动力学特性需要进一步研究。

图 4.3 是慢性低压 IH 促进再灌注期间心肌收缩功能恢复的细胞和分子保护机制示意图,也包括了最

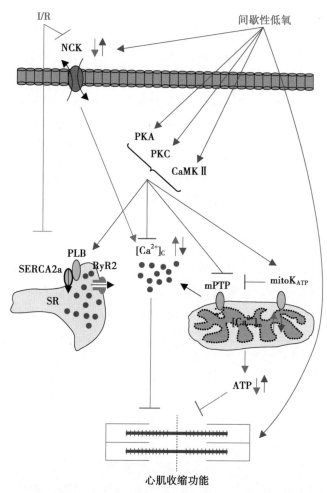

**图 4.3** 慢性低压 IH 促进再灌注期间心肌收缩功能恢复的细胞和分子保护机制示意图。心肌缺血造成缺氧,抑制 $Na^+/Ca^{2+}$ 交换体(NCX)、肌浆网(SR)、ryanodine 受体 2(RyR2)和 SR $Ca^{2+}$ ATP 酶(SERCA2a)活性,导致细胞内钙超载。SERCA2a 的活性由受磷蛋白(PLB)磷酸化调节,PLB 可以解除 SERCA2 的抑制。缺血后再灌注导致细胞内游离钙浓度 $[Ca^{2+}]_c$ 和线粒体游离钙浓度 $[Ca^{2+}]_m$ 升高,这是 I/R 损伤的主要因素。缺血/再灌注(I/R)诱导的线粒体钙超载和随后的线粒体通透性转换孔(mPTP)的开放可以进一步加重细胞内钙超载。慢性低压 IH 引起心肌细胞钙调蛋白的适应性改变,包括 I/R 期间 NCX、RyR2 和 SERCA2a 活性增加,PLB 磷酸化表达上调。此外,慢性低压 IH 抑制线粒体 $K_{ATP}$ 通道(mito $K_{ATP}$)的激活,从而抑制 mPTP 的开放。这些适应性变化抑制 $[Ca^{2+}]_c$ 和 $[Ca^{2+}]_m$ 超载并储存 ATP,通过激活蛋白激酶 A(PKA)、蛋白激酶 C(PKC)和 $Ca^{2+}$/钙调蛋白依赖的蛋白激酶 II(CaMK II)来改善 I/R 期间心肌收缩功能。红线表示 I/R 损伤的作用,而蓝线表示慢性低压 IH 的作用

近由 Belaidi 总结的其他细胞和分子机制[19,79]。采用梗死面积和发生率,梗死持续时间,心律失常发作的次数等指标来评估慢性低压 IH(每天 8 小时,每周 5 天,24~30 次,逐步上升至 7000 米)的心脏保护效果,这些作用 IPC 也都存在,表明慢性低压 IH 和 IPC 可能通过相同的信号通路来发挥心脏保护作用[80]。然而 IH 处理中止后的长期保护作用[46,81]和关键蛋白浓度的改变[58]表明慢性低压 IH 可能直接对基因和蛋白水平进行调控。

## 结论

过去 40 年的研究结果表明,慢性低压 IH 能提高心脏对 I/R 和应激损伤的耐受性,如:改善缺血后收缩功能障碍。慢性低压 IH 心脏保护作用的影响因素包括 IH 的程度及持续时间、周期数和长度,也包括一些其他因素,如:年龄、物种、动物和病人的情况。因此,采用慢性低压 IH 适应方案可通过触发内在防御机制来充分增强心脏对 I/R 和其他应激的耐受性,且通过优化可仅有轻微的不良损伤。对于慢性低压 IH 的临床应用,需要确定合适的缺血性心脏病患者。近年来的研究发现了越来越多的慢性低压 IH 心脏保护作用的细胞和分子机制。然而,我们对慢性低压 IH 对 I/R 的心脏保护机制的了解要比 IPC 或缺血后适应少得多。在这一研究领域先进的分子技术的应用提供了新的机制见解,特别是在转录、翻译和表观遗传学方面。更重要的是,需要在基础研究发展的基础上积极探索开发慢性低压 IH 在缺血性心脏病患者的预防和治疗方面的潜力。

**(李扬 译 任长虹 刘志 校)**

# 参考文献

1. Yellon DM, Hausenloy DJ. Myocardial reperfusion injury. N Engl J Med. 2007;357:1121–35.
2. Murry CE, Jennings RB, Reimer KA. Preconditioning with ischemia: a delay of lethal cell injury in ischemic myocardium. Circulation. 1986;74:1124–36.
3. Hurtado A. Some clinical aspects of life at high altitudes. Ann Intern Med. 1960;53:247–58.
4. Kopecky M, Daum S. Adaptation of the myocardium to altitude anoxia. Cesk Fysiol. 1958;7:218–9 [In Czech].
5. Poupa O, Krofta K, Prochazka J, et al. Acclimation to simulated high altitude and acute cardiac necrosis. Fed Proc. 1966;25:1243–6.
6. Meerson FZ, Gomzakov OA, Shimkovich MV. Adaptation to high altitude hypoxia as a factor preventing development of myocardial ischemic necrosis. Am J Cardiol. 1973;31:30–4.
7. Widimsky J, Urbanova D, Ressl J, et al. Effect of intermittent altitude hypoxia on the myocardium and lesser circulation in the rat. Cardiovasc Res. 1973;7:798–808.
8. McGrath JJ, Prochazka J, Pelouch V, et al. Physiological responses of rats to intermittent high-altitude stress: effects of age. J Appl Physiol. 1973;34:289–93.
9. Asemu G, Papousek F, Ostadal B, et al. Adaptation to high altitude hypoxia protects the rat heart against ischemia-induced arrhythmias. Involvement of mitochondrial KATP channel. J Mol Cell Cardiol. 1999;31:1821–31.
10. Zhu WZ, Xie Y, Chen L, et al. Intermittent high altitude hypoxia inhibits opening of mitochondrial permeability transition pores against reperfusion injury. J Mol Cell Cardiol. 2006;40:96–106.
11. Zhu HF, Dong JW, Zhu WZ, et al. ATP-dependent potassium channels involved in the cardiac protection induced by intermittent hypoxia against ischemia/reperfusion injury. Life Sci. 2003;73:1275–87.
12. Neckar J, Markova I, Novak F, et al. Increased expression and altered subcellular distribution of PKC-delta in chronically hypoxic rat myocardium: involvement in cardioprotection. Am J Physiol Heart Circ Physiol. 2005;288:H1566–72.
13. Xie Y, Zhu Y, Zhu WZ, et al. Role of dual-site phospholamban phosphorylation in intermittent hypoxia-induced cardioprotection against ischemia-reperfusion injury. Am J Physiol Heart Circ Physiol. 2005;288:H2594–602.
14. Leon-Velarde F, Monge CC, Vidal A, et al. Serum immunoreactive erythropoietin in high altitude natives with and without excessive erythrocytosis. Exp Hematol. 1991;19:257–60.
15. Zhuang J, Zhou Z. Protective effects of intermittent hypoxic adaptation on myocardium and its mechanisms. Biol Signals Recept. 1999;8:316–22.
16. Xie Y, Zhu WZ, Zhu Y, et al. Intermittent high altitude hypoxia protects the heart against lethal Ca$^{2+}$ overload injury. Life Sci. 2004;76:559–72.
17. McGuire M, Bradford A. Chronic intermittent hypoxia increases haematocrit and causes right ventricular hypertrophy in the rat. Respir Physiol. 1999;117:53–8.
18. Beguin PC, Joyeux-Faure M, Godin-Ribuot D, et al. Acute intermittent hypoxia improves rat myocardium tolerance to ischemia. J Appl Physiol. 2005;99:1064–9.
19. Belaidi E, Ramond A, Joyeux-Faure M, et al. Contrasting effects of intermittent hypoxia on myocardial ischemic tolerance. In: Xi L, Serebrovskaya TV, editors. Intermittent hypoxia: from molecular mechanisms to clinical applications. New York: Nova; 2009. p. 3–18.
20. Meerson FZ, Ustinova EE, Orlova EH. Prevention and elimination of heart arrhythmias by adaptation to intermittent high altitude hypoxia. Clin Cardiol. 1987;10(12):783–9.
21. Zhang Y, Zhong N, Zhu HF, et al. Antiarrhythmic and antioxidative effects of intermittent hypoxia exposure on rat myocardium. Sheng Li Xue Bao. 2000;52:89–92 [In Chinese].
22. Meerson FZ, Ustinova EE, Manukhina EB. Prevention of cardiac arrhythmias by adaptation to hypoxia: regulatory mechanisms and cardiotropic effect. Biomed Biochim Acta. 1989;48:S83–8.
23. Meerson FZ, Beloshitskii PV, Vorontsova EI, et al. Effect of adaptation to continuous and intermittent hypoxia on heart resistance to ischemic and reperfusion arrhythmias. Patol Fiziol Eksp Ter. 1989;May-June (3):48–50 [In Russian].
24. Naryzhnaia NV, Neckar J, Maslov LN, et al. The role of sarcolemmal and mitochondrial K$_{ATP}$-channels in realization of the cardioprotection and antiarrhythmic effect of different regimens of hypobaric adaptation. Ross Fiziol Zh Im I M Sechenova. 2009;95:837–49 [In Russian].
25. Vovc E. The antiarrhythmic effect of adaptation to intermittent hypoxia. Folia Med (Plovdiv). 1998;40:51–4.
26. Zhang Y, Zhong N, Zhou ZN. Estradiol potentiates antiarrhythmic and antioxidative effects of intermittent hypoxic rat heart. Acta Pharmacol Sin. 2000;21:609–12.
27. Asemu G, Neckar J, Szarszoi O, et al. Effects of adaptation to intermittent high altitude hypoxia on ischemic ventricular arrhythmias in rats. Physiol Res. 2000;49:597–606.
28. Meerson FZ, Vovk VI. Effects of adaptation to stress exposure and periodic hypoxia on bioelectric activity of cardiomyocytes of iso-

lated heart in ischemia and reperfusion. Biull Eksp Biol Med. 1991;112:573–5 [In Russian].

29. Zhang Y, Zhong N, Zhou ZN. Effects of intermittent hypoxia on action potential and contraction in non-ischemic and ischemic rat papillary muscle. Life Sci. 2000;67:2465–71.

30. Zhou J, Tian M, Zhang Y, et al. Effects of intermittent hypoxia on transient outward current in rat ventricular myocytes. Sheng Li Xue Bao. 1999;51:187–92 [In Chinese].

31. Zhang Y, Zhong N, Zhou ZN. Effects of chronic intermittent hypobaric hypoxia on the L-type calcium current in rat ventricular myocytes. High Alt Med Biol. 2010;11:61–7.

32. McGrath JJ, Bullard RW. Altered myocardial performance in response to anoxia after high-altitude exposure. J Appl Physiol. 1968;25:761–4.

33. Zhong N, Zhang Y, Zhu HF, et al. Myocardial capillary angiogenesis and coronary flow in ischemia tolerance rat by adaptation to intermittent high altitude hypoxia. Acta Pharmacol Sin. 2002;23: 305–10.

34. Ding HL, Zhu HF, Dong JW, et al. Inducible nitric oxide synthase contributes to intermittent hypoxia against ischemia/reperfusion injury. Acta Pharmacol Sin. 2005;26:315–22.

35. Yu Z, Wang ZH, Yang HT. Calcium/calmodulin-dependent protein kinase II mediates cardioprotection of intermittent hypoxia against ischemic-reperfusion-induced cardiac dysfunction. Am J Physiol Heart Circ Physiol. 2009;297:H735–42.

36. Ding HL, Zhu HF, Dong JW, et al. Intermittent hypoxia protects the rat heart against ischemia/reperfusion injury by activating protein kinase C. Life Sci. 2004;75:2587–603.

37. Ventura-Clapier R, Veksler V. Myocardial ischemic contracture. Metabolites affect rigor tension development and stiffness. Circ Res. 1994;74:920–9.

38. Kopylov I, Golubeva LI. Effect of adaptation to periodic hypoxia on the resistance of the indicators of energy metabolism and myocardial contraction in acute anoxia and reoxygenation. Biull Eksp Biol Med. 1991;111:22–5 [In Russian].

39. Kolar F, Jezkova J, Balkova P, et al. Role of oxidative stress in PKC-delta upregulation and cardioprotection induced by chronic intermittent hypoxia. Am J Physiol Heart Circ Physiol. 2007;292:H224–30.

40. Xu WQ, Yu Z, Xie Y, et al. Therapeutic effect of intermittent hypobaric hypoxia on myocardial infarction in rats. Basic Res Cardiol. 2011;106:329–42.

41. del Pilar V, Garcia-Godos F, Woolcott OO, et al. Improvement of myocardial perfusion in coronary patients after intermittent hypobaric hypoxia. J Nucl Cardiol. 2006;13:69–74.

42. Przyklenk K, Whittaker P. Cardioprotection via adaptation to hypoxia: expanding the timeline and targets? Basic Res Cardiol. 2011;106:325–8.

43. Ostadal B, Ostadalova I, Dhalla NS. Development of cardiac sensitivity to oxygen deficiency: comparative and ontogenetic aspects. Physiol Rev. 1999;79:635–59.

44. Zhu WZ, Dong JW, Ding HL, et al. Postnatal development in intermittent hypoxia enhances resistance to myocardial ischemia/reperfusion in male rats. Eur J Appl Physiol. 2004;91:716–22.

45. Ostadal B, Kolar F, Pelouch V, et al. Ontogenetic differences in cardiopulmonary adaptation to chronic hypoxia. Physiol Res. 1995; 44:45–51.

46. Ostadalova I, Ostadal B, Jarkovska D, et al. Ischemic preconditioning in chronically hypoxic neonatal rat heart. Pediatr Res. 2002;52: 561–7.

47. Zhang H, Yang CY, Wang YP, et al. Effects of different modes of intermittent hypobaric hypoxia on ischemia/reperfusion injury in developing rat hearts. Sheng Li Xue Bao. 2007;59:660–6.

48. Chvojkova Z, Ostadalova I, Ostadal B. Low body weight and cardiac tolerance to ischemia in neonatal rats. Physiol Res. 2005;54:357–62.

49. Ostadalova I, Ostadal B, Kolar F. Effect of prenatal hypoxia on contractile performance and responsiveness to Ca²⁺ in the isolated perinatal rat heart. Physiol Res. 1995;44:135–7.

50. Ostadal B, Prochazka J, Pelouch V, et al. Comparison of cardiopulmonary responses of male and female rats to intermittent high altitude hypoxia. Physiol Bohemoslov. 1984;33:129–38.

51. Wauthy P, Pagnamenta A, Vassalli F, et al. Right ventricular adaptation to pulmonary hypertension: an interspecies comparison. Am J Physiol Heart Circ Physiol. 2004;286:H1441–7.

52. Zhang Y, Yang HT, Zhou ZN. The cardioprotection of intermittent hypoxic adaptation. Sheng Li Xue Bao. 2007;59:601–13 [In Chinese].

53. Kayar SR, Banchero N. Myocardial capillarity in acclimation to hypoxia. Pflugers Arch. 1985;404:319–25.

54. Reller MD, Morton MJ, Giraud GD, et al. Maximal myocardial blood flow is enhanced by chronic hypoxemia in late gestation fetal sheep. Am J Physiol. 1992;263:H1327–9.

55. Rakusan K, Chvojkova Z, Oliviero P, et al. The effect of intermittent normobaric hypoxia on myocardial structure in rats. Hypoxia Med J. 1997;5:3–8.

56. Rakusan K, Chvojkova Z, Oliviero P, et al. ANG II type 1 receptor antagonist irbesartan inhibits coronary angiogenesis stimulated by chronic intermittent hypoxia in neonatal rats. Am J Physiol Heart Circ Physiol. 2007;292:H1237–44.

57. Leblanc N, Hume JR. Sodium current-induced release of calcium from cardiac sarcoplasmic reticulum. Science. 1990;248:372–6.

58. Chen L, Lu XY, Li J, et al. Intermittent hypoxia protects cardiomyocytes against ischemia-reperfusion injury-induced alterations in Ca²⁺ homeostasis and contraction via the sarcoplasmic reticulum and Na⁺/Ca²⁺ exchange mechanisms. Am J Physiol Cell Physiol. 2006;290:C1221–9.

59. Piper HM. The calcium paradox revisited: an artefact of great heuristic value. Cardiovasc Res. 2000;45:123–7.

60. Yeung HM, Kravtsov GM, Ng KM, et al. Chronic intermittent hypoxia alters Ca²⁺ handling in rat cardiomyocytes by augmented Na⁺/Ca²⁺ exchange and ryanodine receptor activities in ischemia-reperfusion. Am J Physiol Cell Physiol. 2007;292:C2046–56.

61. Said M, Vittone L, Mundina-Weilenmann C, et al. Role of dual-site phospholamban phosphorylation in the stunned heart: insights from phospholamban site-specific mutants. Am J Physiol Heart Circ Physiol. 2003;285:H1198–205.

62. Miyamae M, Camacho SA, Weiner MW, et al. Attenuation of postischemic reperfusion injury is related to prevention of [Ca²⁺]ₘ overload in rat hearts. Am J Physiol. 1996;271(5 Pt 2):H2145–53.

63. Cao CM, Yan WY, Liu J, et al. Attenuation of mitochondrial, but not cytosolic, Ca²⁺ overload reduces myocardial injury induced by ischemia and reperfusion. Acta Pharmacol Sin. 2006;27:911–8.

64. Gao H, Chen L, Yang HT. Activation of alpha1B-adrenoceptors alleviates ischemia/reperfusion injury by limitation of mitochondrial Ca²⁺ overload in cardiomyocytes. Cardiovasc Res. 2007;75:584–95.

65. Li J, Zhang H, Zhu WZ, et al. Preservation of the pHi during ischemia via PKC by intermittent hypoxia. Biochem Biophys Res Commun. 2007;356:329–33.

66. Piper HM, Garcia-Dorado D, Ovize M. A fresh look at reperfusion injury. Cardiovasc Res. 1998;38:291–300.

67. Carrozza Jr JP, Bentivegna LA, Williams CP, et al. Decreased myofilament responsiveness in myocardial stunning follows transient calcium overload during ischemia and reperfusion. Circ Res. 1992;71:1334–40.

68. Snow JB, Kanagy NL, Walker BR, et al. Rat strain differences in pulmonary artery smooth muscle ca entry following chronic hypoxia. Microcirculation. 2009;16:603–14.

69. Cazorla O, Ait MY, Goret L, et al. Effects of high-altitude exercise training on contractile function of rat skinned cardiomyocyte. Cardiovasc Res. 2006;71:652–60.

70. Kusuoka H, Porterfield JK, Weisman HF, et al. Pathophysiology and pathogenesis of stunned myocardium. Depressed Ca²⁺ activation of contraction as a consequence of reperfusion-induced cellular calcium overload in ferret hearts. J Clin Invest. 1987;79:950–61.

71. Gao WD, Atar D, Backx PH, et al. Relationship between intracellular calcium and contractile force in stunned myocardium: direct evidence for decreased myofilament Ca²⁺ responsiveness and altered diastolic function in intact ventricular muscle. Circ Res. 1995;76: 1036–48.

72. Kentish JC, Allen DG. Is force production in the myocardium

directly dependent upon the free energy change of ATP hydrolysis? J Mol Cell Cardiol. 1986;18:879–84.

73. Piper HM, Abdallah Y, Schafer C. The first minutes of reperfusion: a window of opportunity for cardioprotection. Cardiovasc Res. 2004;61:365–71.

74. Bass A, Ostadal B, Prochazka J, et al. Intermittent high altitude-induced changes in energy metabolism in the rat myocardium and their reversibility. Physiol Bohemoslov. 1989;38:155–61.

75. McNulty PH, Ng C, Liu WX, et al. Autoregulation of myocardial glycogen concentration during intermittent hypoxia. Am J Physiol. 1996;271:R311–9.

76. Lebkova NP, Chizhov AI, Bobkov I. The adaptational intracellular mechanisms regulating energy homeostasis during intermittent normobaric hypoxia. Ross Fiziol Zh Im I M Sechenova. 1999;85:403–11 [In Russian].

77. Ashrafian H, Frenneaux MP, Opie LH. Metabolic mechanisms in heart failure. Circulation. 2007;116:434–48.

78. Lukyanova LD, Germanova EL, Kopaladze RA. Development of resistance of an organism under various conditions of hypoxic pre-conditioning: role of the hypoxic period and reoxygenation. Bull Exp Biol Med. 2009;147:400–4.

79. Samaja M, Veicsteinas A, Milano G. Effects of intermittent versus chronic hypoxia on myocardial ischemic tolerance. In: Xi L, Serebrovskaya TV, editors. Intermittent hypoxia: from molecular mechanisms to clinical applications. New York: Nova; 2009. p. 19–52.

80. Neckar J, Papousek F, Novakova O, et al. Cardioprotective effects of chronic hypoxia and ischaemic preconditioning are not additive. Basic Res Cardiol. 2002;97:161–7.

81. Milano G, Corno AF, Lippa S. Chronic and intermittent hypoxia induce different degrees of myocardial tolerance to hypoxia-induced dysfunction. Exp Biol Med. 2002;227:389–97.

# 第5章 线粒体通透性转变通道在间歇性低氧对心脏和神经元保护中的作用

Galina Vavilova, Tatyana Shimanskaya, Nataliya Strutynska,
Sergey Talanov, and Vadim Sagach

## 摘要

我们已经研究了 IHT 在三种实验模型中的保护作用。实验从人和老年豚鼠的离体心脏实验中,在 Langendorff 模式下灌注,研究间歇性低氧对再灌注损伤及 mPTP 活化的激活。结果显示,IHT 处理 7 天导致线粒体通透性转换降低,成人和老年动物心脏的效率提高。心脏再灌注使心肌收缩力增加,心肌功耗降低。在经 IHT 处理的成人和老年大鼠心脏线粒体,我们研究了 mPTP 对其感应器 PAO 释放的敏感性。

我们发现在方式 II(含 8% $O_2$ 的气体混合物)中,与对照组在 PAO 诱导的成年大鼠心脏线粒体肿胀度相比,使用 IHT 的呈两倍的下降,其中在抑制剂-CsA($10^{-5}$ mol/L)存在下被完全消除。我们估计 mPTP 开放的敏感性基于两个参数:线粒体肿胀的改变和线粒体物质的释放(线粒体因子)。我们已经证明,老年大鼠心脏线粒体比成年大鼠心脏线粒体对 PAO 更敏感(它能诱导 CsA 敏感的 mPTP 开放和线粒体因子依赖 mPTP 释放)。因此,我们观察了 IHT 在 PAO 诱导 mPTP 的开放和 mPTP 依赖因子释放对老年大鼠心脏线粒体的保护作用。

在用 6-OHDA 诱导的大鼠帕金森偏身震颤麻痹模型的实验中,我们已经证明所使用的 IHT 过程能阻止药理学诱导的单侧多巴胺能神经元损失。当 IHT 在 6-OHDA 注射液之前和之后进行时,观察到最明显的神经保护作用。由于 IHT 对 mPTP 开放的保护作用,在 6-OHDA 的作用下可以阻止黑质的多巴胺能神经元细胞凋亡。根据以上数据,我们得出结论,由于 IHT 对其心脏和神经保护作用,在一些由氧化应激引起的慢性疾病和神经退行性疾病中,它可以作为保护性的程序防止 mPTP 开放。

## 专业名词缩略语

| | |
|---|---|
| A | 吸光度(absorbance) |
| Apo | 阿朴吗啡(apomorphine) |
| CsA | 环孢素 A(cyclosporin A) |
| DA | 多巴胺(dopamine) |
| IHT | 间歇性低氧训练(intermittent hypoxia training) |
| IV | 心肌收缩指数(index veragut) |
| LVP | 左心室压力(left ventricle pressure) |
| mPTP | 线粒体通透性转变通道(mitochondrial permeability transition pore) |
| NO | 一氧化氮 nitric oxide(nitric oxide) |
| OCMW | 心肌耗氧量(oxygen cost of myocardial work) |
| 6-OHDA | 6-羟基多巴胺(6-hydroxydopamine) |
| PAO | 苯胂氧化物(phenylarsine oxide) |
| PD | 帕金森病(parkinson's disease) |
| ROS | 活性氧(reactive oxygen species) |

## 5.1　前言

近几十年来,线粒体不仅是细胞内能量的主要提供者,而且在诱导凋亡细胞死亡的生理和病理条件下,也发挥了重要作用。现在已经意识到细胞中的线粒体大通道(也称为线粒体通透性转换通道,mPTP)的开放及导致它的死亡被认为是一个关键的事件。mPTP开放允许分子量达到 1.5kDa 的溶质(包括细胞色素 c,凋亡诱导因子,$Ca^{2+}$ 等)释放到细胞质中[8,15,35]。仅仅是细胞色素 c 释放到细胞质中,就会增加 caspases 的活性,进而破坏细胞的蛋白质结构和遗传机制[13],除上述溶质外,腺嘌呤核苷酸代谢产物也可从线粒体中释放[27,39]。结果表明,在离体器官(特别是离体的动物心脏)实验中观察到外源性溶液的腺嘌呤核苷酸代谢物的出现[41,43]或实验动物的血液[41]与 mPTP 开放有关[26];mPTP 依赖线粒体因子的释放被认为是 mPTP 开放的一个指标。我们在临床进行的心脏病学研究中,成功地应用了检测 mPTP 开放的特定方法,使我们能够在这些患者的血液和心脏活动功能紊乱中发现腺嘌呤核苷酸代谢物的出现[38]。

在离体器官或细胞上进行大量的实验研究表明,mPTP 在诱导其开放的敏感性增加的同时,伴随着这些组织的功能紊乱[63,64]。mPTP 通道的抑制剂常用于预防缺血再灌注器官功能障碍。最近,我们已经证明了对诱导物 mPTP 敏感性的增加是典型的老年动物[44]和帕金森病(PD)动物模型[54]。预处理状态和物理训练降低了 mPTP 的敏感性,以诱导其开放和改善心脏功能[7,15]。

间歇性低氧适应(IHT)成功地用于整个机体的复杂适应,也用于改善心血管系统的功能状态[18,34]。使用短期常压间歇性低氧刺激对机体的训练效果与低氧预处理相同(通过本身的效果)。本研究基于 IHT 对不同的功能障碍具有保护作用的研究,目的是研究 IHT 对感受器 PAO 开放的 mPTP 敏感性变化的影响,以及阐明 mPTP 在 IHT 诱导保护心脏的功能性损伤和帕金森病神经变性过程进展中的作用。

## 5.2　动物模型

在离体的豚鼠、大鼠心脏线粒体和由 6-OHDA 诱导的大鼠帕金森模型中进行实验。所有实验均遵从《欧洲实验用及其他科学研究用之脊椎动物保护公约》的现行规范进行(动物种类、年龄、IHT 模式、药物干预在表 5.1 和表 5.2 中)。

老鼠生存在一个密封的常压环境,使用一个可以注入相应的低氧混合气体($O_2$+$N_2$%)的通风室,使用干燥剂除去二氧化碳和水蒸气。

表 5.1　IHT 保护作用的实验范式

| 动物分组 | 间歇性低氧训练 | | | | |
| --- | --- | --- | --- | --- | --- |
| | 低氧量 ($O_2$,%) | 低氧时间 | 低氧间歇 | 每天适应时间 | 实验天数 |
| 离体心脏 | | | | | |
| 豚鼠 | | | | | |
| 　成年鼠(6 月龄),n=10 | 12 | 15 | 15 | 5 | 7 |
| 　老年鼠(24 月龄),n=10 | 12 | 15 | 15 | 5 | 7 |
| 离体心脏线粒体 | | | | | |
| Wistar 大鼠 | | | | | |
| 　成年鼠(6 月龄),n=10 | 12 | 15 | 15 | 5 | 14 |
| 　成年鼠(6 月龄),n=10 | 8 | 5 | 15 | 5 | 14 |
| 　老年鼠(24 月龄),n=10 | 10 | 10 | 10 | 5 | 7 |

表 5.2 IHT 保护作用的实验方法，对由 6-OHDA 诱导的半帕金森模型进行的 IHT 诱导神经保护测试

| 动物分组 | 间歇性低氧训练 | | | | | |
| --- | --- | --- | --- | --- | --- | --- |
| | 低氧量 (O$_2$,%) | 低氧时间 | 低氧间歇 | 每天适应时间 | 实验天数 | 间歇性低氧适应联合 6-OHDA 注射 |
| **Wistar 大鼠** | | | | | | |
| 第一组:对照,成年(n=197) | — | — | — | — | — | 6-OHDA 注射 |
| 第二组:成年(n=7) | 12 | 15 | 15 | 5 | 30 | 间歇性低氧适应联合 6-OHDA 注射间歇性低氧适应 30 天后 6-OHDA 注射 1 天 |
| 第三组:成年(n=12) | 12 | 15 | 15 | 5 | 30 | 间歇性低氧适应 3 天前 6-OHDA 注射 1 天 |
| 第四组:成年(n=16) | 12 | 15 | 15 | 5 | 30 * 3 | 间歇性低氧适应 30 天后 6-OHDA 注射 1 天,随后再 3 天间歇性低氧适应 |

从表 5.1 中可以看出,在大鼠离体心脏线粒体的系列实验中,两组成年动物在两种方式下进行了 IHT 训练。第一组的动物受到轻微但长期的 HIT 训练(方式Ⅰ),在正常大气压下呼吸 12%O$_2$/15 分钟的低氧持续 15 分钟,而第二组动物受到更严重但时间更短的 IHT 训练(方式Ⅱ),在正常大气压下呼吸 8%O$_2$/15 分钟的低氧持续 5 分钟,这样的训练在 14 天内每天进行五次。老年大鼠也接受 IHT 训练(7 天内五次):在正常大气压下呼吸 10%O$_2$/10 分钟的低氧持续 10 分钟。

在成人和老年豚鼠的离体心脏系列实验(表 5.1),以及 6-OHDA 诱导的大鼠帕金森病模型(表 5.2)中,每天动物进行 5 次以下 IHT 方式:15 分钟等压低氧 12%/15 分钟常氧。

将由 DA 神经毒素 6-OHDA 诱导的大鼠帕金森模型分成四组,将第 1 组的动物作为对照组,来自组 1 的动物使用立体定位注射 4mg 的选择性神经毒素 6-OH-DA 进入多巴胺能神经元损伤左侧前脑侧束。第 2~4 组大鼠以与对照组动物相同的方式注射 6-OHDA,但是第 2 组在 IHT 处理 30 天后的第 1 天注射,第 3 组在 3 天 IHT 训练的前 1 天注射,第 4 组在 30 天 IHT 训练后 1 天注射 6-OHDA,再接着 3 天 IHT 训练。由 6-OH-DA 注射 7 天后药理诱导的多巴胺合成细胞神经退行性变和单侧的多巴胺超敏反应,所有动物组在注射上述神经毒素 7 天后全身注射多巴胺受体激动剂-Apo(0.5mg/kg,腹腔注射)。这种标准的阿朴吗啡行为测试使我们能够找到在注射毒素的半球中黑质纹状体多巴胺能系统的 6-OHDA 诱导的神经变性的程度,其明显与阿朴吗啡诱导的运动活动(旋转运动)的强度相关。我们使用的训练形式是考虑到 6-OHDA 注射前进行 30 天的 IHT 是 IHT 发挥明显神经保护作用的最佳时间间隔,并且在注射神经毒素后 3 天内发生的神经退行性变

更强烈[21]。收集的数据使用 $\chi^2$ 检验进行处理,其他实验程序根据之前详细描述的技术进行[42,43]。

## 5.3 IHT 对心脏再灌注损伤和 mPTP 开放中的影响

低氧预适应可增加机体抵抗氧气不足的能力,被广泛应用于心血管疾病的预防和治疗。间歇性低氧激活了细胞内的保护机制,可以减少心律失常的发展[17,23,28],低氧预适应的心脏保护作用机制已被广泛讨论[3,30],对于与 mPTP 相关的再灌注心肌功能障碍以及线粒体释放因子的作用并刺激细胞凋亡,获得了许多证实[12,29,40]。我们推测,心肌细胞代谢的任何变化都导致保护机制的调动,因此抑制这些非选择性线粒体通道的开放将伴随着心脏再灌注损伤的减少,在低氧适应的过程中也能观察到类似的效果。本研究的目的是评估间歇性低氧对心肌收缩功能再灌注损伤和 mPTP 开放的影响。

在 Langendorff 模式灌注分离的豚鼠心脏的实验中,显示成人和老年动物的 7 天间隔低氧训练导致心脏效率增加:老年豚鼠心脏的心肌松弛(dP/dt min)显著改善至 1026±44mmHg/s,与未经训练的动物相比 885±40mmHg/s,IV 增加 1.5 倍。老年豚鼠心脏的耗氧量显著下降,而 OCMW 的有效性增加了 38±10%。较早的资料表明,低氧预处理具有相当大的内源性心脏保护潜力[23,31]。老年动物低氧训练的有效性与其他研究人员的结果一致:中度低压低氧预适应导致老年人体内耐力增加(包括健康人和心脏病理学患者)[5]。

在血流恢复的 40 分钟内(缺血时间 20 分钟)观察到的 IHT 的成人和老年动物心脏的再灌注损伤与对照组相比不显著(图 5.1)。因此,间歇性低氧激活

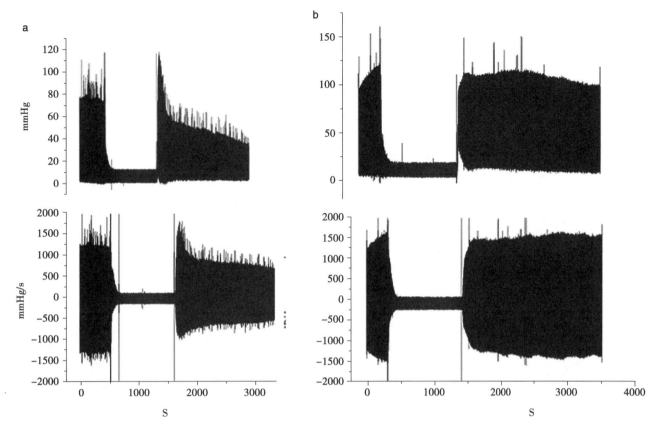

图 5.1　对照组(a)和间歇性低氧适应后(b),在成年豚鼠的再灌注过程中左心室压力(LVP)和心肌收缩力

了增加心肌细胞内的信号系统抵抗缺血再灌注的联系。在观察期结束时,老年动物 LVP 的恢复率为 $89\pm4\%$(对照老龄组为 $75\pm3\%$,$P<0.05$),心肌收缩率 dP/dt 最大 $-104\pm6.0\%$(如:对照组中的 $84\pm6.5\%$,$P<0.05$)。再灌注期间舒张末期压力的动力学证实低氧适应使心肌松弛改善的结论。在成年动物中,缺血-再灌注期间间隔低氧训练的心脏保护发挥的作用更大(图 5.2)。我们观察了低氧诱导的两个年龄组受训豚鼠心脏中 $O_2$ 交换的最优化,与对照组动物不同,再灌注期间心肌功耗没有显著变化,而对照组没有适应低氧的成年动物增加了 $82\pm9\%$。

这就出现了有关间歇性低氧的保护机制的问题。在之前的报告中[27,41~43],心脏再灌注过程中 mPTP 的激活伴随着线粒体内溶质的低分子化合物的释放进入冠状动脉血流。实验证明,它是由 mPTP 抑制剂 CsA,trolox,sanglifehrin A 和褪黑激素,以及刺激 NO 合成,导致心脏再灌注损伤水平和 mPTP 依赖的线粒体化合物的释放均下降[40,50]。这些所谓的线粒体因子化合物,在紫外线波长 230~260 纳米分光光度计记录光谱。在原位和体内实验中,出现在外源性溶液中的这些化合物可以作为 mPTP 开放的标记。临床中我们在诊断心肌损伤时采用线粒体损伤的血清标志物作为缺

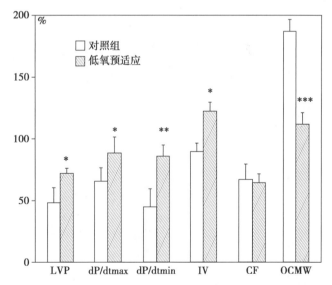

图 5.2　与对照组比较 IHT 对成年豚鼠再灌注心脏功能恢复至 40min 的影响。($^*P<0.05$,$^{**}P<0.01$,$^{***}P<0.001$)

血再灌注损伤的诊断方法[37]。分光光度分析显示在成年豚鼠 IHT 后心脏再灌注 1 分钟后收集的溶液的吸光度增加与对照组心脏相比明显更小($0.026\pm0.006$ vs. $0.11\pm0.014$,$P<0.001$),而在原先的那些心脏中,这个增量几乎没有(图 5.3)。因此,在成年人和老年豚鼠中都已经显示在 IHT 后心脏线粒体激活 mPTP 的

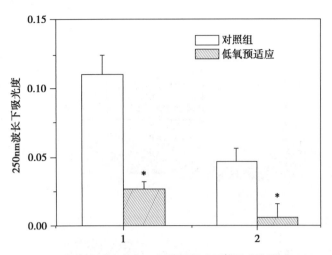

图 5.3　在成人-1 和老年-2 豚鼠的缺血再灌注期间收集 IHT 对冠状动脉的吸光度的影响。(与对照组比较，* P<0.05)

能力显著降低。因为在缺血再灌注期间低氧适应对心脏的收缩功能和 $O_2$ 交换具有影响。

我们的实验显示，与观察组相比 IHT 后豚鼠心脏再灌注损伤明显较小。另外，再灌注后冠状动脉流出物吸光度增加显著降低表明抑制了 mPTP 的开放。因此，间歇性低氧的心脏保护作用是由于心脏线粒体 mPTP 开放的能力降低所致。

## 5.4　IHT 对氧化苯肿诱导大鼠心脏 mPTP 开放的敏感性的影响

在前一节中，介绍了 IHTs 对心肌细胞线粒体形成

通道引起的再灌注损伤的功能状态指标的阳性结果数据。考虑到这些数据，我们的目的是证实 IHT 是否影响 mPTP(作为心脏保护的目标)的对感应器 PAO 的敏感性。为此，我们研究了不同 IHT 方案对成年大鼠中 PAO 诱导的 mPTP 开放敏感性的影响。

为了模拟体外心脏线粒体的氧化应激，并估计 mPTP 对感应器的敏感性，我们使用了巯基蛋白质组-PAO 氧化剂的修饰剂。图 5.4a 显示了 PAO 诱导的成年大鼠心脏线粒体肿胀的典型曲线。使用浓度为 $10^{-5}$ 或 $10^{-4}$ mol/l 的 PAO 与对照(无 PAO 作用)相比，线粒体悬浮液的吸收值(A)显著下降。这表明线粒体肿胀增加，$\Delta\% = 17, p < 0.05$，其中 D% 是使用分光光度技术在第 1 分钟和第 20 分钟之间测量的线粒体肿胀值的差异(以百分比表示)。

在方式 I(具有较高的 $O_2$ 含量)中的成年大鼠训练后，与对照相比没有观察到 PAO 诱导的 mPTP 开放的显著变化。在上述诱导物($10^{-5}$ mol/l)作用下，线粒体肿胀度与对照组大鼠相比无明显变化。

在方式 II 中训练大鼠后，我们观察到在 $10^{-5}$ mol/l 的 PAO 作用下线粒体肿胀度与对照相比降低一半($\Delta\% = 10, p < 0.05$)，这表示它的感应器对 mPTP 开放的灵敏度下降(图 5.4b)。PAO 诱导的 mPTP 开放的变化水平通过在 $10^{-5}$ mol/l PAO 的作用下改变线粒体肿胀的值来估计。在方式 II 中进行 IHT 45 天后 mPTP 对感应器敏感性持续降低，即线粒体获得了对 PAO 作用的抗性[48,58]。

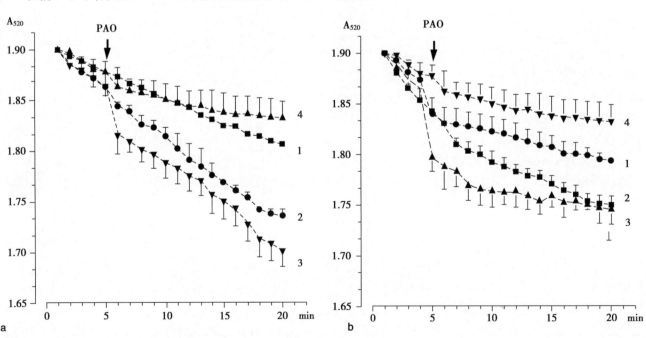

图 5.4　从成年大鼠心脏中分离的线粒体的肿胀(a)和预先在方式 II(b)中进行 IHT 处理的大鼠。1-对照组(没有 PAO 的活动);2 和 3-分别在 PAO $10^{-5}$ 和 $10^{-4}$ mol/l 的作用下;4-在 PAO $10^{-5}$ mol/l 作用下，预培养环孢素 A$10^{-5}$ mol/l([58])

因此，我们发现在更严峻的条件下进行为期 14 天的 IHT 的保护作用，表现在所研究的成人心脏对 PAO 诱导的 mPTP 开放的敏感性降低。我们的数据与上一节描述的有关再灌注心脏损伤水平下降的结果是一致的，并且也表明 mPTP 起到心脏保护的作用。

尽管低氧和缺血预适应的机制在体外和体内条件下在各种器官中得到广泛研究，但相信这两种类型的作用都伴随着新的 RNA 和蛋白质的合成[33,57]。另外，我们统计的自由基氧化生化参数和抗氧化酶活性的数据表明，在更严重的方式 II（与方式 I 比较）中进行的 IHT 导致自由基氧化过程的激化，并且还在超氧化物歧化酶活性增加的同时伴随着过氧化氢酶活性的降低[32,58]。因此，在更严重的低氧的情况下，间歇训练增加抗氧化剂保护酶的活性。这又形成防止机体中自由基进一步激活的保护机制。据报道[32] IHT 与慢性低氧相比，更具有效性和持续性，并导致全身激活时间延长。

对低氧预处理的保护作用取决于低氧混合物中的 $O_2$ 含量（8%～9%），我们的数据与其他研究人员的研究结果相一致[49,62]。在我们的实验中，我们研究了 PAO 诱导成年大鼠 mPTP 在严重状态（8% $O_2$）下接受 IHT 预适应，我们观察到 mPTP 的开放对 PAO 的敏感性降低。

在使用 IHT 的实验中观察到大量的自由基产生可导致脂质过氧化产物的积累，从而触发抗氧化保护机制增加相应抗氧化酶的活性。因此，根据我们的数据可以得出结论：在成人心脏低氧训练的严重情况是线粒体膜对 mPTP 开放感应器的抗性上升的最有影响的因素。

如前所述，线粒体本身的低分子化合物（其外观与 mPTP 开放相关）在心肌再灌注期间释放到冠状动脉血流中。基于这些数据，我们对成人和老年大鼠进一步研究的目的是研究 IHT 对 PAO 诱导的 mPTP 开放的敏感性以及 mPTP 向心脏组织释放线粒体因子依赖性的影响。自由基（特别是老化，随着老化而累积并对生物体产生毒性作用）是 mPTP 开放的主要感应器之一。我们自己对 ROS 含量的生物化学研究以及其他研究者的相应研究[19,20,36]证实，老年人心脏中氧化应激的发展是增强的。我们之前已经表明，老年人心脏中 PAO 诱导的 mPTP 开放的敏感性增加：这种增加伴随着线粒体因子的释放[44]。

图 5.5 显示在 PAO 作用下老年大鼠心脏中 IHT 对线粒体肿胀和 mPTP 依赖的线粒体因子释放的影响。我们发现 IHT 对老鼠心脏线粒体因子 mPTP 开放和释放有保护作用（图 5.5b，d）。与对照大鼠心脏线粒体相比，在大鼠心脏线粒体中的这种作用，首先表现在 PAO 诱导的 mPTP 开放的敏感性下降。特别是，老年大鼠心脏线粒体受到 IHT 作用后，$10^{-5}$ mol/l PAO 作用下线粒体肿胀减少（图 5.5b），与成年大鼠几乎相同（图 5.4a）[37]。

值得注意的是，经典的 mPTP 抑制剂 CsA（$10^{-5}$ mol/l）完全抑制了成年大鼠心脏线粒体的 mPTP 开放（图 5.4a），而在老年大鼠心脏线粒体中，只部分抑制了 mPTP 的开放（图 5.5a）。因此，我们在 PAO（$10^{-5}$ mol/l）的作用下观察大鼠心脏中线粒体因子的释放，在两个波长处吸收的最大值（A）：在 $\lambda = 230$ nm 处 CsA 不敏感释放（I 峰）以及在 $\lambda = 245$ nm 处的 CsA-敏感性释放（IIc 峰）（图 5.5c）。这些数据表明非特异性 CsA 不敏感通道的部分形成伴随着在老鼠心脏中形成典型的 mPTP 线粒体[37,44]。

我们观察到 CsA（$10^{-5}$ mol/l）对线粒体肿胀保护作用的恢复以及对 IHT 大鼠心脏线粒体因子的 CsA 敏感性释放（图 5.5b，d）。缺少线粒体因子的 CsA 不敏感成分表明 IHT 对于老化中线粒体功能障碍发展的保护作用。

使用 mPTP 感应器 PAO，我们发现成年人和老年大鼠心脏线粒体均可释放线粒体因子，这可以被认为是 mPTP 开放的指标[42]，并在动物和人的血清中还发现线粒体性质的因子在缺血再灌注过程中稳定释放[38,41]。该因子也可以作为 mPTP 开放的标志物用于确定人类心肌缺血性损伤。因此，血液中缺血性心脏损伤标志物的早期检测使人们能够及时提供诊断信息，同时提高治疗的有效性[37]。

此外，我们还发现 IHT 对老鼠心脏中 PAO 诱导的 mPTP 开放的保护作用伴随着氧化应激标记物（即 ROS 的稳定代谢物，过氧化氢，和羟基自由基）[36]。在我们的实验中观察到的 IHT 对于 mPTP 开放对氧化剂敏感性降低的保护作用可以通过老鼠心脏中 ROS 含量的下降来解释，在这种条件下，可能是由于这些酶的底物（游离 $O_2$ 自由基）诱导的基因表达增加而引发抗氧化酶，推测抑制线粒体电子的复合物 I 和 IV 转运链是 IHT 诱导的 ROS 积累的来源之一[32,60]。同时，IHT 不仅导致 ROS 的积累，而且导致抗氧化酶的活性增加。公布的数据表明，特别是在急性低氧发作期间，给予间歇性低氧刺激影响抗氧化保护过程，并防止自由基的破坏作用[22,47]。

以上数据总结如下：我们已经发现了 IHT 的保护作用，其表现在 PAO 诱导的 mPTP 开放的敏感性降低

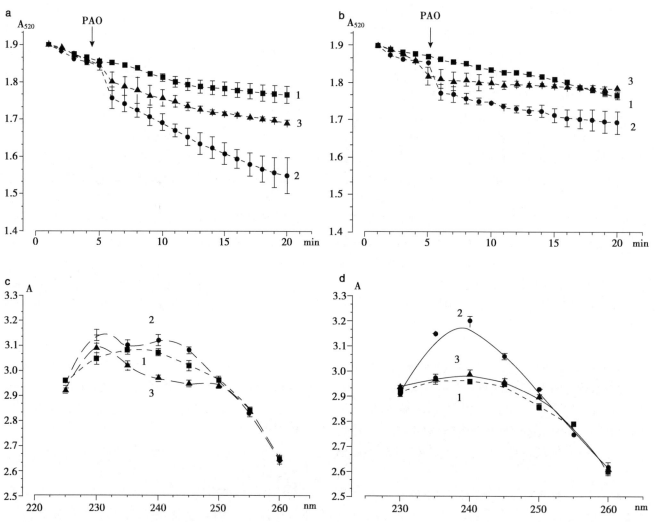

图 5.5    来源于老年大鼠心脏线粒体(a,c)和在间歇性低氧适应下老年大鼠(b,d)线粒体肿胀和 m-PTP 依赖的不确定因子的释放。1-对照组(没有 PAO 的活动),2-在 PAO $10^{-5}$mol/l 的作用下,3-在 PAO $10^{-5}$mol/l 的作用下,预培养环孢素 A $10^{-5}$mol/l。([36])

以及老鼠心脏中线粒体因子释放的预防上。这些发现与在缺血再灌注期间分离的豚鼠心脏获得的数据特别是在流出溶液中测量的线粒体因子的 mPTP 依赖性释放减少方面相一致。

## 5.5    IHT 通过抑制 mPTP 表现为多巴胺能神经元的退化

黑质多巴胺能神经元的选择性死亡和脑缺血是 PD 发病机制的基础。大量的研究表明,PD 相关的多巴胺能黑质神经元死亡主要是通过细胞凋亡实现的[4,24,25]。这个过程主要是由线粒体功能状态的紊乱决定的;这些细胞器的功能障碍导致 mPTP 开放和化合物释放,这些化合物引发凋亡过程的级联进入胞质溶胶。

在典型的 PDDA 能神经元中,线粒体复合物 I 的活性降低[4,45],导致细胞呼吸减弱,并且 ATP 产生下降。复合物 I 的抑制导致膜电位减少和损失[6,46],并因此导致 mPTP 开放[6,61]。早先我们已经表明[54],在脑 DA 不足的情况下,心脏组织中 mPTP 对 $Ca^{2+}$ 的敏感性也增加,因此这可能是患 PD 的患者心肌细胞凋亡性死亡的原因。

在大鼠实验中,通过将选择性神经毒素 6-OHDA (已知是 DA 的天然代谢物)注射到前脑内侧束来诱导 DA 合成神经元的死亡[1,9]。在这种大鼠 6-OHDA 诱导的帕金森病中,观察到线粒体功能障碍,以及神经元死亡[51,59]。

相当数量的 DA 能神经元死亡伴随 DA 水平显著下降,靶神经元表现出对这种神经递质的超敏反应。应该指出的是,黑质 DA 合成细胞没有投射到相反的大脑半球。这就是为什么在单侧 6-OHDA 注射条件下,DA 水平仅在一个半球内降低,相应地,DAergic 系统(帕金森动物模型)的单侧损伤;对 DA 的超敏反应也仅在一个(去神经支配的)半球中发展。

采用 Apo 行为测试评估 DAergic 系统的单侧退变水平[52]。在全身性注射 DA 受体激动剂后，大鼠表现出 Apo 诱导的向 6-OHDA 注射半球对侧的旋转运动。应该注意的是，这种旋转运动的强度对应于细胞死亡的强度。根据我们的形态学研究[52]，强烈的旋转（Apo 注射后 30 分钟内超过 180 次旋转）表明，黑质的 DA 能神经元（在 6-OHDA 注射侧）有 90% 被损伤。我们广泛的经验（197 只动物实验）显示单侧注射 6-OHDA 导致 DA 能神经系统的显著损伤，在 Apo 测试中 42.6% 的大鼠表现出强烈的旋转运动。如果在 Apo 测试中，注射 6-OHDA 后具有明显的运动不对称性的动物数量减少可以指示任何因子的神经保护作用。

最近，证明了 IHT 能够对 mPTP 发挥抑制作用[36,58]。考虑到 mPTP 开放诱导 DA 能神经元凋亡的重要性，我们研究了 IHT 对 6-OHDA 诱导的 DAergic 系统变性的影响。在我们的实验中，在进行 Apo 测试的对照大鼠（组 1）中，在 42.6%（即在 197 只研究的大鼠的 84 只动物中）中观察到朝向 6-OHDA 注射的对侧的剧烈旋转运动。在第 2 组的大鼠中，DA 能神经元的药理学诱导的变性水平保持不变：在七个动物研究中有三个（占 42.9%）全身性 Apo 注射后的大鼠中观察到剧烈地旋转运动。在第 3 组中，我们观察到在 12 只 Apo 注射后所研究动物中一只大鼠中引起强烈的旋转运动（8.3%；P<0.05）。在第 4 组中，16 只大鼠（P<0.001）在注射 DA 受体激动剂时没有表现出旋转运动（图 5.6）。这些数据表明，IHT 有效地预防 6-OHDA 诱导的 DA 能黑质神经元的凋亡性死亡。应注意

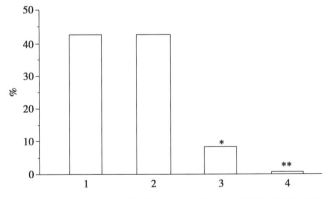

图 5.6　IHT 的神经保护作用。垂直标度：大鼠全身注射阿朴吗啡引起剧烈旋转运动的相对数量（%），表明大多数（90% 以上）6-羟多巴胺（6-OHDA）引起多巴胺能系统变性。1,对照组（注射 6-OHDA 无 IHT）；2,在注射 6-OHDA 前进行 30 天 IHT；3,注射 6-OHDA 后进行 3 天 IHT；4,注射 6-OHDA 前 30 天，随后进行 3 天 IHT。* p<0.05，** p<0.001，与对照组相比[55]

的是，注射神经毒素后 IHT 发挥了积极的作用；在第 4 组动物中观察到 IHT 的最大神经保护作用。

众所周知，氧化应激是 mPTP 开放的主要因素[44]；低氧训练导致抗氧化系统酶活性的激发，从而对抗氧化保护过程起到积极从而发挥抗氧化损伤的作用[10,47]。间歇性低氧训练表现出比慢性低氧更明确和更长久的效果[32]。低氧预适应可以增加 mPTP 开放所需的时间[16]，这在预处理的保护作用中有相当重要的作用[2]。我们还发现低氧后处理对 mPTP 开放具有抑制作用，因此可以用来抵抗不同干扰因素的影响[2,11]。另外，IHT 可显著降低细胞内的钙载量[56]，这是负责抑制 mPTP 开放的重要因素之一，也是体内条件下组织损伤减弱的一个重要因素[14]。

最近[52,53]，我们已经证明 mPTP 的抗氧化剂和抑制剂-褪黑激素也能显著地阻止 6-OHDA 诱导的黑质 DA 合成神经元的凋亡。这些数据间接证实在我们的实验中观察到的 IHT 的神经保护作用可能是通过抑制 mPTP 来实现的[55]。

上述数据表明，IHT 在很大程度上可通过抑制 mPTP 防止 6-OHDA 诱导的黑质 DA 能神经元死亡。

## 总结

我们在接受 7 天 IHT 的成人和老年豚鼠的心脏研究中显示这样的训练心脏的再灌注损伤，以及在该器官缺血的情况下显著降低心脏释放到冠脉血流中的线粒体因子的水平。另外，我们发现了 IHT 对 PAO 诱导 mPTP 开放以及成年和老年心脏中线粒体因子释放的保护作用，将来可以作为在老化和一些慢性病理状态的机体（特别是在帕金森病中）预防 mPTP 开放的保护手段。我们的数据证实使用 IHT（表现为中度氧化应激）为预防心血管系统的不同病理学和（或）用于心血管疾病的治疗开辟了新的前景。

在关于帕金森动物模型的实验中，我们证明使用 IHT 过程阻止了 6-OHDA 引起的黑质 DA 能神经元死亡。在 34 天的条件下（在 6-OHDA 注射前 1 天进行连续 30 天疗程的 IHT 训练，并且在注射该神经毒素 1 天后进行 3 天的 IHT 疗程的情况下）观察 IHT 和在体内注射 6-OHDA 的联合作用有最重要的神经保护作用。在 6-OHDA 作用下预防 DA 能神经元凋亡显然是由于 IHT 对 PTP 开放的保护作用。IHT 保护作用的机制，可能是缺血预适应的常见信号通路，需要进一步研究。

（程自超 译　任长虹 刘志 校）

# 参考文献

1. Andrew R, Watson DG, Best SA. The determination of hydroxydopamines and other trace amines in the urine of parkinsonian patients and normal controls. Neurochem Res. 1993;18:1175–7.

2. Argaud L, Gateau-Roesch O, Muntean D, et al. Specific inhibition of the mitochondrial permeability transition prevents lethal reperfusion injury. J Mol Cell Cardiol. 2005;38:367–74.

3. Bertuglia S. Intermittent hypoxia modulates nitric oxide-dependent vasodilation and capillary perfusion during ischemia-reperfusion-induced damage. Am J Physiol. 2008;294:H1914–22.

4. Bowling AC, Beal MF. Bioenergetic and oxidative stress in neurodegenerative diseases. Life Sci. 1995;56:1151–71.

5. Burtscher M, Pachinger O, Ehrenbourg I, et al. Intermittent hypoxia increases exercise tolerance in elderly men with and without coronary artery disease. Int J Cardiol. 2004;96:247–54.

6. Cassarino DS, Bennett Jr JP. An evaluation of the role of mitochondria in neurodegenerative diseases: mitochondrial mutations and oxidative pathology, protective nuclear responses, and cell death in neurodegeneration. Brain Res Rev. 1999;29:1–25.

7. Chorna SV, Talanov SO, Strutynska NA, et al. The functional state of the rat heart during ischemia-reperfusion, the sensitivity of calcium-induced NO-dependent mitochondrial permeability transition pore opening and the uncoupling protein 3 expression under long exercise training. Fiziol Zh. 2010;56:13–21 [In Ukrainian].

8. Crompton M. Mitochondria and aging: a role for the permeability transition? Aging Cell. 2004;3:3–6.

9. Curtius HC, Wolfensberger M, Steinmann B, et al. Mass fragmentography of dopamine and 6-hydroxydopamine. Application to the determination of dopamine in human brain biopsies from the caudate nucleus. J Chromatogr. 1974;99:529–40.

10. El'chaninova SA, Smagina IV, Koreniak NA, et al. The influence of interval hypoxic training on lipid peroxidation and antioxidant enzyme activity. Fiziol Cheloveka. 2003;29:72–5 [In Russian].

11. Feng J, Lucchinetti E, Ahuja P, et al. Isoflurane postconditioning prevents opening of the mitochondrial permeability transition pore through inhibition of glycogen synthase kinase 3beta. Anesthesiology. 2005;103:987–95.

12. Griffiths E, Halestrap A. Mitochondrial non-specific pores remain closed during cardiac ischemia but open upon reperfusion. Biochem J. 1995;307:93–8.

13. Halestrap AP. A pore way to die: the role of mitochondria in reperfusion injury and cardioprotection. Biochem Soc Trans. 2010;38:841–60.

14. Halestrap AP, Clarke SJ, Javadov SA. Mitochondrial permeability transition pore opening during myocardial reperfusion - a target for cardioprotection. Cardiovasc Res. 2004;61:372–85.

15. Halestrap AP, Pasdois P. The role of the mitochondrial permeability transition pore in heart disease. Biochim Biophys Acta. 2009;1787:1402–15.

16. Hausenloy DJ, Yellon DM, Mani-Babu S, et al. Preconditioning protects by inhibiting the mitochondrial permeability transition. Am J Physiol. 2004;287:H841–9.

17. Jung ME, Simpkins JW, Wilson AM, et al. Intermittent hypoxia conditioning prevents behavioral deficit and brain oxidative stress in ethanol-withdrawn rats. J Appl Physiol. 2008;105:510–7.

18. Kolchinskaya AZ, Cyganova TN, Ostapenko LA. Normobaric intermittent hypoxic training in medicine and sport. Moscow: Medicine; 2003 [In Russian].

19. Leeuwenburgh C, Phaneuf S. Cytochrome c release from mitochondria in the aging hear: a possible mechanism for apoptosis with age. Am J Physiol Regul Integr Comp Physiol. 2002;282:R423–30.

20. Lesnefsky EJ, Hoppel CL. Ischemia-reperfusion injury in the aged heart: role of the mitochondria. Arch Biochem Biophys. 2003;420:287–97.

21. Lin AM, Chen CF, Ho LT. Neuroprotective effect of intermittent hypoxia on iron-induced oxidative injury in rat brain. Exp Neurol. 2002;176:328–35.

22. Malyshev IY, Manuhina EB. Stress, adaptation and nitric oxide. Biochemistry. 1998;67:992–1006 [In Russian].

23. Meerson FZ. Essentials of adaptive medicine: protective effects of adaptation, hypoxia. Moscow: Hypoxia Medical LTD; 1994.

24. Mochizuki H, Goto K, Mori H, et al. Histochemical detection of apoptosis in Parkinson's disease. J Neurol Sci. 1996;137:120–3.

25. Mochizuki H, Mori H, Mizuno Y. Apoptosis in neurodegenerative disorders. J Neural Transm. 1997;50:125–40.

26. Nadtochiy SM, Bohuslavs'kyĭ AI, Sagach VF. Determination of the stable mitochondrial factor in vivo. Fiziol Zh. 2003;49:25–30 [In Ukrainian].

27. Nadtochiy SM, Nauduri D, Shimanskaya TV, et al. Purine release: a protective signaling mechanism of the mitochondrial permeability transition pore in ischemia. Fiziol Zh. 2008;54:5–14.

28. Naghshin J, McGaffin KR, Witham WG, et al. Chronic intermittent hypoxia increases left ventricular contractility in C57BL/6J mice. J Appl Physiol. 2009;107:787–93.

29. Nazareth W, Yafei N, Crompton M. Inhibition of anoxia-induced injury in heart myocytes by cyclosporin A. J Mol Cell Cardiol. 1991;23:1351–4.

30. Park AM, Suzuki YJ. Effects of intermittent hypoxia on oxidative stress-induced myocardial damage in mice. J Appl Physiol. 2007;102:1806–14.

31. Pilar Valle M, García-Godos F, Woolcott OO, et al. Improvement of myocardial perfusion in coronary patients after intermittent hypobaric hypoxia. J Nucl Cardiol. 2006;13:69–74.

32. Prabhakar NR, Kumar GK. Oxidative stress in the systemic and cellular responses to intermittent hypoxia. Biol Chem. 2004;385:217–21.

33. Prabhakar NR, Kumar GK, Nanduri J. Intermittent hypoxia augments acute hypoxic sensing via HIF-mediated ROS. Respir Physiol Neurobiol. 2010;174:230–4.

34. Prabhakar NR, Peng YJ, Kumar GK, et al. Long-term regulation of carotid body function: acclimatization and adaptation. Adv Exp Med Biol. 2009;648:307–17.

35. Rasola A, Sciacovelli M, Pantic B, et al. Signal transduction to the permeability transition pore. FEBS Lett. 2010;584:1989–96.

36. Rudyk OV, Vavilova HL, Strutyns'ka NA, et al. Sensitivity of phenylarsineoxide-induced mitochondrial permeability transition pore opening in the heart of old rats during intermittent hypoxic training. Fiziol Zh. 2004;50:29–37 [In Ukrainian].

37. Sagach VF, Dmitrieva AV, Bubnova IuO, et al. Diagnostics method of myocardium ischemia-reperfusion injury and the mitochondrial permeability transition pore opening. 2007; Patent of utility model № 26385. Bul.№15 of 25.09.2007.

38. Sagach VF, Dmytrieva AV, Bubnova IuO, et al. Using marker of the mitochondrial pore opening in diagnostics of patients with myocardial ischemic lesions. Fiziol Zh. 2009;55:12–8 [In Ukrainian].

39. Sagach VF, Maksymenko VB, Dmytrieva AV, et al. Early marker of myocardial injury of the ischemia-reperfused heart in dogs and during operations with artificial circulation in humans. Fiziol Zh. 2006;52:3–8 [In Ukrainian].

40. Sagach VF, Shimanskaya TV, Nadtochiy SM. Protection of heart from reperfusion injury and ineffective oxygen consumption by inhibitors of the mitochondrial permeability transition pore. Fiziol Zh. 2002;48:3–9 [In Ukrainian].

41. Sagach VF, Shimanskaya TV, Nadtochiy SM. Factor, released under the isolated heart reperfusion may be the marker of the opening the mitochondrial permeability transition pore. Fiziol Zh. 2003;49:7–13 [In Ukrainian].

42. Sagach VF, Vavilova HL, Rudyk OV, et al. Release of unidentified mitochondrial substance – evidence for mitochondrial permeability transition pore opening in heart mitochondria of rats. Fiziol Zh. 2003;49:3–12 [In Ukrainian].

43. Sagach VF, Vavilova HL, Strutynska NA, et al. Effect of inductors and inhibitors of the mitochondrial permeability transition pore on its opening and release of unidentified mitochondrial factor. Fiziol Zh. 2003;49:3–12 [In Ukrainian].

44. Sagach VF, Vavilova HL, Strutynska NA, et al. The aging-related

increase of sensitivity of the mitochondrial permeability transition pore opening to inductors in rat heart. Fiziol Zh. 2004;50:49–63 [In Ukrainian].

45. Schapira AH, Gu M, Taanman JW, et al. Mitochondria in the etiology and pathogenesis of Parkinson's disease. Ann Neurol. 1998;44:S89–98.

46. Schulz JB, Matthews RT, Klockgether T, et al. The role of mitochondrial dysfunction and neuronal nitric oxide in animal models of neurodegenerative diseases. Mol Cell Biochem. 1997;174:193–7.

47. Serebrovs'ka TV, Kurgaliuk NM, Nosar VI, et al. Intermittent hypoxic training with exogenous nitric oxide improves rat liver mitochondrial oxidation and phosphorylation during acute hypoxia. Fiziol Zh. 2001;47:85–92 [In Ukrainian].

48. Serebrovskaya TV, Vavilova GL, Rudyk OV, et al. Different regimen of intermittent hypoxia training (IHT) as modulator of mitochondrial membrane permeability transition pore in rat heart. In: Mitochondrial physiology. MiP2005, Schröcken, Vorarlberg, Austria, p.29–30.

49. Sharp FR, Ran R, Lu A, et al. Hypoxic preconditioning protects against ischemic brain injury. NeuroRx. 2004;1:26–35.

50. Shimanskaya T, Dobrovolsky F, Vavilova G, et al. NO-dependent modulation of the sensitivity of the mitochondrial permeability transition pore opening under ischemia-reperfusion of the isolated heart. I M Sechenov Physiol J. 2009;95:28–37 [In Russian].

51. Singh S, Kumar S, Dikshit M. Involvement of the mitochondrial apoptotic pathway and nitric oxide synthase in dopaminergic neuronal death induced by 6-hydroxydopamine and lipopolysaccharide. Redox Rep. 2010;15:115–22.

52. Talanov SA, Oleshko NN, Tkachenko MN, et al. Pharmacoprotective influences on different links of the mechanism underlying 6-hydroxydopamine-induced degeneration of nigro-striatal dopaminergic neurons. Neurophysiology. 2006;38:150–6.

53. Talanov SA, Sahach VF. Antioxidants prevent experimental hemiparkinsonism in rats. Fiziol Zh. 2008;54:23–9 [In Ukrainian].

54. Talanov SA, Timoshchuk SV, Rudyk OV, et al. An increased sensitivity of the mitochondrial permeability transition pore to calcium in the heart of rats with chronic deficiency of nigrostriatal dopamine. Fiziol Zh. 2009;55:3–8 [In Ukrainian].

55. Talanov SO, Sahach VF, Oleshko MM, et al. Inhibitors of mitochondrial permeability transition pore prevent apoptosis of dopaminergic neurons in the mesencephalon. Fiziol Zh. 2006;52:13–8 [In Ukrainian].

56. Tatton WG, Chalmers-Redman RM, Ju WY, et al. Apoptosis in neurodegenerative disorders: potential for therapy by modifying gene transcription. J Neural Transm Suppl. 1997;49:245–68.

57. Vannucci RC, Towfighi J, Vannucci SJ. Hypoxic preconditioning and hypoxic-ischemic brain damage in the immature rat: pathologic and metabolic correlates. J Neurochem. 1998;71:1215–20.

58. Vavilova GL, Serebrovskaya TV, Rudyk OV, et al. Influence of the intermittent hypoxia training on the sensitivity of phenylarsineoxide-induced mitochondrial permeability transition pore in rat heart. Fiziol Zh. 2005;51:3–12 [In Ukrainian].

59. Wang T, Liu YY, Yang N, et al. Relationship of oxidative DNA damage and expression of mitochondrial apoptotic proteins in rat striatum induced by 6-hydroxydopamine. Zhonghua Yi Xue Za Zhi. 2010;90:2074–7 [In Chinese].

60. Yuan G, Adhikary G, McCormick AA, et al. Role of oxidative stress in intermittent hypoxia-induced immediate early gene activation in PC12 cells. J Physiol. 2004;157:773–83.

61. Zamzami N, Susin SA, Marchetti P, et al. Mitochondrial control of nuclear apoptosis. J Exp Med. 1996;183:1533–44.

62. Zhu W-Z, Xie Y, Chen L, et al. Intermittent high altitude hypoxia inhibits opening of mitochondrial permeability transition pores against reperfusion injury. J Mol Cell Cardiol. 2006; 40:96–106.

63. Zorov DB, Filburn CR, Klotz LO, et al. Reactive oxygen species (ROS)-induced ROS release: a new phenomenon accompanying induction of the mitochondrial permeability transition in cardiac myocytes. J Exp Med. 2000;192:1001–14.

64. Zorov DB, Juhaszova M, Yaniv Y, et al. Regulation and pharmacology of the mitochondrial permeability transition pore. Cardiovasc Res. 2009;83:213–25.

# 第6章 间歇性低氧改变心血管神经元功能和脑干反射通路

David D. Kline and David Mendelowitz

## 摘要

　　阻塞性睡眠呼吸暂停,以及这种疾病的动物模型(慢性间歇性低氧),可改变自主神经系统的平衡和许多脑干神经的生物学功能。这些改变在阻塞性睡眠呼吸暂停相关的心血管疾病的发生和发展中可能起重要作用,包括高血压和心律失常。目前的研究表明,慢性间歇性低氧的作用靶点可能包括:改变突触前钙的稳态;增加压力感受器感觉神经元中兴奋性神经递质谷氨酸的释放;增加神经递质从感受器感觉神经元自发释放到孤束核中的脑干神经元上。另外,急性缺氧会使传递至疑核中副交感心脏神经元的兴奋性神经传递减弱并使抑制性神经传递增强。而副交感心脏神经元控制着心脏节律和心脏兴奋性。脑干突触传导和受体活性在慢性间歇性低氧和阻塞性睡眠呼吸暂停时发生改变,而恢复相关心肺呼吸疾病中的自主神经的平衡与增加这些患者的存活紧密相关。

## 专业名词缩略语

5-HT　　5 羟色胺(5-hydroxytryptamine,serotonin)

AP　　动作电位(action potential)

CIH　　慢性间歇性低氧(chronic intermittent hypoxia)

CPAP　　持续正压通气(continuous positive airway pressure)

CVLM　　延髓尾端腹外侧(caudal ventrolateral medulla)

DA　　多巴胺(dopamine)

EPSCs　　兴奋性突触后(excitatory postsynaptic currents)

IPSCs　　抑制性突触后电流(inhibitory postsynaptic currents)

NA　　疑核(nucleus ambiguus)

NMDA　　抑制性突触后电流(N-methyl-d-aspartate)

NO　　一氧化氮(nitric oxide)

NTS　　孤束核(nucleus tractus solitarius)

OSA　　阻塞性睡眠呼吸暂停(obstructive sleep apnea)

RVLM　　延髓头端腹外侧(rostral ventrolateral medulla)

TH　　酪氨酸羟化酶(tyrosine hydroxylase)

## 6.1　前言

　　自主神经系统对维持内环境的稳定以及针对各种压力信号的反射至关重要。心率,交感神经活性和平均动脉压由精确的反射通路及其在脑干中的相关核团以节拍的方式控制。这些心肺反射对于应对诸如血压改变,运动需求和缺氧等挑战是必不可少的。交感神经,特别是副交感神经活动(例如:心率变异性)的持续快速的调整是反映心脏健康程度的指标,并且当这些调整不存在时则预示着心源性猝死的风险。

　　健康人的心率主要由支配心脏的副交感神经的紧张性和反射性活动控制。无论动物是清醒时还是麻醉时,在静息状态下,都有参与心跳节律性的副交感活动,也有低水平的交感活性。这种现象在人[1]、狗[2]、猫[3]和大鼠[4,5]中都有记载。随着动脉压的增高,诱导心率下降的起始反射主要由(或部分由)支配心肌的副交感神经活动增加引起。而动脉压降低时,诱导心动过速是由支配心肌的副交感活性的降低和交感活性的增高引起的[2,6,7]。当副交感和交感活性都存在时,副交感往往对心率控制起主导作用[8]。当有高水平的交感放电时,副交感诱导的心动过速更加明显。而当副交感活性处于中高水平时,交感放电的变化几乎不会引起心率的改变[8]。

交感神经系统几乎支配体内的所有组织,包括肾上腺、肾脏、微动脉。交感神经活性紧张性的节律释放到微动脉,以维持血管紧张性和总的外周阻力[9]。这种交感神经紧张性对血压的短期以及长期调控起主导作用。基础和反射介导的交感活性的增加导致外周阻力的增加,进而引起血压升高。交感神经系统同时支配心肌收缩性和心率。因此,交感神经活动可通过增加心肌收缩性、心率和血管紧张性来升高血压。交感神经的活动增加也可以引起血管活性激素的释放,包括抗利尿激素、血管紧张素和醛固酮。

交感和副交感活性很大程度上由动脉压力感受器反射决定。压力反射是一个经典的负反馈调节:动脉血压的升高激活位于颈动脉窦和主动脉弓的机械张力敏感的动脉压力感受器,后者激活反射活动,并最终使动脉血压恢复到正常水平。压力感受器的放电由颅神经(IX 和 X)介导,其传入脑干,止于 NTS(nucleus tractus solitarius,NTS)的神经元,并在此处完成这个压力发射通路的第一次突触传递[10]。处理后的传入信号离开 NST 并活化运动前区的心肌迷走神经元,主要位于 NA,其进而发出神经到达心肌脂肪垫中的心肌抑制性的副交感神经节。压力感受器活化引起的 NTS 神经元的激活,也活化交感抑制性神经元,后者位于 CVLM,其进而可抑制延 RVLM 的前交感神经元[11]。通过心血管双通路的负反馈调节:①副交感节后神经元释放的乙酰胆碱增加,降低心率;②交感节后神经元释放的去甲肾上腺素减少,降低血管收缩和外周阻力,如:动脉压升高的异常将被矫正。

在静息清醒状态下,从丘脑中部去大脑不会改变压力感受器反射的产生或敏感性,这表明脑干足以完成此反射。尽管不需要髓质以上的大脑结构,但是来自前脑和其他较高 CNS 位点的信息可调节,包括压力情绪反应的各种压力情感反应中的压力反射。因此,心率压力反射回路的核心似乎位于脑桥下方,含有短暂或较长的潜伏期,包括至少三个重要组分:①压力感受器和②NTS 中的神经元,其接收感觉信息并中继该信息至③NA 中副交感神经的迷走神经元。这种副交感神经反射通路负责相对较短的潜伏期(<100ms)的血管-心脏反射,可在一个心动周期完成心率的调节。

同样,交感活性的压力反射调节的核心通路涉及外周性压力感受器和 NTS 的激活,进而激活 CVLM 中的交感神经抑制神经元,再而抑制 RVLM 中前交感神经元的活性。从 RVLM 到脊柱节前交感神经元的投射构成了自主神经系统内的传出交感神经通路。

然而,支配心脏的副交感神经活性在许多疾病中会减弱,甚至无反应。这时压力感受性反射敏感性会降低,心脏迷走神经活性会减弱[12~16]。副交感神经衰弱与室性心律失常,心源性猝死[17]和充血性心力衰竭[18]有关。副交感神经活性减弱引起的运动后心率恢复迟缓是慢性心力衰竭致死亡的独立预测因子[19]。副交感神经活性的重建与缺血和再灌注引起的心律失常以及心肌梗死的恢复有关,并且恢复适当的副交感神经活性被认为是降低死亡率和猝死的治疗靶点[20,23]。

交感神经活动不仅对暂时性血压调控很重要,而且对长期的动脉血压调节也很重要。交感神经系统活动增加是许多心血管疾病的特征,包括左室肥厚,高血压,心力衰竭,猝死和心律失常[24]。交感神经活性升高也与肥胖,糖尿病,代谢综合征以及这些疾病相关的死亡有关[25]。

## 6.2 阻塞性睡眠呼吸暂停时压力感受器反射弧的功能变化

OSA 是一种非常常见的疾病。OSA 及其相伴的周期性低氧是一个重要的健康危险因素。30~60 岁的美国人口中,大约 24% 的男性和 9% 的女性患有此病[26,27]。重度 OSA 使心血管源性死亡率增加四倍,即使经过其他危险因素的矫正,其仍使心血管源的死亡率增加三倍[28]。

OSA 增加心血管相关风险。OSA 参与很多心血管疾病的发生和发展,包括高血压,心律不齐,心肌缺血和脑卒中[29,30]。感兴趣的读者可以去参考这些极好的临床综述[29,30],所以在此我们仅简要介绍一下 OSA 和心血管疾病的关系。例如:OSA 是高血压的一个独立危险因素,因为睡眠呼吸紊乱的患者中有 50% 的患有高血压。据估算,11%~37% 的心力衰竭病人亦患有 OSA。在 OSA 患者中心律失常很常见,高发的有心动过缓(包括迷走神经介导的窦性心动过缓,窦性停搏和房室传导阻滞),室性心律失常(特别是在睡眠期间)和心房颤动。此外,最近 OSA 被证明是冠状动脉疾病的独立危险因素,随着 OSA 严重程度的增加,夜间猝死风险增加。另外,OSA 与中风的发生有很强的关系。OSA 患者的沉默性缺血性脑卒中,中风前脑血管疾病和中风后死亡率增加。

临床研究表明,颈动脉体化学感受器的激活在引发 OSA 时的心血管异常中起着关键作用[31,32]。特别是,即使其他因素被剔除,睡眠呼吸暂停患者的化学反射敏感性增加和血压升高[33]。由短暂高氧引起的呼吸抑制(外周化学敏感性的测量方法)在 OSA 中更显著[34]。此外,因不相关目的而移除了颈动脉体的呼吸暂停患者不会发生高血压[35]。

OSA 的主要治疗方法是持续气道正压(continuous positive airway pressure,CPAP)。这种治疗可以有效降低动脉压升高(~2mmHg)[26]和交感神经活动[33,36,37],并可以部分恢复化学反射[33]和压力反射的敏感性[38]。CPAP 也可以改善心力衰竭,心律失常,冠状动脉疾病和脑血管疾病患者的预后和康复[29]。然而,CPAP 是侵入性的,耐受性很差,尽管 OSA 对健康危害很大,但是患者常常不能坚持使用[26]。

## 6.3 慢性间歇性低氧改变心血管系统感觉性神经元和突触的功能

夜间将动物慢性暴露于间歇性低氧的环境中,模拟了 OSA 患者中的呼吸暂停和缺氧的重复发作。在动物模型和人类中,CIH 会降低压力感受反射敏感性,提高血压和交感神经活性,并降低心脏的副交感神经活性[12~16]。尽管 CIH 降低了压力反射对心率的调节能力并降低了心脏副交感神经活性,但这不是由于影响了副交感神经支配的窦性心脏节或心脏神经节的功能,而可能是由于脑干中心血管神经元活性的改变,包括 NTS 中的神经元和 NA 中的前运动区副交感心脏迷走神经元。

作为髓质压力感受器反射的第一步,压力感受器编码的信息通过突触传递到 NTS 尾端背内侧部分内的神经元上。压力感受器传入神经元释放谷氨酸作为其主要神经递质,以激活 NTS 二级神经元上的非 N-甲基-天冬氨酸(non-$N$-methyld-aspartate,NMDA)受体。作为心肺反射信息处理的第一个站点,NTS 也是 CIH 的第一个调节点[39]。经过 10 天的 CIH(21%$O_2$ 5 分钟和 6%$O_2$ 45 秒交替重复;8h/d),与正常氧对照相比,更多的 NTS 神经元表现出自发放电。自发活动细胞在暴露于 CIH 时,其 AP 的数量也增加。刺激孤束(包含传递到这些神经元的主要感觉纤维),可诱发 NTS 细胞的放电,无论是 CIH 时还是常氧时。然而,在暴露于 CIH 的细胞中,在与传入刺激一致的同步放

电之后,放电活性保持升高,而常氧细胞中的活性迅速回到基线。总之,这些结果表明,CIH 增加 NTS 细胞的整体活性以及扩大他们对传入信号的反应。

然而令人惊讶的是,NTS 神经元的活性增加并不是由于 AP 期间感觉神经元的神经递质释放增强所致。在常氧和 CIH 条件下的大鼠水平切片中,刺激孤束可引起谷氨酸能兴奋性突触后电流(excitatory postsynaptic currents,EPSCs),而 10 到 30 天的间歇性低氧可减弱这种反应。从传入感觉神经元到 NTS 神经元的这种传递减弱,可能是压力感受器反射通路的第一个突触处递质释放减少所致。终止 CIH 并恢复正常的呼吸,可逆转 CIH 引起的传递至 NTS 神经元的神经传递的减弱。

接下来的问题是,如果感觉信息没有增强,而是受到抑制,那么 CIH 后 NTS 神经元活性增加的原因是什么?数据表明,CIH 增加传递至 NTS 神经元的自发兴奋性神经活性,无论是在基线下还是诱发后,这种自发释放到 NTS 神经元的神经递质过度补偿了诱发的感觉神经传递的减弱。CIH 后,NTS 神经元的异步活动表明从传入突触末端的神经递质释放增加。有趣的是,异步 EPSC 活动足以显著增加常氧和 CIH 动物的神经元放电。在 CIH 后,NTS 神经元中诱发的 EPSC 降低和异步的 EPSC 增加,其两个可能机制是:介导从突触前膜释放神经递质的钙稳态和蛋白激酶发生改变;此外,CIH 引起的孤束异步释放的增加,可能是优先激活了无髓鞘 C 纤维,而不是改变了有髓鞘 A 纤维的压力感受器活性[40]。

其他涉及原代分离 NTS 的研究提示,CIH 也可以引起谷氨酸受体突触后的改变。CIH(10%$O_2$ 下 3 分钟,然后 21%$O_2$ 下 3 分钟,交替循环,8h/d)7 天后,在短暂应用激动剂时,NTS 神经元的突触后非 NMDA 受体电流增强而 NMDA 受体电流减少[41]。离子通道,例如控制膜兴奋性的钾通道,也可以被 CIH 改变。最近研究显示,由 CIH 可减少 ATP 敏感的钾通道[42]。这个通道功能的减少,将增加神经元放电。CIH 是否改变 NTS 神经元中其他通道或受体仍然未知。

压力反射弧的第一个突触传递中,除了 ATP-门控钾通道功能和谷氨酸能神经传递之外,还可能涉及一些其他的神经递质和调节物质。CIH 改变 TH 在颈动脉体、脑干和前脑中的表达和(或)功能[43,44]。化学反应激活后,传入纤维也释放 DA[45],其受体位于脑干,包括 NTS。在这里,慢性缺氧可上调 DA 的表达[46]。CIH 后,在颈动脉体[44],脑干[43]和下丘脑[47],DA 也升高。DA 从化学感受器和迷走传入神经中释放出来,

并抑制感觉神经到 NTS 神经元的传导[48]。然而,在 CIH 后,多巴胺释放增加或其受体激活似乎不是 NTS 神经元的感觉神经传递减弱的原因;也不可能介导 CIH 后,传递至 NTS 神经元自发兴奋性的增加[49]。

在 NTS 的 CIH 适应中,其他的神经调节物质可能也发挥作用。人们最近探索了 NO 在其中的作用,因为已知其参与自主控制以及 NTS 神经元和突触的活动。

然而,在 CIH($21\%O_2$ 5 分钟,$6\%O_2$ 40 秒;8h/d)后,用荧光探针检测时,NO 合酶的神经元亚型(合成 NO 或 NO 相关产物)没有改变[50]。需要进一步的研究来明确间歇性低氧后 NTS 神经元活性增加的机制,可能的候选者包括各种辅助递质,如:ATP,P 物质和降钙素基因相关肽等多肽。CIH 时,在 NTS 中,压力反射通路的第一个突触传递发生的假设变化如图 6.1 所示。

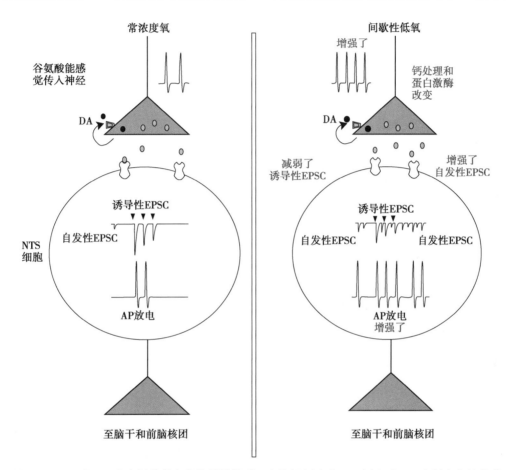

图 6.1　CIH 后 NTS 中突触信号变化的假设模型。在常氧(左)和 CIH(右)时 NTS 突触中突触传递的示意图。在常态下,感觉传入 AP 放电,增加突触前膜钙浓度,促使谷氨酸释放,并诱发 NTS 细胞产生诱导性(e)EPSCs。NTS 细胞中的箭头代表诱发 EPSCs 的传入刺激。DA 也从感觉纤维释放,并通过逆行信号作用于受体 2,减少谷氨酸释放。该活性与自发性(sp)EPSCs 一起,共同导致 NTS 细胞中的 AP 放电。CIH(右)时,感觉传入轴突中 AP 增加,导致钙处理和蛋白激酶改变,使来自触末端的诱发同步递质释放减少,自发异步 EPSC 增加。增加的 spEPSCs 和异步活动,加上同步释放(尽管减少),导致 NTS 细胞中的 AP 放电过多。CIH 时,突触前 D2 受体激活和 DA 释放也发挥作用。在常氧和 CIH 时,抑制性和兴奋性神经递质释放的平衡,以及离子通道性质,控制突触后活性,而后者随后被传送到前脑和脑干中的其他心肺呼吸核

## 6.4　低氧改变副交感心肌神经元活性和突触信号传入

如上所述,信号经过压力感受器反射的第一个突触传递处理后,从 NTS 到其他脑干核团的传递,在维持自主运动的平衡中起到重要作用,无论是交感活动还是副交感活性。刺激 NTS 可激发一个谷氨酸能的通路,后者可活化心肌迷走神经元的 NMDA 和非-NMDA 突触后电流[51,52]。NTS 也投射到 CVLM 和 RVLM,这些位点激发和调控交感神经的活性[11,53~55]。这些通路可能是下列活动的必要连接组分:血压升高和压力感受器传入活动(其激活 NTS 中的神经元)增加,以及抑制脑干前交感活性和副交感心脏迷走神经活动增加,共同引起的反射代偿性心率降低。

最近发现,向心脏迷走神经元投射的 GABA 能神经元位于 NA 腹内侧以及 NTS 附近的特定区域[5,6]。电激发和光激发这些神经元可激活来自 NTS 的 GABA 能通路[56,57]。刺激迷走神经分节中央部分的传入神经,引起心脏迷走神经元中 GABA 能和谷氨酸能反应[58]。使 C 纤维失活的辣椒素,增加了 GABA 能反应的潜伏期,而不改变谷氨酸能反应的潜伏期[58]。刺激迷走神经或 NTS,诱发 GABA 能通路的抑制,很可能参与心脏周期同步的心脏迷走神经活动。除了被压力感受器和 NTS 活动调控外,心脏迷走神经元也受到呼吸系统输入信号的影响。呼吸系统和心脏迷走神经活动之间,有两种众所周知的相互生理作用。通过调节心脏迷走神经元的压力感受器和化学感受器输入信号,呼吸系统可影响心血管反射。在动物和人类中,压力感受器和化学感受器反射在吸气过程中被抑制,并且在吸气后期和呼气过程中、或者吸气后维持阶段和呼吸暂停期间被促进[59~61]。在肺去神经支配后,以及通气麻痹时,两种反射的呼吸调节仍然存在,这表明压力感受器和化学感受器反射的这种"门控"发生在脑干[62,63]。许多研究表明,呼吸输入信号不改变压力感受器和化学感受器在 NTS 的第一次突触传递[6,7]。这说明呼吸对压力感受器和化学感受器反射的影响,不在脑干反射通路中的 NTS。

除了压力和化学反射的呼吸调节,最普遍的心肺相互作用是呼吸性窦性心律不齐。在每个呼吸周期中,呼气期间心脏减慢,吸气期间心率增加。呼吸性窦性心律不齐有助于使肺血流量与肺通气相匹配,并保持适当的肺部氧气扩散梯度[64]。

许多因素影响呼吸对心率的调控。这包括与肺扩张有关的感觉输入,心房拉伸敏感受体(由于胸内压力变化产生的静脉回流的变化)的变化,以及主动脉弓和颈动脉窦中压力感受器的激活(也归因于静脉回流)[64~67]。尽管来自肺牵张受体的反馈,与呼吸直接相关的静脉回流和心脏拉伸的变化,可以引起呼吸相关的心率变化,但是呼吸性窦性心律失常主要原因来自脑干[68]。当肺静止时(由肌肉瘫痪或持续流量通气引起),呼吸性窦性心律不齐仍然存在;即使人工通气和化学感受器激活的频率不同,心率的呼吸调节仍与脑干呼吸节律仍保持同步[7,69~72]。在动物和人类中,呼吸性窦性心律不齐通过心脏迷走神经活动介导。在切断交感神经通路的动物,以及脊髓损伤和交感神经功能障碍的四肢瘫痪的患者,呼吸性窦性心律不齐仍然存在[69~73]。此外,通过给予 β-肾上腺素能拮抗剂普萘洛尔,以及切片交感神经纤维,阻断了心脏的交感

神经活性后,呼吸性窦性心律不齐仍然存在[8,71,74]。但是阿托品阻断副交感神经活动,可显著降低呼吸性窦性心律不齐,表明这种心肺相互作用主要由心脏迷走神经元介导[66,71,75]。

为了介导呼吸性窦性心律不齐,心脏迷走神经元在吸气后放电最多,并且在吸气时通常是沉默的[3,6,61]。然而,获得负责体内心肺相互作用的递质和神经元的信息是非常困难的。由于心脏迷走神经元数量很少(~200 只/动物),其被发现和记录的概率很低;识别这些神经元,需要通过迷走神经心脏分支的逆向刺激,而这非常困难,所以体内研究很有挑战性。最近的体外研究已经描述了,介导呼吸性窦性心律不齐的,到达心脏迷走神经元的,呼吸输入信号。在产生节律和吸气相运动放电的大脑切片中,随着每次吸气,心脏迷走神经元中自发 GABA 能和甘氨酸能突触的放电频率显著增加[76]。GABA 介导的心脏迷走神经元在吸气过程中的抑制作用,可被箭毒碱抑制,表明 GABA 能放电频率的增加是由烟碱受体的激活介导的[76]。这种 GABA 能频率的增加不受 β-环蛇毒素的影响,表明它不受 7 烟碱受体的激活介导[76]。然而,β2 选择性的二氢-β-赤藓红素可以消除吸气过程中心脏迷走神经元的 GABA 能抑制作用,表明在内源性乙酰胆碱作用下,激活含有烟碱受体的 $β_2$ 会引起 GABA 能的抑制作用[76]。通过激活烟碱受体,促进心脏迷走神经元的 GABA 能抑制。这与之前的研究结果一致:活化可能位于 GABA 能神经元突触前末端的 $β_2$ 受体,可增强心脏迷走神经元自发的 GABA 能抑制[57,77]。这项研究还表明,负责在吸气时增加 GABA 能活性的烟碱受体,紧挨心脏迷走神经元,因为烟碱拮抗剂 DHβE 的局部应用消除了这种增加。相反,高浓度 DHβE 并不显著改变,心脏迷走神经元中,呼吸相关的糖胺能突触传递的频率[76]。有趣的是,以前的研究表明,心脏迷走神经元的自发性甘氨酸信号输入,也被激活的 $β_2$ 烟碱受体增强[77]。这表明虽然心脏迷走神经元的甘氨酸能信号输入过程,可能涉及突触前烟碱受体,但是这些受体显然不参与吸气诱发的心脏迷走神经元的甘氨酸能信号输入增加过程。

诸如缺氧等刺激可引起心血管和呼吸系统的强烈协调反应。缺氧最初引起呼吸频率的短暂增加,接着呼吸频率持续下降,并最终停止呼吸[78]。此外,为应对缺氧,呼吸从正常模式转变为喘息,这增加了自主复苏的机会[78]。

缺氧后,心率也表现出双相反应。短暂缺氧引起心动过速,接着副交感神经介导心动过缓,最终导致心

脏收缩停止[79~81]。对人类的研究表明，缺氧引起的心动过缓可被阿托品所阻断，其不发生于心脏移植患者中[82~86]（人和动物中都不存在），使用阿托品阻断副交感神经信号可防止缺氧时的心动过缓[87~95]。此外，切断迷走神经可防止缺氧时的心动过缓[92,96]。缺氧时的心动过缓增加了动物的存活率，因为阿托品在缺氧条件下急剧降低存活率[97]。缺氧引起的副交感神经心脏活动的变化是由于髓质活性的改变所致。因为在缺氧时，在迷走神经中央的横断面上，心脏传出纤维信号增加[98]。尽管外周化学感受器也可能参与，但截断颈动脉窦和主动脉的神经后，缺氧引起的心动过缓持续存在，说明中枢神经系统内的化学感受器可以激活增加心脏迷走神经元活动的通路[99]。

最近的工作描绘了缺氧（15 ~ 20 分钟的急性缺氧）诱发的心脏迷走神经元突触传递的变化。缺氧引起心脏迷走神经元的抑制性神经传递呈双相变化[100]。在缺氧的情况下，心脏迷走神经元的 GABA 能抑制作用呈双相改变，最初增加，然后显著降低[100]。同样，对缺氧时，甘氨酸能抑制作用也有一个双相变化，最初是促进，然后是自发和吸气诱发的甘氨酸能介导的抑制[100]。

除了 GABA 神经传递的变化之外，脑干中血清素（5-hydroxytryptamine，5-HT）受体及其信号传导，在心肺对低氧的中枢反应中起重要作用。缺氧可诱导中缝苍白核、中缝大核以及髓质腹侧表面的 5-HT 神经元发生 Fos 样免疫反应[101,102]。在腹式呼吸中，5-HT 水平显著升高，在缺氧 9min 后达到最大值，停止低氧后逐渐下降[103]。作用于中缝大核 5-HT1A 受体的 5-HT 在正常条件下不起作用，但在缺氧时可调节呼吸[104]。在视前区的前腹侧，5-HT1A 和 5-HT7 受体参与了对缺氧性通气反应的抑制性调节[105]。中枢 5-HT2A 受体的活化是维持缺氧时喘息和缺氧后的呼吸恢复所必需的[106,107]。在间歇性低氧引起呼吸活动长时间增强的过程中，中枢 5-HT2A 受体是至关重要的[106,108,109]。

5-HT 受体及其通路参与心脏迷走神经对缺氧的反应。在 NA 中，运动前神经元接受大量的 5-HT 轴索，而且 NA 中神经元上的 5-HT 突触密度在脑干中是最高的[110]。5-HT 纤维还特别围绕着心脏迷走神经元，这被描述为"包裹于 5-HT 免疫反应性轴突的小结"[111]。在含氧量正常的条件下，应用 NMDA 和 AM-PA/红藻氨酸盐受体拮抗剂几乎完全阻断了心脏迷走神经元的兴奋性突触传入，而阻断 5-HT3 和嘌呤能受体则无效[112]。然而，缺氧可招募额外的 5-HT 介导的心脏迷走神经元兴奋，这可以被 5-HT3 受体拮抗剂昂

丹司琼阻断。该 5-羟色胺能途径是自发激化的，不与吸气有关。心脏迷走神经元上的 5-HT3 受体的直接激活，与谷氨酸能受体激活相结合，在缺氧期间维持兴奋性输入并有助于维持心脏副交感活性[112]。此外，在缺氧期间，心脏迷走神经元上的 5-HT2 受体也被募集，并通过促进 5-HT3 受体活化，而维持缺氧时心脏迷走神经活动的兴奋[113]。在缺氧期间，5-HT 受体还可能负责传递到心脏迷走神经的 GABA 能和甘氨酸能神经传递的阻断。虽然这还没有被检测，但以前的工作已经证明：5-HT1A/7 受体的激活以及 5-HT2B 受体的重复激活，对心脏迷走神经元的自主和吸气相关的 GABA 能输入有抑制作用[114,115]。因此，两种机制的组合（即通过停用 GABA 能和甘氨酸能神经传递来抑制心脏迷走神经元，并通过激活突触后谷氨酸能和 5-HT3 受体刺激心脏迷走神经元），可能对缺氧导致的，心脏迷走神经元活性的增加以及心动过缓是重要的。

缺氧不仅引起双相性的心动过速后心动过缓，而且缺氧后的恢复过程中，仍然存在强烈的心动过缓[116,117]。吸气相关的兴奋性突触通路参与激发低氧后的心脏迷走神经元[118]。在缺氧恢复期间，主要通过募集谷氨酸能和嘌呤能通路，来产生自发性和呼吸相关的兴奋性活动[112,119]。如前所述，缺氧时 5-HT2 受体不仅通过维持心脏迷走神经元的兴奋性神经传递来发挥作用；而且缺氧之后 5-HT2 受体的激活，可减少随后吸气相关兴奋性神经信号传递到心脏迷走神经元，这可能是通过对吸气相关嘌呤能信号的抑制来实现的[113]。

短暂的（5 分钟）和间歇性低氧（15 分钟内 3 次的缺氧 3 分钟）递增地募集呼吸相关的谷氨酸能神经传递，其在呼吸爆发期间产生，并且在连续的低氧暴露中变得越来越强[120]。很可能，在重复缺氧期间出现的连续复苏期，产生了活性氧[120]。应用活性氧清除剂可阻断重复缺氧期间呼吸同步的输入到心脏迷走神经元的谷氨酸能信号；活性氧产生的可视化表明，在重复缺氧期间，他们逐渐聚集于腹外侧延髓[120]。

间歇性低氧引起的活性氧依赖性心肺呼吸可塑性，可能涉及 5-羟色胺能突触机制。对重复缺氧的中枢呼吸反应是 5-羟色胺依赖性的，间歇性低氧诱发的呼吸可塑性可以通过 5-羟色胺 5-HT 2A 激动剂的间歇应用来模拟[121,122]。考虑到，单次缺氧引起的传递到心脏迷走神经元的谷氨酸能神经传递，依赖于 5-羟色胺。这表明，在重复缺氧期间，活性氧物质可以增强血清素能通路以诱导吸气相关的兴奋性输入。

如前所述,在动物模型和人类中,CIH 会降低压力感受反射敏感性,升高血压和交感神经活性,并降低心脏的副交感神经活性[12~16]。尽管 CIH 降低了压力反射对心率调控,并降低了传递至心脏的副交感神经的活性,但是这些改变不是由于支配窦性心脏节的副交感神经活性改变,也不是心脏神经节功能的改变,而更可能是由于脑干中前交感兴奋性心脏迷走神经活性的改变。尽管解剖工作显示,在 CIH 时,心脏迷走传出神经、神经节大小以及心脏神经节内轴突终端密度下调[123,124],但心率对迷走传出神经的反应并没有降低,

反而升高[125~127]。这些结果表明运动前区心脏迷走神经活动的中枢调节异常,而不是心脏的神经节,是 CIH 时副交感神经对心率调控能力的下降的原因。谷氨酸[127]以及 NMDA 和 AMPA[128]显微注射到 NA 可诱发心动过缓,CIH 可减弱这种作用。然而,除了谷氨酸受体密度的改变之外,我们并不清楚 CIH 如何损害心脏迷走神经功能,以及这些改变是否影响了 GABA,甘氨酸,谷氨酸盐,5-HT 和嘌呤能通路以及受体。而这些通路及其受体是心脏迷走神经应对急性缺氧所不可或缺的。

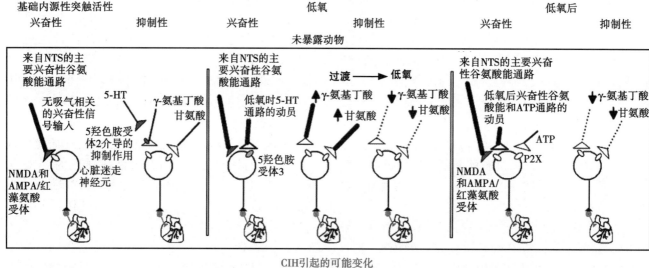

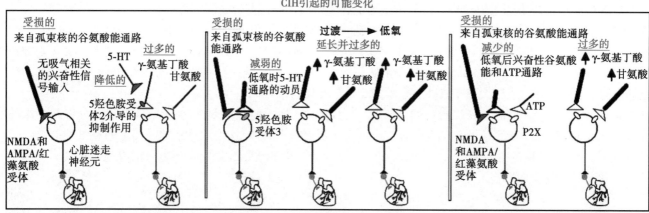

图 6.2　传递到 CVNs 的途径主要包括来自 NTS 的兴奋性谷氨酸能途径,其可能介导压力感受器反射和增加抑制性的 GABA 能和甘氨酸通路,后者引起呼吸性窦性心律失常。缺氧引起,传递到心脏迷走神经元的,抑制性 GABA 能和甘氨酸能神经传递的双相变化。作为对缺氧的反应,CVNs 的 GABA 能和甘氨酸能抑制作用开始增加,然后显著降低。5-HT 受体和通路参与其中,并在心脏迷走神经元对缺氧的反应中起重要作用。在常氧条件下,谷氨酸盐受体拮抗剂 NMDA 和 AMPA/红藻氨酸,可几乎完全被阻断至心脏迷走神经元的兴奋性突触传入,而阻断 5-HT3 和嘌呤受体则没有效果。然而,缺氧时用 5-HT3 受体拮抗剂昂丹司琼,可阻断额外的 5-HT 介导的心脏迷走神经元兴奋性。募集的 5-HT 途径和心脏迷走神经元上的 5-HT3 受体的激活,提供在缺氧期间的兴奋性信号输入并增加心脏副交感神经活性。此外,在缺氧期间,5-HT2 受体也参与其中,通过促进 5-HT3 受体激活,维持心脏迷走神经元活动的活性。低氧后,高兴奋性的突触通路被调动起来,以激发心脏迷走神经元。在缺氧恢复期间,自发和呼吸相关的兴奋性事件产生的原因主要是:调动了谷氨酸能和嘌呤能通路,进而分别激活了突触后 AMPA/红藻氨酸和 P2X 受体。有人提出:CIH 改变了心脏迷走神经元,急性低氧时的,内源性和自发活动通路以及神经生物学反应,并且进一步损害了,源自 NTS 前运动区的,心脏迷走神经元的基本反射激活和兴奋性。更具体地说,CIH 可能损害了 NTS 的兴奋性途径,而后者介导压力感受器反射;增加了缺氧时心脏迷走神经元的 GABA 能抑制作用;减弱了低氧时 5-羟色胺能途径的活性;损害了低氧后,传递至心脏迷走神经元的,兴奋性谷氨酸能和嘌呤能的神经传导

考虑到急性缺氧可引起突触通路和脑干神经传递激活，一种假设是，CIH 增强传递到心脏迷走神经元的 GABA 能和（或）甘氨酸能信号。另一个假设是，在 CIH 时，缺氧引起兴奋性心脏迷走神经元的输入信号受到抑制，并且这种功能障碍可能涉及正常募集的，传递给副交感心脏迷走神经元的，兴奋性嘌呤能，5-羟色胺能和谷氨酸能神经传递。第三种假设是，CIH 会损害 NTS 向脑干副交感神经元的突触传递，而这些变化将导致运动前区心脏迷走神经元压力感受性反射的减弱。图 6.2 展示了，CIH 导致的，控制 NA 中副交感心脏迷走神经元活动的，神经传递的变化。CIH 诱导的，NTS 中突触通路的改变，以及 CVLM 和 RVLM 中神经元（对脑干前交感神经活性起介导作用）的功能变化，仍然未知。

## 6.5　OSA 的中枢神经系统机制及其潜在的治疗靶点

如上所述，CPAP 耐受性很差。考虑到神经化学物质和受体在脑干心肺功能中的重要作用，最近已经评估了几种药理学方法来缓解 OSA。人们提出或测试了数种治疗方案，以改变通气动力，睡眠状态或睡眠期间的呼吸暂停次数。研究了包括性激素，乙酰唑胺，阿片拮抗剂，尼古丁，抗高血压药（β-受体阻滞剂和 ACE 抑制剂），谷氨酸拮抗剂，5-羟色胺能药物或 5-羟色胺特异性再摄取抑制剂（SSRIs）等在内的许多药物。然而这些研究在减少呼吸暂停发作频率，稳定上呼吸道或患者耐受方面的疗效差异性很大[129~132]。药物治疗对 OSA 结果的不一致可能是由于缺乏该药物作用的特异性位点，以及不甚了解 OSA 诱导并发症的机制所致。显然，需要更多的研究来确定 OSA 药物治疗的机制和细胞靶点，以及 CIH 干预的中枢机制。

## 6.6　总结

在过去的十年里，我们对心率和血压神经控制的认识有了许多重大进展。最近的研究表明，OSA 和 CIH 增加 NTS 神经元的自发放电，并削弱 NA 中副交感心脏迷走神经元的活性。其机制可能包括，钙稳态改变，NTS 中神经递质的自发释放增加，并使到达副交感心脏神经元的兴奋性神经传递减弱，抑制性神经传递增强（包括来自 NTS 的通路）。有必要进一步研究，以在细胞水平明确慢性心肺疾病如：OSA 时，受体功能和突触传递的变化。明确这些变化，有助于我们清晰的理

解脑干心血管的功能紊乱，同时为恢复这些心肺疾病中的自主神经功能平衡和增加其生存率提供靶点。

**致谢**　本研究受到 NIH 授予 D. M. 的基金 HL49965，HL59895 和 HL72006 和授予 D. D. K 的基金 HL085108 的支持。

（师敬飞 译　任长虹　刘志 校）

## 参考文献

1. Pickering TG, Gribbin B, Petersen ES, et al. Effects of autonomic blockade on the baroreflex in man at rest and during exercise. Circ Res. 1972;30:177–85.
2. Scher AM, Young AC. Reflex control of heart rate in the unanesthetized dog. Am J Physiol. 1970;218:780–9.
3. Kunze DL. Reflex discharge patterns of cardiac vagal efferent fibres. J Physiol. 1972;222:1–15.
4. Coleman TG. Arterial baroreflex control of heart rate in the conscious rat. Am J Physiol. 1980;238:H515–20.
5. Stornetta RL, Guyenet PG, McCarty RC. Autonomic nervous system control of heart rate during baroreceptor activation in conscious and anesthetized rats. J Auton Nerv Syst. 1987;20:121–7.
6. Spyer KM. Neural organisation and control of the baroreceptor reflex. Rev Physiol Biochem Pharmacol. 1981;88:24–124.
7. Spyer KM, Gilbey MP. Cardiorespiratory interactions in heart-rate control. Ann N Y Acad Sci. 1988;533:350–7.
8. Levy MN, Zieske H. Autonomic control of cardiac pacemaker activity and atrioventricular transmission. J Appl Physiol. 1969;27:465–70.
9. Guyenet PG. The sympathetic control of blood pressure. Nat Rev Neurosci. 2006;7:335–46.
10. Andresen MC, Kunze DL. Nucleus tractus solitarius – gateway to neural circulatory control. Annu Rev Physiol. 1994;56:93–116.
11. Schreihofer AM, Guyenet PG. The baroreflex and beyond: control of sympathetic vasomotor tone by GABAergic neurons in the ventrolateral medulla. Clin Exp Pharmacol Physiol. 2002;29:514–21.
12. Carlson JT, Hedner JA, Sellgren J, Elam M, Wallin BG. Depressed baroreflex sensitivity in patients with obstructive sleep apnea. Am J Respir Crit Care Med. 1996;154:1490–6.
13. Bonsignore MR, Parati G, Insalaco G, et al. Baroreflex control of heart rate during sleep in severe obstructive sleep apnoea: effects of acute CPAP. Eur Respir J. 2006;27:128–35.
14. Bonsignore MR, Parati G, Insalaco G, et al. Continuous positive airway pressure treatment improves baroreflex control of heart rate during sleep in severe obstructive sleep apnea syndrome. Am J Respir Crit Care Med. 2002;166:279–86.
15. Lai CJ, Yang CC, Hsu YY, et al. Enhanced sympathetic outflow and decreased baroreflex sensitivity are associated with intermittent hypoxia-induced systemic hypertension in conscious rats. J Appl Physiol. 2006;100:1974–82.
16. Narkiewicz K, Somers VK. Sympathetic nerve activity in obstructive sleep apnoea. Acta Physiol Scand. 2003;177:385–90.
17. Hull Jr SS, Vanoli E, Adamson PB, et al. Do increases in markers of vagal activity imply protection from sudden death? The case of scopolamine. Circulation. 1995;91:2516–9.
18. Ferguson DW, Berg WJ, Sanders JS. Clinical and hemodynamic correlates of sympathetic nerve activity in normal humans and patients with heart failure: evidence from direct microneurographic recordings. J Am Coll Cardiol. 1990;16:1125–34.
19. Nishime EO, Cole CR, Blackstone EH, et al. Heart rate recovery and treadmill exercise score as predictors of mortality in patients referred for exercise ECG. JAMA. 2000;284:1392–8.
20. Routledge HC, Chowdhary S, Townend JN. Heart rate variability – a therapeutic target? J Clin Pharm Ther. 2002;27:85–92.
21. Eckberg DL, Drabinsky M, Braunwald E. Defective cardiac parasympathetic control in patients with heart disease. N Engl J Med.

1971;285:877–83.

22. La Rovere MT, Specchia G, Mortara A, et al. Baroreflex sensitivity, clinical correlates, and cardiovascular mortality among patients with a first myocardial infarction. A prospective study. Circulation. 1988;78:816–24.

23. Vanoli E, De Ferrari GM, Stramba-Badiale M, et al. Vagal stimulation and prevention of sudden death in conscious dogs with a healed myocardial infarction. Circ Res. 1991;68:1471–81.

24. Esler M. The sympathetic system and hypertension. Am J Hypertens. 2000;13:99S–105.

25. Straznicky NE, Eikelis N, Lambert EA, et al. Mediators of sympathetic activation in metabolic syndrome obesity. Curr Hypertens Rep. 2008;10:440–7.

26. Bazzano LA, Khan Z, Reynolds K, et al. Effect of nocturnal nasal continuous positive airway pressure on blood pressure in obstructive sleep apnea. Hypertension. 2007;50:417–23.

27. Punjabi NM. The epidemiology of adult obstructive sleep apnea. Proc Am Thorac Soc. 2008;5:136–43.

28. Marin JM, Carrizo SJ, Vicente E, et al. Long-term cardiovascular outcomes in men with obstructive sleep apnoea-hypopnoea with or without treatment with continuous positive airway pressure: an observational study. Lancet. 2005;365:1046–53.

29. Bradley TD, Floras JS. Obstructive sleep apnoea and its cardiovascular consequences. Lancet. 2009;373:82–93.

30. Kato M, Adachi T, Koshino Y, et al. Obstructive sleep apnea and cardiovascular disease. Circ J. 2009;73:1363–70.

31. Narkiewicz K, van de Borne PJ, Montano N, et al. Contribution of tonic chemoreflex activation to sympathetic activity and blood pressure in patients with obstructive sleep apnea. Circulation. 1998;97:943–5.

32. Narkiewicz K, van de Borne PJ, Pesek CA, et al. Selective potentiation of peripheral chemoreflex sensitivity in obstructive sleep apnea. Circulation. 1999;99:1183–9.

33. Spicuzza L, Bernardi L, Balsamo R, et al. Effect of treatment with nasal continuous positive airway pressure on ventilatory response to hypoxia and hypercapnia in patients with sleep apnea syndrome. Chest. 2006;130:774–9.

34. Tafil-Klawe M, Thiele AE, Raschke F, et al. Peripheral chemoreceptor reflex in obstructive sleep apnea patients; a relationship between ventilatory response to hypoxia and nocturnal bradycardia during apnea events. Pneumologie. 1991;45 Suppl 1:309–11.

35. Somers VK, Abboud FM. Chemoreflexes – responses, interactions and implications for sleep apnea. Sleep. 1993;16:S30–3.

36. Narkiewicz K, Kato M, Phillips BG, et al. Nocturnal continuous positive airway pressure decreases daytime sympathetic traffic in obstructive sleep apnea. Circulation. 1999;100:2332–5.

37. Doherty LS, Kiely JL, Swan V, et al. Long-term effects of nasal continuous positive airway pressure therapy on cardiovascular outcomes in sleep apnea syndrome. Chest. 2005;127:2076–84.

38. Parati G, Lombardi C, Narkiewicz K. Sleep apnea: epidemiology, pathophysiology, and relation to cardiovascular risk. Am J Physiol Regul Integr Comp Physiol. 2007;293:R1671–83.

39. Kline DD, Ramirez-Navarro A, Kunze DL. Adaptive depression in synaptic transmission in the nucleus of the solitary tract after in vivo chronic intermittent hypoxia: evidence for homeostatic plasticity. J Neurosci. 2007;27:4663–73.

40. Peters JH, McDougall SJ, Fawley JA, et al. Primary afferent activation of thermosensitive TRPV1 triggers asynchronous glutamate release at central neurons. Neuron. 2010;65:657–69.

41. de Paula PM, Tolstykh G, Mifflin S. Chronic intermittent hypoxia alters NMDA and AMPA-evoked currents in NTS neurons receiving carotid body chemoreceptor inputs. Am J Physiol Regul Integr Comp Physiol. 2007;292:R2259–65.

42. Zhang W, Carreno FR, Cunningham JT, et al. Chronic sustained and intermittent hypoxia reduce function of ATP-sensitive potassium channels in nucleus of the solitary tract. Am J Physiol Regul Integr Comp Physiol. 2008;295:R1555–62.

43. Raghuraman G, Rai V, Peng YJ, et al. Pattern-specific sustained activation of tyrosine hydroxylase by intermittent hypoxia: role of reactive oxygen species-dependent downregulation of protein phos-phatase 2A and upregulation of protein kinases. Antioxid Redox Signal. 2009;11:1777–89.

44. Hui AS, Striet JB, Gudelsky G, et al. Regulation of catecholamines by sustained and intermittent hypoxia in neuroendocrine cells and sympathetic neurons. Hypertension. 2003;42:1130–6.

45. Goiny M, Lagercrantz H, Srinivasan M, et al. Hypoxia-mediated in vivo release of dopamine in nucleus tractus solitarii of rabbits. J Appl Physiol. 1991;70:2395–400.

46. Huey KA, Powell FL. Time-dependent changes in dopamine $D_2$-receptor mRNA in the arterial chemoreflex pathway with chronic hypoxia. Brain Res Mol Brain Res. 2000;75:264–70.

47. Li R, Bao G, el-Mallakh RS, et al. Effects of chronic episodic hypoxia on monoamine metabolism and motor activity. Physiol Behav. 1996;60:1071–6.

48. Kline DD, Takacs KN, Ficker E, et al. Dopamine modulates synaptic transmission in the nucleus of the solitary tract. J Neurophysiol. 2002;88:2736–44.

49. Kline DD, Hendricks G, Hermann G, et al. Dopamine inhibits N-type channels in visceral afferents to reduce synaptic transmitter release under normoxic and chronic intermittent hypoxic conditions. J Neurophysiol. 2009;101:2270–8.

50. Pajolla GP, Accorsi-Mendonca D, Lunardi CN, et al. Immunoreactivity for neuronal NOS and fluorescent indication of NO formation in the NTS of juvenile rats submitted to chronic intermittent hypoxia. Auton Neurosci. 2009;148:55–62.

51. Mendelowitz D. Advances in parasympathetic control of heart rate and cardiac function. News Physiol Sci. 1999;14:155–61.

52. Neff RA, Mihalevich M, Mendelowitz D. Stimulation of NTS activates NMDA and non-NMDA receptors in rat cardiac vagal neurons in the nucleus ambiguus. Brain Res. 1998;792:277–82.

53. Koshiya N, Guyenet PG. NTS neurons with carotid chemoreceptor inputs arborize in the rostral ventrolateral medulla. Am J Physiol. 1996;270:R1273–8.

54. Accorsi-Mendonca D, Bonagamba LG, Leao RM, et al. Are L-glutamate and ATP cotransmitters of the peripheral chemoreflex in the rat nucleus tractus solitarius? Exp Physiol. 2009;94:38–45.

55. Kline DD, King TL, Austgen JR, et al. Sensory afferent and hypoxia-mediated activation of nucleus tractus solitarius neurons that project to the rostral ventrolateral medulla. Neuroscience. 2010;167:510–27.

56. Frank JG, Jameson HS, Gorini C, et al. Mapping and identification of GABAergic neurons in transgenic mice projecting to cardiac vagal neurons in the nucleus ambiguus using photo-uncaging. J Neurophysiol. 2009;101:1755–60.

57. Wang J, Irnaten M, Mendelowitz D. Characteristics of spontaneous and evoked GABAergic synaptic currents in cardiac vagal neurons in rats. Brain Res. 2001;889:78–83.

58. Evans C, Baxi S, Neff RA, et al. Synaptic activation of cardiac vagal neurons by capsaicin sensitive and insensitive sensory neurons. Brain Res. 2003;979:210–5.

59. Davidson NS, Goldner S, McCloskey DI. Respiratory modulation of barareceptor and chemoreceptor reflexes affecting heart rate and cardiac vagal efferent nerve activity. J Physiol. 1976;259:523–30.

60. Eckberg DL, Orshan CR. Respiratory and baroreceptor reflex interactions in man. J Clin Invest. 1977;59:780–5.

61. McAllen RM, Spyer KM. The baroreceptor input to cardiac vagal motoneurones. J Physiol. 1978;282:365–74.

62. Eckberg DL. The human respiratory gate. J Physiol. 2003;548:339–52.

63. Loewy AD, Spyer KM. Central regulation of autonomic functions. New York: Oxford University Press; 1990.

64. Anrep G, Pascual F, Rossler R. Respiratory variations of the heart rate II – the central mechanism of the respiratory sinus arrythmia and the inter-relations between the central and the reflex mechanisms. Proc R Soc. 1936;119:218–32.

65. Richter DW, Spyer KM. Cardiorespiratory control. In: Spyer KM, editor. Central regulation of autonomic function. New York: Oxford University Press; 1990. p. 189–207.

66. Berne RM, Levy MN. Cardiovascular physiology. 7th ed. St. Louis:

Mosby; 1997.

67. Anrep G, Pascual F, Rossler R. Respiratory variations of the heart rate I – the reflex mechanism of the respiratory sinus arrhythmia. Proc R Soc. 1936;119:191–217.

68. Anrep GVPW, Rossler R. Respiratory variations of the heart rate II – the central mechanism of the respiratory arrhythmia and the inter-relationships between the central and reflex mechanisms. Proc R Soc. 1935;119:218–31.

69. Daly MD. Some reflex cardioinhibitory responses in the cat and their modulation by central inspiratory neuronal activity. J Physiol. 1991;439:559–77.

70. Elghozi JL, Laude D, Girard A. Effects of respiration on blood pressure and heart rate variability in humans. Clin Exp Pharmacol Physiol. 1991;18:735–42.

71. Hrushesky WJ. Quantitative respiratory sinus arrhythmia analysis. A simple noninvasive, reimbursable measure of cardiac wellness and dysfunction. Ann N Y Acad Sci. 1991;618:67–101.

72. Shykoff BE, Naqvi SS, Menon AS, et al. Respiratory sinus arrhythmia in dogs. Effects of phasic afferents and chemostimulation. J Clin Invest. 1991;87:1621–7.

73. Inoue K, Miyake S, Kumashiro M, et al. Power spectral analysis of heart rate variability in traumatic quadriplegic humans. Am J Physiol. 1990;258:H1722–6.

74. Kollai M, Koizumi K. Reciprocal and non-reciprocal action of the vagal and sympathetic nerves innervating the heart. J Auton Nerv Syst. 1979;1:33–52.

75. Warner MR, deTarnowsky JM, Whitson CC, et al. Beat-by-beat modulation of AV conduction. II. Autonomic neural mechanisms. Am J Physiol. 1986;251:H1134–42.

76. Neff RA, Wang J, Baxi S, et al. Respiratory sinus arrhythmia: endogenous activation of nicotinic receptors mediates respiratory modulation of brainstem cardioinhibitory parasympathetic neurons. Circ Res. 2003;93:565–72.

77. Wang J, Wang X, Irnaten M, et al. Endogenous acetylcholine and nicotine activation enhances GABAergic and glycinergic inputs to cardiac vagal neurons. J Neurophysiol. 2003;89:2473–81.

78. Guntheroth WG, Kawabori I. Hypoxic apnea and gasping. J Clin Invest. 1975;56:1371–7.

79. Deshpande P, Khurana A, Hansen P, et al. Failure of autoresuscitation in weanling mice: significance of cardiac glycogen and heart rate regulation. J Appl Physiol. 1999;87:203–10.

80. Schuen JN, Bamford OS, Carroll JL. The cardiorespiratory response to anoxia: normal development and the effect of nicotine. Respir Physiol. 1997;109:231–9.

81. Taylor EW, Butler PJ. Nervous control of heart rate: activity in the cardiac vagus of the dogfish. J Appl Physiol. 1982;53:1330–5.

82. Baird TM. Clinical correlates, natural history and outcome of neonatal apnoea. Semin Neonatol. 2004;9:205–11.

83. Madden BP, Shenoy V, Dalrymple-Hay M, et al. Absence of bradycardic response to apnea and hypoxia in heart transplant recipients with obstructive sleep apnea. J Heart Lung Transplant. 1997;16:394–7.

84. Berk JL, Levy MN. Profound reflex bradycardia produced by transient hypoxia or hypercapnia in man. Eur Surg Res. 1977;9:75–84.

85. Somers VK, Dyken ME, Mark AL, et al. Parasympathetic hyper-responsiveness and bradyarrhythmias during apnoea in hypertension. Clin Auton Res. 1992;2:171–6.

86. Martin RJ, Abu-Shaweesh JM, Baird TM. Apnoea of prematurity. Paediatr Respir Rev. 2004;5:S377–82.

87. O'Donnell CP, Bower EA. Heart rate changes evoked by hypoxia in the anaesthetized, artificially ventilated cat. Exp Physiol. 1992;77:271–83.

88. de Burgh DM, Elsner R, Angell-James JE. Cardiorespiratory control by carotid chemoreceptors during experimental dives in the seal. Am J Physiol. 1977;232:H508–16.

89. Daly MB, Korner PI, Angell-James JE, et al. Cardiovascular-respiratory reflex interactions between carotid bodies and upper-airways receptors in the monkey. Am J Physiol. 1978;234:H293–9.

90. Lewis AB, Donovan M, Platzker AC. Cardiovascular responses to autonomic blockade in hypoxemic fetal lambs. Biol Neonate. 1980;37:233–42.

91. Cohn HE, Piasecki GJ, Jackson BT. The effect of fetal heart rate on cardiovascular function during hypoxemia. Am J Obstet Gynecol. 1980;138:1190–9.

92. Przybylski J, Trzebski A, Przybyszewski A. Circulatory responses to acute hypoxia in spontaneously hypertensive and normotensive rats. Acta Physiol Pol. 1980;31:463–8.

93. Yu ZY, Lumbers ER, Gibson KJ, et al. Effects on hypoxaemia on foetal heart rate, variability and cardiac rhythm. Clin Exp Pharmacol Physiol. 1998;25:577–84.

94. Ikenoue T, Martin Jr CB, Murata Y, et al. Effect of acute hypoxemia and respiratory acidosis on the fetal heart rate in monkeys. Am J Obstet Gynecol. 1981;141:797–806.

95. Hayashi M, Nagasaka T. Hypoxic tachycardia in hypoxia-acclimated rats. Jpn J Physiol. 1982;32:149–52.

96. Boddy K, Dawes GS, Fisher R, et al. Foetal respiratory movements, electrocortical and cardiovascular responses to hypoxaemia and hypercapnia in sheep. J Physiol. 1974;243:599–618.

97. Scremin AM, Scremin OU, Brechner T. Survival under hypoxia. Age dependence and effect of cholinergic drugs. Stroke. 1980;11:548–52.

98. Potter EK, McCloskey DI. Effects of hypoxia on cardiac vagal efferent activity and on the action of the vagus nerve at the heart in the dog. J Auton Nerv Syst. 1986;17:325–9.

99. Serani A, Lavados M, Zapata P. Cardiovascular responses to hypoxia in the spontaneously breathing cat: reflexes originating from carotid and aortic bodies. Arch Biol Med Exp (Santiago). 1983;16:29–41.

100. Neff RA, Simmens SJ, Evans C, et al. Prenatal nicotine exposure alters central cardiorespiratory responses to hypoxia in rats: implications for sudden infant death syndrome. J Neurosci. 2004;24:9261–8.

101. Erickson JT, Millhorn DE. Hypoxia and electrical stimulation of the carotid sinus nerve induce Fos-like immunoreactivity within catecholaminergic and serotoninergic neurons of the rat brainstem. J Comp Neurol. 1994;348:161–82.

102. Teppema LJ, Veening JG, Kranenburg A, et al. Expression of c-fos in the rat brainstem after exposure to hypoxia and to normoxic and hyperoxic hypercapnia. J Comp Neurol. 1997;388:169–90.

103. Richter DW, Schmidt-Garcon P, Pierrefiche O, et al. Neurotransmitters and neuromodulators controlling the hypoxic respiratory response in anaesthetized cats. J Physiol. 1999;514:567–78.

104. Nucci TB, Branco LG, Gargaglioni LH. 5-HT1A, but not 5-HT2 and 5-HT7, receptors in the nucleus raphe magnus modulate hypoxia-induced hyperpnoea. Acta Physiol (Oxf). 2008;193:403–14.

105. Gargaglioni LH, Bicego KC, Nucci TB, et al. Serotoninergic receptors in the anteroventral preoptic region modulate the hypoxic ventilatory response. Respir Physiol Neurobiol. 2006;153:1–13.

106. Tryba AK, Pena F, Ramirez JM. Gasping activity in vitro: a rhythm dependent on 5-HT2A receptors. J Neurosci. 2006;26:2623–34.

107. St-John WM, Leiter JC. Maintenance of gasping and restoration of eupnea after hypoxia is impaired following blockers of α-1 adrenergic receptors and serotonin 5HT2 receptors. J Appl Physiol. 2008;104:665–73.

108. Fuller DD, Zabka AG, Baker TL, et al. Physiological and genomic consequences of intermittent hypoxia selected contribution: phrenic long-term facilitation requires 5-HT receptor activation during but not following episodic hypoxia. J Appl Physiol. 2001;90:2001–6.

109. McGuire M, Zhang Y, White DP, et al. Serotonin receptor subtypes required for ventilatory long-term facilitation and its enhancement after chronic intermittent hypoxia in awake rats. Am J Physiol Regul Integr Comp Physiol. 2004;286:R334–41.

110. Takeuchi Y, Kojima M, Matsuura T, et al. Serotonergic innervation on the motoneurons in the mammalian brainstem. Light and electron microscopic immunohistochemistry. Anat Embryol

(Berl). 1983;167:321–33.

111. Izzo PN, Deuchars J, Spyer KM. Localization of cardiac vagal preganglionic motoneurones in the rat: immunocytochemical evidence of synaptic inputs containing 5-hydroxytryptamine. J Comp Neurol. 1993;327:572–83.

112. Dergacheva O, Kamendi H, Wang X, et al. The role of 5-HT3 and other excitatory receptors in central cardiorespiratory responses to hypoxia: implications for sudden infant death syndrome. Pediatr Res. 2009;65:625–30.

113. Dergacheva O, Kamendi H, Wang X, et al. 5-HT2 receptors modulate excitatory neurotransmission to cardiac vagal neurons within the nucleus ambiguus evoked during and after hypoxia. Neuroscience. 2009;164:1191–8.

114. Dergacheva O, Griffioen KJ, Wang X, et al. 5-HT2 receptor subtypes mediate different long-term changes in GABAergic activity to parasympathetic cardiac vagal neurons in the nucleus ambiguus. Neuroscience. 2007;149:696–705.

115. Wang X, Dergacheva O, Kamendi H, et al. 5-Hydroxytryptamine 1A/7 and 4alpha receptors differentially prevent opioid-induced inhibition of brain stem cardiorespiratory function. Hypertension. 2007;50:368–76.

116. Pichot V, Roche F, Gaspoz JM, et al. Relation between heart rate variability and training load in middle-distance runners. Med Sci Sports Exerc. 2000;32:1729–36.

117. Roche F, Reynaud C, Garet M, et al. Cardiac baroreflex control in humans during and immediately after brief exposure to simulated high altitude. Clin Physiol Funct Imaging. 2002;22:301–6.

118. Evans C, Wang J, Neff R, et al. Hypoxia recruits a respiratory-related excitatory pathway to brainstem premotor cardiac vagal neurons in animals exposed to prenatal nicotine. Neuroscience. 2005;133:1073–9.

119. Griffioen KJ, Gorini C, Jameson H, et al. Purinergic P2X receptors mediate excitatory transmission to cardiac vagal neurons in the nucleus ambiguus after hypoxia. Hypertension. 2007;50: 75–81.

120. Griffioen KJ, Kamendi HW, Gorini CJ, et al. Reactive oxygen species mediate central cardiorespiratory network responses to acute intermittent hypoxia. J Neurophysiol. 2007;97:2059–66.

121. Feldman JL, Mitchell GS, Nattie EE. Breathing: rhythmicity, plasticity, chemosensitivity. Annu Rev Neurosci. 2003;26:239–66.

122. Bocchiaro CM, Feldman JL. Synaptic activity-independent persistent plasticity in endogenously active mammalian motoneurons. Proc Natl Acad Sci USA. 2004;101:4292–5.

123. Soukhova-O'Hare GK, Cheng ZJ, Roberts AM, et al. Postnatal intermittent hypoxia alters baroreflex function in adult rats. Am J Physiol Heart Circ Physiol. 2006;290:H1157–64.

124. Lin M, Ai J, Li L, et al. Structural remodeling of nucleus ambiguus projections to cardiac ganglia following chronic intermittent hypoxia in C57BL/6J mice. J Comp Neurol. 2008;509: 103–17.

125. Gu H, Lin M, Liu J, et al. Selective impairment of central mediation of baroreflex in anesthetized young adult Fischer 344 rats after chronic intermittent hypoxia. Am J Physiol Heart Circ Physiol. 2007;293:H2809–18.

126. Lin M, Liu R, Gozal D, et al. Chronic intermittent hypoxia impairs baroreflex control of heart rate but enhances heart rate responses to vagal efferent stimulation in anesthetized mice. Am J Physiol Heart Circ Physiol. 2007;293:H997–1006.

127. Yan B, Soukhova-O'Hare GK, Li L, et al. Attenuation of heart rate control and neural degeneration in nucleus ambiguus following chronic intermittent hypoxia in young adult Fischer 344 rats. Neuroscience. 2008;153:709–20.

128. Yan B, Li L, Harden SW, et al. Chronic intermittent hypoxia impairs heart rate responses to AMPA and NMDA and induces loss of glutamate receptor neurons in nucleus ambiguous of F344 rats. Am J Physiol Regul Integr Comp Physiol. 2009;296:R299–308.

129. Smith IE, Quinnell TG. Pharmacotherapies for obstructive sleep apnoea: where are we now? Drugs. 2004;64:1385–99.

130. Carley DW, Olopade C, Ruigt GS, et al. Efficacy of mirtazapine in obstructive sleep apnea syndrome. Sleep. 2007;30:35–41.

131. Veasey SC. Serotonin agonists and antagonists in obstructive sleep apnea: therapeutic potential. Am J Respir Med. 2003;2:21–9.

132. Grunstein RR, Hedner J, Grote L. Treatment options for sleep apnoea. Drugs. 2001;61:237–51.

第二篇
间歇性低氧与呼吸疾病

# 第 7 章 间歇性低氧对睡眠呼吸暂停患者呼吸稳定性的影响

Jason H. Mateika

**摘要**

有很多推测认为呼吸运动的长时程易化可能显著影响睡眠呼吸暂停患者的呼吸暂停严重程度,因为该疾病的特征是暴露于间歇性低氧,而间歇性低氧是一种已知的可以启动长时程易化的刺激。有人提出,虽然长时程易化活化可以通过促进每分通气,也可能更主要通过促进上呼吸道肌肉活动来减轻呼吸暂停。但是暴露于间歇性低氧可能最终导致呼吸暂停发作,这一情况人们虽然很少讨论但同样合理。间歇性低氧至少在两种情况下可能会导致呼吸暂停。在这两种情况下,上呼吸道肌肉活动的长时程易化被激活,但最终由于肌肉疲劳或其他形式的呼吸可塑性的激活而变得无效,呼吸可塑性可以更特异地逐步增加缺氧通气反应。本章的主要目标是讨论各种形式的呼吸运动神经元可塑性的复杂相互作用是否对睡眠呼吸暂停患者的呼吸稳定性具有有益或不利的影响。总的结论是不能单纯地认为暴露于间歇性低氧对睡眠呼吸暂停患者的呼吸稳定性有有利或不利的影响。相反,暴露于间歇性低氧的有益或有害的影响可能取决于各种情况,以及各种形式的呼吸运动可塑性之间复杂的相互作用。

## 专业名词缩略语

| | |
|---|---|
| IH | 间歇性低氧(intermittent hypoxia) |
| PA | 渐进性增强(progressive augmentation) |
| LTF | 长时程易化(long-term facilitation) |
| HVR | 缺氧通气反应(hypoxic ventilator response) |
| AT | 呼吸暂停阈值(apneic threshold) |
| $V_T$ | 通气阈值(ventilatory threshold) |

## 7.1 前言

本章旨在探讨间歇性低氧(intermittent hypoxia, IH)对睡眠呼吸暂停患者呼吸稳定性的影响。本章将主要关注两种基本现象,即由暴露于 IH 引发的两种呼吸运动活动:缺氧通气反应的渐进性增强(progressive augmentation,PA)和长时程易化(long-term facili-tation,LTF),这两种现象正在改变睡眠呼吸暂停患者的呼吸稳定性。本章将对这些现象进行简要概述,但不会对所有关于这些呼吸可塑性形式的文献进行综述。读者可以参考以下文献[16,39,43,50],这些文献全面总结了这些现象的所有方面,包括影响其发作和强度的各种因素。本章的目的是在已有文献的基础上强调不能单一的认为暴露于 IH 对睡眠呼吸暂停患者的呼吸稳定性是完全有益的或者不利的。相反,下面的讨论提出了暴露于 IH 的有益或有害的影响可能依赖于缺氧通气反应的 PA 与呼吸运动活动的 LTF 之间复杂的相互作用。

## 7.2 渐进性增强和长时程易化

缺氧性通气反应渐进性增强的特征是 IH 过程中从最初缺氧发作到最终缺氧发作的反应幅度逐渐

增加(图7.1)。暴露于IH后,缺氧通气反应的增强可持续数分钟至数小时[25,41]。尽管颈动脉体可能有助于PA,但由于其在其他的时间依赖性的缺氧通气反应中的作用[64,72],这种形式的可塑性(如PA)可能起源于呼吸系统内的各种部位,包括横膈膜运动神经元,呼吸运动前区神经元(如:在髓质水平)和颈动脉体。在动物和人类中,每个位点对PA的相对贡献迄今尚未得到很好的区分,因此读者在阅读下面的讨论时应该认识到文献中的这个差距。同样,上呼吸道肌肉活动的PA可能反映了颈动脉体和舌下神经元可塑性的整合。

与可塑性部位无关,测量缺氧通气反应取决于在测量期间保持的二氧化碳的分压,以及二氧化碳的阈值和中枢对二氧化碳的通气反应(图7.2)。读者可以参考Duffin的综述中对这一概念的详细讨论[21]。二氧化碳对缺氧性通气反应的影响至关重要,因为缺氧反应的PA(图7.2,左侧图表-垂直虚线箭头表示PA)可能是由于对二氧化碳的反应阈值的改变,该反应阈值也称为呼吸暂停阈值。呼吸暂停阈值界定了二氧化碳减少到静息值以下(即图7.2中的正常静息平衡

点)时的呼吸停止点(即图7.2中的0L/min)。图7.2显示,呼吸暂停阈值向左(即从灰色实线到灰色虚线)移动可能导致在已有的二氧化碳和氧气分压条件下通气量的增加。渐进性增强也可能是由于通气灵敏度对氧气和二氧化碳水平变化的提高所致。通气灵敏度是通过测量每分钟通气量与呼气末二氧化碳之间关系的斜率来确定的,两者之间的关系在呼吸暂停阈值以上是线性的。图7.2显示,对二氧化碳和氧气的通气灵敏度增加(左图,从红色实线到灰色虚线)导致在已有二氧化碳和氧气分压条件下每分钟通气量增加。例如:与灰色实线相比,当从灰色虚线测量时,在50mmHg的$P_{ET}O_2$和43mmHg的$P_{ET}CO_2$的条件下每分通气量更大。

在此提到改变PA的阈值或敏感性的潜在影响,是因为改变这些变量中的一个或两个会影响呼吸稳定性。呼吸暂停阈值和/或通气敏感性在维持或加重呼吸中的作用主要与这些变量对二氧化碳储备的影响有关[17~19]。二氧化碳储备定义为静息时的二氧化碳分压(图7.3,黑圈)与呼吸暂停阈值时的二氧化碳分压(图7.3,黑色垂直箭头)之间的差值[17~19]。如果呼吸暂停

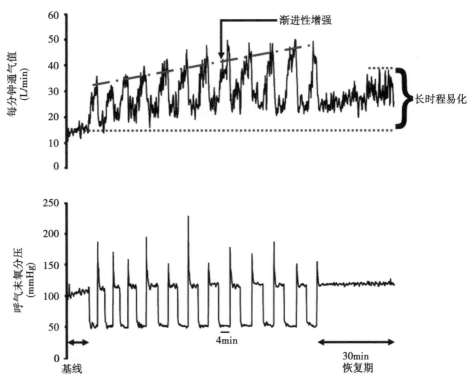

图7.1  在12次间歇性低氧处理之前、期间和之后,参与者每次呼吸的每分钟通气值。每次缺氧4min,恢复4min,最后一次缺氧后恢复30min。引起缺氧的吸入气体含8%的氧气,其他增加氮气来平衡气压。在每次缺氧处理期间,补充100%的氧气以维持呼气末的氧分压在50mmHg。在整个过程中,呼气末二氧化碳的分压保持在基线水平以上3mmHg。在间歇性低氧暴露期间,缺氧的通气反应从第一次缺氧处理到最后一次缺氧处理逐渐增加,这种现象被称为渐进性增强。在间歇性低氧过程中,在正常氧浓度条件下的恢复阶段每分钟通气量逐渐增加,一直到最后一次恢复阶段,与基线相比,通气量显著增加,这种现象被称为长时程易化

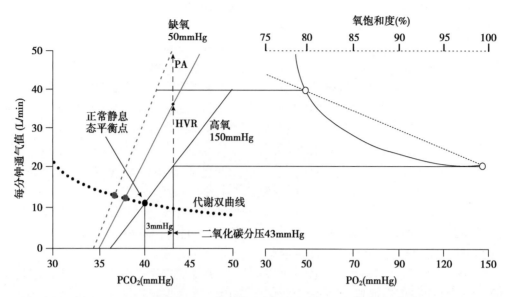

图7.2 缺氧通气反应的测量取决于在整个间歇性低氧过程中二氧化碳维持的水平。在设定的二氧化碳分压(在此设定为静息状态以上3mmHg)下,从高氧二氧化碳反应线(黑线-假定反映中枢化学反应)至缺氧二氧化碳反应线(红色实线-假定反映中枢和外周化学反应的总和)通气量的增加是缺氧通气反应(箭头标记的HVR)的测量值。在间歇性低氧过程中缺氧通气反应(灰色虚线)的渐进性增强(PA)可能是由于呼吸暂停阈值或通气敏感性改变导致的。然而,在设定的二氧化碳分压(在此设定为43mmHg)下,引起低氧反应的机制(斜率或阈值的变化)两者是无法区分的。定义:PCO₂:二氧化碳分压,PO₂:氧分压;氧饱和度:动脉血红蛋白的氧饱和度

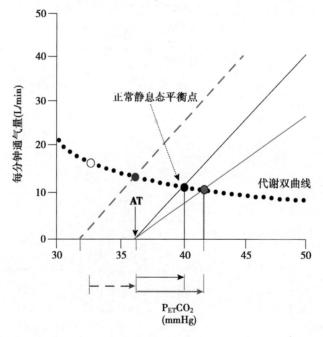

图7.3 控制呼吸和暴露于间歇性低氧的潜在有益影响的示意图。黑色虚线(标有代谢双曲线)表示呼吸控制回路的传出臂对动脉血气体(即二氧化碳水平)的影响,黑色实线表示化学反应。黑色圆圈表示计算的正常静息平衡点(即正常静息每分钟通气和伴随的二氧化碳水平),黑色垂直箭头表示呼吸暂停阈值(apneic threshold, AT)。黑色水平箭头表示二氧化碳储备(正常静息状态呼吸时与通气阈值之间二氧化碳水平的差值)。灰色实心圆圈表示正常静息状态呼吸(通气长时程易化)的增加,红色虚线表示由于暴露于间歇性低氧条件下呼吸暂停阈值可能的变化。灰色虚线水平箭头表示这些改变导致的二氧化碳储备的增加,进而增强呼吸稳定性。红色实线表示暴露于间歇性低氧后对二氧化碳的通气敏感性降低。这一改变与通气长时程易化不同,它伴随着正常静息呼吸(浅灰色圆圈)的减少。红色实线水平箭头表示计算出的二氧化碳储备的增加。最后,白色圆圈表示暴露于间歇性低氧后的正常静息呼吸的增加,其与化学性质变化(即通气阈值和敏感性)无关

阈值(更具体地说是划定呼吸暂停阈值的 $P_{ET}CO_2$ )(图7.3,红色虚线)或敏感性降低(图7.3,红色实线),二氧化碳储备将增加(图7.3,灰色虚线和灰色实线的水平箭头)。需要减少更多的二氧化碳才能超过呼吸暂停阈值,因此二氧化碳储备增加将会促进呼吸稳定性,相反,如果呼吸暂停阈值或敏感性增加(图7.4,红色实线和灰色虚线),二氧化碳储备减少(图7.4,红色实线和灰色虚线的水平箭头),往往会加剧呼吸不稳定性。

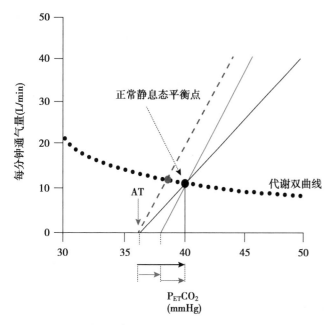

图 7.4　控制呼吸和暴露于间歇性低氧可能造成的不利影响的示意图。黑色虚线(标有代谢双曲线)表示呼吸控制回路的传出臂对动脉血气体(即二氧化碳水平)的影响,黑色实线表示化学反应。黑色圆圈表示计算的正常静息平衡点(即正常静息每分钟通气量和伴随的二氧化碳水平),灰色垂直箭头表示通气阈值(ventilatory threshold, $V_T$ )。黑色水平箭头表示二氧化碳储备(正常静息呼吸与呼吸暂停阈值之间二氧化碳水平的差值)。灰色实心圆圈表示正常静息呼吸(通气长时程易化)的增加,灰色虚线表示暴露于间歇性低氧可能导致的通气敏感性的增加。红色箭头表示由于这些改变而导致的二氧化碳储备的减少,最终导致呼吸不稳定性增加。红色实线表示暴露于间歇性低氧后通气敏感性和二氧化碳阈值的增加。这一改变与通气长时程易化不同,它的静息呼吸不变(黑色圆圈)。灰色水平箭头表示计算的二氧化碳储备量下降

长时程易化是神经元可塑性的一种形式,其特征是在两次低氧处理之间恢复常氧条件下呼吸运动输出逐渐增加,并且在暴露于间歇性低氧后呼吸运动活动持续升高达 90 分钟[43,51](图7.1)。第一次暴露于 IH 将在表现出阶段性呼吸活动的大多数部位激活 LTF,包括舌下神经核(以及由舌下神经支配的颏舌肌)[10,14,26,28,40,48],脑干呼吸核[53],膈运动神经元[5,49]和每分通气量(及其组成潮气量和(或)呼吸频率)[4,28,35,55,56,73]。通过将多

种动物物种(包括睡眠呼吸暂停的人)重复每天暴露于 IH(即慢性 IH),可以增强 LTF 的强度[27,36,45,47,60,79]。然而,应该指出的是,迄今为止已有的研究还没有清楚地证实每天重复暴露于 IH 会增强健康人的 LTF,因为暴露于慢性 IH 后静息状态的每分钟通气的测量结果与基线相比没有统计学意义[24,62]。慢性 IH 也激活一种独特形式的 LTF。颈动脉感觉神经活动的长时程易化在第一次暴露于 IH 后没有被激活,但是在每天重复暴露于 IH 后被激活[59,61]。

## 7.3　呼吸可塑性和睡眠呼吸暂停

睡眠呼吸暂停的特征是反复的呼吸停止发作,并伴有低氧血症和高碳酸血症[19,75]。睡眠呼吸暂停患者在整个晚上都暴露于 IH,因此 PA 和 LTF 可能在这些患者呼吸系统内的不同部位被激活。事实上,如下所述,在睡眠呼吸暂停患者中进行的一些研究支持这一观点[1,4,27,35],但是还需要更多的研究来支持这一可能性。如果这些现象是睡眠呼吸暂停患者暴露于 IH 后出现的,那么 PA 和 LTF 之间的相互作用对呼吸稳定性是有益还是有害的问题仍然存在。换言之,研究 PA 和 LTF 在某一时间段(数小时、数天、数月或数年)如何相互作用以促进或减轻呼吸暂停是有意义的。

下面的讨论(见 7.3.1)解释了 PA、通气 LTF(vLTF)和上呼吸道肌肉活动的长时程易化(LTF$_{ua}$)在缓解或促进呼吸暂停中的作用,这些成果通常是在健康的人群和患有阻塞性睡眠呼吸暂停人群中获得的。在整个讨论中,假定 vLTF 由膈神经活动的 LTF 激活。但不排除呼吸运动神经元的 LTF 或颈动脉感觉神经活动的 LTF 可以部分激活 vLTF 的可能性。同样,呼吸暂停阈值和(或)敏感性的变化对缺氧通气反应 PA 的激活是颈动脉感觉神经活动的 LTF 的表现;但是,研究者也逐渐认识到其他形式的可塑性(即膈神经或髓质呼吸运动神经元的 LTF)对缺氧通气反应的阈值和敏感性改变的潜在作用,呼吸暂停阈值以及对缺氧和高碳酸血症敏感性的改变都在缺氧性通气反应的 PA 中起作用(关于这一问题的进一步讨论见 7.2)。

最初提出的假说是暴露于 IH 后,LTF$_{ua}$、vLTF 和 PA 的改变可能有助于提高人的呼吸稳定性。这一假说着重于上呼吸道肌肉可塑性在保持呼吸道通畅方面的重要性及 vLTF 在预防中枢性呼吸暂停中的重要性。该假说还强调了呼吸暂停阈值和对缺氧的敏感性可能在预防低碳酸血症中的作用,及其如何在上呼吸道肌肉可塑性减轻呼吸暂停过程中起作用。第二个假

说检验了暴露于 IH 可能对上呼吸道肌肉功能的潜在的不利影响,即 IH 暴露后 vLTF 和化学性可塑性对促进中枢性呼吸暂停的潜在有害影响及其对上呼吸道肌肉功能的影响。在提出两个假设时,假设影响呼吸稳定性的所有其他变量(例如:睡眠阶段,唤醒阈值和人体测量因子)保持恒定。前面对于每个假说(见7.3.1)的介绍主要是理论性的,随后我们将讨论支持每个假说的结果并对每个小节做简要总结。

## 7.3.1 间歇性低氧对呼吸稳定性的有益影响

### 7.3.1.1 上气道功能

LTF 可以发生在中枢神经系统的许多部位。然而,由于阻塞性睡眠呼吸暂停的特征是上呼吸道的塌陷,因此 LTF 发生的最重要的部位在维持睡眠时呼吸稳定性的脑干上气道运动核[19,75]。大量在大鼠中的研究表明 IH 可以激活舌下神经的 LTF[9,25,26]。同样,来自健康人的颏舌肌肌肉活动的直接测量结果[14,28]或睡眠呼吸暂停患者的上呼吸道阻力测量的结果[1]表明,颏舌肌的 LTF 在暴露于 IH 后可被激活。此外,短时间的持续缺氧也可激活健康人舌头的颏舌肌和牵缩肌[42]。如果 LTF$_{ua}$ 确实是夜间在睡眠呼吸暂停患者中激活,这种现象可能有助于防止上呼吸道的塌陷。

### 7.3.1.2 通气长时程易化

如果 vLTF 在睡眠呼吸暂停患者中活化,而不依赖于化学可塑性变化(即通气敏感性和呼吸暂停阈值的变化),这将促进呼吸稳定性。我们实验室已经完成的研究也支持这一可能性,该研究显示 vLTF 可以在睡眠呼吸暂停患者持续 4 分钟的 12 次缺氧暴露后的觉醒期间激活[27,35],也有研究证明在次数相似但总持续时间较短(即 1 分钟)的缺氧暴露后的睡眠过程中 vLTF 显著激活[4]。然而,在这些研究中维持二氧化碳水平等于或略高于基线水平(即 3mmHg)对于激活 vLTF 是必需的。

二氧化碳可能在 vLTF 激活中起着重要的作用,因为如果在低碳酸血症存在的情况下,vLTF 可以最有效地促进睡眠呼吸暂停患者的呼吸稳定性。如果是这种情况,静息呼吸会增加(图 7.3,静息代谢双曲线的白色圆圈),二氧化碳水平可能会降到呼吸暂停阈值以下(图 7.3,指示呼吸暂停阈值的黑色垂直箭头-AT)。由于低碳酸血症时通气持续存在,中枢性呼吸暂停不会在睡眠中发生。在人体中很难证明 vLTF 是不依赖于化学可塑性而启动的,并在二氧化碳水平低

于呼吸暂停阈值时持续存在。然而,如果 vLTF 激活是不依赖于化学可塑性和低碳酸血症的,那么可以预期 Duffin 的改良再吸入方案[20~22]中的每分通气量将会增加到 IH 后的呼吸暂停阈值以下。然而,在以前的研究中没有观察到这种增加[32,41]。更重要的是,研究表明 vLTF 现象受低碳酸血症的影响。在大鼠中,在低碳酸血症的情况下 vLTF 的强度减弱[56]。而且清醒状态下的人的研究已经清楚地表明在二氧化碳/低碳酸血症的情况下,使用在持续高碳酸血症的情况下启动 vLTF 的相同的 IH 方案,vLTF 并不能表现出自身的存在[28,30,32,41,44]。目前尚未充分确定低碳酸血症是否可以阻止人类睡眠中 vLTF 的现象;但是,Badr 等人曾经推测在一些研究中缺乏 vLTF 可能是由于二氧化碳水平的降低[63]。然而,如果在低碳酸血症中 vLTF 和 LTF$_{ua}$ 都存在,vLTF 将有助于减少中枢性呼吸暂停,LTF$_{ua}$ 将协助减少阻塞性呼吸暂停事件。

### 7.3.1.3 化学可塑性

与缺氧性通气反应的 PA 相关的特定改变可能有助于呼吸稳定性。更具体地说,暴露于 IH 后可能出现呼吸暂停阈值的降低。呼吸暂停阈值的降低(图7.2,灰色虚线)不仅有助于缺氧通气反应的 PA(参见图 7.2 红色实线和灰色虚线之间的虚线垂直箭头),而且可能有助于呼吸稳定性。如图 7.3 所示,如果由于 vLTF 的影响,导致呼吸暂停阈值(黑色虚线)下降,伴随基线呼吸增加(灰色圆圈),则会引起二氧化碳储备增加(x 轴下方的灰色虚线水平箭头)。如前所述,二氧化碳储备的增加应该会促进呼吸稳定性,因为需要减少更多的二氧化碳以将二氧化碳水平降到阈值以下。已有一些研究支持暴露于 IH 后呼吸暂停阈值降低的可能性。一项在大鼠中完成的研究表明,暴露于 IH 一次后呼吸暂停阈值下降[38]。相反,我们在大多数研究中发现给人进行急性 IH 后呼吸暂停阈值没有明显改变[2,32,41,52]。然而,在重复每天暴露于 IH 后,人的呼吸暂停阈值下降[33]。因此,在阈值显著变化之前可能需要重复 IH 暴露。如果窒息阈值在暴露于 IH 之后确实降低了,那么二氧化碳储备的增加及在二氧化碳和低碳酸血症的情况下持续存在的 LTF$_{ua}$ 和 vLTF 将是促进呼吸稳定性的理想条件。

还应该指出的是,化学敏感性的降低也会促进呼吸稳定性。如图 7.3(红色实线)所示,如果呼吸暂停阈值保持不变,但灵敏度降低,将会导致二氧化碳储备增加(参见 x 轴下面的灰色实心水平箭头)。Katayama 及其同事在犬中的研究支持该假说,他们发现对于低于正常呼吸频率的二氧化碳的通气敏感性从暴露于慢

性 IH 的第一周至第三周逐渐下降[31]，这一下降导致了二氧化碳储备的扩大。应该指出的是，在这项研究中，慢性 IH 之后没有观察到 vLTF（即没有观察到呼吸中的呼吸变化）[31]。事实上，化学疗法敏感度的降低不太可能与 vLTF 相结合，因为一方面，通气敏感性的降低可能伴随基线呼吸不变或减少；而另一方面，vLTF 与基线每分钟通气量的增加有关。

与支配上气道肌的脑干运动神经元相比，暴露于 IH 可能对支配胸壁肌肉的那些运动神经元具有不同的作用。如果是这种情况，LTF$_{ua}$ 有可能在缺乏 vLTF，化疗敏感性降低或不变的情况激活。尽管这种可能性尚未完全确立，但大鼠和猫的研究表明舌下 LTF（或颏舌肌 LTF）与膈 LTF（或隔膜 LTF）相比，幅度是变化的[40,77,78]，表明 LTF 程度可能依赖运动神经元群。同样，在睡眠呼吸暂停者中有一些证据表明在没有胸壁肌肉活动 LTF 的情况下，暴露于 IH 可以激活 LTF$_{ua}$[1,70]。

### 7.3.1.4　间歇性低氧对人的有益影响

我们知道的呼吸可塑性活化后的有益影响很少，主要是因为研究完成后没有检测最终的结果指标（例如：呼吸暂停/低通气指数）。一项调查显示诱导 LTF 可以减少麻醉后自主呼吸状态的猫和健康参与者的呼气时间变化[54]。同样，我们最近的研究显示尽管呼吸暂停/低通气指数在暴露于 12 次急性低氧后增加到基

线以上（见 7.3.2.4 进一步讨论这个发现），但是在 10 天连续相同的低氧处理后这种增加减缓了。这个发现类似于之前报道的健康个体在高海拔地区停留时的表现[66]。在高原暴露于缺氧的第一天，与基线相比的呼吸暂停严重程度最大。尽管随后几天的严重程度仍然高于海平面基线测量值，但与暴露于缺氧的第一天相比，严重程度往往更低。也许在某些情况下，有害形式的可塑性与短暂的急性 IH 暴露更为相关，更长时间 IH 暴露后往往表现出有益形式的可塑性，这假定长时间 IH 暴露时所有其他变量是恒定的。

鉴于呼吸可塑性的有益效应研究的稀缺性，需要更多的精心设计的针对特定表型的群体（例如：患有轻度至中度呼吸暂停的年轻男性/女性与患有严重呼吸暂停的老年男性和女性对比）研究来充分确定是否启动呼吸可塑性可以改善呼吸稳定性。此外，使出现低碳酸血症和高碳酸血症的睡眠呼吸暂停患者在睡眠中暴露于 IH 的研究，将为在睡眠中二氧化碳水平是否影响 vLTF 和 LTF$_{ua}$ 的启动和维持以及最终特定结果指标提供重要信息。

### 7.3.1.5　总结

有一些实验证据表明 LTF$_{ua}$、vLTF 和呼吸暂停阈值的降低对 IH 暴露的反应。尽管如此，目前还没有证据可以证实所有这些改变都是在个体暴露 IH 的同

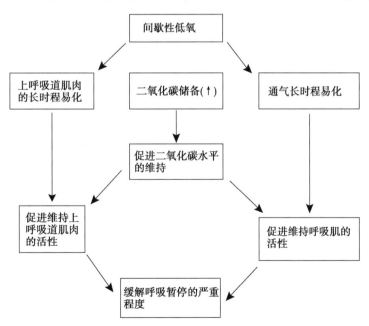

图 7.5　间歇性低氧对呼吸暂停严重程度的有益影响。理想状况下暴露于间歇性低氧可以促进呼吸稳定性。在这种情况下，暴露于间歇性低氧诱导上呼吸道肌肉活动的长时程易化，促进维持上呼吸道通畅。另外，由于通气长时程易化活化和呼吸暂停阈值的降低，二氧化碳储备增加（关于通气长时程易化与二氧化碳储备之间关系的其他细节参见图 7.3）。二氧化碳储备的增加促进二氧化碳水平的维持，保证低碳酸血症不加重，这可以抑制上呼吸道肌肉活动的长时程易化和每分钟通气量的表现。最终，这种综合效应促进了呼吸的稳定性，并有可能减轻呼吸暂停的严重程度

时发生的,而这些改变又进一步引起了结果指标的改善。然而,如果 vLTF、LTF$_{ua}$ 和二氧化碳储备的增加同时发生,这肯定会有助于呼吸稳定(图7.5)。此外,如果在低碳酸血症中 vLTF 和 LTF$_{ua}$ 持续存在,则二氧化碳储备的作用可能在维持呼吸稳定性方面起较小的潜在作用。

## 7.3.2 间歇性低氧对呼吸稳定性的不利影响

### 7.3.2.1 上气道功能

必须认识到的一点是暴露于 IH 和随后的上呼吸道运动神经元的 LTF 活化可能并不总是转化为持续增加的上呼吸道肌肉活动和力量产生。暴露于轻度缺氧,特别是在急性期可能会引起人的舌下运动神经元的 LTF,并转化为持续增加的颏舌肌活动和力量生产[28]。在较长时期内暴露于轻度缺氧也可能诱发类似的反应,尽管这在人类中尚未确立。然而,暴露于数小时、数天、数月或数年的严重水平缺氧可能损害舌下运动神经元和(或)上呼吸道肌肉功能,导致发展克服施加到上呼吸道的阻力负荷所需的力的能力的丧失。肌肉功能丧失是肌源性还是非肌源性尚未完全确定。大鼠中的研究表明,暴露于 CIH 引起咽扩张肌(颏舌骨肌和胸骨舌骨肌)的结构和功能的变化[11]。具体而言,CIH 导致咽扩张肌疲劳增加[11,46]。

相反,Ray 及其同事[65] 报道,长期暴露于严重水平的缺氧后胸骨舌骨肌的疲劳性没有被 CIH 改变,表明非肌源性而不是肌源性的机制可能部分地导致舌下神经活动的 LTF 缺乏和肌肉功能下降。不同于损伤部位,长期暴露于 IH 后肌肉功能降低最终可能是由于活性氧物质在肌肉或舌下神经运动核的水平积累而导致的[74]。如果暴露于 CIH 后上气道功能障碍(即舌下神经活动的 LTF 或 LTF$_{ua}$ 不明显和(或)上呼吸道肌肉损伤明显),则可能对促进呼吸暂停产生显著影响。这种上呼吸道肌肉功能的损伤可能最终压倒通气敏感性或呼吸暂停阈值改变的等任何因素对呼吸暂停严重程度的稳定的影响。例如:长时间暴露于严重缺氧可能会通过抑制通气敏感性减轻呼吸暂停(见7.3.1.3)。然而,在上呼吸道肌肉疲劳的情况下,化学性质改变可能没有什么影响。同样,如果通过暴露于慢性 IH 同时增加通气敏感性和呼吸暂停阈值(即二氧化碳储备减少),则上呼吸道肌肉疲劳的影响可能进一步显著。

### 7.3.2.2 通气长时程易化

vLTF 的启动有可能将二氧化碳降低至呼吸暂停阈值以下。正如已发表的研究结果所显示的,如果 vLTF 在低碳酸血症的情况下不能维持,二氧化碳亚阈值水平可能促进中枢性呼吸暂停(图7.3,代谢双曲线上的白色圆圈)。同样,由于上呼吸道运动神经元活性的去易化,低碳酸血症的诱导还可能导致呼吸梗阻(有关二氧化碳在维持上呼吸道通畅中作用的进一步讨论见7.3.2.3)。

### 7.3.2.3 化学可塑性

与减少呼吸暂停阈值的潜在有利影响相反,由化学敏感性增加引起的 PA(图7.4,黑色虚线和灰色实线)可能导致二氧化碳储备的减少(图7.4,x 轴上的黑色和灰色水平箭头)。不管呼吸暂停阈值是否改变(图7.4,灰线和黑色虚线),二氧化碳储备的减少可能是化学敏感性变化的结果。因此,二氧化碳的少量减少会使呼吸暂停阈值以下的值降低。同样,化学敏感性的增加可能导致对化学刺激(缺氧和高碳酸血症)的不适当反应,除了减少的二氧化碳储备之外,还会促使二氧化碳水平降低到呼吸暂停阈值以下。低碳酸血症的这种发展可能发生在呼吸暂停事件之后。由于呼吸暂停期间发生缺氧和高碳酸血症,外周化学物质和可能的中枢化学物质被激活。由于在整夜重复暴露于 IH 而引起的化学灵敏度的增加可能导致对这些化学刺激的不适当反应,从而导致二氧化碳水平低于呼吸暂停阈值。如果在低碳酸血症情况下 vLTF 和 LTF$_{ua}$ 持续存在,则低碳酸血症的诱导几乎没有影响。但是,如果情况并非如此,低碳酸血症的诱导可能对呼吸稳定性有重大影响。二氧化碳水平低于呼吸暂停阈值将导致不存在 vLTF 的情况下发生中枢性呼吸暂停。同样,如大量研究[6,8,29,57] 所示,由于低碳酸血症引起的中枢性呼吸暂停可能会导致气道闭塞。其中部分原因是低碳酸血症引起的上呼吸道肌肉活动减少[6,7]。这种可能性最终可能会解释 IH 暴露后 LTF$_{ua}$ 对缓解呼吸暂停无效的方面,因为即使这种现象出现,在严重低碳酸血症的情况下也不会表现出来(图7.6)。

有许多证据支持这一论点,即人在清醒期间暴露于 AIH 和 CIH 时,对缺氧/高碳酸血症的通气敏感性增加[32,33,37,41,68]。同样,Chowdhuri 及其同事发现,暴露于 IH 后,睡眠期间对二氧化碳减少的通气敏感性

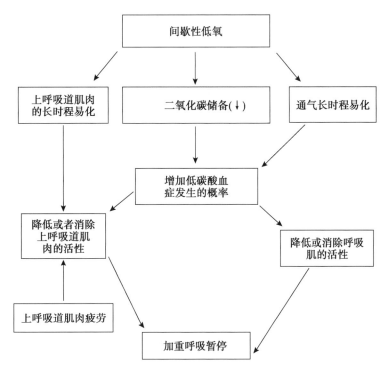

**图 7.6**　间歇性低氧对呼吸暂停严重程度的不利影响。在这种情况下，暴露于间歇性低氧后，上呼吸道肌肉的长时程易化活化，但最终对缓解呼吸暂停无效，因为最终导致二氧化碳储备下降的通气敏感性的增加会增加低碳酸血症发生的概率。诱导的低碳酸血症抑制了上呼吸道肌肉活动和呼吸肌活动的 LTF，最终促进呼吸暂停。同样，由于长时间暴露于间歇性低氧引起的上呼吸道肌肉疲劳，上呼吸道肌肉活动的功能可能会减弱

增加[15]。Salloum 及其同事的发现最为适用于本章的主题，他们指出，睡眠呼吸暂停患者的通气敏感性较对照组更高，并且这些患者在持续气道正压通气治疗 1 个月后通气敏感性下降[67]。尽管对这种改变的机制没有进行具体的研究，但是敏感性的增加是由夜间暴露 IH 引起的，并且随着持续气道正压通气治疗消除，进而导致随后的敏感性下降。相比之下，关于呼吸暂停阈值变化的结果中动物 AIH 后呼吸暂停阈值降低的报道更为模棱两可[38]，人类也没有相关变化的报道[2,32,41,52]。

### 7.3.2.4　人的间歇性低氧暴露后的有害结果测量

患有睡眠呼吸暂停的个体在短时间（每晚）和长时间（多天、几个月和几年的重复夜间暴露）暴露于 IH。因此，检查这些时间段内的结果指标可能为回答暴露于 IH 对呼吸稳定性有没有有益或有害的影响提供线索。迄今为止的研究结果表明 IH 的影响可能主要是有害的，因为临床研究显示无论可能产生不良影响的其他因素（睡眠阶段，昼夜节律）如何，整个夜晚的呼吸暂停次数[23,69]和持续时间[12,13,69]是增加的。

在这些研究中这些可塑性形式没有被量化，因此上呼吸道肌肉疲劳或通过 PA 诱导的低碳酸血症的 LTF$_{ua}$ 和 vLTF 的去易化是否具有促进呼吸暂停严重程度的作用是推测性的。

一些临床研究也检测了呼吸暂停严重程度是否随着年龄增加而加重，这可能解释了长期接触 IH 对呼吸暂停严重程度的影响[3,34,58,76]。这些研究本质上是横断面的研究，因为在老化过程中无数生理改变可能影响呼吸暂停的严重程度，所以在 IH 暴露和呼吸暂停严重程度之间建立直接的生理上的联系是困难的。尽管如此，已发表的研究结果显示，在肥胖和其他呼吸暂停相关的并发症[58,76]以及没有阻塞性睡眠呼吸暂停症状或体征的非肥胖的人群[58]中，呼吸暂停的严重程度随着年龄增长而加重。值得注意的是在没有睡眠呼吸暂停相关症状的个体中，年龄与最低氧饱和度呈负相关，提示暴露于低氧可能部分是导致随着年龄增长而导致的呼吸暂停严重程度增加的原因。尽管如此，还需要进一步的研究来确定是否短期或长期暴露于低氧是直接导致呼吸暂停严重程度的增加与年龄相关的因素。

与这些间接的研究结果相反，有两项研究直接显

示 IH 暴露可导致呼吸暂停/低通气指数升高。Tamisier 及其同事指出,在 2 周内每晚 8h IH 暴露可以导致健康个体中枢性低通气显著增加[71],该研究中还必须考虑到受试者的问题(即受试者暴露于持续低氧 8 小时,每 2 分钟进行一次 15 秒的复氧),并观测低通气的类型(大多数低通气不是自发的,而是在复氧时发生)。尽管如此,我们最近的研究对中度睡眠呼吸暂停的年轻男性在醒觉期间进行 12 次缺氧处理,每次持续 4 分钟,缺氧处理后立即进行的睡眠测试显示受试者呼吸暂停/低通气指数增加。这一发现在每天进行相同的缺氧处理,连续处理 10 天后得到重复,尽管第十天的呼吸暂停严重程度不如第一天增加显著(进一步讨论参见 7.3.1.4)。有趣的是,IH 暴露期间缺氧性通气反应的幅度与睡眠期间呼吸暂停的严重程度之间有显著的相关性,而 vLTF 的幅度与呼吸暂停/低通气指数不相关。

## 结论

IH 对呼吸稳定性的影响可能是 LTF$_{ua}$、vLTF 以及导致 PA 的通气敏感性和呼吸暂停阈值变化之间的复杂相互作用的结果。因此,最终结果测量(例如:呼吸稳定性)可能取决于哪种形式的可塑性(即有益对有害)占主导地位。目前的文献表明如果呼吸可塑性是在睡眠期间启动的,则其结果至少在急性期主要是有害的。因此,与 PA 相关的化学性质改变优先于 vLTF 和 LTF$_{ua}$ 对呼吸稳定性的任何有益效果。有利的可塑性形式占主导的条件还有待确定。我的实验室已经清楚地发现,在清醒状态下的 vLTF 仅仅在二氧化碳水平稍高于静息值时表现出来[28,41,52]。因此,在低碳酸血症存在下,vLTF 以及 LTF$_{ua}$ 对降低睡眠中呼吸暂停严重程度可能是无效的,这一现象在重复性呼吸暂停中经常出现。或者,在睡眠期间维持二氧化碳水平升高可能不仅确保二氧化碳水平仍然高于呼吸暂停阈值,也将确保 vLTF 和 LTF$_{ua}$ 都有助于维持呼吸稳定性。同样,有利于增加呼吸稳定性的可塑性形式与以下因素相关:持续时间(即一个晚上的缺氧暴露或几天、几月或者几年重复的每天缺氧暴露)、缺氧暴露的强度、给定个体的年龄和性别等。但是,进一步的工作需要确定在特定的生理限制条件下,有益的可塑性形式是否占主导地位。因此,在未来的研究中必须考虑这些问题,以充分探索 IH 和呼吸可塑性对呼吸稳定性的潜在影响。

(韩荣荣 译 任长虹 邢绣荣 校)

## 参考文献

1. Aboubakr SE, Taylor A, Ford R, et al. Long-term facilitation in obstructive sleep apnea patients during NREM sleep. J Appl Physiol. 2001;91:2751–7.
2. Ahuja D, Mateika JH, Diamond MP, et al. Ventilatory sensitivity to carbon dioxide before and after episodic hypoxia in women treated with testosterone. J Appl Physiol. 2007;102:1832–8.
3. Ancoli-Israel S, Kripke DF, Klauber MR, et al. Sleep-disordered breathing in community-dwelling elderly. Sleep. 1991;14:486–95.
4. Babcock MA, Badr MS. Long-term facilitation of ventilation in humans during NREM sleep. Sleep. 1998;21:709–16.
5. Bach KB, Mitchell GS. Hypoxia-induced long-term facilitation of respiratory activity is serotonin dependent. Respir Physiol. 1996;104:251–60.
6. Badr MS. Effect of ventilatory drive on upper airway patency in humans during NREM sleep. Respir Physiol. 1996;103:1–10.
7. Badr MS, Kawak A, Skatrud JB, et al. Effect of induced hypocapnic hypopnea on upper airway patency in humans during NREM sleep. Respir Physiol. 1997;110:33–45.
8. Badr MS, Toiber F, Skatrud JB, et al. Pharyngeal narrowing/occlusion during central sleep apnea. J Appl Physiol. 1995;78:1806–15.
9. Baker-Herman TL, Bavis RW, Dahlberg JM, et al. Differential expression of respiratory long-term facilitation among inbred rat strains. Respir Physiol Neurobiol. 2010;170:260–7.
10. Behan M, Zabka AG, Thomas CF, et al. Sex steroid hormones and the neural control of breathing. Respir Physiol Neurobiol. 2003;136:249–63.
11. Bradford A, McGuire M, O'Halloran KD. Does episodic hypoxia affect upper airway dilator muscle function? Implications for the pathophysiology of obstructive sleep apnoea. Respir Physiol Neurobiol. 2005;147:223–34.
12. Cala SJ, Sliwinski P, Cosio MG, et al. Effect of topical upper airway anesthesia on apnea duration through the night in obstructive sleep apnea. J Appl Physiol. 1996;81:2618–26.
13. Charbonneau M, Marin JM, Olha A, et al. Changes in obstructive sleep apnea characteristics through the night. Chest. 1994;106:1695–701.
14. Chowdhuri S, Pierchala L, Aboubakr SE, et al. Long-term facilitation of genioglossus activity is present in normal humans during NREM sleep. Respir Physiol Neurobiol. 2008;160:65–75.
15. Chowdhuri S, Shanidze I, Pierchala L, et al. Effect of episodic hypoxia on the susceptibility to hypocapnic central apnea during NREM sleep. J Appl Physiol. 2010;108:369–77.
16. Dale-Nagle EA, Hoffman MS, Macfarlane PM, et al. Spinal plasticity following intermittent hypoxia: implications for spinal injury. Ann N Y Acad Sci. 2010;1198:252–9.
17. Dempsey JA. Crossing the apnoeic threshold: causes and consequences. Exp Physiol. 2005;90:13–24.
18. Dempsey JA, Smith CA, Przybylowski T, et al. The ventilatory responsiveness to $CO_2$ below eupnea as a determinant of ventilatory stability in sleep. J Physiol. 2004;560:1–11.
19. Dempsey JA, Veasey SC, Morgan BJ, et al. Pathophysiology of sleep apnea. Physiol Rev. 2010;90:47–112.
20. Duffin J. The role of the central chemoreceptors: a modeling perspective. Respir Physiol Neurobiol. 2010;173:230–43.
21. Duffin J. Measuring the ventilatory response to hypoxia. J Physiol. 2007;584:285–93.
22. Duffin J, Mohan RM, Vasiliou P, et al. A model of the chemoreflex control of breathing in humans: model parameters measurement. Respir Physiol. 2000;120:13–26.
23. Fanfulla F, Patruno V, Bruschi C, et al. Obstructive sleep apnoea syndrome: is the "half-night polysomnography" an adequate method for evaluating sleep profile and respiratory events? Eur Respir J. 1997;10:1725–9.
24. Foster GE, McKenzie DC, Milsom WK, et al. Effects of two proto-

cols of intermittent hypoxia on human ventilatory, cardiovascular and cerebral responses to hypoxia. J Physiol. 2005;567:689–99.

25. Fuller DD. Episodic hypoxia induces long-term facilitation of neural drive to tongue protrudor and retractor muscles. J Appl Physiol. 2005;98:1761–7.

26. Fuller DD, Baker TL, Behan M, et al. Expression of hypoglossal long-term facilitation differs between substrains of Sprague–Dawley rat. Physiol Genomics. 2001;4:175–81.

27. Gerst III DG, Yokhana SS, Carney LM, et al. The hypoxic ventilatory response and ventilatory long-term facilitation are altered by time of day and repeated daily exposure to intermittent hypoxia. J Appl Physiol. 2011;110:15–28.

28. Harris DP, Balasubramaniam A, Badr MS, et al. Long-term facilitation of ventilation and genioglossus muscle activity is evident in the presence of elevated levels of carbon dioxide in awake humans. Am J Physiol Regul Integr Comp Physiol. 2006;291:R1111–9.

29. Hudgel DW, Chapman KR, Faulks C, et al. Changes in inspiratory muscle electrical activity and upper airway resistance during periodic breathing induced by hypoxia during sleep. Am Rev Respir Dis. 1987;135:899–906.

30. Jordan AS, Catcheside PG, O'Donoghue FJ, et al. Long-term facilitation of ventilation is not present during wakefulness in healthy men or women. J Appl Physiol. 2002;93:2129–36.

31. Katayama K, Smith CA, Henderson KS, et al. Chronic intermittent hypoxia increases the $CO_2$ reserve in sleeping dogs. J Appl Physiol. 2007;103:1942–9.

32. Khodadadeh B, Badr MS, Mateika JH. The ventilatory response to carbon dioxide and sustained hypoxia is enhanced after episodic hypoxia in OSA patients. Respir Physiol Neurobiol. 2006;150:122–34.

33. Koehle MS, Sheel AW, Milsom WK, et al. Two patterns of daily hypoxic exposure and their effects on measures of chemosensitivity in humans. J Appl Physiol. 2007;103:1973–8.

34. Lavie P. Incidence of sleep apnea in a presumably healthy working population: a significant relationship with excessive daytime sleepiness. Sleep. 1983;6:312–8.

35. Lee DS, Badr MS, Mateika JH. Progressive augmentation and ventilatory long-term facilitation are enhanced in sleep apnoea patients and are mitigated by antioxidant administration. J Physiol. 2009;587:5451–67.

36. Ling L, Fuller DD, Bach KB, et al. Chronic intermittent hypoxia elicits serotonin-dependent plasticity in the central neural control of breathing. J Neurosci. 2001;21:5381–8.

37. Lusina SJ, Kennedy PM, Inglis JT, et al. Long-term intermittent hypoxia increases sympathetic activity and chemosensitivity during acute hypoxia in humans. J Physiol. 2006;575:961–70.

38. Mahamed S, Mitchell GS. Respiratory long-term facilitation: too much or too little of a good thing? Adv Exp Med Biol. 2008;605:224–7.

39. Mahamed S, Mitchell GS. Is there a link between intermittent hypoxia-induced respiratory plasticity and obstructive sleep apnoea? Exp Physiol. 2007;92:27–37.

40. Mateika JH, Fregosi RF. Long-term facilitation of upper airway muscle activities in vagotomized and vagally intact cats. J Appl Physiol. 1997;82:419–25.

41. Mateika JH, Mendello C, Obeid D, et al. Peripheral chemoreflex responsiveness is increased at elevated levels of carbon dioxide after episodic hypoxia in awake humans. J Appl Physiol. 2004;96:1197–205.

42. Mateika JH, Millrood DL, Kim J, et al. Response of human tongue protrudor and retractors to hypoxia and hypercapnia. Am J Respir Crit Care Med. 1999;160:1976–82.

43. Mateika JH, Narwani G. Intermittent hypoxia and respiratory plasticity in humans and other animals: does exposure to intermittent hypoxia promote or mitigate sleep apnoea? Exp Physiol. 2009;94:279–96.

44. McEvoy RD, Popovic RM, Saunders NA, et al. Effects of sustained and repetitive isocapnic hypoxia on ventilation and genioglossal and diaphragmatic EMGs. J Appl Physiol. 1996;81:866–75.

45. McGuire M, Ling L. Ventilatory long-term facilitation is greater in 1- vs. 2-mo-old awake rats. J Appl Physiol. 2005;98:1195–201.

46. McGuire M, MacDermott M, Bradford A. The effects of chronic episodic hypercapnic hypoxia on rat upper airway muscle contractile properties and fiber-type distribution. Chest. 2002;122:1400–6.

47. McGuire M, Zhang Y, White DP, et al. Chronic intermittent hypoxia enhances ventilatory long-term facilitation in awake rats. J Appl Physiol. 2003;95:1499–508.

48. McKay LC, Janczewski WA, Feldman JL. Episodic hypoxia evokes long-term facilitation of genioglossus muscle activity in neonatal rats. J Physiol. 2004;557:13–8.

49. Millhorn DE, Eldridge FL, Waldrop TG. Prolonged stimulation of respiration by a new central neural mechanism. Respir Physiol. 1980;41:87–103.

50. Mitchell GS, Baker TL, Nanda SA, et al. Invited review: intermittent hypoxia and respiratory plasticity. J Appl Physiol. 2001;90:2466–75.

51. Mitchell GS, Johnson SM. Neuroplasticity in respiratory motor control. J Appl Physiol. 2003;94:358–74.

52. Morelli C, Badr MS, Mateika JH. Ventilatory responses to carbon dioxide at low and high levels of oxygen are elevated after episodic hypoxia in men compared with women. J Appl Physiol. 2004;97:1673–80.

53. Morris KF, Baekey DM, Shannon R, et al. Respiratory neural activity during long-term facilitation. Respir Physiol. 2000;121:119–33.

54. Morris KF, Gozal D. Persistent respiratory changes following intermittent hypoxic stimulation in cats and human beings. Respir Physiol Neurobiol. 2004;140:1–8.

55. Nakamura A, Olson Jr EB, Terada J, et al. Sleep state dependence of ventilatory long-term facilitation following acute intermittent hypoxia in Lewis rats. J Appl Physiol. 2010;109:323–31.

56. Olson Jr EB, Bohne CJ, Dwinell MR, et al. Ventilatory long-term facilitation in unanesthetized rats. J Appl Physiol. 2001;91:709–16.

57. Onal E, Burrows DL, Hart RH, et al. Induction of periodic breathing during sleep causes upper airway obstruction in humans. J Appl Physiol. 1986;61:1438–43.

58. Pavlova MK, Duffy JF, Shea SA. Polysomnographic respiratory abnormalities in asymptomatic individuals. Sleep. 2008;31:241–8.

59. Peng YJ, Overholt JL, Kline D, et al. Induction of sensory long-term facilitation in the carotid body by intermittent hypoxia: implications for recurrent apneas. Proc Natl Acad Sci USA. 2003;100:10073–8.

60. Peng YJ, Prabhakar NR. Reactive oxygen species in the plasticity of respiratory behavior elicited by chronic intermittent hypoxia. J Appl Physiol. 2003;94:2342–9.

61. Peng YJ, Yuan G, Ramakrishnan D, et al. Heterozygous HIF-1alpha deficiency impairs carotid body-mediated systemic responses and reactive oxygen species generation in mice exposed to intermittent hypoxia. J Physiol. 2006;577:705–16.

62. Pialoux V, Hanly PJ, Foster GE, et al. Effects of exposure to intermittent hypoxia on oxidative stress and acute hypoxic ventilatory response in humans. Am J Respir Crit Care Med. 2009;180:1002–9.

63. Pierchala LA, Mohammed AS, Grullon K, et al. Ventilatory long-term facilitation in non-snoring subjects during NREM sleep. Respir Physiol Neurobiol. 2008;160:259–66.

64. Powell FL, Milsom WK, Mitchell GS. Time domains of the hypoxic ventilatory response. Respir Physiol. 1998;112:123–34.

65. Ray AD, Magalang UJ, Michlin CP, et al. Intermittent hypoxia reduces upper airway stability in lean but not obese Zucker rats. Am J Physiol Regul Integr Comp Physiol. 2007;293:R723–9.

66. Reite M, Jackson D, Cahoon RL, et al. Sleep physiology at high altitude. Electroencephalogr Clin Neurophysiol. 1975;38:463–71.

67. Salloum A, Rowley JA, Mateika JH, et al. Increased propensity for central apnea in patients with obstructive sleep apnea: effect of nasal continuous positive airway pressure. Am J Respir Crit Care Med. 2010;181:189–93.

68. Serebrovskaya TV, Swanson RJ, Karaban IN, et al. Intermittent hypoxia alters hypoxic ventilatory responses. Fiziol Zh. 1999;45:

9–18.

69. Sforza E, Krieger J, Petiau C. Nocturnal evolution of respiratory effort in obstructive sleep apnoea syndrome: influence on arousal threshold. Eur Respir J. 1998;12:1257–63.

70. Shkoukani M, Babcock MA, Badr MS. Effect of episodic hypoxia on upper airway mechanics in humans during NREM sleep. J Appl Physiol. 2002;92:2565–70.

71. Tamisier R, Gilmartin GS, Launois SH, et al. A new model of chronic intermittent hypoxia in humans: effect on ventilation, sleep, and blood pressure. J Appl Physiol. 2009;107:17–24.

72. Teppema LJ, Dahan A. The ventilatory response to hypoxia in mammals: mechanisms, measurement, and analysis. Physiol Rev. 2010;90:675–754.

73. Terada J, Nakamura A, Zhang W, et al. Ventilatory long-term facilitation in mice can be observed during both sleep and wake periods and depends on orexin. J Appl Physiol. 2008;104:499–507.

74. Veasey SC, Zhan G, Fenik P, et al. Long-term intermittent hypoxia: reduced excitatory hypoglossal nerve output. Am J Respir Crit Care Med. 2004;170:665–72.

75. White DP. Pathogenesis of obstructive and central sleep apnea. Am J Respir Crit Care Med. 2005;172:1363–70.

76. Young T, Palta M, Dempsey J, et al. The occurrence of sleep-disordered breathing among middle-aged adults. N Engl J Med. 1993; 328:1230–5.

77. Zabka AG, Behan M, Mitchell GS. Long term facilitation of respiratory motor output decreases with age in male rats. J Physiol. 2001;531:509–14.

78. Zabka AG, Mitchell GS, Behan M. Ageing and gonadectomy have similar effects on hypoglossal long-term facilitation in male Fischer rats. J Physiol. 2005;563:557–68.

79. Zabka AG, Mitchell GS, Olson Jr EB, et al. Selected contribution: chronic intermittent hypoxia enhances respiratory long-term facilitation in geriatric female rats. J Appl Physiol. 2003;95: 2614–23.

# 第8章 睡眠呼吸暂停综合征的间歇性低氧对炎症循环因子的激活作用

Larissa Dyugovskaya and Andrey Polyakov

**摘要**

阻塞性睡眠呼吸暂停综合征(obstructive sleep apnea syndrome,OSAS)以睡眠时呼吸暂停和反复暂停为特征,是心血管发病的独立危险因素。间歇性低氧(intermittent hypoxia,IH)是 OSAS 的标志。大量利用 IH 的临床研究、细胞培养和动物模型描述了氧化应激在 OSAS 中的核心作用。这促进了血液中白细胞与内皮细胞不断进行相互作用,导致内皮损伤和功能障碍。这些事件可以增加 OSAS 人群中的心血管疾病的发病率。IH 能够激活几种总体信号通路和各种转录因子,如:核因子 κB(NF-κB)和缺氧诱导因子 1α(HIF-1α),这些因子在介导 OSAS 所致的炎症和心血管事件中起关键作用。本章总结了目前关于在体内和体外暴露于 IH 的各种血细胞的表型、功能改变和炎症反应的文献和我们自己的数据。我们关注 OSAS 患者中,IH 与单核细胞,淋巴细胞和中性粒细胞的动脉粥样硬化性转化之间的因果关系,以及 IH 条件下发生的细胞功能障碍的分子机制。

## 专业名词缩略语

OSAS    阻塞性睡眠呼吸暂停综合征(obstructive sleep apnea syndrome)

IH    间歇性低氧(intermittent hypoxia)

nCPAP    经鼻持续气道正压通气(nasal continuous positive air pressure)

HIF    低氧诱导因子(hypoxia-inducible factor)

AHI    呼吸暂停低通气指数(apnea-hypopnea index)

ROS    活性氧(reactive oxygen species)

ECs    内皮细胞(endothelial cells)

EPO    促红细胞生成素(erythropoietin)

VEGF    血管内皮生长因子(vascular endothelial growth factor)

MAPK    丝裂原激活蛋白激酶(mitogen-activated protein kinase)

ERK    胞外信号调节激酶(extracellular signal-regulated kinase)

DCs    树突状细胞(dendritic cells)

Ox-LDL    氧化低密度脂蛋白(oxidized low-density lipoprotein)

PMA    和佛波酯(Phorbol myristate acetate)

HUVEC    人脐静脉内皮细胞(human umbilical vein endothelial cells)

HCAEC    人冠状动脉内皮细胞(human coronary artery endothelial cells)

NA    中性粒细胞凋亡(neutrophil apoptosis)

IHD    缺血性心脏病(Ischemic heart disease)

TNF    肿瘤坏死因子(tumor necrotic factor)

## 8.1 介绍

至少 24% 的成年男性和 9% 的成年女性在睡眠中都检测有睡眠呼吸紊乱,这种现象十分普遍[99,190]。在 4% 的成年男性和 2% 的成年女性中,睡眠期间的反复呼吸暂停伴有特征性症状,如:白天过度嗜睡、慢性疲劳或神经认知下降[190],这种关联定义了阻塞性睡眠呼吸暂停综合征(OSAS)[88]。这种综合征还与男性,吸烟,肥胖以及女性绝经后的状态有关[190]。OSAS 的主要特征之一是 IH,这是由于睡眠期间反复气道阻塞,导致了氧饱和度周期性下降[2,21,81,88,138]。

最常用的衡量 OSAS 严重程度的标准是呼吸暂停低通气指数(apnea-hypopnea index,AHI),它表示睡眠时每小时呼吸暂停和(或)低通气的次数,以及睡眠时间里患者动脉血氧饱和度低于 90% 的时间所占的百分比[99,190]。呼吸暂停是指在至少持续 10s 的时间里呼吸完全中断,低通气是指在相同的持续时间里呼吸部分中断。医学上认为,睡眠期间这些间歇性呼吸停止类似于重复性低氧/再灌注损伤[80,82,122]。可以在大鼠[12,20,47,78,196]和小鼠[27,131,137,174,183,193,194]动物模型以及细胞培养系统中复制持续的 IH 以研究其基本机制[146,147,191]。

现在已有文献记载,OSAS 与心血管疾病发病率和死亡率的增加密切相关[81,102,122,126,157,164],甚至构成了心血管病理的独立危险因素[106,127]。这使 OSAS 成为一个公共卫生问题[86]。此外,无明显心血管疾病的 OSAS 患者在结构水平(内膜-中膜增厚、动脉斑块形成、动脉钙化粥样斑)[5,31,49,66,111]和功能水平(内皮功能障碍)[65,73]显示了动脉粥样硬化的亚临床表现。后者(内皮功能障碍)是动脉粥样硬化的一个关键组成部分,是未来心血管疾病发病的预测因子[3,86]。在过去的几年中,在理解 OSAS 患者心血管病理发展的基本机制方面存在着根本的挑战。其中一种机制是由长期 IH 引起的氧化应激的增加[70,80,82,83,164,185],OSAS 患者的血浆和不同类型的细胞中均有证据证实该机制[7,35,89,155]。已证明 OSAS 通过促进氧化应激和炎症,同时降低 NO 的生物利用度和修复能力,而直接影响血管内皮[67]。在啮齿动物 IH 模型的脑、颈动脉体、心肌和肝脏等组织中,随着 NADPH 氧化酶的激活而表现出了氧化应激的增加,这加强并扩大了上述发现[20,71,78,130,193]。

氧化应激造成了氧化剂生成系统与抗氧化防御机制之间的不平衡,从而导致活性氧(reactive oxygen species,ROS)过度形成。正常情况下,这是一个严格调节的平衡以保持稳态(氧化还原平衡),当氧化还原水平低于正常水平时,ROS 便参与基本的生理信号传导功能。

然而,过量的 ROS 则通过功能上修饰膜、脂质、蛋白质和 DNA 等各种细胞结构来介导细胞损伤[32,82,86,171]。IH 会引起线粒体功能障碍,导致 ROS 的形成增加[129]。同样,在 OSAS 中,阻塞性呼吸暂停期间线粒体功能障碍和细胞色素氧化酶氧化还原状态的变化使线粒体产生的 ROS 增加[104]。ROS 的其他来源包括各种产生 ROS 的酶,如:黄嘌呤氧化酶,内皮 NO 合成酶,以及由已接触抗原的内皮细胞(endothelial cells,ECs)和白细胞所产生的 NADPH 氧化酶[80]。与此同时,OSAS 患者中也出现抗氧化能力降低的情况[6,22,89],其进一步破坏了严格调节的细胞氧化-还原(氧化还原)状态。

除了其有害的性质外,ROS 分子还是对氧化还原敏感的基因表达的关键激活剂,这是通过控制许多氧化还原敏感的转录因子而实现的,ROS 有助于各种炎性细胞因子、趋化因子、生长因子和黏附分子的表达[159],从而引发炎症或适应机制。其中,如图 8.1a 所示,核因子(nuclear factor,NF)-κB 激活炎症信号通路,而低氧诱导因子(hypoxia-inducible factor,HIF)-1α 激活适应低氧的下游基因[32,82,171]。有人提出 NF-κB 受 IH 的激活作用比 SH 更敏感,相反,HIF-1α 受 SH 的激活作用比 IH 更敏感[147],然而这可能取决于靶细胞和实验条件,因为低氧诱导的转录因子的激活是高度依赖于特定细胞类型的。此外,NF-κB 和 HIF-1α 之间有很大的相互影响[17]。因此,有报道称,NF-κB 通过调节 HIF-1α 的转录将低氧反应与先天免疫联系起来,而 HIF-1α 则反过来激活 NF-κB[144]。

NF-κB 是一个参与调控先天免疫、炎症和细胞凋亡相关基因的蛋白质家族。IH 介导的 NF-κB 活化可能是 OSAS 与多种心血管疾病相关联的重要机制[54,182],因为它启动了炎症通路并协调黏附分子和炎性细胞因子的产生[186]。在 OSAS 患者的中性粒细胞和单核细胞中[61,186]、暴露于慢性 IH 的体内心血管组织中[54],以及在 HeLa 细胞的体外模型中[147]或采用 IH 处理的健康受试者的中性粒细胞中[40],均显示 NF-κB 的上调。

HIF-1α 是另一个可能对 OSAS 和相关并发症有重要影响的转录因子。HIF-1α 是一种氧稳态的总体性调节因子,它控制数百个靶基因(包括编码促红细胞生成素(erythropoietin,EPO)、血管内皮生长因子(vascular endothelial growth factor,VEGF)、内皮素-1 和其他影响糖酵解和能量代谢的蛋白质的基因)[156]。研究发现,缺乏 HIF-1α 并长期间歇性低氧处理的小鼠没有使血压升高和氧化应激增加[131]此外,缺乏 HIF-1α 的 T 淋巴细胞与表达 HIF-1α 的 T 细胞相比,产生了更多的促炎性细胞因子[98]。关于 HIF-1α 在 OSAS 中可能的适应性作用见参考文献 85。有趣的是,HIF-

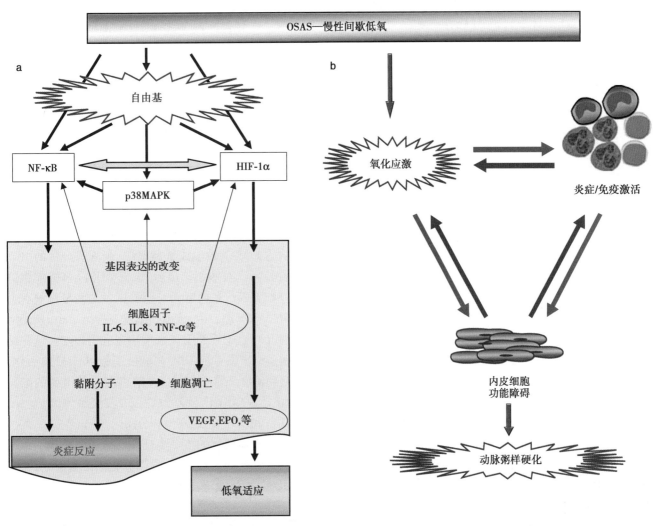

图 8.1 OSAS 患者体内可由 IH 激活并导致心血管疾病的分子途径的示意图。(a) 慢性 IH 通过 ROS 依赖性和 ROS 非依赖型途径激活 HIF-1α 和 NF-κB。NF-κB 通过 TNF-α(tumor necrotic factor, TNF),IL-6,IL-8,黏附分子等下游产物激活炎症信号通路,而 HIF-1α 则诱导适应低氧和主要参与糖酵解和血管生成(血管内皮生长因子(vascular endothelial growth factor, VEGF),促红细胞生成素(erythropoietin, EPO)等)的基因转录。这两种途径相互影响:NF-κB 通过转录的上调使 HIF-1α 上调;另外,基础 NF-κB 是构成 HIF-1α 表达的先决条件。另外,IH 可以通过激活 p38MAPK9(mitogen-activated protein kinase, MAPK)来活化 HIF-1α 和 NF-κB。核转录因子也被各种细胞因子激活(细箭头所示),而这些细胞因子可直接由 IH 调节。(b) 我们认为 OSAS 患者夜间经历的慢性 IH 会促进氧化应激,从而影响 ECs 和循环中的炎症细胞(如:单核细胞,中性粒细胞和淋巴细胞),这可能导致内皮功能障碍,进而加重 OSAS 中的动脉粥样硬化过程。活化的 ECs 释放的细胞因子可以反过来激活白细胞,并由此进一步放大炎症

1a 还通过影响单核/巨噬细胞和中性粒细胞的炎症功能(如:在体内的浸润和活化)来发挥促炎活性。长期暴露于 IH 的啮齿类动物[12,156]和 IH 实验模型的组织培养情况记录了 HIF-1α 的这种诱导作用。然而,研究发现 PCI2 细胞中 HIF-1α 的积聚受 NADPH 氧化酶调控[192]。相反,ECs 中磷酸化的 HIF-1α 不受抗氧化剂的影响[169]。

此外,有一个数据显示,内源性 ROS 的产生并不介导 NF-κB 的激活[23]。因此,根据细胞类型和实验方法,除了被氧化应激激活之外,核转录因子也可以被多种 ROS 独立信号激活。

有趣的是,据证明,体外 IH 激活 NF-κB,至少部分是以 IκB 激酶依赖性的方式通过激活 p38 丝裂原激活蛋白激酶(mitogen-activated protein kinase, MAPK)来实现的[146]。此外,HIF-1 是各种激酶途径的底物,包括 PI-3K/Akt 或胞外信号调节激酶(extracellular signal-regulated kinase, ERK)和 p38MAPK[109],后者又可直接受 IH 或通过生长因子,细胞因子等的生成来调节(图 8.1a)。低氧还诱导 p53 蛋白的增加。显而易见,p53 通过在低氧条件下促进泛素化和蛋白酶体降解,直接与 HIF-1α 相互作用,并限制低氧诱导的 HIF-1α 的表达。

氧化还原失衡激活的其他转录因子{激活蛋白（activator protein, AP）-1, SREBPs 和 GATA}的作用，可能与 OSAS 发病机制和并发症有关。

我们推测 OSAS 患者夜间经历的低氧血症会影响循环中的炎症细胞，如单核细胞、中性粒细胞和淋巴细胞，这些细胞可能参与并加重 OSAS 致动脉粥样硬化的过程（图 8.1b）。本文综述了近年来在体内（OSAS 患者）和体外暴露于 IH 的各种人血细胞的表型、功能变化和炎症反应的文献和我们自己的数据。长期 IH 可能引起对人体有害的生理结果，这一点已经引起人们的重视，而短期 IH 不同，它可以促进有益的生理适应[55]。

## 8.2　单核细胞

单核细胞是非常多用途的细胞，能够快速适应不同的环境条件，并对各种性质的信号做出反应，发挥不同的功能[26]。已经进行了大量的工作来描述低氧介导的单核细胞的基因表达和功能性改变，证明氧的可利用性是单核细胞功能行为的关键调节因子[15]。单核细胞是先天防御机制的关键组成部分，也是具有免疫刺激和免疫抑制活性的免疫调节细胞[125]。广泛的单核细胞外渗是炎症发作和各种疾病的早期事件，在这个过程中它们表现出组织特异性的功能，包括吞噬，T 细胞的抗原呈递和释放大量细胞因子、趋化因子、生长因子、酶、ROS、补体成分、凝血因子和前列腺素[26,115,142]。此外，研究发现外周血"内皮祖细胞"来源于单核细胞并分泌血管生长因子[141]。除了分泌生长因子外，单核细胞向内皮样细胞分化的能力[45,153]可能进一步促进其血管生成作用并直接参与新生血管形成。单核细胞在迁移到炎症部位时，可能会暴露于急性低氧环境中，它们在炎症部位能发育成巨噬细胞或树突状细胞（dendritic cells, DCs），在这种情况下，慢性低氧可能影响单核细胞的基因表达和分化[15]。目前已经可以确定，单核细胞启动、参与动脉粥样硬化的进展和持续性的机制[94,95]。尽管单核细胞向动脉壁的聚集及其随后分化成巨噬细胞的行为，可通过去除细胞毒性氧化低密度脂蛋白（oxidized low-density lipoprotein, Ox-LDL）颗粒和凋亡细胞在早期起到保护作用，但巨噬细胞的逐渐积累和其对 Ox-LDL 的摄取最终会导致动脉粥样硬化病变[53]。

巨噬细胞通过清道夫受体摄取氧化型脂蛋白，进而成为富含脂质的泡沫细胞，后者是动脉粥样硬化斑块的成分之一。它们（巨噬细胞）还分泌炎症介质，刺激平滑肌细胞迁移和增殖，并参与斑块发展，破裂和血栓形成。含有大量胆固醇酯的巨噬细胞源性泡沫细胞的增加是早期和晚期动脉粥样硬化病变的标志[14,68]。

与对照受试者相比，OSAS 患者单核细胞被激活并表达更多的基础的和佛波酯（Phorbol myristate acetate, PMA）刺激产生的 ROS[35]。值得注意的是，单核细胞亚群在生理过程和动脉粥样硬化等病理过程中可能具有不同的作用[140,165]。鉴于此，在不同的单核细胞亚群中检测到不同的 ROS 反应的例子是非常重要的。因此，尽管 80%~85% 的单核细胞高表达 CD11b，但只有 2%~7% 的 CD11b+单核细胞在静息时和 PMA 刺激后参与了氧化。相比之下，OSAS 患者体内 CD11c+单核细胞的 ROS 基础生成量和 PMA 刺激所产生的 ROS 量均明显高于对照组。最后，虽然 CD64+单核细胞的 ROS 基础生成量在患者和对照受试者之间没有显著差异，但在 OSAS 患者中，该单核细胞亚群因 PMA 刺激所生成的 ROS 比对照组受试者增加了五倍以上。这些结果表明 OSAS 患者的 CD64+单核细胞可能被预活化。FcγRI（CD64）介导许多在宿主防御中至关重要的细胞应答，包括吞噬作用、细胞毒性以及促炎细胞因子（如：IL-1, IL-6 和 TNF-α）的产生和分泌[44,150]。

动脉粥样硬化的第一步是外周血中的单核细胞聚集进入血管壁的内膜，在此它们分化成巨噬细胞，吞噬 Ox-LDL，并转化成泡沫细胞。为了促进单核细胞从循环中迁移到炎症区域，必须通过黏附分子使单核细胞黏附于血管内皮[19]。我们发现，除了产生 ROS 之外，OSAS 患者的单核细胞还与黏附分子，如：CD11c（是整合素的 b-亚单位，也是负责牢固黏附在 ECs 上的 ICAM-1 的反受体）和 CD15（是选择素上的碳水化合物复合体）的表达增加有关。另外，对健康人群的单核细胞进行体外低氧处理，会导致其 CD15 表达上调，随后将这些细胞进行复氧会进一步增加 CD15 表达[35]。因此，我们注意到，OSAS 患者的单核细胞对静脉内皮细胞{人脐静脉内皮细胞（human umbilical vein endothelial cells, HUVEC）}和动脉内皮细胞{人冠状动脉内皮细胞（human coronary artery endothelial cells, HCAEC）}的黏附增加。表 8.1 总结了 OSAS 患者单核细胞的主要黏附参数。通过利用各自的抗体中和选择素（抗-CD62）和整联蛋白（抗-CD54），（实验组）单核细胞对 ECs 的黏附被减弱至与对照组相当的值[35]。在体外经 IH 处理后的人巨噬细胞对脂质的摄取增加，这进一步提示了单核细胞参与 OSAS 患者动脉粥样硬化的形成[79]。此外，我们在单核细胞培养物中发现，Ox-LDL 诱导发育的 DCs 在 OSAS 患者中比对照组高 2.5 倍。而且,OSAS 组 DCs 被转化为泡沫细胞。巨噬细胞源性泡沫细胞的数量在 OSAS 中也较高(Dy-ugovskaya 等未发表的观察)。总的来说,这些发现表明 OSAS 单核细胞表现出了致动脉粥样硬化的表型。

表 8.1 OSAS 组和对照组新鲜全血中主要白细胞黏附分子、膜标记物和黏附指数(SD)的分布。nCPAP 治疗的效果观察

| | 对照组 | OSAS | nCPAP 治疗组 | 引用者 |
|---|---|---|---|---|
| 单核细胞 | | | | |
| CD15(%) | 1.4±0.9 | 20.9±10.4[a] | 7.0±4.0[b] | Dyugovskaya 等[35] |
| CD11c(%) | 25.5±12.5 | 71.2±22.7[a] | 58.6±20.2[b] | 同上 |
| 黏附指数 | 5.2±1.80 | 9.8±4.9[a] | 5.6±4.1[b] | 同上 |
| 参与生成 ROS 的 CD11c(%) | 57.8±10.8 | 72.6±19.9[a] | 36.2±23.9[b] | 同上 |
| 中性粒细胞 | | | | |
| CD15(MFI) | 1048±370 | 1484±470[a] | 1083±101[b] | Dyugovskaya 等[38] |
| CD11c(%) | 29.3±26.8 | 27.0±22.4 | – | 同上 |
| CD62L(MFI) | 48.3±14.7 | 112.3±22.0[a] | – | Lavie 等[84] |
| 低-CD16(%)凋亡 | 2.8±0.9 | 1.0±0.6[a] | 6.1±2.9[b] | Dyugovskaya 等[38] |
| 超氧化物(nmol/$5\times10^6$ 细胞) | 3.7±0.5 | 9.3±1.5[a] | – | Schulz 等[155] |
| 总 ROS(MFI) | 1079±355 | 1482±358[a] | – | Lavie 等[84] |
| 淋巴细胞 | | | | |
| γδT 细胞/CD62L(%) | 49.6±11 | 65.0±11.7[a] | – | Dyugovskaya 等[36] |
| γδ T 细胞/NKB1 | 1.4±2.3 | 8.2±5.2[a] | – | 同上 |
| γδ T 细胞/CD56 | 42.0±17.8 | 55.9±17.4 | – | 同上 |
| γδ T 细胞黏附指数 | 3.60±0.90 | 6.10±0.90[a] | – | 同上 |
| γδ T 细胞细胞毒性 | 15±2.5 | 40±2.5[a] | – | 同上 |
| E/T 5:1 | | | | |
| CD8/CD40L(%) | 3.4±2.5 | 14.4±10.5[a] | 4.0±2.8[b] | Dyugovskaya 等[37] |
| CD8/CD56(%) | 35.2±11.0 | 50.0±13.9[a] | 40.7±15.2[b] | Dyugovskaya 等[34] |
| CD8/NKB1(%) | 5.4±4.2 | 5.3±4.0 | 10.5±4.5[b] | 同上 |
| CD8/黏附指数 | 3.54±1.40 | 3.90±0.90 | – | Lavie 等[84] |
| CD8/细胞毒性 | 41.1±6.4 | 71.1±7.0[a] | 24.8±10.7[b] | Dyugovskaya 等[34] |
| E/T 10:1 | | | | |
| CD4/CD28null(%) | 6.8±1.3 | 19.9±5.0[a] | – | Dyugovskaya 等[37] |
| CD4/黏附指数 | 3.47±1.4 | 3.90±2.40 | – | Lavie 等[84] |
| CD4/细胞毒性 | 13.5±8.0 | 31.96±16.8[a] | – | Dyugovskaya 等[37] |
| E/T 20:1 | | | | |

[a] OSAS 组和对照组之间的统计显著性

[b] 使用 nCPAP 治疗 OSAS 和未治疗 OSAS 之间的统计学显著性;MFI—平均荧光强度,表示表达强度;%—表示表达特定分子的细胞的百分比;ROS—活性氧。通过[51]Cr 的释放,在未激活的人脐静脉内皮细胞(HUVECs)上测定黏附指数。对未刺激的 HUVEC 的细胞毒性通过[51]Cr 释放的测定法测定;E/T—效应器/目标比率

## 8.3 中性粒细胞

与单核细胞一样,中性粒细胞最为人所熟知的是其吞噬作用。它们是数量最多的白细胞亚群,约占所有循环白细胞的 60%。其寿命很短暂(在血液中可存活 24 小时),通过细胞凋亡机制不断地死亡。凋亡的中性粒细胞在随血流进入网状内皮系统的特定器官(如:具有大量巨噬细胞的脾脏和肝脏)时,可直接被识别并清除。此外,在过去几年中,有学者发现衰老的中性粒细胞以依赖 CXCR4 的方式返回骨髓,在那里被基质巨噬细胞吞噬和破坏[50]。

中性粒细胞凋亡(neutrophil apoptosis,NA)对于防止组织损伤是至关重要的,因为 NA 限制中性粒细胞寿命,以保护周围组织免受其有害化合物的损伤,如:ROS 分子,杀菌蛋白,溶解酶和白三烯,它们参与微生物、异物或细胞碎片所引起的炎症反应[48]。中性粒细

胞暴露于多种信号,促凋亡信号和促生存信号之间的平衡将决定其归宿。低氧状态和细胞因子是影响 NA 的最有效的兴奋剂。迁移到炎症部位的中性粒细胞,能很好地适应低氧环境并在此发挥作用,与其他细胞相反的是,低氧极大地抑制了基本的细胞凋亡的速率[57,93,107,178]。

中性粒细胞的关键生物学特征是它们可以表达表面受体,黏附分子,生长因子,炎性细胞因子和调节内皮通透性的趋化因子[29],并影响内皮细胞和平滑肌细胞反应[139]。长久以来被广泛接受观点是,中性粒细胞与动脉粥样硬化几乎没有相关性。但是,越来越多的证据表明,中性粒细胞在动脉粥样硬化的产生和发展中发挥作用,这一点是以前没有意识到的[4]。

该机制的核心是中性粒细胞与邻近的免疫和非免疫细胞如单核细胞、T 淋巴细胞以及内皮和树突状细胞传递信息的能力[4,29,187]。有研究显示,中性粒细胞向急性冠状动脉综合征患者蚀损或破裂的斑块中浸润[195],并参与致死性心肌再灌注的发病机制[176]。对动物模型的研究表明,中性粒细胞参与了动脉粥样硬化病变的不同阶段,并在其中起到功能性作用[4]。

已进一步证实,中性粒细胞的参与增加了心血管疾病的发病率,中性粒细胞消耗可致心肌梗死面积减少并保护心肌[69,76]。

对 OSAS 患者的中性粒细胞寿命、功能和黏附特性的研究(表 8.1)表明,ROS 分子和选择素受体(CD62 和 CD15)的表达增加[35,155]。研究发现,CD15 表达的上调依赖于 OSAS 的严重程度,严重程度由 AHI 来衡量。有趣的是,CD11b(Vishnevsky 等未发表的观察)或 CD11c 的表达不受影响。这并不令人惊讶,因为体外实验中,OSAS 患者中性粒细胞与未活化的 ECs 之间的黏附也不受影响。OSAS 患者中性粒细胞的选择蛋白被上调,而整合蛋白没有被上调,这意味着(中性粒细胞)与未活化 ECs 相互结合和约束的作用增加,但紧密黏附作用没有增加。重要的是,对 HU-VECs 的低氧-复氧处理,导致中性粒细胞对低氧 HU-VECs 黏附的 ROS 依赖性增加,同样增加了 ROS 依赖性的还有 HUVECs 上与细胞黏附相关的 ICAM-1、P-选择素和 E-选择素的表面表达[62]。因此,由于 IH 和促炎性细胞因子产生的增加,可能会导致体内激活的内皮细胞的黏附性增加。

随着选择素 CD15 黏附分子表达的增加,在 OSAS 中观察到延迟 NA(一种基本的损伤限制机制和炎症控制中的关键事件)。此外,NA 与 CD15 表达呈负相关。值得注意的是,中性粒细胞的大多数效应功能是

在黏附状态下进行的,并且选择素受体激发了这些功能。此外,这种受抑制的 NA 可能意味着由选择蛋白引发的中性粒细胞/ECs 相互作用会加剧,并且由此放大中性粒细胞对内皮的破坏潜能。另外,OSAS 患者中可溶性 P-选择素(sP-选择素)水平较高,也与 NA 呈负相关。这表明 sP-选择素参与抑制 OSAS 中的 NA,这可能进一步加剧中性粒细胞损伤内皮细胞的功能[38]。应该指出的是,AHI 被确定为 NA 的独立预测因子,而睡眠片段化不是。与 OSAS 患者类似,将健康个体的中性粒细胞在体外暴露于实验性 IH,结果 NA 减少[38]。最后一个效应是通过 caspase-3 控制的机制发生的。蛋白质印迹分析和共聚焦激光扫描显微镜显示,伴随生存效应,实验性 IH 与抗凋亡蛋白 Mcl-1 的上调和促凋亡的 Bax 蛋白的下调相关。此外,IH 能防止 Bax 重新分布到线粒体中。同样,在 OSAS 患者的中性粒细胞中,Bax 广泛分布于细胞质中,不与线粒体共定位[39]。可以确定的是,IH 通过激活 ERK1/2 和 p38MAPK 信号通路,来激活中性粒细胞中的几个总体信号通路,从而诱导 Mcl-1 的稳定和(或)产生,并抑制 Bax 向线粒体的再分配[39]。此外,IH 诱导的中性粒细胞存活与存活蛋白 IL-8 的表达增加密切相关,后者又可通过 NF-κB 和 p38MAPK 活化进行调节[39]。已证实在各种实验和临床环境中,IL-8 能增加中性粒细胞的存活率[33,74]。因此,随着 ROS 产生增加和选择素表达上调,被抑制的 NA 可能促进 OSAS 中的内皮损伤。

## 8.4 T 淋巴细胞

现已有充分证据表明,T 细胞在斑块形成和急性冠脉综合征发展中起重要作用[58,117,162,180]。T 细胞是动脉粥样硬化起始阶段过滤动脉内膜的第一批细胞[43,162],它们在动脉粥样硬化斑块中的存在提示可能有针对斑块中的局部抗原的局部免疫反应[158]。值得注意的是,被活化后,T 细胞可分化成具有组织损伤潜能的效应细胞,或分泌能影响动脉粥样化形成的某个方面(如:巨噬细胞活化、ROS 产生、黏附分子表达、平滑肌增殖和血管收缩性)的细胞因子[177,180]。血管内皮细胞是炎症细胞因子(由活化的 T 细胞所释放)和 T 细胞的细胞毒性攻击的重要靶点。重要的是,T 细胞介导的 ECs 活化可能是通过接触依赖性方式诱导的,并且通过此方式可能以白细胞过滤诱导 ECs 损伤[113]。研究显示各种淋巴细胞亚群在动脉粥样硬化病变中普遍存在,并调节动脉粥样硬化反应[162,173]。主要有两种不同的 T 细胞谱系,分别表达 αβ T 细胞

受体（αβ TCR）和 γδ T 细胞受体（γδ TCR）[13,59]。γδ T 细胞与 αβ T 细胞的不同之处在于组织定位、抗原识别和炎症及组织修复过程中的作用[13,25]。我们对 γδ T 细胞的兴趣起源于一些研究，这些研究显示，γδ T 细胞在动脉粥样硬化斑块中的累积增强[77,181]，且具有独特的迁移和细胞毒性特征。因此，γδ T 细胞能识别主要的促动脉粥样硬化抗原，如：复合脂质和热休克蛋白，并且表现出比 αβ CD4 和 CD8T 淋巴细胞更高的在 ECs 之间迁移的能力[51,136]。此外，与 αβ T 细胞相反，它们对 ECs 表现出非主要组织相容性复合物限制性的细胞毒性[72]。重要的是，当 γδ T 细胞被激活时，它可以通过细胞溶解过程来诱导内皮细胞通透性，这一过程包括通过 γδ T 细胞/ECs 相互作用的黏附通路的参与[112]。总而言之，这使我们认为 γδ T 细胞也可能导致 OSAS 患者的 ECs 损害。

我们在实验室研究了 OSAS 患者表达 CD8、CD4 和 γδ 分子的各种 T 细胞。基本上在 OSAS 中所有 T 细胞都表达活化的和细胞毒性的表型。表 8.1 总结这些细胞在 OSAS 中的主要表型和功能变化。

尽管 OSAS 患者和对照组的循环中 γδ T 细胞的所占百分比相似，但是 OSAS 患者在 IL-2/IL-7 混合物存在的情况下，在淋巴细胞/HUVECs 共培养物中检测到的 γδ T 细胞克隆的数目是对照组的 3.8 倍[36]。由于 IL-7 对于来自 T 细胞前体的 γδ T 细胞的增殖，存活和分化是必不可少的[60,63]，这表明 OSAS 患者的 γδ 祖细胞增加。此外，在培养的 ECs 的黏附位点处观察到的这种增加的 γδ T 细胞量，可能表明在血管内皮上的 γδ T 细胞积累增加。

对 γδ T 细胞表型和功能的评估表明，与对照组相比，OSAS 组 CD62L 选择蛋白（介导捕获和束缚的黏附分子家族）的表达和纯化的 γδ T 细胞与未活化的 EC 的黏附均增加（表 8.1）。此外，用抗 CD62E/CD62P 抗体预处理 HUVECs，即通过选择素受体阻断（γδ T 细胞与 ECs 的）结合，能显著地抑制 OSAS 患者 γδ T 细胞的黏附指数达 52.5%。而且，在 5∶1 的效应物/靶比例下，对 ECs 的细胞毒性在 OSAS 中比在对照受试者中高 2.5 倍[36]。

由于细胞毒性与自然杀伤（NK）受体表达密切相关[8]，我们检测了 NK 受体在 γδ T 细胞上的分布。矛盾的是，OSAS 患者与对照组相比，表达抑制性 NKB1 分子的 γδ T 细胞的百分比显著升高，甚至是 OSAS γδ T 细胞对 HUVECS 的细胞毒性也增加了（表 8.1）。与 NKB1 不同，含有 CD56 和 CD16 NK 受体的 γδ T 细胞含量在 OSAS 和对照之间没有变化。另外，从 γδ T 细胞中消耗携带 CD56-/CD16 的细胞仅导致对 HUVECs 杀伤的轻微降低。重要的是，因为利用抗体中和 TNF-α，能消除 γδ T 细胞对 HUVECs 的黏附和杀伤性，所以 OSAS γδ T 细胞的高亲和力和细胞毒性主要归因于促炎细胞因子 TNF-α[36]。这些数据为一个潜在的重要途径提供了证据，该途径中，在 γδ T 细胞黏附位点增强的 TNF-α 的分泌可能在损伤内皮中起主要作用。根据这一过程，我们发现表达 TNF-α 的 OSAS γδ T 细胞的百分比增加（见下文）。

与 γδ T 细胞不同，CD4 和 CD8 T 细胞与 ECs 的黏附不受 OSAS 的影响。然而，对 HUVECs 用 OSAS 预培养但不控制 γδ T 细胞，导致 TNF-α 依赖性的 CD4 和 CD8 淋巴细胞对 HUVECs 的黏附增加了 2.7 倍。

在 10∶1 的效应物/靶细胞的比例下，OSAS 患者的 CD8 T 细胞对 HUVECs 的细胞毒性增强。然而，尽管 γδ T 淋巴细胞对 EC 的杀伤主要是由 TNF-α 介导的，但是 CD8 T 细胞的细胞毒性直接取决于穿孔素和 NK（CD56 和 CD16）受体的存在，它们在 OSAS CD8 T 淋巴细胞中的表达显著增加（见表 8.1）。另外，同时表达 CD56 受体和穿孔素的 CD8 T 细胞的消耗，大大削弱了对 HUVECs 的细胞毒性[34]。最后，与对照相比，OSAS 患者的 CD8 T 细胞表达超过三倍的 CD40L，CD40L 是一种重要的 T 细胞活化标记物，参与 T 细胞介导的 MHC-非限制性细胞毒性反应[151]，以及在动脉粥样硬化中炎症细胞的激活[103]。重要的是，在动脉粥样硬化病变中，90% 以上的 DC 与 T 淋巴细胞同时存在。这些随 T 细胞聚集的 DC 表达高水平的 CD40[121]，其与 T 细胞上的 CD40L 的相互作用对于细胞激活和刺激细胞因子的分泌（IL-8，IL-12，TNF-α）至关重要，并可能进一步参与动脉粥样硬化形成。

在 OSAS CD4 T 细胞也观察到有 HUVECs 的明显溶解，但是这种现象仅出现在 20∶1 的效应物/靶比例下，而且受试者之间具有很大的变异性。这种 OSAS 患者中 CD4 诱导的细胞毒性的升高的现象，是由于 CD4/CD28 无效亚群的 2.9 倍增加所致（表 8.1），不同于典型的 CD4/CD28+T 细胞，它们可能直接参与斑块破裂，并且已知它们可以诱导 ECs 死亡[97,116,154]。因此，应注意的是，对于 ECs 细胞的最强的细胞毒性由 OSAS 患者的 γδ T 细胞表达，CD8 T 细胞的细胞毒性略低，而 CD4 T 细胞的毒性最低。然而，每个亚群都采用不同的杀伤机制来破坏 ECs。

我们对引起 T 淋巴细胞毒性所需的细胞内信号知之甚少。然而，在 OSAS 中，细胞毒性增加可能由 T 细胞周围氧张力的变化引起。体外低氧条件下溶解性

CD8T 淋巴细胞的增加使这种可能性得到了强烈支持[18]。此外,发现 CD8 T 细胞的杀伤能力是严格依赖 AHI 的[34]。我们来自 nCPAP 治疗组的数据进一步支持了这个观点(见下文)。另一个不可忽视的可能性,是在 OSAS 患者中观察到的 T 细胞的炎症/免疫激活受增加的交感神经兴奋和儿茶酚胺释放所调节[128]。交感神经兴奋可以影响淋巴细胞的转运、循环和增殖,并调节其功能活性[41]。

## 8.5　OSAS 白细胞的细胞因子概况

多种促炎细胞因子受细胞的氧化还原状态影响,它们在细胞中合成并积极调节炎症反应。与激素不同,细胞因子不是以预先形成的分子形式储存在腺体中,而是在刺激后被不同细胞快速合成和分泌。这些多功能分子同时调节先天免疫系统和适应性免疫系统。细胞因子通过清道夫受体的表达和金属蛋白酶的分泌来调节巨噬细胞活化,调节平滑肌细胞的增殖和一氧化氮的产生及细胞凋亡,并刺激 EC 的活化,所有这些都是动脉粥样硬化进展的步骤。此外,改变细胞因子平衡可导致 T 细胞活化,并可导致其分化成具有组织损伤或减轻炎症的能力的效应细胞。显然,一旦炎症反应开始,这些细胞因子可以反过来激活 NF-κB,从而可以进一步放大炎症反应。已知细胞因子是通过氧张力的改变和高自由基的产生来调节的[56]。

T 细胞依赖于它们产生的细胞因子存在于功能极化的群体中;即分泌 1 型细胞因子(IL-2 和 IFN-γ)的 T 淋巴细胞和分泌 2 型细胞因子 IL-4(以及 IL-5,IL-6 和 IL-10)的 T 淋巴细胞。重要的是,Th1 细胞与心血管疾病有关[160]。根据 IL-2/IL-4 的比例,无并发症的 OSAS 患者 CD4 和 CD8 T 细胞中表达 IL-4 的细胞比例相比表达 IL-2 的有所增加。这种向分泌 2 型细胞因子的 T 淋巴细胞的转变可能代表了 CD8 和 CD4 T 细胞的代偿性反应,以保护机体免受其他炎性细胞或加重的促炎反应的损伤。关键的是,大多数合并有高血压和缺血性心脏病(Ischemic heart disease,IHD)的 OSAS 患者表现出分泌 1 型细胞因子的倾向。IL-4 在动脉粥样硬化形成中的作用是不明确的,并可能随着疾病阶段的变化而变化[177]。例如:IL-4 可能参与早期"炎症性"动脉粥样硬化病变的进展[52],通过 ECs 诱导 P-选择素[75]和 15-脂氧合酶[91]的上调。另一方面,IL-4 也被证明是抑制平滑肌细胞增殖和巨噬细胞黏附的抗动脉粥样硬化细胞因子[42]。最后,IL-4 具有在低氧条件下通过 VEGF 途径促血管生成的特性[184],并能诱导单核细胞向 DCs 分化[145]。

除了 1 型和 2 型的定义外,还可以将细胞因子分为促炎性和抗炎性[101]。TNF-α 是炎症级联反应中的关键细胞因子,它通过影响脂质代谢、凝血、胰岛素抵抗和内皮功能,直接参与心血管疾病的发生和发展[46,105,143,148,177]。TNF-α 能够诱导氧化应激、黏附分子的表达以及通过 NF-κB 依赖途径刺激细胞因子产

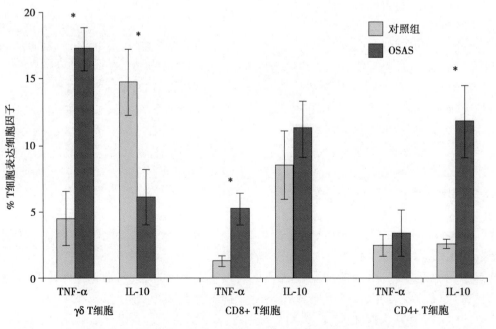

图 8.2　OSAS 患者和对照组的表达 TNF-α 和 IL-10 的 CD8、CD4 和 γδ T 细胞的百分比。*统计显著性,至少 p<0.001(由 Dyugovskaya 等[36,37]和 Lavie 等[84]调整的数据)

生。IL-10 是一种促炎细胞因子的有效抑制剂[114]。据报道 IL-10 在外周 T 淋巴细胞中抑制促炎信号诱导的 NF-κB 的激活，并阻止单核细胞和/或巨噬细胞释放 ROS[123,168]。关键的是，TNF-α 和 IL-10 生成的比例可能会影响几种心血管疾病的结果[100,134,135,163,166,177]。在 OSAS 患者的循环中发现了促炎细胞因子如 IL-6 和 TNF-α 的增加[64,147,167,175,188]。最关键的是，当首次因阻塞性呼吸暂停导致 $SaO_2$ 去饱和<85%时，便可立即测出 TNF-α 值有显著增加[1]。另外，OSAS 患者单核细胞中可以检测出 TNF-α 水平升高[110]。相反，血清或血浆中的 IL-10 水平在 OSAS 中减弱[23,111,119]。我们发现，不同淋巴细胞亚群中的 TNF-α/IL-10 分布情况在 OSAS 患者中差异性很大（图 8.2）。因此，在 γδ T 淋巴细胞中，TNF-α 升高，IL-10 降低，表明这些细胞中

存在促炎症状态。相比之下，在 CD4T 细胞中，TNF-α 不受 OSAS 影响，但 OSAS 组 IL-10 的表达比对照组增加了 4.9 倍。这可能是一种下调过表达的 TNF-α 和平衡促炎/抗炎细胞因子释放的代偿机制。在 OSAS 患者中，表达 TNF-α 的 CD8T 细胞的百分比增加了 4 倍，而 IL-10 的增加则不显著。这些数据表明，每种炎性细胞都具有独特的促炎/抗炎细胞因子谱，它们可能具有不同的损伤潜力，也可能具有减轻炎症的能力。尽管不同 T 细胞亚群之间 TNF-α/IL-10 生成有差异，但正如 AHI 所证实的，IL-10 的表达与 OSAS 的严重程度呈负相关，而 TNF-α 的表达与 OSAS 的严重程度呈正相关[37]。

最后，具有强趋化性和激活特性的促炎细胞因子 IL-8 的表达在 OSAS 患者的 γδ T 淋巴细胞和中性粒

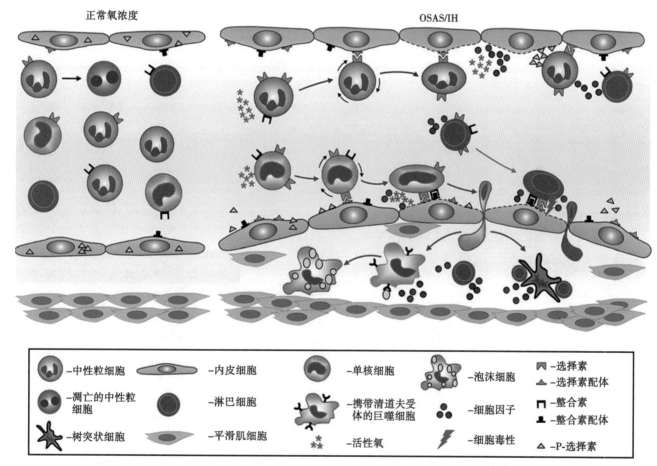

图 8.3　白细胞在睡眠呼吸暂停时内皮损伤和动脉粥样硬化形成中的作用的示意图。在正常氧浓度下，白细胞和 ECs 不被活化并表达少量黏附分子。中性粒细胞通过凋亡机制不断死亡。在 IH 状态下，ECs 被活化并上调黏附分子。在 IH 激活的中性粒细胞中，ROS 的产生和选择素表达增加。黏附后，中性粒细胞释放细胞因子、ROS、蛋白水解酶和白三烯从而诱导 EC 损伤。与 ECs 和细胞因子的黏附、活化的白细胞释放的产物、中性粒细胞的存活进一步加剧了 ECs 的损伤。IH 激活的单核细胞表达的选择素、整联蛋白、ROS 和细胞因子增加，从而激活和破坏 ECs。黏附的单核细胞迁移入动脉内膜，分化成 DCs 和巨噬细胞，然后摄取氧化的脂蛋白，成为泡沫细胞。IH 激活的淋巴细胞表达黏附分子和细胞因子，通过各种细胞毒性机制促进 ECs 损伤。与 DCs 一起转移的淋巴细胞簇，导致 T 细胞活化、增殖和细胞因子分泌。最后，活化细胞释放的细胞因子和生长因子可能影响血管平滑肌细胞向动脉内膜迁移和增殖，从而促进动脉粥样硬化的形成（经美国胸科协会许可转载。版权所有©美国胸科学会。Dyugovskaya 等人[38]。美国胸科学会的官方杂志 Diane Gern，出版）

细胞中是增加的。总结起来,图 8.3 说明了白细胞在 OSAS 中内皮损伤和动脉粥样硬化中的作用。

## 8.6　经鼻持续气道正压通气

治疗 OSAS 的主要方法仍然是经鼻持续气道正压通气(nasal continuous positive air pressure, nCPAP)。nCPAP 治疗使 OSAS 患者的呼吸在睡眠中正常化,通过在鼻孔压力下提供持续的正压气流,防止气道塌陷。使用"无效 CPAP"(即应用最小压力的 CPAP 面罩)的一些随机治疗试验显示其可使患者血压降低[10,11,118,133],并减少了动脉粥样硬化的早期症状[30]。使用 nCPAP 治疗的个体的心脏事件发生率和死亡率与对照组(不患 OSAS 者)的相同[102]。相反,未经治疗的严重 OSAS 与所有原因的死亡率增加都相关,包括 10~20 年随访期内的心脏原因死亡[189]。

为了进一步证明是睡眠呼吸暂停,而不是任何其他相关变量影响白细胞功能,我们比较了 nCPAP 治疗前后的表型和一些白细胞功能。主要结果见表 8.1。我们发现:①nCPAP 治疗导致黏附分子 CD15 和 CD11c 在单核细胞上的表达下调,CD11c+ 单核细胞产生的 ROS 基础含量降低,单核细胞对 HCAEC 或 HU-VEC 的黏附减少。②nCPAP 治疗减弱中性粒细胞中 CD15 的表达以控制其水平并增加 NA。③由于 nC-PAP,低氧血症和呼吸暂停的严重程度减轻,同时 CD8 T 淋巴细胞的细胞毒性明显下降,这与 CD8/CD56+ T 细胞百分比的减少、CD56^bright 受体表达的减少和 CD8T 亚群中 CD40L 表达下降 3.8 倍有关。与 OSAS 患者或对照相比,经 nCPAP 治疗的患者 CD8T 淋巴细胞上 NKB1 抑制性受体的表达增加了两倍。因此,nC-PAP 治疗可以通过增加抑制性受体表达和/或降低兴奋性受体的表达来降低 CD8 T 淋巴细胞的细胞毒性。产生 IL-2、IL-4 和 IL-10 的 T 细胞频数在用 nCPAP 治疗一晚的 OSAS 患者体内无明显变化。然而,nCPAP 治疗的影响是显而易见的,因为随之而来的是携带 TNF-α 的 CD8T 细胞的百分比下降了 2.3 倍。总之,所有这些观察结果都清楚地表明,OSAS 患者每晚都暴露于致动脉粥样硬化的损害中。由于所有这些变化都是在 nCPAP 治疗一次便观察到的,这证明了动脉氧张力变化可引起细胞状态快速改变。

## 8.7　生物反应的保护机制和异质性

鉴于上述许多细胞性活动是依赖于 OSAS 严重程

度的,可以预计全部或大部分 OSAS 患者,尤其是患有严重 OSAS 的患者将患有各种心血管疾病。但是,情况并非如此[84]。实际上,只有约 50% 的 OSAS 患者患有高血压[132]。此外,OSAS 死亡风险最高的是 50 岁以下的患者,而且死亡风险随着年龄的增长而下降[90]。为什么一些 OSAS 患者会患心血管疾病,而另一些却没有?一种可能性是,在相同程度的 OSAS 中,发生高血压和心血管疾病的个体有更高的病理反应或较低的适应性反应[2]。这种反应的异质性可能与保护机制的差异有关。每个个体的抗氧化能力各不相同,这是十分复杂的。此外,抗炎分子如:IL-10 的水平在不同个体之间也是有差异的[152,172]。有学者提出,有 OSAS 并发症患者的 IL-10 水平低于无并发症者[2]。我们发现不伴有并发症的 OSAS 患者的不同淋巴细胞亚群中的 TNF-α/IL-10 分布差异很大,并且在 CD4T 细胞中,无并发症者 IL-10 的表达比对照增加了 4.9 倍[37]。然而,即使在所研究的这组患者中,也有接近 20% 的患者在 CD4T 细胞中表达低水平的 IL-10(个人观察)。重要的是,伴有高血压和 IHD 的 OSAS 患者在 CD4 T 细胞中也显示出 TNF-α 表达的显著增加,这导致 TNF-α/IL-10 比值>1。此外,尽管 CD8 T 细胞中 TNF-α 的表达高,但是个体分析显示只有小部分(17.4%)以 IL-10 的百分比降低和 TNF-α/CD8 细胞百分比的急剧增加为特征[37]。此外,如上所述,CD8 甚至更多的 CD4 T 细胞可以通过转变成分泌 2 型细胞因子从而减轻炎症反应,来参与保护性机制。OSAS 患者 γδ T 细胞上 NKB1 分子的表达增加也可能参与了保护机制。这种类型的 NK 受体参与抑制细胞介导的细胞毒性和细胞因子的分泌。因为细胞毒性功能是由相应受体所传递的兴奋和抑制信号之间平衡的结果[161],所以可以猜想,OSAS 患者中,γδ T 细胞抑制活性的增加为避免内皮损伤提供了一种代偿机制。

其他可能有助于保护 OSAS 患者的机制,包括缺血预处理诱导新形成的心脏血管生成[85]。已经得到证实的是,与心脏动脉侧枝形成有关的低氧血管生成反应有巨大的个体差异,这种个体差异能至少部分反映出个体之间的遗传变异[2]。在 OSAS 患者 HIF 转录因子及其基因产物水平上可以观察到一些差异[170,182]。在正常受试者淋巴细胞中的氧调节基因表达中发现了显著的变异,其中可以观察到低氧诱导的 HIF[17]。现在有大量关于增加患高血压和心血管疾病风险的基因的研究[149,179]。影响氧化应激、炎症和交感神经兴奋性的基因的多态性[92,120]也很受关注。对有限但越来越多的候选基因的研究正在解决 OSAS 人群中基因变异及其病理生理学影响的问题。

## 结论

如前所述，由呼吸暂停产生的 IH 对氧化还原系统具有深远的影响，并通过激活 NF-κB，MAPK 和下游炎症/免疫途径来引起氧化应激和炎症。因此，在 OSAS 患者的各种白细胞亚群中，黏附分子、炎性细胞因子和 ROS 分子的表达明显上调。这些诱导增加了 ECs 的亲和力和细胞毒性。总之，这些细胞在心血管系统中的相互作用促进了内皮功能障碍，可能参与动脉粥样硬化的早期症状，并加重 OSAS 患者的动脉粥样硬化形成。nCPAP 治疗可以改善一些白细胞功能障碍，从而阻断一些动脉粥样硬化途径。它可以在一定程度上解释为什么在患有心血管疾病的 OSAS 患者中，经 nCPAP 治疗后其心血管事件的发生率下降[108]。

（喻琬童 译　任长虹　邢绣荣 校）

## 参考文献

1. Alberti A, Sarchielli P, Gallinella E, et al. Plasma cytokine levels in patients with obstructive sleep apnea syndrome: a preliminary study. J Sleep Res. 2003;12:305–11.
2. Arnardottir ES, Mackiewicz M, Gislason T, et al. Molecular signatures of obstructive sleep apnea in adults: a review and perspective. Sleep. 2009;32:447–70.
3. Atkeson A, Yeh SY, Malhotra A, et al. Endothelial function in obstructive sleep apnea. Prog Cardiovasc Dis. 2009;51:351–62.
4. Baetta R, Corsini A. Role of polymorphonuclear neutrophils in atherosclerosis: current state and future perspectives. Atherosclerosis. 2010;210:1–13.
5. Baguet JP, Hammer L, Levy P, et al. The severity of oxygen desaturation is predictive of carotid wall thickening and plaque occurrence. Chest. 2005;128:3407–12.
6. Barcelo A, Barbe F, de la Pena M, et al. Antioxidant status in patients with sleep apnoea and impact of continuous positive airway pressure treatment. Eur Respir J. 2006;27:756–60.
7. Barcelo A, Miralles C, Barbe F, et al. Abnormal lipid peroxidation in patients with sleep apnoea. Eur Respir J. 2000;16:644–7.
8. Battistini L, Borsellino G, Sawicki G, et al. Phenotypic and cytokine analysis of human peripheral blood gamma delta T cells expressing NK cell receptors. J Immunol. 1997;159:3723–30.
9. Bayazit YA, Yilmaz M, Erdal E, et al. Role of nitric oxide synthase gene intron 4 and exon 7 polymorphisms in obstructive sleep apnea syndrome. Eur Arch Otorhinolaryngol. 2009;266:449–54.
10. Bazzano LA, Khan Z, Reynolds K, et al. Effect of nocturnal nasal continuous positive airway pressure on blood pressure in obstructive sleep apnea. Hypertension. 2007;50:417–23.
11. Becker HF, Jerrentrup A, Ploch T, et al. Effect of nasal continuous positive airway pressure treatment on blood pressure in patients with obstructive sleep apnea. Circulation. 2003;107:68–73.
12. Belaidi E, Joyeux-Faure M, Ribuot C, et al. Major role for hypoxia inducible factor-1 and the endothelin system in promoting myocardial infarction and hypertension in an animal model of obstructive sleep apnea. J Am Coll Cardiol. 2009;53:1309–17.
13. Bluestone JA, Khattri R, Sciammas R, et al. TCR gamma delta cells: a specialized T-cell subset in the immune system. Annu Rev Cell Dev Biol. 1995;11:307–53.
14. Bobryshev YV. Monocyte recruitment and foam cell formation in atherosclerosis. Micron. 2006;37:208–22.
15. Bosco MC, Puppo M, Blengio F, et al. Monocytes and dendritic cells in a hypoxic environment: spotlights on chemotaxis and migration. Immunobiology. 2008;213:733–49.
16. Bostrom KB, Hedner J, Melander O, et al. Interaction between the angiotensin-converting enzyme gene insertion/deletion polymorphism and obstructive sleep apnoea as a mechanism for hypertension. J Hypertens. 2007;25:779–83.
17. Brooks JT, Elvidge GP, Glenny L, et al. Variations within oxygen-regulated gene expression in humans. J Appl Physiol. 2009;106:212–20.
18. Caldwell CC, Kojima H, Lukashev D, et al. Differential effects of physiologically relevant hypoxic conditions on T lymphocyte development and effector functions. J Immunol. 2001;167:6140–9.
19. Carlos TM, Harlan JM. Leukocyte-endothelial adhesion molecules. Blood. 1994;84:2068–101.
20. Chen L, Einbinder E, Zhang Q, et al. Oxidative stress and left ventricular function with chronic intermittent hypoxia in rats. Am J Respir Crit Care Med. 2005;172:915–20.
21. Chiang AA. Obstructive sleep apnea and chronic intermittent hypoxia: a review. Chin J Physiol. 2006;49:234–43.
22. Christou K, Moulas AN, Pastaka C, et al. Antioxidant capacity in obstructive sleep apnea patients. Sleep Med. 2003;4:225–8.
23. Constantinidis J, Ereliadis S, Angouridakis N, et al. Cytokine changes after surgical treatment of obstructive sleep apnoea syndrome. Eur Arch Otorhinolaryngol. 2008;265:1275–9.
24. Cramer T, Yamanishi Y, Clausen BE, et al. HIF-1alpha is essential for myeloid cell-mediated inflammation. Cell. 2003;112:645–57.
25. Crowley MP, Reich Z, Mavaddat N, et al. The recognition of the non-classical major histocompatibility complex (MHC) class I molecule, T10, by the gammadelta T cell, G8. J Exp Med. 1997;185:1223–30.
26. Crowther M, Brown NJ, Bishop ET, et al. Microenvironmental influence on macrophage regulation of angiogenesis in wounds and malignant tumors. J Leukoc Biol. 2001;70:478–90.
27. Dematteis M, Julien C, Guillermet C, et al. Intermittent hypoxia induces early functional cardiovascular remodeling in mice. Am J Respir Crit Care Med. 2008;177:227–35.
28. Diefenbach K, Kretschmer K, Bauer S, et al. Endothelin-1 gene variant Lys198Asn and plasma endothelin level in obstructive sleep apnea. Cardiology. 2009;112:62–8.
29. DiStasi MR, Ley K. Opening the flood-gates: how neutrophil-endothelial interactions regulate permeability. Trends Immunol. 2009;30:547–56.
30. Drager LF, Bortolotto LA, Figueiredo AC, et al. Effects of continuous positive airway pressure on early signs of atherosclerosis in obstructive sleep apnea. Am J Respir Crit Care Med. 2007;176:706–12.
31. Drager LF, Bortolotto LA, Lorenzi MC, et al. Early signs of atherosclerosis in obstructive sleep apnea. Am J Respir Crit Care Med. 2005;172:613–8.
32. Droge W. Free radicals in the physiological control of cell function. Physiol Rev. 2002;82:47–95.
33. Dunican AL, Leuenroth SJ, Grutkoski P, et al. TNFalpha-induced suppression of PMN apoptosis is mediated through interleukin-8 production. Shock. 2000;14:284–8; discussion 288–9.
34. Dyugovskaya L, Lavie P, Hirsh M, et al. Activated CD8+ T-lymphocytes in obstructive sleep apnoea. Eur Respir J. 2005;25:820–8.
35. Dyugovskaya L, Lavie P, Lavie L. Increased adhesion molecules expression and production of reactive oxygen species in leukocytes of sleep apnea patients. Am J Respir Crit Care Med. 2002;165:934–9.
36. Dyugovskaya L, Lavie P, Lavie L. Phenotypic and functional characterization of blood gammadelta T cells in sleep apnea. Am J Respir Crit Care Med. 2003;168:242–9.
37. Dyugovskaya L, Lavie P, Lavie L. Lymphocyte activation as a possible measure of atherosclerotic risk in patients with sleep apnea. Ann N Y Acad Sci. 2005;1051:340–50.
38. Dyugovskaya L, Polyakov A, Lavie P, et al. Delayed neutrophil

apoptosis in patients with sleep apnea. Am J Respir Crit Care Med. 2008;177:544–54.

39. Dyugovskaya L, Polyakov A, Lavie P, et al. Intermittent hypoxia-induced neutrophil survival is mediated via mitochondrial pathways by MAP kinases activation. Am J Respir Crit Care Med. 2010; A6635:181.

40. Dyugovskaya L, Polyakov A, Ginsberg D, et al. Molecular pathways of spontaneous and TNF-α-mediated neutrophil apoptosis under intermittent hypoxia. Am J Respir Cell Mol Biol. 2011;44:1–9.

41. Elenkov IJ, Wilder RL, Chrousos GP, et al. The sympathetic nerve – an integrative interface between two supersystems: the brain and the immune system. Pharmacol Rev. 2000;52:595–638.

42. Elliott MJ, Gamble JR, Park LS, et al. Inhibition of human monocyte adhesion by interleukin-4. Blood. 1991;77:2739–45.

43. Emeson EE, Robertson Jr AL. T lymphocytes in aortic and coronary intimas. Their potential role in atherogenesis. Am J Pathol. 1988;130:369–76.

44. Ericson SG, Zhao Y, Gao H, et al. Interleukin-6 production by human neutrophils after Fc-receptor cross-linking or exposure to granulocyte colony-stimulating factor. Blood. 1998;91:2099–107.

45. Fernandez Pujol B, Lucibello FC, Gehling UM, et al. Endothelial-like cells derived from human CD14 positive monocytes. Differentiation. 2000;65:287–300.

46. Ferrari R. The role of TNF in cardiovascular disease. Pharmacol Res. 1999;40:97–105.

47. Fletcher EC, Orolinova N, Bader M. Blood pressure response to chronic episodic hypoxia: the renin-angiotensin system. J Appl Physiol. 2002;92:627–33.

48. Fox S, Leitch AE, Duffin R, et al. Neutrophil apoptosis: relevance to the innate immune response and inflammatory disease. J Innate Immun. 2010;2:216–27.

49. Friedlander AH, Yueh R, Littner MR. The prevalence of calcified carotid artery atheromas in patients with obstructive sleep apnea syndrome. J Oral Maxillofac Surg. 1998;56:950–4.

50. Furze RC, Rankin SM. The role of the bone marrow in neutrophil clearance under homeostatic conditions in the mouse. FASEB J. 2008;22:3111–9.

51. Galea P, Brezinschek R, Lipsky PE, et al. Phenotypic characterization of CD4/alpha beta TCR+ and gamma delta TCR+ T cells with a transendothelial migratory capacity. J Immunol. 1994;153:529–42.

52. George J, Shoenfeld Y, Gilburd B, et al. Requisite role for interleukin-4 in the acceleration of fatty streaks induced by heat shock protein 65 or Mycobacterium tuberculosis. Circ Res. 2000;86:1203–10.

53. Glass CK, Witztum JL. Atherosclerosis: the road ahead. Cell. 2001;104:503–16.

54. Greenberg H, Ye X, Wilson D, et al. Chronic intermittent hypoxia activates nuclear factor-kappaB in cardiovascular tissues in vivo. Biochem Biophys Res Commun. 2006;343:591–6.

55. Griffioen KJ, Kamendi HW, Gorini CJ, et al. Reactive oxygen species mediate central cardiorespiratory network responses to acute intermittent hypoxia. J Neurophysiol. 2007;97:2059–66.

56. Haddad JJ, Fahlman CS. Redox- and oxidant-mediated regulation of interleukin-10: an anti-inflammatory, antioxidant cytokine? Biochem Biophys Res Commun. 2002;297:163–76.

57. Hannah S, Mecklenburgh K, Rahman I, et al. Hypoxia prolongs neutrophil survival in vitro. FEBS Lett. 1995;372:233–7.

58. Hansson GK. Immune mechanisms in atherosclerosis. Arterioscler Thromb Vasc Biol. 2001;21:1876–90.

59. Hayday AC. [gamma][delta] cells: a right time and a right place for a conserved third way of protection. Annu Rev Immunol. 2000; 18:975–1026.

60. He YW, Malek TR. Interleukin-7 receptor alpha is essential for the development of gamma delta+T cells, but not natural killer cells. J Exp Med. 1996;184:289–93.

61. Htoo AK, Greenberg H, Tongia S, et al. Activation of nuclear factor kappaB in obstructive sleep apnea: a pathway leading to systemic inflammation. Sleep Breath. 2006;10:43–50.

62. Ichikawa H, Kokura S, Aw TY. Role of endothelial mitochondria in oxidant production and modulation of neutrophil adherence. J Vasc Res. 2004;41:432–44.

63. Ikuta K, Lee HC, Ye SK. Role of the IL-7 receptor in gamma-delta T cell development. Chem Immunol. 2001;79:29–42.

64. Imagawa S, Yamaguchi Y, Ogawa K, et al. Interleukin-6 and tumor necrosis factor-alpha in patients with obstructive sleep apnea-hypopnea syndrome. Respiration. 2004;71:24–9.

65. Itzhaki S, Lavie L, Pillar G, et al. Endothelial dysfunction in obstructive sleep apnea measured by peripheral arterial tone response in the finger to reactive hyperemia. Sleep. 2005;28:594–600.

66. Jelic S, Bartels MN, Mateika JH, et al. Arterial stiffness increases during obstructive sleep apneas. Sleep. 2002;25:850–5.

67. Jelic S, Padeletti M, Kawut SM, et al. Inflammation, oxidative stress, and repair capacity of the vascular endothelium in obstructive sleep apnea. Circulation. 2008;117:2270–8.

68. Johnson JL, Newby AC. Macrophage heterogeneity in atherosclerotic plaques. Curr Opin Lipidol. 2009;20:370–8.

69. Jolly SR, Kane WJ, Hook BG, et al. Reduction of myocardial infarct size by neutrophil depletion: effect of duration of occlusion. Am Heart J. 1986;112:682–90.

70. Jordan W, Cohrs S, Degner D, et al. Evaluation of oxidative stress measurements in obstructive sleep apnea syndrome. J Neural Transm. 2006;113:239–54.

71. Jun J, Savransky V, Nanayakkara A, et al. Intermittent hypoxia has organ-specific effects on oxidative stress. Am J Physiol Regul Integr Comp Physiol. 2008;295:R1274–81.

72. Kahaleh MB, Fan PS, Otsuka T. Gammadelta receptor bearing T cells in scleroderma: enhanced interaction with vascular endothelial cells in vitro. Clin Immunol. 1999;91:188–95.

73. Kato M, Roberts-Thomson P, Phillips BG, et al. Impairment of endothelium-dependent vasodilation of resistance vessels in patients with obstructive sleep apnea. Circulation. 2000;102:2607–10.

74. Kettritz R, Gaido ML, Haller H, et al. Interleukin-8 delays spontaneous and tumor necrosis factor-alpha-mediated apoptosis of human neutrophils. Kidney Int. 1998;53:84–91.

75. Khew-Goodall Y, Wadham C, Stein BN, et al. Stat6 activation is essential for interleukin-4 induction of P-selectin transcription in human umbilical vein endothelial cells. Arterioscler Thromb Vasc Biol. 1999;19:1421–9.

76. Kin H, Wang NP, Halkos ME, et al. Neutrophil depletion reduces myocardial apoptosis and attenuates NFkappaB activation/TNFalpha release after ischemia and reperfusion. J Surg Res. 2006;135:170–8.

77. Kleindienst R, Xu Q, Willeit J, et al. Immunology of atherosclerosis. Demonstration of heat shock protein 60 expression and T lymphocytes bearing alpha/beta or gamma/delta receptor in human atherosclerotic lesions. Am J Pathol. 1993;142:1927–37.

78. Kumar GK, Rai V, Sharma SD, et al. Chronic intermittent hypoxia induces hypoxia-evoked catecholamine efflux in adult rat adrenal medulla via oxidative stress. J Physiol. 2006;575:229–39.

79. Lattimore JD, Wilcox I, Nakhla S, et al. Repetitive hypoxia increases lipid loading in human macrophages-a potentially atherogenic effect. Atherosclerosis. 2005;179:255–9.

80. Lavie L. Obstructive sleep apnoea syndrome – an oxidative stress disorder. Sleep Med Rev. 2003;7:35–51.

81. Lavie L. Sleep apnea syndrome, endothelial dysfunction, and cardiovascular morbidity. Sleep. 2004;27:1053–5.

82. Lavie L. Intermittent hypoxia: the culprit of oxidative stress, vascular inflammation and dyslipidemia in obstructive sleep apnea. Expert Rev Respir Med. 2008;2:75–84.

83. Lavie L. Oxidative stress – a unifying paradigm in obstructive sleep apnea and comorbidities. Prog Cardiovasc Dis. 2009;51:303–12.

84. Lavie L, Dyugovskaya L, Polyakov A. Biology of peripheral blood cells in obstructive sleep apnea – the tip of the iceberg. Arch Physiol Biochem. 2008;114:244–54.

85. Lavie L, Lavie P. Ischemic preconditioning as a possible explanation for the age decline relative mortality in sleep apnea. Med Hypotheses. 2006;66:1069–73.

86. Lavie L, Lavie P. Molecular mechanisms of cardiovascular disease in OSAHS: the oxidative stress link. Eur Respir J. 2009;33: 1467–84.

87. Lavie L, Lotan R, Hochberg I, et al. Haptoglobin polymorphism is a risk factor for cardiovascular disease in patients with obstructive sleep apnea syndrome. Sleep. 2003;26:592–5.

88. Lavie L, Polotsky V. Cardiovascular aspects in obstructive sleep apnea syndrome – molecular issues, hypoxia and cytokine profiles. Respiration. 2009;78:361–70.

89. Lavie L, Vishnevsky A, Lavie P. Evidence for lipid peroxidation in obstructive sleep apnea. Sleep. 2004;27:123–8.

90. Lavie P, Herer P, Lavie L. Mortality risk factors in sleep apnoea: a matched case–control study. J Sleep Res. 2007;16:128–34.

91. Lee YW, Kuhn H, Kaiser S, et al. Interleukin 4 induces transcription of the 15-lipoxygenase I gene in human endothelial cells. J Lipid Res. 2001;42:783–91.

92. Leopold JA, Loscalzo J. Oxidative enzymopathies and vascular disease. Arterioscler Thromb Vasc Biol. 2005;25:1332–40.

93. Leuenroth SJ, Grutkoski PS, Ayala A, et al. Suppression of PMN apoptosis by hypoxia is dependent on Mcl-1 and MAPK activity. Surgery. 2000;128:171–7.

94. Libby P. Inflammation in atherosclerosis. Nature. 2002;420:868–74.

95. Libby P. Inflammatory mechanisms: the molecular basis of inflammation and disease. Nutr Rev. 2007;65:S140–6.

96. Lin L, Finn L, Zhang J, et al. Angiotensin-converting enzyme, sleep-disordered breathing, and hypertension. Am J Respir Crit Care Med. 2004;170:1349–53.

97. Liuzzo G, Goronzy JJ, Yang H, et al. Monoclonal T-cell proliferation and plaque instability in acute coronary syndromes. Circulation. 2000;101:2883–8.

98. Lukashev D, Klebanov B, Kojima H, et al. Cutting edge: hypoxia-inducible factor 1alpha and its activation-inducible short isoform I.1 negatively regulate functions of CD4+ and CD8+ T lymphocytes. J Immunol. 2006;177:4962–5.

99. Malhotra A, White DP. Obstructive sleep apnoea. Lancet. 2002;360:237–45.

100. Mallat Z, Besnard S, Duriez M, et al. Protective role of interleukin-10 in atherosclerosis. Circ Res. 1999;85:e17–24.

101. Mantovani A, Garlanda C, Introna M, et al. Regulation of endothelial cell function by pro- and anti-inflammatory cytokines. Transplant Proc. 1998;30:4239–43.

102. Marin JM, Carrizo SJ, Vicente E, et al. Long-term cardiovascular outcomes in men with obstructive sleep apnoea-hypopnoea with or without treatment with continuous positive airway pressure: an observational study. Lancet. 2005;365:1046–53.

103. Marx N, Imhof A, Froehlich J, et al. Effect of rosiglitazone treatment on soluble CD40L in patients with type 2 diabetes and coronary artery disease. Circulation. 2003;107:1954–7.

104. McGown AD, Makker H, Elwell C, et al. Measurement of changes in cytochrome oxidase redox state during obstructive sleep apnea using near-infrared spectroscopy. Sleep. 2003;26:710–6.

105. McKellar GE, McCarey DW, Sattar N, et al. Role for TNF in atherosclerosis? Lessons from autoimmune disease. Nat Rev Cardiol. 2009;6:410–7.

106. McNicholas WT, Bonsigore MR. Sleep apnoea as an independent risk factor for cardiovascular disease: current evidence, basic mechanisms and research priorities. Eur Respir J. 2007;29:156–78.

107. Mecklenburgh KI, Walmsley SR, Cowburn AS, et al. Involvement of a ferroprotein sensor in hypoxia-mediated inhibition of neutrophil apoptosis. Blood. 2002;100:3008–16.

108. Milleron O, Pilliere R, Foucher A, et al. Benefits of obstructive sleep apnoea treatment in coronary artery disease: a long-term follow-up study. Eur Heart J. 2004;25:728–34.

109. Minet E, Michel G, Mottet D, et al. Transduction pathways involved in hypoxia-inducible factor-1 phosphorylation and activation. Free Radic Biol Med. 2001;31:847–55.

110. Minoguchi K, Tazaki T, Yokoe T, et al. Elevated production of tumor necrosis factor-alpha by monocytes in patients with obstructive sleep apnea syndrome. Chest. 2004;126:1473–9.

111. Minoguchi K, Yokoe T, Tazaki T, et al. Increased carotid intima-media thickness and serum inflammatory markers in obstructive sleep apnea. Am J Respir Crit Care Med. 2005;172:625–30.

112. Mohagheghpour N, Bermudez LE, Khajavi S, et al. The VLA-4/VCAM-1 molecules participate in gamma delta cell interaction with endothelial cells. Cell Immunol. 1992;143:170–82.

113. Monaco C, Andreakos E, Young S, et al. T cell-mediated signaling to vascular endothelium: induction of cytokines, chemokines, and tissue factor. J Leukoc Biol. 2002;71:659–68.

114. Moore KW, de Waal MR, Coffman RL, et al. Interleukin-10 and the interleukin-10 receptor. Annu Rev Immunol. 2001;19:683–765.

115. Murdoch C, Giannoudis A, Lewis CE. Mechanisms regulating the recruitment of macrophages into hypoxic areas of tumors and other ischemic tissues. Blood. 2004;104:2224–34.

116. Nakajima T, Goek O, Zhang X, et al. De novo expression of killer immunoglobulin-like receptors and signaling proteins regulates the cytotoxic function of CD4 T cells in acute coronary syndromes. Circ Res. 2003;93:106–13.

117. Nakajima T, Schulte S, Warrington KJ, et al. T-cell-mediated lysis of endothelial cells in acute coronary syndromes. Circulation. 2002;105:570–5.

118. Norman D, Loredo JS, Nelesen RA, et al. Effects of continuous positive airway pressure versus supplemental oxygen on 24-hour ambulatory blood pressure. Hypertension. 2006;47:840–5.

119. Ohga E, Tomita T, Wada H, et al. Effects of obstructive sleep apnea on circulating ICAM-1, IL-8, and MCP-1. J Appl Physiol. 2003;94:179–84.

120. Olivieri F, Antonicelli R, Cardelli M, et al. Genetic polymorphisms of inflammatory cytokines and myocardial infarction in the elderly. Mech Ageing Dev. 2006;127:552–9.

121. Ozmen J, Bobryshev YV, Lord RS. CD40 co-stimulatory molecule expression by dendritic cells in primary atherosclerotic lesions in carotid arteries and in stenotic saphenous vein coronary artery grafts. Cardiovasc Surg. 2001;9:329–33.

122. Pack AI, Gislason T. Obstructive sleep apnea and cardiovascular disease: a perspective and future directions. Prog Cardiovasc Dis. 2009;51:434–51.

123. Park SH, Kim KE, Hwang HY, et al. Regulatory effect of SOCS on NF-kappaB activity in murine monocytes/macrophages. DNA Cell Biol. 2003;22:131–9.

124. Patel SR, Larkin EK, Mignot E, et al. The association of angiotensin converting enzyme (ACE) polymorphisms with sleep apnea and hypertension. Sleep. 2007;30:531–3.

125. Paulnock DM, Demick KP, Coller SP. Analysis of interferon-gamma-dependent and -independent pathways of macrophage activation. J Leukoc Biol. 2000;67:677–82.

126. Peker Y, Hedner J, Norum J, et al. Increased incidence of cardiovascular disease in middle-aged men with obstructive sleep apnea: a 7-year follow-up. Am J Respir Crit Care Med. 2002;166:159–65.

127. Peker Y, Kraiczi H, Hedner J, et al. An independent association between obstructive sleep apnoea and coronary artery disease. Eur Respir J. 1999;14:179–84.

128. Peled N, Greenberg A, Pillar G, et al. Contributions of hypoxia and respiratory disturbance index to sympathetic activation and blood pressure in obstructive sleep apnea syndrome. Am J Hypertens. 1998;11:1284–9.

129. Peng Y, Yuan G, Overholt JL, et al. Systemic and cellular responses to intermittent hypoxia: evidence for oxidative stress and mitochondrial dysfunction. Adv Exp Med Biol. 2003;536:559–64.

130. Peng YJ, Nanduri J, Yuan G, et al. NADPH oxidase is required for the sensory plasticity of the carotid body by chronic intermittent hypoxia. J Neurosci. 2009;29:4903–10.

131. Peng YJ, Yuan G, Ramakrishnan D, et al. Heterozygous HIF-1alpha deficiency impairs carotid body-mediated systemic responses and reactive oxygen species generation in mice exposed to intermittent hypoxia. J Physiol. 2006;577:705–16.

132. Peppard PE, Young T, Palta M, et al. Prospective study of the association between sleep-disordered breathing and hypertension. N

Engl J Med. 2000;342:1378–84.

133. Pepperell JC, Ramdassingh-Dow S, Crosthwaite N, et al. Ambulatory blood pressure after therapeutic and subtherapeutic nasal continuous positive airway pressure for obstructive sleep apnoea: a randomised parallel trial. Lancet. 2002;359:204–10.

134. Perez Fernandez R, Kaski JC. Interleukin-10 and coronary disease. Rev Esp Cardiol. 2002;55:738–50.

135. Pinderski LJ, Fischbein MP, Subbanagounder G, et al. Overexpression of interleukin-10 by activated T lymphocytes inhibits atherosclerosis in LDL receptor-deficient Mice by altering lymphocyte and macrophage phenotypes. Circ Res. 2002;90:1064–71.

136. Poggi A, Zocchi MR, Carosio R, et al. Transendothelial migratory pathways of V delta 1+ TCR gamma delta+ and V delta 2+ TCR gamma delta+ T lymphocytes from healthy donors and multiple sclerosis patients: involvement of phosphatidylinositol 3 kinase and calcium calmodulin-dependent kinase II. J Immunol. 2002; 168:6071–7.

137. Polotsky VY, Li J, Punjabi NM, et al. Intermittent hypoxia increases insulin resistance in genetically obese mice. J Physiol. 2003;552:253–64.

138. Prabhakar NR, Kumar GK, Nanduri J, et al. ROS signaling in systemic and cellular responses to chronic intermittent hypoxia. Antioxid Redox Signal. 2007;9:1397–403.

139. Raines EW, Ferri N. Thematic review series: the immune system and atherogenesis. Cytokines affecting endothelial and smooth muscle cells in vascular disease. J Lipid Res. 2005;46:1081–92.

140. Randolph GJ. The fate of monocytes in atherosclerosis. J Thromb Haemost. 2009;7 Suppl 1:28–30.

141. Rehman J, Li J, Orschell CM, et al. Peripheral blood "endothelial progenitor cells" are derived from monocyte/macrophages and secrete angiogenic growth factors. Circulation. 2003;107: 1164–9.

142. Ribatti D, Nico B, Crivellato E, et al. Macrophages and tumor angiogenesis. Leukemia. 2007;21:2085–9.

143. Ridker PM, Rifai N, Pfeffer M, et al. Elevation of tumor necrosis factor-alpha and increased risk of recurrent coronary events after myocardial infarction. Circulation. 2000;101:2149–53.

144. Rius J, Guma M, Schachtrup C, et al. NF-kappaB links innate immunity to the hypoxic response through transcriptional regulation of HIF-1alpha. Nature. 2008;453:807–11.

145. Roy KC, Bandyopadhyay G, Rakshit S, et al. IL-4 alone without the involvement of GM-CSF transforms human peripheral blood monocytes to a CD1a(dim), CD83(+) myeloid dendritic cell subset. J Cell Sci. 2004;117:3435–45.

146. Ryan S, McNicholas WT, Taylor CT. A critical role for p38 map kinase in NF-kappaB signaling during intermittent hypoxia/reoxygenation. Biochem Biophys Res Commun. 2007;355:728–33.

147. Ryan S, Taylor CT, McNicholas WT. Selective activation of inflammatory pathways by intermittent hypoxia in obstructive sleep apnea syndrome. Circulation. 2005;112:2660–7.

148. Sack M. Tumor necrosis factor-alpha in cardiovascular biology and the potential role for anti-tumor necrosis factor-alpha therapy in heart disease. Pharmacol Ther. 2002;94:123–35.

149. Samani NJ, Erdmann J, Hall AS, et al. Genomewide association analysis of coronary artery disease. N Engl J Med. 2007;357: 443–53.

150. Sanchez-Mejorada G, Rosales C. Signal transduction by immunoglobulin Fc receptors. J Leukoc Biol. 1998;63:521–33.

151. Sartorius R, D'Apice L, Barba P, et al. Induction of human NK cell-mediated cytotoxicity by CD40 triggering on antigen presenting cells. Cell Immunol. 2003;221:81–8.

152. Scarpelli D, Cardellini M, Andreozzi F, et al. Variants of the interleukin-10 promoter gene are associated with obesity and insulin resistance but not type 2 diabetes in caucasian italian subjects. Diabetes. 2006;55:1529–33.

153. Schmeisser A, Garlichs CD, Zhang H, et al. Monocytes coexpress endothelial and macrophagocytic lineage markers and form cord-like structures in Matrigel under angiogenic conditions. Cardiovasc Res. 2001;49:671–80.

154. Schmidt D, Goronzy JJ, Weyand CM. CD4+ CD7– CD28– T cells are expanded in rheumatoid arthritis and are characterized by autoreactivity. J Clin Invest. 1996;97:2027–37.

155. Schulz R, Mahmoudi S, Hattar K, et al. Enhanced release of superoxide from polymorphonuclear neutrophils in obstructive sleep apnea. Impact of continuous positive airway pressure therapy. Am J Respir Crit Care Med. 2000;162:566–70.

156. Semenza GL, Prabhakar NR. HIF-1-dependent respiratory, cardiovascular, and redox responses to chronic intermittent hypoxia. Antioxid Redox Signal. 2007;9:1391–6.

157. Shamsuzzaman AS, Gersh BJ, Somers VK. Obstructive sleep apnea: implications for cardiac and vascular disease. JAMA. 2003;290:1906–14.

158. Sharma R, Li DZ. Role of dendritic cells in atherosclerosis. Asian Cardiovasc Thorac Ann. 2006;14:166–9.

159. Soehnlein O, Lindbom L. Phagocyte partnership during the onset and resolution of inflammation. Nat Rev Immunol. 2010;10: 427–39.

160. Soejima H, Irie A, Miyamoto S, et al. Preference toward a T-helper type 1 response in patients with coronary spastic angina. Circulation. 2003;107:2196–200.

161. Solana R, Mariani E. NK and NK/T cells in human senescence. Vaccine. 2000;18:1613–20.

162. Song L, Leung C, Schindler C. Lymphocytes are important in early atherosclerosis. J Clin Invest. 2001;108:251–9.

163. Stumpf C, Lehner C, Yilmaz A, et al. Decrease of serum levels of the anti-inflammatory cytokine interleukin-10 in patients with advanced chronic heart failure. Clin Sci (Lond). 2003;105:45–50.

164. Suzuki YJ, Jain V, Park AM, et al. Oxidative stress and oxidant signaling in obstructive sleep apnea and associated cardiovascular diseases. Free Radic Biol Med. 2006;40:1683–92.

165. Swirski FK, Weissleder R, Pittet MJ. Heterogeneous in vivo behavior of monocyte subsets in atherosclerosis. Arterioscler Thromb Vasc Biol. 2009;29:1424–32.

166. Tedgui A, Mallat Z. Interleukin-10: an anti-atherogenic cytokine? Eur J Clin Invest. 2001;31:1–2.

167. Teramoto S, Yamamoto H, Ouchi Y. Increased C-reactive protein and increased plasma interleukin-6 may synergistically affect the progression of coronary atherosclerosis in obstructive sleep apnea syndrome. Circulation. 2003;107:E40.

168. Terkeltaub RA. IL-10: an "immunologic scalpel" for atherosclerosis? Arterioscler Thromb Vasc Biol. 1999;19:2823–5.

169. Toffoli S, Feron O, Raes M, et al. Intermittent hypoxia changes HIF-1alpha phosphorylation pattern in endothelial cells: unravelling of a new PKA-dependent regulation of HIF-1alpha. Biochim Biophys Acta. 2007;1773:1558–71.

170. Valipour A, Litschauer B, Mittermayer F, et al. Circulating plasma levels of vascular endothelial growth factor in patients with sleep disordered breathing. Respir Med. 2004;98:1180–6.

171. Valko M, Leibfritz D, Moncol J, et al. Free radicals and antioxidants in normal physiological functions and human disease. Int J Biochem Cell Biol. 2007;39:44–84.

172. van Exel E, Gussekloo J, de Craen AJ, et al. Low production capacity of interleukin-10 associates with the metabolic syndrome and type 2 diabetes: the Leiden 85-Plus Study. Diabetes. 2002;51: 1088–92.

173. Vanderlaan PA, Reardon CA. Thematic review series: the immune system and atherogenesis. The unusual suspects: an overview of the minor leukocyte populations in atherosclerosis. J Lipid Res. 2005;46:829–38.

174. Veasey SC, Davis CW, Fenik P, et al. Long-term intermittent hypoxia in mice: protracted hypersomnolence with oxidative injury to sleep-wake brain regions. Sleep. 2004;27:194–201.

175. Vgontzas AN, Papanicolaou DA, Bixler EO, et al. Sleep apnea and daytime sleepiness and fatigue: relation to visceral obesity, insulin resistance, and hypercytokinemia. J Clin Endocrinol Metab. 2000;85:1151–8.

176. Vinten-Johansen J. Involvement of neutrophils in the pathogenesis of lethal myocardial reperfusion injury. Cardiovasc Res. 2004;61:

481–97.

177. von der Thusen JH, Kuiper J, van Berkel TJ, et al. Interleukins in atherosclerosis: molecular pathways and therapeutic potential. Pharmacol Rev. 2003;55:133–66.

178. Walmsley SR, Print C, Farahi N, et al. Hypoxia-induced neutrophil survival is mediated by HIF-1alpha-dependent NF-kappaB activity. J Exp Med. 2005;201:105–15.

179. Wang SS, Schadt EE, Wang H, et al. Identification of pathways for atherosclerosis in mice: integration of quantitative trait locus analysis and global gene expression data. Circ Res. 2007;101:e11–30.

180. Weyand CM, Goronzy JJ, Liuzzo G, et al. T-cell immunity in acute coronary syndromes. Mayo Clin Proc. 2001;76:1011–20.

181. Wick G, Xu Q. Atherosclerosis – an autoimmune disease. Exp Gerontol. 1999;34:559–66.

182. Winnicki M, Shamsuzzaman A, Lanfranchi P, et al. Erythropoietin and obstructive sleep apnea. Am J Hypertens. 2004;17:783–6.

183. Xu W, Chi L, Row BW, et al. Increased oxidative stress is associated with chronic intermittent hypoxia-mediated brain cortical neuronal cell apoptosis in a mouse model of sleep apnea. Neuroscience. 2004;126:313–23.

184. Yamaji-Kegan K, Su Q, Angelini DJ, et al. IL-4 is proangiogenic in the lung under hypoxic conditions. J Immunol. 2009;182:5469–76.

185. Yamauchi M, Kimura H. Oxidative stress in obstructive sleep apnea: putative pathways to the cardiovascular complications. Antioxid Redox Signal. 2008;10:755–68.

186. Yamauchi M, Tamaki S, Tomoda K, et al. Evidence for activation of nuclear factor kappaB in obstructive sleep apnea. Sleep Breath. 2006;10:189–93.

187. Yang D, de la Rosa G, Tewary P, et al. Alarmins link neutrophils and dendritic cells. Trends Immunol. 2009;30:531–7.

188. Yokoe T, Minoguchi K, Matsuo H, et al. Elevated levels of C-reactive protein and interleukin-6 in patients with obstructive sleep apnea syndrome are decreased by nasal continuous positive airway pressure. Circulation. 2003;107:1129–34.

189. Young T, Finn L, Peppard PE, et al. Sleep disordered breathing and mortality: eighteen-year follow-up of the Wisconsin sleep cohort. Sleep. 2008;31:1071–8.

190. Young T, Palta M, Dempsey J, et al. The occurrence of sleep-disordered breathing among middle-aged adults. N Engl J Med. 1993;328:1230–5.

191. Yuan G, Adhikary G, McCormick AA, et al. Role of oxidative stress in intermittent hypoxia-induced immediate early gene activation in rat PC12 cells. J Physiol. 2004;557:773–83.

192. Yuan G, Nanduri J, Bhasker CR, et al. $Ca^{2+}$/calmodulin kinase-dependent activation of hypoxia inducible factor 1 transcriptional activity in cells subjected to intermittent hypoxia. J Biol Chem. 2005;280:4321–8.

193. Zhan G, Serrano F, Fenik P, et al. NADPH oxidase mediates hypersomnolence and brain oxidative injury in a murine model of sleep apnea. Am J Respir Crit Care Med. 2005;172:921–9.

194. Zhu Y, Fenik P, Zhan G, et al. Selective loss of catecholaminergic wake active neurons in a murine sleep apnea model. J Neurosci. 2007;27:10060–71.

195. Zidar N, Jeruc J, Balazic J, et al. Neutrophils in human myocardial infarction with rupture of the free wall. Cardiovasc Pathol. 2005;14:247–50.

196. Zoccal DB, Bonagamba LG, Oliveira FR, et al. Increased sympathetic activity in rats submitted to chronic intermittent hypoxia. Exp Physiol. 2007;92:79–85.

# 第9章　间歇性常压低氧训练对于慢性肺疾病患者呼吸功能的益处

Mikhail I. Levashov

## 摘要

本章我们给出间歇性常压低氧训练(intermittent normobaric hypoxic training, INHT)对 103 例高危型慢性阻塞性肺疾病(chronic obstructive pulmonary diseases, COPD)患者、157 例支气管哮喘(Bronchial asthma, BA)患者和 36 例健康人呼吸功能影响的研究结果。这些患者年龄介于 21~59 岁之间(女性占 52.1%,男性占 47.9%)。INHT 在"Orotron"舱中按照以下环境参数进行:$PO_2$ 147~160kPa,相对湿度 60%~70%,环境温度为 16~18℃,轻负离子含量高达 6000/cm³。所有患者每天接受单纯 90 分钟 INHT 或 INHT 联合常规治疗 2~4 周。整个 INHT 期间,吸入低氧混合气体的总时间为 21~42 小时。我们分别在 INHT 之前、期间和之后对所有患者进行肺功能测试。研究结果表明,INHT 增加了肺通气储备,并且 78% 的 COPD 患者的肺泡通气恢复到生理水平,优化了肺部局部气体分布,使肺通气不均匀度下降了 25%~30%。INHT 使 BA 患者的支气管阻力降低 31%~37%,改变 COPD 患者和健康人的呼吸调节。它有助于更完整地恢复呼吸模式的最佳结构。进一步研究将可能使 INHT 成为肺部疾病患者护理和康复的一种重要非药物疗法。

## 专业名词缩略语

| | |
|---|---|
| BA | 支气管哮喘(bronchial asthma) |
| CIA | 中枢性吸气活动(central inspiratory activity) |
| COPD | 慢性阻塞性肺疾病(chronic obstructive pulmonary diseases) |
| f | 呼吸频率(respiratory rate) |
| ERV | 呼气储备量(expiratory reserve volume) |
| $FEV_1$ | 第 1 秒末用力呼气容量(volume at the end of the first second of forced Expiration) |
| $FEF_{max}$ | 最大呼气流速(maximum instantaneous flow achieved during FVC maneuver) |
| $FEF_{25\%}$ | 25%用力肺活量时的呼气流速(average flow from the point were 25% of the FVC has been exhaled) |
| $FEF_{50\%}$ | 50%用力肺活量时的呼气流速(average flow from the point were 50% of the FVC has been exhaled) |
| $FEF_{75\%}$ | 75%用力肺活量时的呼气流速(average flow from the point were 75% of the FVC has been exhaled) |
| FRC | 功能残气量(functional residual capacity) |
| FVC | 用力肺活量(forced vital capacity) |
| $G_{aw}$ | 气道传导率(airway conductance) |
| INHT | 间歇性常压低氧训练(intermittent normobaric hypoxic training) |
| IRV | 吸气储备量(inspiratory reserve volume) |
| MVV | 最大通气量(maximal voluntary ventilation) |
| MVV/VE | 呼吸储备率(ratio of respiratory reserve) |
| $PO_2$ | 氧分压(partial pressure of oxygen) |

| $PI_{max}$ | 最大吸气压（maximal inspiratory pressure） |
| $R_{aw}$ | 气道阻力（airway resistance） |
| $t_I$ | 一个呼吸周期的吸气时间（inspiratory time of one respiratory cycle） |
| $t_E$ | 一个呼吸周期的呼气时间（expiratory time of one respiratory cycle） |
| $t_{tot}$ | 呼吸周期总时长（total duration of respiratory cycle） |
| $t_I/t_{tot}$ | 吸气时长占整个呼吸周期时长百分比或呼吸的"有用周期"（proportion of inspiration phase in total duration of respiratory cycle or "useful cycle" of breathing） |
| $t_E/t_I$ | 呼吸商（time respiratory quotient） |
| VA | 每分肺泡通气量（alveolar ventilation/min） |
| VC | 肺活量（vital capacity） |
| VE | 每分呼气量（expired volume/min） |
| VT | 潮气量（tidal volume） |
| $V_I/t_I$ | 平均吸气流速（mean rate of inspiratory flow of one breath） |
| $V_E/t_E$ | 平均呼气流速（mean rate of expiratory flow of one breath） |
| $V_{I\,max}/t_I$ | 最大吸气流速（maximum rate of inspiratory flow of one breath） |
| $V_{E\,max}/t_E$ | 最大呼气流速（maximum rate of expiratory flow of one breath） |

## 9.1　问题的发展历程

自古以来，高山气候被认为具有治疗和修复功能。两个多世纪以来，高山气候已被用于治疗肺结核、慢性阻塞性肺疾病和支气管哮喘。医生们建议患有"大量咳痰的支气管黏膜炎"（Meyer-Arens 1867）患者采用高山气候的治疗方式，并认为这是"不明原因哮喘"（Lombard 1885）的最佳辅助治疗措施[1]。然而，直到20世纪才开始深入研究高山气候对健康人和病患的影响。通过对不同国家的高原人口进行大规模的调查发现，有些疾病在高原居民中极为罕见，即便患病，也比平原地区的人症状轻[2]。NN Sirotinin 院士及团队对前苏联的高山气候的治疗和修复特性的研究作出了巨大贡献[3]。他们制定了逐步适应高山气候的详细方法，并证明其在多种疾病中有效。

不论是中低海拔还是高海拔地区，关于高山气候治疗 BA、COPD 等肺部疾病的许多方面的科学信息被收集[4~8]。研究发现，在适应高海拔的第一天，咳嗽、哮喘发作程度和次数明显降低，特别是在轻度 BA 患

者中。对呼吸功能和血流动力学功能的研究显示，高山治疗后支气管阻塞明显减轻、低氧血症和心肌缺氧严重程度降低、肺血管痉挛减少、肺泡通气量及循环血量增加等。研究证实免疫系统在高海拔地区会发生显著变化，包括皮肤过敏反应减弱、B 细胞和辅助性 T 细胞活化，总的和位点特异性免疫球蛋白 E 抗体减少，以及其他免疫学指标改变。高原治疗的积极作用在哮喘患儿中最为显著[9~11]。

对 COPD 患者也出现明确的治疗效果。当这些患者在一段时间内处于中等海拔时，他们的肺通气量、呼吸道空气动力特性和肺通气血流比值都有所改善[12~13]。当海拔高于海平面 2300m 时，早期尘肺和 COPD 患者的气体交换和肺部清除率明显升高。这些变化在回到平原后可持续长达 6 个月。尽管山地气候的治疗和修复效果已经被证实，但因受到许多客观因素的限制而未能广泛应用于临床[14]。将平原居民搬迁到山区时，气候带来的快速变化可能会对患者的健康状况产生负面影响。这就是将患者留在低压和高原低氧状态下存在很多禁忌证的原因。此外，还应该考虑到气象、天文等物理因素在山区的季节性变化。因此，高山气候疗法对许多健康人和病人并不适用。这就是科学家和临床医生试图在平原地区模拟高山气候条件，以便在医疗实践中使用它们的治疗和修复特性的原因。许多研究已经证实，低 $PO_2$ 是高山气候最重要的生理因素。因此，研究人员的主要任务是在平原地区创造缺氧条件。低压舱最初为此目的而建立。

NN Sirotinin 院士首次将低压舱用于治疗 BA 患者。他在 1940—1941 年已经取得了令人鼓舞的成果。60~70 年代在苏联所做的工作证实了这种方法对成人和儿童 BA 患者效果显著。其中最全面的研究是在650 例 2~49 岁的 BA 患者中进行的[15]。24.5% 的儿童和 42.1% 的成年人在低压舱第一疗程后，呼吸困难症状完全缓解并达到稳定期。仅有 6.6% 的儿童和14% 的成年人没有效果。重复两三次低压舱治疗后，效果立竿见影。长期治疗效果可维持 1 个月至几年不等。大部分 BA 患者疾病恶化的频率、呼吸困难发作的次数和急性呼吸道感染的发生率均显著降低。因此，低压舱治疗可能对儿童及成年人轻中度 BA 患者的恢复和缓解期最为有效[16~17]。

进一步的调查发现，交感肾上腺系统激活、细胞和体液免疫功能趋于正常等因素在低压治疗的作用机制中发挥着重要的作用。这些变化导致 BA 患者支气管高反应性和支气管阻塞的严重程度降低、肺通气功能和支气管引流功能改善[18~19]。

显然，高山气候和低压舱的治疗机制与暴露于低

气压和低 PO$_2$ 有很多共同之处。尽管如此,低压舱由于可能导致严重的并发症而未广泛应用于临床。

自 20 世纪 70 年代以来,研究人员和临床医生开始关注使用 INHT 来增加健康人和病人的病理因素的非特异性抵抗。通过比较人们在 PO$_2$ 下降同等的条件下,发现其对常压低氧耐受优于低压低氧[20]。最初,INHT 已被用于肿瘤疾病中,以保护患者在放射治疗期间免于接触电离辐射[21]。这种方法也被用于纤维空洞型肺结核患者的术前准备[22],并逐渐用于多种疾病的非药物治疗和预防[23~29]。低氧气体混合物中,10%~16%氧气与氮气的混合物最为常用。气体混合物以间歇方式吸入以获得最大效率并消除副作用。按照这种方法,患者吸入低氧气体混合物 3~5 分钟,然后吸入空气 3~5 分钟。根据疾病的性质和患者个体状况的不同,循环周期数量从 1 到 10 不等。低氧混合气吸入的累计时间可达 30~60 分钟。

各种技术装置,如:半开放式呼吸回路的麻醉机和单独的低氧制造机(图 9.1)已用于门诊和家庭中,从而可获得与海平面以上特定高度 PO$_2$ 水平相同的常压低氧气体混合物。该装置采用反复呼吸及吸收二氧化碳的原理。最近,基于选择性气体分离元件的装置已经广泛应用,它们可以根据给定的低氧浓度精确调节低氧气体混合物体积[30]。

1987 年,乌克兰国家科学院生理研究所的 AA Bogomoletz 科学家在 VA Berezovskii 教授的指导下发明了第一个用于群体进行 INHT 的气候舱(图 9.2)和用于个人进行 INHT 的"Boreus"设备(图 9.3)。多年来,这些装置已经用于肺部患者进行 INHT。我们观察

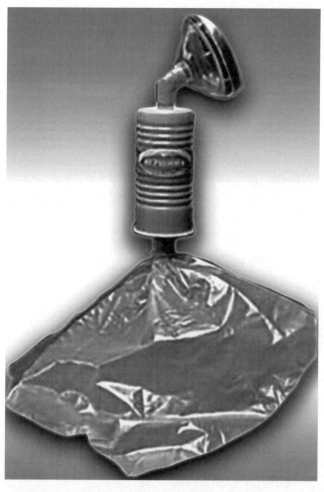

图 9.1 "Vershina"独立常压间歇性低氧训练手提式低氧压器(俄罗斯莫斯科 METOM 公司)

到很好的治疗和预防效果,特别是在轻度 BA 患者和高危 COPD 患者中。发展并检测不同参数的 INHT,为 INHT 的个体化和副作用的预防提供了依据[14,31]。

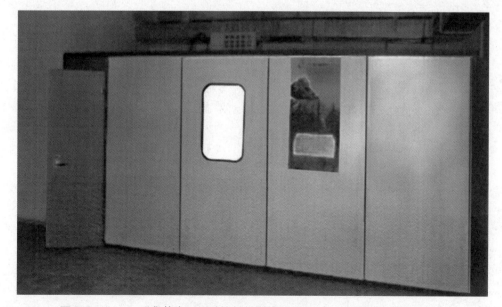

图 9.2 "Orotron"集体常压间歇性低氧训练气候室(乌克兰基辅 NORT 中心)

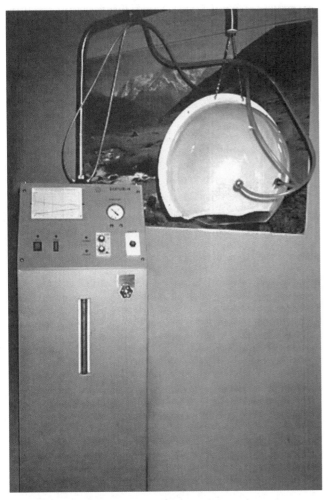

图 9.3 "Boreus"独立常压间歇性低氧训练设备(乌克兰基辅 NORT 中心)

本章,我们给出了关于 INHT 对呼吸功能影响的研究结果。本研究包括 36 名健康人、103 名高危 COPD 患者和 157 名 BA 患者,年龄从 21 岁到 59 岁不等(女性占 52.1%,男性占 47.9%)。INHT 在"Oro-tron"舱中进行。在正常大气压条件下,该装置自动将下列参数维持在以下范围:PO_2:147~160kPa,相对湿度:60%~70%,环境温度:6~18°C,光线负离子:高达6000/cm^3。2~4 周内所有患者,每天接受 1.5 小时 INHT 或 INHT 联合常规治疗。间歇性低氧过程中,总的暴露时间为 21~42 小时。记录所有患者在 INHT 之前、期间和之后的肺功能参数。

## 9.2 间歇性常压低氧训练对慢性阻塞性肺疾病及支气管哮喘患者的肺功能的影响

我们以健康人,高危 COPD 和 BA 患者为研究对象,阐明肺通气总量与肺泡通气量改变的本质,以及其

对 INHT 有效的个体作用机制。采用呼吸描记法、肺描记法和声像描记法等研究方法记录并研究五组受试者的肺通气状况。第一组(健康受试者)没有肺部疾病,仅给予 INHT;第二组为高危 COPD 患者,给予常规治疗联合 INHT;第三组为高危 COPD 患者仅给予 INHT;第四组为 BA 患者,给予常规治疗联合 INHT;第五组为 BA 患者,仅予以常规治疗。

给予 INHT 之前,健康受试者肺通气的主要参数在正常生理范围内变化(表 9.1)。给予 INHT 后,$V_E$、$V_T$ 和 $f$ 没有显著变化。然而,IRV、MVV 和 MVV/$V_E$ 均明显增加。另一方面,$t_I$ 和 $t_E$ 缩短。肺通气的这些参数变化是由健康人对 INHT 的适应性反应引起的。给予 INHT 后出现吸气和呼气时间缩短以及呼吸频率增加的趋势可能是由于缺氧对呼吸调节机制的调节作用引起的[32]。这方面将在以下详细描述。

表 9.1 健康人 INHT 前(I)后(II)呼吸描记参数

| 参数 | I | II |
| --- | --- | --- |
| $V_E$,l·min$^{-1}$ | 11.06±0.73 | 11.38±0.72 |
| $f$,min$^{-1}$ | 16.6±0.8 | 17.7±0.9 |
| $V_T$,l | 0.70±0.03 | 0.65±0.04 |
| $t_E$,s | 2.27±0.12 | 1.91±0.13* |
| $t_I$,s | 1.70±0.14 | 1.37±0.08* |
| $t_E/t_I$ | 1.42±0.08 | 1.57±0.08 |
| VC,l | 3.99±0.29 | 4.07±0.24 |
| VC,% | 99.1±4.7 | 102.6±3.9 |
| IRV,l | 2.51±0.32 | 2.90±0.22* |
| ERV,l | 0.55±0.11 | 0.51±0.13 |
| FVC,l | 3.44±0.22 | 3.74±0.38 |
| FEV$_1$,l | 2.98±0.20 | 3.23±0.26 |
| FEV$_1$,% | 99.3±4.9 | 108.1±6.4* |
| FEV$_1$/FVC,% | 85.6±2.1 | 88.1±1.9 |
| MVV,l·min$^{-1}$ | 78.2±8.8 | 84.5±6.0 |
| MVV,% | 76.2±3.9 | 83.1±3.8* |
| MVV/VC,% | 19.4±1.1 | 19.4±1.1 |
| MVV/$V_E$ | 7.0±0.8 | 8.1±0.7* |

* $p<0.05$ 差异有统计学意义

第二组和第三组患者的肺通气量在给予 INHT 之前无统计学差异(表 9.2)。对高危 COPD 患者给予常规治疗 2 周后联合 INHT 治疗,93.2%的患者肺功能发生改变,VC、FVC 和 ERV 分别增加了 9.2%±2.5%、6.1%±2.9%和 80.5%±9.3%。FEV$_1$ 也达到了生理范围的上限。值得注意的是,主要是由于 ERV 的增加使得 VC 增加了 0.33±0.09($p<0.05$)。

表 9.2    高危型 COPD 患者 INHT 联合传统治疗(2)或单独 INHT(3)前(Ⅰ)后(Ⅱ)呼吸描记参数

| 参数 | 患者分组 | | | |
|---|---|---|---|---|
| | 2(n=57) | | 3(n=46) | |
| | Ⅰ | Ⅱ | Ⅰ | Ⅱ |
| $V_E$,l·min$^{-1}$ | 13.28±0.93 | 12.57±0.76 | 12.02±0.85 | 12.29±0.73 |
| $f$,min$^{-1}$ | 17.8±0.8 | 17.9±1.1 | 16.4±1.1 | 16.8±1.1 |
| $V_T$,l | 0.76±0.04 | 0.76±0.05 | 0.78±0.06 | 0.75±0.04 |
| $t_E$,s | 1.89±0.13 | 2.07±0.15 | 2.45±0.18 | 2.30±0.18 |
| $t_I$,s | 1.53±0.08 | 1.47±0.10 | 1.60±0.10 | 1.48±0.08 |
| $t_E/t_I$ | 1.26±0.07 | 1.40±0.07 | 1.53±0.08 | 1.52±0.08 |
| VC,l | 3.33±0.19 | 3.66±0.21* | 2.97±0.27 | 3.07±0.28 |
| VC,% | 87.4±4.3 | 96.4±3.8* | 87.5±5.1 | 96.7±4.8 |
| IRV,l | 2.07±0.16 | 2.24±0.19 | 1.79±0.16 | 1.98±0.17 |
| ERV,l | 0.41±0.08 | 0.74±0.11* | 0.51±0.11 | 0.73±0.13* |
| FVC,l | 2.96±0.18 | 3.14±0.18* | 2.69±0.26 | 2.85±0.25 |
| $FEV_1$,l | 2.50±0.13 | 2.75±0.16+ | 2.12±0.21 | 2.46±0.22* |
| $FEV_1$,% | 88.1±3.9 | 97.3±3.9* | 82.6±5.5 | 96.2±5.4* |
| $FEV_1$/FVC,% | 81.5±1.5 | 87.9±1.5* | 79.3±2.5 | 87.8±1.6* |
| MVV,l·min$^{-1}$ | 65.7±5.0 | 69.1±5.7 | 59.2±5.9 | 60.8±6.5 |
| MVV,% | 66.1±5.6 | 71.7±5.5 | 68.0±5.7 | 73.9±5.9 |
| MVV/VC,% | 19.5±1.0 | 17.1±1.0 | 20.4±1.1 | 19.4±1.1 |
| MVV/$V_E$ | 4.9±0.6 | 5.4±0.5 | 5.5±0.8 | 5.4±0.7 |

* $p<0.05$ 差异有统计学意义

第三组高危 COPD 患者给予 INHT 后 VC 和 FVC 表现出稳定的增加趋势。ERV 值增加 0.22±0.091 ($p<0.05$);$FEV_1$ 与第二组患者无差异。通过呼吸描记法记录呼吸参数显示,单纯接受 INHT 的 COPD 患者中 81.3%伴有肺通气改善。这是通过提高效率和通气储备量,主要是 ERV 来实现的。

给予 INHT 之前,第 4 和第 5 组患者的肺通气功能紊乱最为显著(表 9.3),以阻塞型通气功能障碍为主。两组患者的 $FEV_1$、$FEV_1$/FVC 均降低,$t_E$ 升高。相对于 VC,MVV 的下降更明显,导致 MVV/VC 比值降低,这也反映了肺通气障碍的严重程度。多次记录结果显示第四组和第五组患者治疗效果不同,肺功能

表 9.3    BA 患者 INHT 联合传统治疗(4)或单独 INHT(5)前(Ⅰ)后(Ⅱ)呼吸描记参数

| 参数 | 患者分组 | | | |
|---|---|---|---|---|
| | 4(n=85) | | 5(n=72) | |
| | Ⅰ | Ⅱ | Ⅰ | Ⅱ |
| $V_E$,l·min$^{-1}$ | 11.64±0.64 | 13.61±0.77 | 12.84±1.01 | 12.11±0.84 |
| $f$,min$^{-1}$ | 16.8±0.8 | 17.0±0.9 | 14.8±0.9 | 14.5±0.6 |
| $V_T$,l | 0.77±0.06 | 0.84±0.06 | 0.87±0.06 | 0.71±0.04 |
| $t_E$,s | 2.21±0.15 | 2.40±0.19 | 2.39±0.19 | 2.10±0.17 |
| $t_I$,s | 1.61±0.10 | 1.55±0.90 | 1.67±0.22 | 1.58±0.13 |
| $t_E/t_I$ | 2.21±0.15 | 2.40±0.19 | 2.19±0.16 | 2.25±0.18 |
| VC,l | 3.14±0.19 | 3.26±0.20 | 3.96±0.37 | 4.07±0.24 |
| VC,% | 80.6±4.1 | 88.2±4.2* | 82.6±3.7 | 87.5±3.8 |

续表

| 参数 | 患者分组 | | | |
| --- | --- | --- | --- | --- |
| | 4($n=85$) | | 5($n=72$) | |
| | Ⅰ | Ⅱ | Ⅰ | Ⅱ |
| IRV,l | 2.08±0.16 | 1.94±0.18 | 2.37±0.22 | 2.32±0,32 |
| ERV,l | 0.40±0.10 | 0.55±0.08 | 0.51±0.13 | 0.77±0.13 |
| FVC,l | 2.89±0.20 | 2.91±0.18 | 3.44±0.22 | 3.58±0.34 |
| $FEV_1$,l | 2.02±0.14 | 2.34±0.16** | 2.81±0.27 | 3.07±0.21 |
| $FEV_1$,% | 71.8±4.5 | 82.2±4,8** | 73.4±5,3 | 80.3±4.1 |
| $FEV_1$/FVC,% | 70.2±2.4 | 80.1±2.5** | 68.2±1.8 | 74.6±1.9* |
| MVV,l·$min^{-1}$ | 61.2±5.4 | 65.3±5.4 | 76.9±8.6 | 80.1±6.1 |
| MVV,% | 64.0±4.7 | 66.6±4.9 | 69.3±5.1 | 71.5±5.6 |
| MVV/VC,% | 16.3±1.9 | 20.5±1.4* | 17.4±1.7 | 20.3±1.2* |
| MVV/$V_E$ | 5.6±0.5 | 5.2±0.4 | 5.9±0.5 | 6.5±0.3 |

\* $p<0.05$,\*\* $p<0.01$ 差异有统计学意义

的主要指标两组间存在统计学差异。

第四组患者的 $V_E$ 及 VC 明显增加,分别从 11.64±0.64 增至 13.61±0.77、从 80.6±4.1% 增至 88.2%±4.2%($p<0.05$)。肺通气的速度特征变化更加显著。$FEV_1$ 增加了 0.32±0.08l,$FEV_1$/FVC 增加 10.4%±2.3%,MVV/VC 增至 20.5%±1.4%($p<0.05$)。常规治疗联合 INHT 后肺通气参数的提高主要是通过改善呼吸道空气动力学特性来实现。诚然,第五组患者常规治疗后呼吸参数也有一定改善,但是这些变化比第 4 组患者低 25%~38%($p<0.05$)。

因此,INHT 用于健康个体可诱导肺通气适应性改变,并增加其的效果。INHT 增加了 COPD 和 BA 患者的肺通气储备,改善了呼吸道空气动力学特性。INHT 的这些效应导致常规治疗效率提高 25%~

30%。

## 9.3　间歇性常压低氧训练对慢性阻塞性肺疾病患者肺泡通气量的影响

鉴于肺通气功能主要由 $V_A$ 而不是由肺总的通气量来决定,我们研究了 INHT 治疗前后 COPD 患者肺泡通气量的动态变化与 $V_T$ 和 FRC 的关系。为了达到此目的,我们使用了肺功能描记的方法[33]。

给予 INHT 前,患者 $V_T$ 和 FRC 比值不同,因而,$V_A$ 的值也不同。在 25% 的患者中,$V_T$、FRC 和肺泡通气值均在正常生理范围内(表 9.4)。40% 的患者因 $V_T$ 增加而导致肺泡通气量增加,35% 的患者由于 FRC 显著增加而 $V_T$ 减少导致肺泡通气不足。

**表 9.4　呼吸描记法记录高危型 COPD 患者肺泡高通气、正常通气、低通气前(Ⅰ)后(Ⅱ)$V_T$、FRC、$V_A$**

| 患者分组 | 研究分期 | $V_T$,un. | FRC,un. | $V_A$,un. |
| --- | --- | --- | --- | --- |
| 高通气($n=34$) | Ⅰ | 1.93±0.17 | 6.91±0.16 | 0.29±0.019 |
| | Ⅱ | 1.38±0.11* | 7.34±0.04* | 0.19±0.002* |
| 正常通气 | Ⅰ | 1.43±0.05 | 7.34±0.03 | 0.20±0.004 |
| | Ⅱ | 1.67±0.20* | 7.19±0.07* | 0.24±0.003* |
| 低通气 | Ⅰ | 0.94±0.10 | 7.12±0.13 | 0.14±0.002 |
| | Ⅱ | 1.22±0.12** | 7.33±0.09** | 0.17±0.002* |

\* $p<0.05$,\*\* $p<0.01$ 差异有统计学意义

所有患者给予 INHT 治疗 2 周后均发现 $V_T$ 和 FRC 改变,在肺泡通气动力学方面有所改变。但这些变化的性质和严重程度并非一致。第一组患者 $V_T$ 降

低了 0.54±0.11($p<0.05$),FRC 增加了 0.43±0.16($p<0.05$)。结果,$V_A$ 下降了 0.10±0.02($p<0.05$),接近于生理水平。在第二组患者中,$V_T$ 增加了 0.24±

0.09,而 FRC 减少了 $0.16\pm0.05(p<0.05)$,导致 $V_A$ 的轻度增加。但与第二组患者相比,第三组患者 $V_T$ 和 FRC 均显著增加,分别为 $0.28\pm0.06$、$0.21\pm0.06(p<0.05)$,这导致 $V_A$ 增加,尽管增加程度较轻。

给予 INHT 后,增加的 FRC 可降低过度通气患者的 $V_A$,增加的 $V_T$ 可以更明显的改善低通气患者的肺泡通气量。由于 $V_T$ 和 FRC 的变化,在 INHT 结束时,在初始肺泡过度通气和低通气的 COPD 患者中,76% 达到生理水平。因此我们的研究结果表明,INHT 可以改善甚至消除 COPD 患者肺泡通气功能障碍。

同时,通过声像图法,我们研究了 COPD 患者左右肺四个标准分区(即:上叶、下叶、前叶和后叶)在给予 INHT 前后肺泡通气的分布情况。在高通气(第一组)和低通气(第二组)患者中看到了有意思的结果。

给予 INHT 之前,高通气患者存在局部通气紊乱。大部分患者优势肺可见后叶和上叶存在总肺泡通气过度的典型表现。在非优势肺中,可观察到上叶和后叶的肺泡过度通气而下叶及前叶的肺泡通气正常。通气状况的这种区域分布是最为不利的,因为生理状况下最大通气量在上叶和后叶,而灌注水平却最低。给予 INHT 之前,第二组 COPD 患者双肺的下叶、前叶和后叶的肺泡通气明显较低。且非优势肺中区域通气紊乱的存在更为明显。第一组患者给予 INHT 后优势肺后叶、上叶、下叶、前叶肺泡通气量较前减少,分别减少了 $0.23\pm0.06$、$0.18\pm0.04$、$0.12\pm0.04$、$0.12\pm0.03$。非优势肺各个区域肺泡通气量的变化均不超过 $0.08\sim0.06$。在 INHT 结束时,第一组患者的双肺通气指数值接近生理水平。

在第二组患者中,INHT 使优势肺下叶的肺泡通气量($0.04\pm0.01$)轻度增加,前叶和后叶的通气量也有较小程度的增加。非优势肺的肺泡通气量在所有区域均有所增加,并以前叶($0.05\pm0.01$)和后叶($0.04\pm0.01$)最为显著。

给予 INHT 前,通气正常的患者其通气不均匀指数在生理范围内,但 INHT 适应后,区域通气出现重新分布。优势肺上叶和后叶肺泡通气量减少,而显性下叶和前叶通气量轻度增加。非优势肺所有区域均有肺泡通气量增加的趋势。

众所周知,即便 COPD 患者肺通气水平正常甚至增加仍然可能存在严重的气体交换障碍。呼吸衰竭的表现常与肺中空气分布异常或肺通气不均匀有关。这就是我们研究 INHT 前后 COPD 患者左右肺总的通气及肺泡通气不均程度的原因。

所有 COPD 患者给予 INHT 前,总的肺通气及肺泡通气不均性明显,其中以左肺最为典型(表 9.5)。

我们观察到在 INHT 后肺通气不均度显著降低,右肺总的肺通气及肺泡通气不均系数分别下降了 22.9% 和 21.6%,左肺下降了 24.1% 和 28.4%。两肺通气分布改善主要是由于 INHT 后右肺通气增加。因此,右肺通气绝对或相对优势的患者人数从 47% 增加到 57%。数据表明,COPD 患者区域性肺通气的不均匀以上叶和后叶通气过度及下叶和前叶通气不足更为常见,局部通气的这种变化是最不利的。

**表 9.5　呼吸描记法记录高危型 COPD 患者 INHT 前(Ⅰ)后(Ⅱ)肺泡通气量与总通气量之间的不平衡**

| 肺通气量 | 不平衡系数 | | |
| --- | --- | --- | --- |
| | 生理范围 | Ⅰ | Ⅱ |
| 右肺总通气量 | $0.53\div0.60$ | $0.70\pm0.04$ | $0.54\pm0.03$ [**] |
| 右肺肺泡通气量 | $0.42\div0.54$ | $0.74\pm0.05$ | $0.53\pm0.03$ [*] |
| 左肺总通气量 | $0.61\div0.78$ | $1.08\pm0.05$ | $0.82\pm0.04$ [*] |
| 左肺肺泡通气量 | $0.49\div0.62$ | $0.81\pm0.06$ | $0.58\pm0.05$ [*] |

[*] $p<0.05$,[**] $p<0.01$ 差异有统计学意义

总之,78% COPD 患者 INHT 后肺局部通气较前改善或正常,从而恢复了左右肺通气分布的生理水平,降低了各肺通气不均的严重程度。

## 9.4　间歇性常压低氧训练对慢性阻塞性肺疾病及支气管哮喘患者的气道阻力的影响

支气管阻塞是 COPD 和 BA 患者肺功能受损的重要致病环节之一。支气管阻塞的性质、严重程度和可逆性在很大程度上决定了治疗的效果以及患者的生活质量和幸福感。在这方面,INHT 治疗能否改善慢性肺病患者支气管阻塞非常重要。为研究这个问题,将患者分为四组,第一组为接受常规治疗联合 INHT 的高危 COPD 患者;第二组为仅接受 INHT 的 COPD 患者;第三组为予以常规治疗联合 INHT 的 BA 患者;第四组:仅接受常规治疗的 BA 患者。试验采用肺速摄影法检测气道阻力。

没有支气管阻塞表现的高危 COPD 患者,$R_{awI}$ 为 $11\sim12\text{mmH}_2\text{O}/(\text{L}\cdot\text{s})$,$R_{awE}$ 为 $9\sim10\text{mmH}_2\text{O}/(\text{L}\cdot\text{s})$。呼吸传导平均值分别为 $0.11\sim0.14\text{L}\cdot\text{s}/\text{mmH}_2\text{O}$($G_{awI}$)、$0.14\sim0.15\text{L}\cdot\text{s}/\text{mmH}_2\text{O}$($G_{awE}$)。FVC 过程中达到的 $\text{FEF}_{max}$ 和 $\text{FEF}_{25\%}$、$\text{FEF}_{50\%}$、$\text{FEF}_{75\%}$ 没有超出生理标准的低限。在 INHT 之前,第一组和第二组患者的这些数据没有明显差异(表 9.6)。

表 9.6　高危型 COPD 患者 INHT 联合传统治疗（1）前（Ⅰ）后（Ⅱ）及单独 INHT（2）的呼吸道空气动力学特征

| 参数 | 患者分组 | | | |
|---|---|---|---|---|
| | 1（n=57） | | 2（n=43） | |
| | Ⅰ | Ⅱ | Ⅰ | Ⅱ |
| $R_{awI}$，mmH$_2$O/（L·s） | 11.45±1.18 | 9.07±0.98 | 12.77±1.20 | 10.91±1.11 |
| $R_{awE}$，mmH$_2$O/（L·s） | 10.37±1.22 | 9.88±1.04 | 9.81±1.32 | 8.01±1.40 |
| $G_{awI}$，L·s/mmH$_2$O | 0.11±0.02 | 0.22±0.05 | 0.14±0.03 | 0.20±0.06 |
| $G_{awE}$，L·s/mmH$_2$O | 0.14±0.02 | 0.19±0.04 | 0.15±0.02 | 0.16±0.04 |
| FEF$_{max}$，L/s | 5.01±0.35 | 5.92±0.39* | 5.58±0.75 | 5.42±0.69* |
| FEF$_{25\%}$，L/s | 4.79±0.33 | 5.45±0.37* | 4.31±0.38 | 5.08±0.41 |
| FEF$_{50\%}$，L/s | 3.47±0.23 | 4.00±0.28* | 3.90±0.34 | 4.87±0.23* |
| FEF$_{75\%}$，L/s | 1.95±0.18 | 2.04±0.17 | 2.01±0.25 | 2.51±0.27 |
| FEF$_{50\%}$/FEF$_{75\%}$ | 189.2±10.3 | 198.8±8.9 | 207.6±16.5 | 178.1±8.7* |

\* $p<0.05$ 差异有统计学意义

两组高危 COPD 患者在 INHT 后 $R_{awI}$、$R_{awE}$ 值均无显著变化，但 FEF$_{max}$、FEF$_{25\%}$ 和 FEF$_{50\%}$ 均有中等程度增加，这与上呼吸道空气动力学特性的改善和呼吸肌力量的增加有关。两组患者这些参数的总体变化相似，组间无统计学差异。但常规治疗联合 INHT 能使 91.8% 的患者得到改善，而仅给予 INHT，仅有 78.9% 的患者能改善。

在治疗开始之前，第三组和第四组 BA 患者存在明显的气流受限，气道阻力增加至 14～15mmH$_2$O/（L·s），呼吸传导值不超过 0.08L·s/mmH$_2$O。"容积"曲线的所有值均低于正常，但 FEF$_{75\%}$ 下降幅度更大，这表明外周气道阻力增加（表 9.7）。

表 9.7　BA 患者 INHT 联合传统治疗（1）前（Ⅰ）后（Ⅱ）及单独 INHT（2）的呼吸道空气动力学特征

| 参数 | 患者分组 | | | |
|---|---|---|---|---|
| | 1（n=47） | | 2（n=33） | |
| | Ⅰ | Ⅱ | Ⅰ | Ⅱ |
| $R_{awI}$，mmH$_2$O/（L·s） | 14.35±1.55 | 10.47±0.95* | 15.41±1.44 | 13.01±0.85* |
| $R_{awE}$，mmH$_2$O/（L·s） | 13.83±1.91 | 10.55±1.21* | 14.01±1.81 | 12.84±1.91* |
| $G_{awI}$，L·s/mmH$_2$O | 0.08±0.01 | 0.11±0.02 | 0.07±0.01 | 0.10±0.01 |
| $G_{awE}$，L·s/mmH$_2$O | 0.09±0.01 | 0.11±0.01 | 0.10±0.01 | 0.11±0.02 |
| FEF$_{max}$，L/s | 4.12±0.35 | 4.84±0.33** | 4.32±0.30 | 5.01±0.49* |
| FEF$_{25\%}$，L/s | 3.23±0.33 | 4.24±0.34* | 3.08±0.21 | 3.59±0.38 |
| FEF$_{50\%}$，L/s | 2.03±0.23 | 2.87±0.28* | 2.11±0.32 | 2.65±0.56* |
| FEF$_{75\%}$，L/s | 0.98±0.13 | 1.36±0.16* | 1.15±0.23 | 1.42±0.15* |
| FEF$_{50\%}$/FEF$_{75\%}$ | 262.7±39.6 | 213.8±15.8 | 263.5±34.8 | 212.4±28.8 |

\* $p<0.05$，\*\* $p<0.01$ 差异有统计学意义

常规治疗联合 INHT 后，第三组患者气道功能的基本特征均有显著改善。而仅接受常规治疗的第四组患者的改善程度明显低于第三组患者。某些数据的组间差异甚至达 27%～52% 不等。这表明 INHT 对 BA 患者有明显的支气管舒张作用，这一作用在那些仅接受 INHT 的 BA 患者中被进一步证实。

INHT 的支气管舒张效应在很大程度上取决于疾病的发展时间、严重程度、类固醇依赖的存在以及伴随的病理改变。我们的数据显示，单一 INHT 治疗可以降低 88.7% 的轻型 BA 患者的气流受阻程度。值得注意的是，INHT 对慢性肺病患者气道功能和呼吸阻力的改善程度和持续时间的影响不低于高原低氧。

## 9.5 间歇性常压低氧训练对慢性阻塞性肺疾病和支气管哮喘患者呼吸模式的影响

患者呼吸模式的改变在诊断及预后评估中都非常重要[34,35]。众所周知,浅快呼吸是最无效的代偿反应。呼吸急促可能是睡眠中呼吸窘迫综合征和猝死的首发症状甚至唯一表现。另一方面,呼吸结构和参数的正常化表明所采取的治疗措施有效并对疾病有利。

健康人呼吸模式变化的现有数据是在海平面和海拔适应期间获得的,在低压缺氧的快速适应中也研究了这个问题,特别是低氧暴露的直接影响。但是,对于 COPD 和 BA 患者 INHT 期间和之后呼吸模式变化的性质和持续性的问题仍然存在争议[36]。

我们研究了 COPD 和 BA 患者给予 INHT 期间,呼吸模式中体积、时间和空间参数的动态变化[37]。我们主要分析了呼吸模式的以下主要指标:$V_E$、$V_T$、$f$、$t_{tot}$、$t_I$、$t_E$、$t_I/t_{tot}$ 或"有用周期"、$t_E/t_I$、$V_I/t_I$、$V_E/t_E$、$V_{I\,max}/t_I$ 和 $V_{E\,max}/t_E$。

根据初始呼吸模式结构的初步分析结果,将患者在 INHT 之前分为两组(表 9.8)。第二组患者 $V_E$、$V_T$、$f$ 和 $t_I$ 值较高,但第一组患者 $V_{E\,max}/t_E$、$t_E/t_I$ 比率更高。

表 9.8 高危型 COPD 患者速记(1)和等记(2)INHT 前(Ⅰ)后(Ⅱ)呼吸参数的适应性变化

| 参数 | 患者分组 | | | |
|---|---|---|---|---|
| | 1(n=26) | | 2(n=28) | |
| | Ⅰ | Ⅱ | Ⅰ | Ⅱ |
| $V_E$, L/min | 11.02±0.72 | 13.23±0.81* | 12.68±0.53 | 12.86±0.69 |
| $f$, $min^{-1}$ | 16.48±0.81 | 18.17±0.95* | 17.10±0.70 | 14.64±0.75* |
| $V_T$, L | 0.66±0.05 | 0.73±0.05 | 0.74±0.05 | 0.88±0.07* |
| $t_{tot}$, s | 3.64±0.11 | 3.26±0.18* | 3.76±0.17 | 4.15±0.12* |
| $t_E$, s | 1.50±0.07 | 1.30±0.08* | 1.63±0.08 | 1.70±0.11 |
| $t_I$, s | 2.14±0.17 | 1.86±0.12 | 2.12±0.11 | 2.43±0.16* |
| $t_E/t_I$ | 1.45±0.11 | 1.42±0.06 | 1.32±0.06 | 1.43±0.07 |
| $t_I/t_{tot}$ | 0.40±0.02 | 0.40±0.02 | 0.42±0.39 | 0.39±0.02* |
| $V_I/t_I$, $L^{-1} \cdot s^{-1}$ | 0.49±0.04 | 0.60±0.05* | 0.49+0.02 | 0.55±0.04 |
| $V_E/t_E$, $L^{-1} \cdot s^{-1}$ | 0.37±0.04 | 0.42±0.03 | 0.38±0.02 | 0.40±0.03 |
| $V_{I\,max}/t_I$, $L^{-1} \cdot s^{-1}$ | 0.69±0.06 | 1.14±0.34* | 0.67±0.04 | 0.93±0.14* |
| $V_{E\,max}/t_E$, $L^{-1} \cdot s^{-1}$ | 0.66±0.39 | 1.13±0.33 | 0.54±0.17 | 1.03±0.16* |

* $p<0.05$ 差异有统计学意义

INHT 后第一组患者的呼吸模式改变为 steno ventilation 通气类型,我们发现 $V_E$ 和 $f$ 分别增加了 2.21±0.741($p<0.05$)、2.6±0.7/min($p<0.05$)。由于 $t_I$ 缩短及 $t_E$ 的轻度缩短,呼吸周期的总时间减少了 0.62±0.14s($p<0.05$)。因为吸气和呼气时间成比例地减少,$t_E/t_I$ 和 $t_I/t_{tot}$ 的值是稳定的。平均吸气流速由于 $t_I$ 减小而增加,而 $V_T$ 保持不变。

第二组患者在 INHT 后呼吸形式变为 iso ventilation 通气模式。我们发现一个典型的变化为:$f$ 缩短 2.46±0.46/min($p<0.01$)、$V_T$ 增加 0.13±0.061($p<0.01$),而 $V_E$ 值保持不变。呼吸频率的降低导致 $t_{tot}$ 增加了 0.72±0.10s,这主要是 $t_E$ 增加了 0.32±0.12s($p<0.05$)引起,同时受 $t_I$ 的影响。$t_E/t_I$ 和 $t_I/t_{tot}$ 比率没有变化,但是 $V_{E\,max}/t_E$ 显著增加。

由于呼吸模式的多方位变化,INHT 后 $V_T$ 和 $f$ 值在第一组和第二组患者之间存在显著差异。第一组患者的呼吸模式表现为浅快呼吸。第二组患者为深慢呼吸,肺通气量与第一组患者相似。

第一组患者的平均吸气流速显著增加,但在第二组患者中记录到了最大呼气流速。平均呼气流速的增加与气道空气动力学特性及呼吸道传导性的改善相关。平均吸气流速的增加不仅反映了呼吸肌力的变化,还反映了呼吸调节中枢变化。接受常规治疗联合 INHT 的 COPD 患者中 96% 恢复了基础呼吸模式,而仅接受常规治疗的患者中恢复率不超过 63%。

我们的研究结果表明,给予 INHT 后 COPD 患者的呼吸模式的体积、时间和空间等参数的变化不同。它们依赖于呼吸生物力学的个体特征和呼吸调节中枢的状态。INHT 适应有利于恢复 COPD 患者生理状况下的基础呼吸模式。

## 9.6　间歇性常压低氧训练对健康人和慢性阻塞性肺疾病患者的呼吸调节

对上述 INHT 对正常人和 COPD 患者肺功能的研究的讨论,让我们猜想 INHT 不仅作用于外周执行器官(肺、支气管、呼吸肌等),还对呼吸中枢也产生影响。研究呼吸中枢的少数方法之一是对呼吸周期的分析[37~39]。

因此,我们将该方法应用于高危 COPD 患者和健康人。第一组:COPD 患者予以常规治疗联合 INHT,第二组:COPD 患者仅予以 INHT。健康的人同样予以 INHT。$PI_{max}$ 和 $V_1/t_1$ 用来评价 CIA[40,41]。这些指标可以获得有关呼吸化学感受器的水平和强度的信息,也就是"呼吸驱动力",这与 CIA 直接相关。"关闭"吸入机制的兴奋性阈值根据呼吸的 $t_1/t_{tot}$ 确定[42]。

在 INHT 前,两组 COPD 患者的 $PI_{max}$ 均显著高于健康人(表 9.9)。这表明 COPD 患者中枢吸气活动的初始水平较高,但是通常与 CIA 成正比的 $V_1/t_1$ 并没有增加。$t_1/t_{tot}$ 比值表明 COPD 患者"关闭"吸入机制兴奋性阈值有增高倾向。健康人的 $V_1/t_1$ 水平高于 COPD 患者,这表明健康人 INHT 前呼吸化学感受器敏感性相对较高。

表 9.9　间歇常压低氧训练对患者呼吸功能的益处

| 患者分组 | 研究分期 | $PI_{max}$,$mmH_2O$ | $V_1/V_t$,$L/s$ | $t_i/t_{tot}$ |
|---|---|---|---|---|
| 1(n=37) | I | 10.13±0.97 | 0.481±0.010 | 0.453±0.019 |
| | II | 7.11±0.60* | 0.545±0.009* | 0.411±0.008* |
| 2(n=33) | I | 9.97±0.82 | 0.492±0.007 | 0.432±0.018 |
| | II | 7.08±0.55* | 0.539±0.008* | 0.413±0.009 |
| 3(n=36) | I | 8.14±0.61 | 0.648±0.015 | 0.421±0.007 |
| | II | 6.50±0.49* | 0.570±0.010* | 0.403±0.017 |

\* $p<0.05$ 差异有统计学意义

单一 INHT 或联合常规治疗后,所有 COPD 患者的 $PI_{max}$ 和 $t_1/t_{tot}$ 值均降低,$V_1/t_1$ 值升高,两组无统计学差异,表明 INHT 的直接参与作用。然而,对于没有临床症状和支气管阻塞表现的 COPD 患者,$PI_{MAX}$ 和 $V_1/t_1$ 的变化的方向及程度差异可能不仅涉及呼吸调节,同时还与潜在的肺功能受损相关。

健康人的研究结果证实了 INHT 对呼吸中枢的直接影响。INHT 后尽管 $PI_{max}$ 和 $V_1/t_1$ 只有中度下降,但具有统计学差异。但是 $t_1/t_{tot}$ 比率以及"关闭"吸入机制的兴奋性阈值的水平保持稳定。这些变化表明 INHT 后 CIA 水平和呼吸化学感受器强度的降低。

### 结论与展望

研究结果表明,INHT 可增加肺通气储备,使78% 的 COPD 患者肺泡通气量恢复至生理水平;并能优化局部气体分布,使肺通气不均性降低 25%~30%。INHT 还能改善气道功能,使 BA 患者支气管阻力降低 31%~37%。INHT 改变了 COPD 患者和健康人呼吸中枢的功能状态。由于呼吸生物力学

的正常化、呼吸化学感受器及中枢吸气活动强度的下降,呼吸模式的最佳结构得到更完全的恢复。

INHT 对肺部疾病患者的修复作用通过神经、内分泌和体液调节等机制产生。这些变化不仅增加对缺氧的耐受力,还具有明显的治疗和修复作用[43~45]。此外,INHT 可增加机体的免疫反应,降低支气管阻塞的严重程度,增加通气储备,使肺泡通气水平和肺微循环恢复正常,并优化通气-血流比值和肺内气体交换[46~50]。

疾病的发展时间和严重程度、并发症的存在以及类固醇依赖性显然是决定 INHT 疗效和慢性肺部疾病患者治疗效果的重要因素。我们通过支气管舒张效应强度的标准分析 BA 患者的 INHT 治疗效果,结果显示,如果病程<5 年,成年患者的有效率为82.3%;若病程 5 年到 10 年,有效率为 68.0%,病程10 年以上的患者仅有 57.8% 有效。如果患者存在类固醇依赖,则仅 33.4% 的患者有效。严格定义INHT 的适应症和个体化的治疗方案可以使 87% 的成年患者和 92% 的儿童患者达到积极的治疗效

果[51~55]。

最后,INHT 显著提高了人们的健康水平,降低了疾病的发生率。INHT 与传统的肺部疾病的治疗和预防方法相结合,能够增强传统治疗的药理学作用和生物化学因子的作用。方法学的改善和技术的进一步发展将促使 INHT 成为肺部疾病患者护理和康复的重要的非药物治疗方法。

(蒋芳 译　李思颉　邢绣荣 校)

# 参考文献

1. Sirotinin MM. Life at altitudes and altitude sickness. Kiev: AS of UkrSSR; 1939. pp. 225, [In Ukrainian].

2. Ado AD. Experience in conducting of bronchial asthma epidemiological studies. In: Planning and implementation of socio-hygienic and epidemiological studies of bronchial asthma. Leningrad: All-Union Sci & Research Inst of Pulm. 1973. p. 23–7 [In Russian].

3. Serebrovskaya TV. Intermittent hypoxia research in the former Soviet Union and the Commonwealth of Independent States: history and review of the concept and selected applications. High Alt Med Biol. 2002;3:205–21.

4. Brimkulov NN. The alpine climatotherapy of bronchial asthma patients. Ter Arkh. 1991;63:25–30 [In Russian].

5. Boboev AT, Gadaev AG, Razikov AA. The rehabilitation of bronchial asthma patients in a mountain climate. Vopr Kurortol Fizioter Lech Fiz Kult. 1999;1:37–8 [In Russian].

6. Cogo A, Basnyat B, Legnani D, et al. Bronchial asthma and airway hyperresponsiveness at high altitude. Respiration. 1997;64:444–9.

7. Menz G. Effect of sustained high altitude on asthma patients. Expert Rev Respir Med. 2007;1:219–25.

8. Schultze-Werninghaus G. Effects of high altitude on bronchial asthma. Pneumologie. 2008;62:170–6.

9. Yakushenko MI. Features of children adaptation to mountain climate and efficacy of bronchial asthma treatment in mountain climate. In: Alpine climatotherapy in internal medicine. Bishkek: Kyrgyz Sci & Research Inst of Cardiol. 1991. p. 90–3 [In Russian].

10. Simon HU, Grotzer M, Nikolaizik WH, et al. High altitude climate therapy reduces peripheral blood T lymphocyte activation, eosinophilia, and bronchial obstruction in children with house-dust mite allergic asthma. Pediatr Pulmonol. 1994;17:304–11.

11. Njå F, Røksund OD, Svidal B, et al. Asthma and allergy among schoolchildren in a mountainous, dry, non-polluted area in Norway. Pediatr Allergy Immunol. 2000;11:40–8.

12. Berezovskiĭ VA, Deĭnega VG, Nosar VI, et al. Effect of artificial mountain climate on respiration and circulation in coal miners with chronic dust bronchitis. Fiziol Zh. 1985;31:619–23 [In Russian].

13. Berezovskiĭ VA, Deĭnega VG. Physiological mechanisms of the mountain climate sanogenic effects. Kiev: Naukova Dumka; 1988. pp. 224, [In Ukrainian].

14. Berezovskiĭ VA, Levashov MI. Introduction to orotherapy. Kiev: Academy of Hypoxia Problems, RF; 2000. pp. 56, [In Ukrainian].

15. Bulatov PC, Uspenskaja EP, Egorov MI, et al. Immediate and long-term results of barotherapy bronchial asthma and high-risk bronchial asthma patients. In: Bronchial asthma. Leningrad: All-Union Sci & Research Inst of Pulm. 1977. p. 81–2 [In Russian].

16. Alemanova GD. Application of hypoxibarotherapy in rehabilitation of children suffering from bronchial asthma. Pediatrics. 2010;1:67–70 [In Russian].

17. Balabolkin II, Alemanova GD. Clinical and immunological rehabilitation by application of hypobaric hypoxic stimulation in bronchial asthma child and adolescent. Pediatrics. 2010;2:90–6 [In Russian].

18. Meerson FZ, Frolov BA, Smagin EA, et al. Effect of adaptation to hypoxia on immediate and delayed type of allergic reactions. In: Adaptation and resistance of organism in mountains conditions. Kiev: Naukova Dumka 1986. p. 56–65 [In Ukrainian].

19. Bulakhov AN, Nikolaeva AG, Dotsenko EA, et al. Relaxation of the smooth muscles of bronchus under hypobaric hypoxia and its adaptation to that condition. Fiziol Zh. 2003;49:53–7 [In Ukrainian].

20. Dotsenko YI. Comparison of the effectiveness of intermittent normobaric hypoxitherapy and hypobarotherapy in clinic of chronic nonspecific lung diseases. In: Interval hypoxic training (efficacy, mechanisms of action). Kiev: State Inst of Physical Culture 1992. p. 65–8 [In Ukrainian].

21. Strelkov RB, Chizhov AI. Intermittent normobaric hypoxia in prevention, treatment and rehabilitation. Yekaterinburg: Ural Worker; 2001. pp. 400, [In Russian].

22. Radionov BV. Importance of training in preparation for pneumektomy of patients with fibro-cavernous pulmonary tuberculosis. Thesis for Ph.D. degree in Medical Science, Kiev; 1972. p. 26 [In Ukrainian].

23. Berezovskiĭ VA, Levashov MI, Gridina TN. The use of an artificial mountain climate for treating and rehabilitating chronic bronchitis patients. Vrach Delo. 1990;12:34–6 [In Russian].

24. Aleksandrov OV, Struchkov PV, Vinitskaia RS, et al. Clinico-functional effect of a course of interval normobaric hypoxic therapy in patients with chronic obstructive bronchitis and bronchial asthma. Ter Arkh. 1999;71:28–32 [In Russian].

25. Serebrovska TV, Mankovska MI, Lysenko GI, et al. The method of intermittent hypoxic effects in combined treatment of patients with bronchial asthma. Lik Sprava. 1998;6:104–8 [In Ukrainian].

26. Ivanova IP, Nepomniashchikh VM, Shirinskiĭ VS, et al. Normobaric hypoxy-therapy of patients with bronchial asthma. Klin Med (Mosk). 2001;79:36–9 [In Russian].

27. Kolchinskaia AZ, Tsyganova EN, Ostapenko LA. Normobaric interval hypoxic training in medicine and sports. Moscow: Meditsina; 2003. pp. 407, [In Russian].

28. Vogtel M, Michels A. Role of intermittent hypoxia in the treatment of bronchial asthma and chronic obstructive pulmonary disease. Curr Opin Allergy Clin Immunol. 2010;10:206–13.

29. Haider T, Casucci G, Linser T, et al. Interval hypoxic training improves autonomic cardiovascular and respiratory control in patients with mild chronic obstructive pulmonary disease. J Hypertens. 2009;27:1648–54.

30. Lopata VO, Berezovskiĭ LMI, et al. Classification and review of technical devices for hypoxia therapy. Fiziol Zh. 2003;49:100–5 [In Ukrainian].

31. Berezovskiĭ VA, Levashov MI. Natural and instrumental orotherapy and rehabilitation patients with pulmonary diseases. Ukr Pulm Zh. 2005;3(suppl):15–8 [In Russian].

32. Breslav IS, Glebovskii VD. Regulation of respiration. Leningrad: Nauka; 1981. pp. 280, [In Russian].

33. Nemirovskii LI. Pulmophonography. Moscow: Meditsina; 1981. pp. 160, [In Russian].

34. McFadden JP, Price RC, Eastwood HD, et al. Raised respiratory rate in elderly patients: a valuable physical sign. Br Med J. 1982;284:626–7.

35. Gravelin TR, Weg JG. Respiratory rate as an indicator of acute respiratory dysfunction. JAMA. 1980;244:1123–5.

36. Krivoshchekov SG, Divert GM, Divert VE. Individual characteristics of external respiration during intermittent normobaric hypoxia. Fiziol Cheloveka. 2006;32:62–9 [In Russian].

37. Breslav IS. Breathing patterns: physiology, extremes conditions, and pathology. Leningrad: Nauka; 1984. pp. 206, [In Russian].

38. Grodins FS, Yamachiro SM. What is the pattern of breathing regulated for? Oxford: Centr Nerv Contr Mech Breath Proc Int Symp; 1979. p. 169–76.

39. Haas F, Distenfeld S, Axen K. Effects of perceived musical rhythm on respiratory pattern. J Appl Physiol. 1986;61:1185–91.

40. Gautier H. Control of the pattern of breathing. Clin Sci. 1980;8:343–8.

41. Gautier H, Milic-Emili J, Miserocchi G, et al. Pattern of breathing and mouth occlusion pressure during acclimatization to high altitude. Respir Physiol. 1980;40:365–77.

42. Rossi M, Maestrelli P. The effect of ventilatory drive in chronic obsrtructive lung disease. In: Clinical respiratory physiology. Bratislava: Slovak Acad of Sci. 1983. p. 44–54.

43. Kolchinskaia AZ. Mechanisms of the interval hypoxic training action. Hypoxia Med J. 1993;1:5–8 [In Russian].

44. Ksenofontova IV, Uianaeva AI, Aïrapetova NS, et al. Interval hypoxic training as a method of prophylaxis of meteopathic reactions in patients with bronchial asthma: guide for physicians. Vopr Kurortol Fizioter Lech Fiz Kult. 2006;4:54–6 [In Russian].

45. Tlupova TG, Borukaeva IK. Application of interval hypoxitherapy for improvement of the respiratory functional system and visual functions in patients with bronchial asthma. Bull Regen Med. 2008;5:32–5 [In Russian].

46. Berezovskiĭ VA, Levashov MI. Artificial mountain climate: some mechanisms of therapeutic action. Vopr Kurortol Fizioter Lech Fiz Kult. 1993;3:23–6 [In Russian].

47. Levashov MI, Berezovskiĭ VA. Pulmonary circulation in patients with COPD under the influence of hypoxic gas mixtures and artificial mountain climate. In: Intermittent normobaric hypoxia. Reports of the Acad. of Hypoxia Problems. RF. Moscow. 1997;1:188–95 [In Russian].

48. Ragozin ON, Balykin MV, Charikova EI, et al. The analysis of a spectrum of rhythms of parameters external breath and cardiovascular system at the patients with bronchial asthma on a background normobaric hypoxitherapy. Fiziol Zh. 2001;47:36–9 [In Ukrainian].

49. Krivoshchekov SG, Divert GM, Divert VE. Effect of short-term intermittent normobaric hypoxia on the regulation of external respiration in humans. Fiziol Cheloveka. 2002;28:45–51 [In Russian].

50. Leutin VP, IaG P, Divert GM, et al. Changes in the central regulation of respiratory function after a single session of intermittent normobaric hypoxia. Fiziol Cheloveka. 2003;29:13–5 [In Russian].

51. Redzhebova OK, Chizhov AI. Results of utilization of intermittent normobaric hypoxia in patients with bronchial asthma and chronic obstructive bronchitis. Fiziol Zh. 1992;38:39–42 [In Russian].

52. Berezovskiĭ VA, Gorban EM, Levashov MI, et al. Technology to improve of the organism resistance by means of hypoxitherapy. Method Recom of the MHU. Kyiv; 2000. p. 23 [In Ukrainian].

53. Poddubnaya RY, Grineva OM, Bykov AT, et al. Intermittent normobaric hypoxitherapy in complex of sanatorium treatment and rehabilitation of persons with bronchopulmonary diseases. In: Intermittent normobaric hypoxitherapy. Reports of the Academy of Hypoxia Problems. RF. Moscow. 1999;3:215–9 [In Russian].

54. Karash YM, Strelkov RB, Chizhov AY. Normobaric hypoxia in treatment, prophylaxis and rehabilitation. Moscow: Meditsina; 1988. pp. 352, [In Russian].

55. Borukaeva IK. Effectiveness of hypoxic therapy in patients with chronic obstructive pulmonary disease. Vopr Kurortol Fizioter Lech Fiz Kult. 2009;2:16–8 [In Russian].

# 第 10 章　间歇性低氧训练对慢性阻塞性肺疾病患者运动耐量的影响

Martin Burtscher

## 摘要

　　间歇性低氧训练(intermittent hypoxic training,IHT)能够增强人体抵抗应激和提高氧气运输的能力,因此被推荐用于心血管病患者以提高其运动耐量。对于慢性阻塞性肺疾病(chronic obstructive pulmonary disease,COPD)患者,IHT 可能也能够起到相同的作用。本章节讨论既往 IHT 对轻度 COPD 患者运动耐量影响的随机对照试验。与对照组相比,三周的 IHT 能够提高血红蛋白总含量( +4% vs. 0%,$p<0.05$),运动总时间( +9.7% vs. 0%,$p<0.05$)及达到无氧阈值的运动时间( +13% vs. −7.8%,$p<0.05$)。运动总时间的变化与血红蛋白总含量的变化正相关($r=0.59,p<0.05$),无氧运动阈值时间的变化与肺一氧化碳的弥散能力(LDCO)变化正相关($r=0.48,p<0.05$)。在次极量运动中(6 分钟行走测试),给予 IHT 后,迷走神经兴奋性增加与心率和血液乳酸浓度下降相关。IHT 后呼吸模式的变化与应用多级递增负荷法测定的无氧阈下的氧通气当量和二氧化碳通气当量($V_E/VO_2$ 和 $V_E/VCO_2$)降低有关。结论:对于轻度 COPD 患者,IHT 能够提高运动耐量。IHT 被认为是一种反复压力训练,随之而来的适应性可引起肺一氧化碳的弥散能力改变、通气效率提高、血红蛋白总量增加、迷走神经兴奋性增强和交感神经兴奋性降低。因此,IHT 可能成为一个有价值的治疗措施,其能够增加运动锻炼给 COPD 患者带来的益处。

## 专业名词缩略语

AT　　　无氧阈(anaerobic threshold)

$CO_2$-et　呼气末二氧化碳(end-tidal $co_2$)

COPD　慢性阻塞性肺疾病(chronic obstructive pulmonary disease)

DLCO　肺一氧化碳的弥散能力(lung diffusion capacity for carbon monoxide)

FEV1　第一秒用力呼气容积(forced expiratory volume in 1s)

FEVC　用力呼气肺活量(forced expiratory vital capacity)

$FiO_2$　吸入氧浓度(inspiratory fraction of oxygen)

HCVR　高碳酸通气反应(hypercapnic ventilatory response)

HIF　　低氧诱导因子(hypoxia-inducible factor)

HR　　心率(heart rate)

HVR　　低氧通气反应(hypoxic ventilatory response)

IH　　　间断性低氧血症(intermittent hypoxia)

IHT　　间断性低氧训练(intermittent hypoxic training)

NO　　一氧化氮(nitric oxide)

OSA　　阻塞性睡眠呼吸暂停(obstructive sleep apnoea)

RPE　　自觉用力程度(ratings of perceived exertion)

$SaO_2$　动脉氧饱和度(arterial oxygen saturation)

SD　　标准差(standard deviation)

V$_E$　　每分通气量（minute ventilation）

VO$_2$　摄氧量（oxygen uptake）

V$_E$／VO$_2$　氧通气当量（ventilatory equivalent for oxygen）

V$_E$／VCO$_2$ 二氧化碳通气当量（ventilatory equivalent for carbon dioxide）

## 10.1　前言

慢性阻塞性肺疾病（COPD）的致死率和致残率逐年增高，导致全球性健康和经济负担显著增加[1]。COPD 是一种系统性疾病，除了肺功能障碍外，还可引起体重减轻、骨骼肌功能障碍、骨质疏松和抑郁[2]。COPD 患者主要的特点是不能参与持续性体力活动，而运动受限使得日常活动受限和生活质量下降[3]。运动受限的机制非常复杂，涉及呼吸系统、心血管系统、代谢系统和运动肌肉系统[4]。运动锻炼是提高此类患者运动耐量最有效的方式[5]。最近研究发现反复短期低氧也能使患者额外获益[6,7]。

间断性低氧（IH）被定义为反复阶段性低氧与常氧的交替[6,8]。但"间断性低氧"一词最常与阻塞性睡眠呼吸暂停（OSA）联系在一起，并与不良反应相关[8~10]。30 年前，俄国内科医生在实验中提出 5 分钟低氧和 5 分钟常氧交替的间断性低氧训练[11,12]。这种训练方式与西方常用的间断性低氧训练（IHT）相对应。这种低氧训练临床应用的主要原理是基于机体对一种应激产生的适应性反应，可提高机体抵抗其他应激的能力[13]。因此，与 OSA 引起的 IH 不同，IHT 应用目的在于提高患者应激表现，并用于预防和治疗疾病。

IHT 通常为三周的呼吸训练，每周包括 5 次训练，每次训练包括 3~5 次、3~5 分钟低氧（吸入氧浓度为：FiO$_2$：0.15 ~ 0.12），每次间隔 3 分钟常氧（表10.1）[6,7]。低氧和常氧空气由患者于坐位通过具有 2 个空气阀的面罩吸入。动脉氧饱和度（SaO$_2$）和心率（HR）由放在手指尖的脉搏氧饱和度仪监测（图10.1）。这种训练需要在医学监护下进行，该训练方案已被莫斯科低氧医学院临床研究实验室采纳[12]。

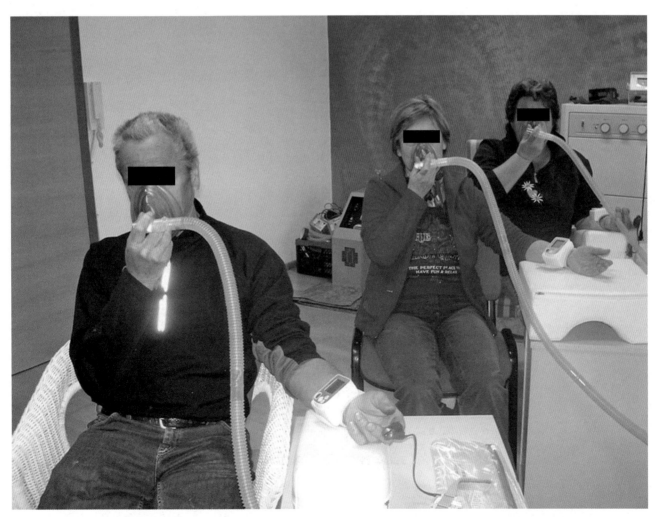

图 10.1　COPD 患者进行低氧训练

表 10.1 间断性低氧三周的呼吸训练方案

| 1~5 天 | |
| --- | --- |
| 低氧呼吸持续时间 | 3 3 3 3 3 |
| 摄入氧浓度(%) | 15 21 15 21 15 |
| 8~12 天 | |
| 低氧呼吸持续时间 | 4 3 4 3 4 3 4 |
| 摄入氧浓度(%) | 13 21 13 21 13 21 13 |
| 15~19 天 | |
| 低氧呼吸持续时间 | 5 3 5 3 5 3 5 3 5 |
| 摄入氧浓度(%) | 12 21 12 21 12 21 12 21 12 |

## 10.2 IHT 对运动耐量的作用

最近的研究发现来源于少数关于 IHT 对 COPD 患者运动耐量作用的随机双盲安慰剂对照试验[6,7]。在这些试验中,年龄在 33~72 岁的轻度 COPD 患者被随机分为接受 15 次 IHT($FiO_2$:0.15~0.12)或常氧组,试验用上述方案进行 3 周。通过比较 IHT 前后肺功能、肺一氧化碳弥散能力(DLCO)、心血管和呼吸运动自控测试、血液学指标,来评价 IHT 对患者运动耐量的影响及相关机制。

### 10.2.1 峰值性能

渐进性锻炼测试发现,与对照组相比 IHT 后患者骨骼肌最大输出功率和总运动时间提高 10%($p < 0.05$)(图 10.2)。此外,运动达峰时 IHT 组患者的 $SaO_2$ 仍维持在较高水平(~1.5%)(图 10.2)。但是,两组的氧气摄入峰值(VO2 峰)、每分通气峰值(VE 峰)、心率峰值(HR 峰)和自觉用力程度(RPE)最大值无显著差异[6]。

### 10.2.2 次最大性能

渐进性锻炼测试发现,与对照组相比 IHT 后达无氧阈(AT)的运动时间显著延长(+13% 比 -7.8%,$P < 0.05$)。此外,IHT 后 $SaO_2$ 和氧通气当量和二氧化碳通气当量($V_E/VO_2$ 和 $V_E/VCO_2$)在达到 AT 时仍维持较低水平(图 10.2,$P < 0.05$)。但是,6 分钟测试行走的总距离并无显著变化。与对照组相比,运动心率显著降低(-4±14bpm 比 +10±13bpm,$P < 0.05$)。血乳酸浓度在 IHT 治疗组由 2.7 ± 0.6mmol/l 降至 2.0 ± 0.6mmol/l,而对照组则维持不变($P < 0.05$)[6]。

### 10.2.3 肺功能、DLCO、静息状态下心肺和血液数据

与对照组相比,3 周 IHT 能提高第一秒用力呼气容

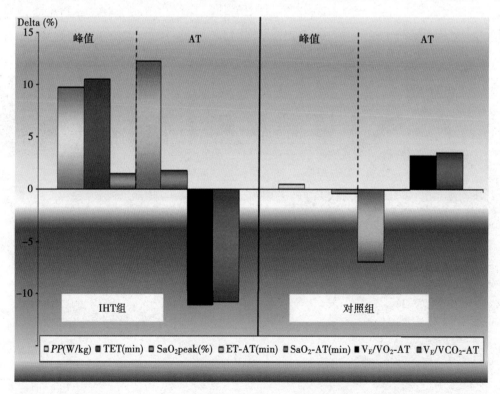

图 10.2 间歇性低氧组和对照组分别进行 3 周训练后,极量和次极量运动参数的变化。仅显示具有显著差异的数据。PP:功率峰值;TET:运动总时间;SaO2peak:动脉氧饱和度峰值;ET-AT:达到无氧阈的时间;$V_E/VO_2$-AT:无氧阈时氧通气当量;$V_E/VCO_2$-AT:无氧阈时二氧化碳通气当量

积(EEV1:+5.1% vs. −1.7%,$p<0.05$),DLCO(+5.2% vs. −3.1%,$p<0.05$),静态 $SaO_2$ 水平(+0.4% vs. −0.5%,$p<0.05$)和血红蛋白总量(+4% vs.0%,$p<0.05$)(表 10.2)。但是,两组的用力呼气肺活量(FEV)、静态心率和血压、血红蛋白浓度、血细胞压积和血浆量无变化[6]。

表 10.2　间歇性低氧训练组和对照组 3 周呼吸训练前后第一秒用力呼气容积(FEV₁)、肺一氧化碳弥散能力(DLCO)、静息时动脉氧饱和度(SaO₂)和血红蛋白总量的平均值。两组间无明显统计学差异的变量未列在其中[6]

| | 间歇性低氧组 | | 对照组 | | ANOVA |
|---|---|---|---|---|---|
| | 前 | 后 | 前 | 后 | $p$ 值 |
| 第一秒用力呼气容积(L) | 2.54(0.62) | 2.67(0.60) | 2.32(0.56) | 2.28(0.53) | 0.001 |
| 肺一氧化碳弥散能力(% pred) | 64.4(19.2) | 67.8(16.7) | 71.2(17.3) | 69.0(15.3) | 0.02 |
| 动脉氧饱和度(%) | 96.6(0.7) | 97.0(0.9) | 97.2(0.7) | 96.7(0.7) | 0.004 |
| 总血红蛋白含量(g) | 843.1(143) | 874.8(138) | 798.4(157) | 798.8(150) | 0.04 |

## 10.2.4　心血管和呼吸控制

3 周 IHT 后压力反射敏感性由(6.8±1.5)ms/mmHg 提高至(9.9±2.8)ms/mmHg($p<0.05$),而对照组则由(5.7±1.6)ms/mmHg 下降至(4.0±0.5)ms/mmHg。IHT 训练后 R-R 间期显著延长,由(729±49)ms 增至(852±62)ms($p<0.001$),对照组治疗前后 R-R 间期从(751±48)ms 变为(711±34)ms,但无显著变化(图 10.3)。两组患者的收缩压均无显著变化[7]。

IHT 后高碳酸通气反应(HCVR)由(1.2±0.2)L/(min·mmHg)升至(1.6±0.4)L/(min·mmHg)($p<0.05$),但低氧通气反应维持不变。IHT 后潮气量有增高趋势(850±89 比 938±91ml),这可能也导致呼吸频率的降低(14.4±1.4 比 13.1±1.6 次/分钟)。这些变化可能提示趋向于更深和慢的呼吸[7]。

## 10.2.5　相关性

研究发现,运动总时间与血红蛋白总量正相关($r=0.59$,$p<0.05$,图 10.4),血红蛋白总量的变化与 VO₂ 峰值的变化正相关($r=0.49$,$p<0.05$),这提示 IHT 后血红白蛋总量的增加可能与运动能力增强相关[6]。无氧阈所需时间的变化与 DLCO 的变化正相关($r=0.48$,$p<0.05$),DLCO 的变化与 VE/VO₂($r=−0.75$,$p<0.01$)、

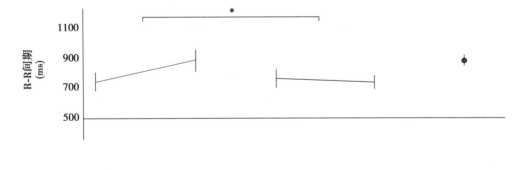

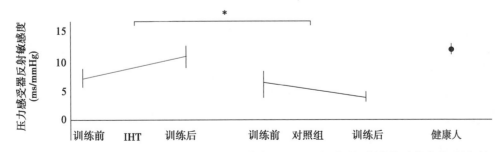

图 10.3　RR 间期和压力感受性反射在间歇性低氧组(IHT)和对照组训练前后的变化,及与健康人的比较。* 表示组间差异显著

$V_E/VCO_2$ 的变化($r=-0.55$, $p<0.05$)和 AT 时每分通气量($r=-0.48$,$p<0.05$,图 10.5)均成负相关。这些相关性可能提示矫正 DLCO 对提高次极量运动的作用。IHT 后迷走张力增加与 6 分钟行走测试时心率和血乳酸浓度降低有关,呼吸模式的改变与达无氧阈时的 $V_E/VO_2$ 和 $V_E/VCO_2$ 值较低有关。

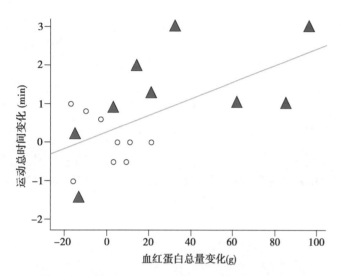

**图 10.4**　3 周低氧训练后运动总时间变化和血红蛋白总量变化的关系($r=0.59$,$p<0.05$)。三角代表间歇性低氧组受试者,圆圈代表对照组受试者(图片改编自引文[6])

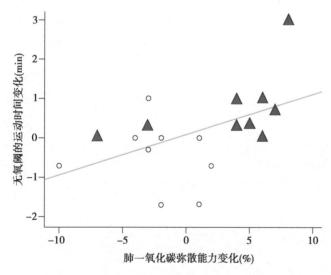

**图 10.5**　3 周低氧训练后达到无氧阈的运动时间变化和肺一氧化碳弥散能力变化的关系($r=0.48$,$p<0.05$)。三角代表间歇性低氧组受试者,圆圈代表对照组受试者(图片改编自引文[6])

## 10.3　COPD 患者的运动耐量及 IHT 可能的作用

COPD 患者运动耐量与很多因素相关。限制运动

的呼吸机制包括:通过呼吸-灌注不匹配导致低氧血症形成和/或过度通气形成。气道受阻导致进行性过度通气与活动受限和身体状况不佳相关[3,5]。应用长效支气管舒张剂有利于降低气道阻力,并提高运动耐量[14]。但是,如前所述,COPD 也存在很多肺外表现如体重减轻、骨骼肌功能障碍、骨质疏松和抑郁[2,15],这可能是导致 COPD 患者残疾和死亡的原因[16,17]。系统性炎症被认为是导致上述表现的主要因素包括外周肌肉乏力导致运动耐量下降[14,18]。毫无疑问,骨骼肌功能障碍提示 COPD 已发展到晚期,有研究发现运动能够逆转 COPD 患者骨骼肌功能障碍和其他形态学和代谢方面的改变[19,20]。此外,体育锻炼也能降低对呼吸困难的恐惧并提高整体生活质量。总体来说,至少对于早期 COPD 患者,运动和应用支气管扩张剂是目前最有效的提高运动耐量的治疗措施[20]。但问题是,IHT 如何产生此作用?

如上所述,IHT 通过增加极量和次极量运动性能提高运动耐量。肺功能与运动耐量的提高不相关,但 DLCO、血红蛋白总量、自主神经调节与肺功能相关。近期的一篇综述也详细总结了这些发现[21]。此外,还发现 IHT 具有促进大脑皮层生物电活动正常化和矫正免疫活性的作用[22]。

### 10.3.1　运动耐量和肺功能

尽管 IHT 对 FEV1 产生显著获益影响,但这些变化与运动能力的变化无关。当然 FEV1 和 FEV1/FVC 是气道受阻的关键诊断标准,但其与运动能力的关系较弱[20]。俄罗斯的一些研究也发现类似现象[23,24]。遗憾的是,目前尚无法解释这些现象的原因,但是其可能与反复的低氧或低氧过程中过度通气对呼吸肌的锻炼有关[6]。

### 10.3.2　运动耐量和 DLCO

与总运动时间不同,多级递增负荷检测的无氧阈的时间与静态 DLCO 提高相关,这表明仅在次极量运动时提高的 DLCO 才能使患者获益[6]。尽管 IHT 可能提高 DLCO,但其潜在机制仍不明确[25]。有人推测 IHT 后 DLCO 的提高可能与总血容量的变化相关[6]。相反,总血容量与肺血容量相关,也可能与肺毛细血管血容量相关,间接与 DLCO 相关[6,26]。一氧化氮(NO)依赖性间歇性低氧适应机制可能提供另一种推测性解释。肺动脉高压是 COPD 患者常见并发症,肺 NO 减少在该病发病机制中起到重要作用[27]。因此,IHT 后 NO 增多可以降低肺动脉压力,进而改善通气-灌注不匹配和提高 DL-CO[28,29]。氧化的血红蛋白能够清除 NO,但最近研究表明血红蛋白去氧时,能够将硝酸盐转化为 NO,从而介导血管扩张和改善血液流动状态[30]。因此,IHT 后血红蛋白总量增加也利于 DLCO 提高。

在次极量 IHT 循环运动中,尽管每分通气量不变,但 $SaO_2$ 水平显著升高,这也可能是由于 DLCO 提高所致。除心血管和呼吸自动神经调节改变外,这些提高可能与 IHT 后递增负荷试验下的无氧阈变化以及 6 分钟行走试验的循环和代谢反应有关。

### 10.3.3　运动耐量和血红蛋白总量

IHT 后最大输出功率和运动总时间的提高与血红蛋白总量的增加正相关。另一方面,血红蛋白总量可以提高血液携氧能力并因此提高 $VO_2$ 峰值和骨骼肌最大输出功率[31]。事实上 IHT 后 $VO_2$ 峰值提高[6]。但出乎意料的是,因在运动员中更长时间的低氧仍不足以引起红细胞生成增加,血红蛋白总量也明显增加[32]。可以推测,COPD 患者可能比健康人对反复低氧刺激的反应更加敏感。在 COPD 患者中,低氧可诱导转录因子复合体 HIF-1 和多种炎症介质上调[33]。另一方面,血红蛋白量增加可能降低氧化应激且使缓冲能力增加[34,35],从而改善内皮功能并降低酸中毒相关的呼吸困难[6]。

### 10.3.4　运动耐量和心血管和呼吸自主神经调节

当然,IHT 的作用非常复杂,并可能取决于其实施方案。IHT 相关改变可能与完全低氧与否、每次低氧的强度和持续时间、常氧的持续时间、循环的次数有关,不同的方案可能导致 IHT 不同程度的有益作用,甚至可能出现有害作用[7,36]。众所周知,急性低氧能够增加通气和提高副交感兴奋性[37]。因此,IHT 可以作为一种间断性应激训练,其能提高 COPD 患者日常生活中应激耐量,这种现象也存在冠心病患者当中。在次极量运动中,IHT 后潮气量增加伴随呼吸频率降低的趋势表明通气效率改善[7,38]。这些作用可能通过降低呼吸代谢的消耗并减轻呼吸困难来/从而使 COPD 患者获益[7]。这些结果进一步证实了前期研究

结果[37],即使在健康人中,IHT 后迷走神经兴奋性增强,交感神经兴奋性相对降低。IHT 后交感神经张力降低可能与乳酸形成减少有关[39],这种改变能够降低机体对氧气的需求。

### 10.4　研究不足

这些数据源于轻度 COPD 患者。因为 COPD 患者运动受限通常出现在晚期,并随着疾病的进展而加重,因此,这些研究的临床相关性仍不明确[6]。但是,提高运动耐量能够降低 COPD 患者的死亡和残疾率,在正常人中亦是如此[40,41]。这些为 IHT 在 COPD 患者中应用提供了基础,但 IHT 还不能用于严重的 COPD 患者[6]。但是,之前关于冠心病患者的研究发现,在无低氧的情况下,IHT 相关的适应性反应可能会持续一个月[38]。

### 结论

在轻度 COPD 患者中,IHT 能够提高运动耐量。IHT 可以作为一种反复的应激训练,其可能会改善损害的 DLCO、提高通气效率、提高血红蛋白总量、改善副交感和交感神经的兴奋性。因此,在 COPD 患者中,IHT 可能是一种运动锻炼的有效补充措施。

（赵文博　译　李思颉　邢绣荣　校）

### 参考文献

1. Mannino DM, Braman S. The epidemiology and economics of chronic obstructive pulmonary disease. Proc Am Thorac Soc. 2007;4:502–6.
2. Andreas S, Anker SD, Scanlon PD, et al. Neurohumoral activation as a link to systemic manifestations of chronic lung disease. Chest. 2005;128:3618–24.
3. O'Donnell DE, Webb KA. The major limitation to exercise performance in COPD is dynamic hyperinflation. J Appl Physiol. 2008;105:753–5.
4. Belfer MH, Reardon JZ. Improving exercise tolerance and quality of life in patients with chronic obstructive pulmonary disease. J Am Osteopath Assoc. 2009;109:268–78.
5. Casaburi R. Limitation to exercise tolerance in chronic obstructive pulmonary disease. Am J Respir Crit Care Med. 2003;168:409–10.
6. Burtscher M, Haider T, Domej W, et al. Intermittent hypoxia increases exercise tolerance in patients at risk for or with mild COPD. Respir Physiol Neurobiol. 2009;165:97–103.
7. Haider T, Casucci G, Linser T, et al. Interval hypoxic training improves autonomic cardiovascular and respiratory control in patients with mild chronic obstructive pulmonary disease. J Hypertens. 2009;27:1648–54.
8. Neubauer JA. Physiological and pathophysiological responses to intermittent hypoxia. J Appl Physiol. 2001;90:1593–9.

9. Lavie L. Oxidative stress – a unifying paradigm in obstructive sleep apnea and comorbidities. Prog Cardiovasc Dis. 2009;51:303–12.

10. O'Donnell CP. Metabolic consequences of intermittent hypoxia. Adv Exp Med Biol. 2007;618:41–9.

11. Meerson FZ, Ustinova EE, Orlova EH. Prevention and elimination of heart arrhythmias by adaptation to intermittent high altitude hypoxia. Clin Cardiol. 1987;10:783–9.

12. Tkatchouk EN, Gorbatchenkov AA, Kolchinskaya AZ, et al. Adaptation to interval hypoxia with the purpose of prophylaxis and treatment. Hypoxia Med J. 1994;11:308–28.

13. Meerson FZ, Malyshev YI, Zamotrinsky AV. Differences in adaptive stabilisation of structures in response to stress and hypoxia relate with the accumulation of hsp70 isoforms. Mol Cell Biochem. 1992;111:87–95.

14. Berton DC, Barbosa PB, Takara LS, et al. Bronchodilators accelerate the dynamics of muscle $O_2$ delivery and utilisation during exercise in COPD. Thorax. 2010;65:588–93.

15. Sin DD, Man SF. Skeletal muscle weakness, reduced exercise tolerance, and COPD: is systemic inflammation the missing link? Thorax. 2006;61:1–3.

16. Anthonisen NR, Connett JE, Enright PL, et al. Hospitalizations and mortality in the Lung Health Study. Am J Respir Crit Care Med. 2002;166:333–9.

17. Sin DD, Wu L, Anderson JA, et al. Inhaled corticosteroids and mortality in chronic obstructive pulmonary disease. Thorax. 2005;60:992–7.

18. Yende S, Waterer GW, Tolley EA, et al. Inflammatory markers are associated with ventilatory limitation and muscle dysfunction in obstructive lung disease in well functioning elderly subjects. Thorax. 2006;61:10–6.

19. Mador MJ, Bozkanat E. Skeletal muscle dysfunction in chronic obstructive pulmonary disease. Respir Res. 2001;2:216–24.

20. Cooper CB. Airflow obstruction and exercise. Respir Med. 2009;103:325–34.

21. Vogtel M, Michels A. Role of intermittent hypoxia in the treatment of bronchial asthma and chronic obstructive pulmonary disease. Curr Opin Allergy Clin Immunol. 2010;10:206–13.

22. Borukaeva IK. Intermittent hypoxic training in the sanatorium and spa treatment for patients with chronic obstructive pulmonary disease. Vopr Kurortol Fizioter Lech Fiz Kult. 2007;5:21–4 [In Russian].

23. Alexandrov OV, Struchkov PV, Vinitskaya RS, et al. Responses of the cardiorespiratory system to a hypoxic exposure in the course of hypoxic therapy in patients with chronic obstructive lung diseases. Hypoxia Med J. 1997;1:18–22.

24. Ehrenbourg I, Kondrykinskaya I. The efficiency of interval hypoxic training in therapy of chronic obstructive pulmonary diseases. Hypoxia Med J. 1993;1:17–8.

25. Serebrovskaya TV. Intermittent hypoxia research in the former Soviet Union and the Commonwealth of Independent States: history and review of the concept and selected applications. High Alt Med Biol. 2002;3:205–21.

26. Falch D, Stromme SB. Pulmonary blood volume and interventricular circulation time in physically trained and untrained subjects. Eur J Appl Physiol Occup Physiol. 1979;40:211–8.

27. Manukhina EB, Downey HF, Mallet R. Role of nitric oxide in cardiovascular adaptation to intermittent hypoxia. Exp Biol Med. 2006;231:343–65.

28. Clini E, Bianchi L, Vitacca M, et al. Exhaled nitric oxide and exercise in stable COPD patients. Chest. 2000;117:702–7.

29. Girgis RE, Champion HC, Diette GB, et al. Decreased exhaled nitric oxide in pulmonary arterial hypertension. Am J Respir Crit Care Med. 2005;172:352–7.

30. Crawford JH, Isbell TS, Huang Z, et al. Hypoxia, red blood cells, and nitrite regulate NO-dependent hypoxic vasodilation. Blood. 2006;107:566–74.

31. Calbet JA, Lundby C, Koskolou M, et al. Importance of haemoglobin concentration to exercise: acute manipulations. Respir Physiol Neurobiol. 2006;151:132–40.

32. Neya M, Enoki T, Kumai Y, et al. The effects of nightly normobaric hypoxia and high intensity training under intermittent normobaric hypoxia on running economy and hemoglobin mass. J Appl Physiol. 2007;103:828–34.

33. Frede S, Berchner-Pfannschmidt U, Fandrey J. Regulation of hypoxia-inducible factors during inflammation. Methods Enzymol. 2007;435:405–19.

34. Zhuang J, Zhou Z. Protective effects of intermittent hypoxic adaptation on myocardium and its mechanisms. Biol Sig Recept. 1999;8:316–22.

35. Böning D, Klarholz C, Himmelsbach B, et al. Extracellular bicarbonate and non-bicarbonate buffering against lactic acid during and after exercise. Eur J Appl Physiol. 2007;100:457–67.

36. Bernardi L. Interval hypoxic training. Adv Exp Med Biol. 2001;502:377–99.

37. Bernardi L, Passino C, Serebrovskaya Z, et al. Respiratory and cardiovascular adaptations to progressive hypoxia; effect of interval hypoxic training. Eur Heart J. 2001;22:879–86.

38. Burtscher M, Pachinger O, Ehrenbourg I, et al. Intermittent hypoxia increases exercise tolerance in elderly men with and without coronary artery disease. Int J Cardiol. 2004;96:247–54.

39. Milic-Emili J. Expiratory flow limitation: Roger S. Mitchell lecture. Chest. 2000;117:219S–23.

40. Kokkinos P, Myers J, Kokkinos JP, et al. Exercise capacity and mortality in black and white men. Circulation. 2008;117:614–22.

41. Cote CG, Pinto-Plata V, Kasprzyk K, et al. The 6-min walk distance, peak oxygen uptake, and mortality in COPD. Chest. 2007;132:1778–85.

# 第 11 章　儿童支气管哮喘的间歇性低氧治疗

Tatiana V. Serebrovskaya, Alexander N. Bakunovsky, Klaudia V. Nesvitailova, and Iryna N. Mankovska

**摘要**

　　世界卫生组织表示支气管哮喘（bronchial asthma, BA）是一个严重的公共健康问题，各年龄段的患病人数超过了 30 亿。本章，我们阐述了间歇性低氧训练/治疗（intermittent hypoxia training/treatment, IHT）治疗儿童 BA 的可能性并提供临床证据、不良反应和最新的 IHT 实施经验。尤其是，2 周 IHT 治疗可以明显改善儿童 BA（9~13 岁）呼吸困难和胸闷的症状。经过治疗，咳嗽减轻或消失、痰量减少且更容易咳出、窒息不再发作或偶尔发作。在低氧刺激下，可以观察到通气显著增强、心率（HR, heart rate）降低以及低氧条件下动脉血氧饱和度（Arterial oxygen saturation, $SaO_2$）的下降。IHT 治疗下，免疫细胞的线粒体酶活性显著升高，如：琥珀酸脱氢酶（Succinate dehydrogenase, SDG）和 $\alpha$-磷酸甘油脱氢酶（Alpha-glycerophosphate dehydrogenase, GPDG）。个体低氧敏感性与酶活性之间有很强的相关性。综上所述，IHT 是预防和治疗儿童支气管哮喘一种有前景的治疗方法。为了避免低氧的不良反应并增加治疗效果，必须根据个体的反应性选择合适的低氧剂量。

## 专业名词缩略语

BA　支气管哮喘（bronchial asthma）

CAT　过氧化氢酶（catalase）

COPD　慢性阻塞性肺疾病（chronic obstructive pulmonary disease）

EPO　促红细胞生成素（erythropoietin）

GPDG　$\alpha$-磷酸甘油脱氢酶（alpha-glycerophosphate dehydrogenase）

GST　谷胱甘肽-S-转移酶（glutathione-S-transferase）

HIF　低氧诱导因子（hypoxia-inducible factor）

HR　心率（heart rate）

HVR　低氧通气反应（hypoxic ventilatory response）

IH　间歇性低氧（intermittent hypoxia）

IHT　间歇性低氧训练/治疗（intermittent hypoxia training/treatment）

MEAS　专家评估量表法（method of expert assessing scales）

NO　一氧化氮（nitric oxide）

NOS　一氧化氮合酶（nitric oxide synthase）

OSAS　阻塞性睡眠呼吸暂停综合征（obstructive sleep apnea syndrome）

ROS　活性氧（reactive oxygen species）

$SaO_2$　动脉血氧饱和度（arterial oxygen saturation）

SDG　琥珀酸脱氢酶（succinate dehydrogenase）

Cu, Zn-SOD　铜，锌超氧化物歧化酶（Cu, Zn-superoxide dismutase）

VE　每分通气量（minute ventilation）

## 11.1　前言

　　全身所有的细胞和组织都能够根据实际血氧含量的变化来改变它们的功能。氧气就像一把双刃剑，是生命所必需的,但是这种有侵略性的分子必须以严格的剂量进入生物体。IH 是发育中的哺乳动物最常见的低氧形式。人们普遍认为,对于大多数人来说,在一生中反复发生的低氧事件比持续低氧事件更常见。在过去的几十年中,经过调查 IH 已被认为是一种具有显著预防、治疗和康复潜力的医疗方法。它可以有效地激发人体的呼吸、心血管、代谢以及细胞反应等功能[45,70]。

哮喘是一个全球性的健康问题,累及各年龄阶段、各种族及各国家,患病人数可达 30 亿。它是一种气道的慢性炎症性疾病,以气流受阻为特征,无论是否进行特异性治疗均可能完全或部分被逆转[11]。当气流受限不可逆时,气流阻塞程度是鉴别 BA 及 COPD 的主要标准[26]。而且,支气管哮喘与皮下成纤维细胞活化,肌成纤维细胞增生和低氧有关[81]。

在过去的 20 年中,成年人哮喘的患病率一直在增长,是过去的三倍。但是现如今儿童哮喘是更为严重的一个问题。它是儿童致残最常见的病因(占 COPD 儿童致残总数的 90%)。根据最近统计的美国儿童健康数据[9],14% 的 3~17 岁儿童曾经被诊断为哮喘。在加拿大至少 12% 的儿童患哮喘,而在德国患这种慢性病的儿童超过了 10%,在俄罗斯有 8%~12%。其中大约 20% 是重度或中重度哮喘,60% 为轻度哮喘。严重的支气管哮喘是患病儿童重要身体机能显著受限和社会活动能力下降的原因,即生活质量下降的原因。经常缺课并限制社会和身体活动会对孩子身体和智力的生长发育产生负面影响。

尽管在 BA 本质的认识和药物成功研制方面取得了很大的进展,但统计数据表明 BA 的发病率和死亡率仍在增加。由于过敏反应分布广泛以及机体对负面因素抵抗力普遍下降,目前的药物通常不能达到治疗目的。这种情形下需要开发新的非药物方法来进行 BA 的预防、治疗和康复。在这方面,IHT 作为一种具有显著预防、治疗和康复潜力的治疗方法出现了。大部分致力于 IHT 治疗疾病的临床研究都是由乌克兰和俄罗斯著名学术中心的临床医生和研究人员进行的,大多临床结果显示有效。数千名患者在不同的诊所接受了 30 多年的治疗。

## 11.2　历史回顾

自古以来,人们就开始注意山里空气的治疗作用。希波克拉底就曾建议有腿伤或大病后的患者到山里疗养一段时间。13 世纪至 14 世纪著名的威尼斯旅行家马可波罗在穿越亚洲时记录到,山谷里的人患了不同

的疾病会被送到山里休养几天。喀尔巴阡山脉(乌克兰)有一个传说,在一个古老的村庄里,患有哮喘性支气管炎的儿童连续 7 天在一座高高的神山上徒步登山,接受特殊的仪式并喝下高原凉茶,孩子们就会康复。治疗喘息患者的一个民方是:"当你感觉到哮喘要发作时,就按压通气性好的鼻孔 15 分钟"。

1969 年在基辅结核病与胸部外科研究所(乌克兰),"人造山间空气"(即低氧混合气体)首次应用于"肺切除术"患者的术前准备[5]。20 世纪 90 年代在苏联和独联体出现了许多有关使用 IHT 治疗儿童和成人 BA 的文章[1,5,13,18,20,21,46,54,59,60,62,69,79,45,70]。在第 9 章可以看到 Mikhail Levashov 对 IHT 治疗 BA 和 COPD 相关文章详尽的历史回顾。

## 11.3　可能的机制

IH 作用于人体的详细机制目前正在不同的层面上进行深入的研究——从分子学到整个生理学。HIF 是主要作用因子之一,可以启动适应的基因转录。它可触发复杂的信号级联,从而激活与血管生成、糖酵解、细胞外基质重塑、分化和细胞凋亡等过程相关的各种基因的表达[27]。许多基于培养细胞的研究表明,与持续低氧相比,IHT 可以更有效地激活 HIF-1[12,17,57,65]。

最近,Vogtel 和 Michels[80]指出了 IHT 对 BA 患者有益的基础机制:①HIF-1a 诱导 EPO 的表达,EPO 是一种控制红细胞生成的糖蛋白激素,在对神经元损伤的大脑反应中起重要作用,也参与伤口愈合的过程;②HIF-1a 激活适应的基因产物 VEGF 的表达,VEGF 是血管生成的有效介质,在肺发育和生理反应中起多种作用。在低氧条件下,通过 VEGF 途径的靶点——细胞因子 IL-4 可在肺中出现促血管生成的作用;③NOS 和血红素加氧酶(HO)是 HIF-1 的靶基因产物,均可引起血管舒张;④HIF-1 可上调葡萄糖摄取(葡萄糖转运蛋白)和糖酵解(糖酵解酶);⑤多种 HIFs 影响多巴胺生物合成的限速酶——酪氨酸羟化酶;⑥HIF 转录因子调节铁代谢,而铁是氧结合蛋白重要的辅助因子。上述功能与氧气平衡之间的联系表明,需要更多的研究来确定各种 HIF 对 IHT 治疗 BA 效果的影响。

许多研究共同表明 IH:①增加运动耐量、低氧通气反应、红细胞压积和血红蛋白含量;②刺激内皮细胞 NO 的产生,引起血管舒张,开放毛细血管,并防止 $Ca^{2+}$ 超载;③通过内皮细胞和单核细胞刺激血管生长因子合成;④增强副交感神经系统的活性;⑤增强抗氧化防御系统,增加 $Na^+$-$K^+$ ATP 酶对氧化应激的抵抗

力；⑥诱导线粒体内的变化，增加生成 ATP 的 $O_2$ 利用率；⑦动员造血干细胞并增加先天免疫的细胞和体液成分等。这些研究结果是 IHT 治疗包括 BA 在内的各种疾病的基础。

正如之前总结的[38,69,75,76]，IHT 有益效应的其他基础机制主要包括三个方面：呼吸调节，自由基生成和线粒体呼吸。研究结果表明，IHT 可诱导对低氧和其他低氧相关生理变化的通气敏感性增加[32,72]。大量的证据表明呼吸控制系统是"可塑的"，这意味着急性低氧可以使呼吸运动输出长期增加[2,47]。IHT 治疗后，细胞膜变得更加稳定，组织中 $O_2$ 运输得到明显改善。IHT 也会诱导线粒体中的变化，包括 NAD 依赖性代谢，从而提高 ATP 产物中氧的利用率[41,43,49]。这些效应部分由 NO 依赖性反应介导[40,51,52]，这对 BA 发病机制尤为重要，因为呼出的 NO 与哮喘患者气道炎症的实际水平有关[29,82]。有证据表明 IHT 实际上可以减少急性低氧状态下组织缺氧和细胞内酸中毒的发生，改善组织中的 $O_2$ 运输，增加细胞膜中氧化代谢酶的合成和离子转运，并重新整合细胞膜磷脂的排列。IHT 可能会促进组织毛细血管的生长。IHT 还可以调动造血干细胞并增加先天免疫的细胞和体液成分[74]。

IHT 对自由基产生过程的影响可能具有重要意义，因为这些过程涉及 BA 的发病机制。研究显示哮喘患者肺泡巨噬细胞、血液中性粒细胞和嗜酸性粒细胞释放的氧自由基比健康受试者多。在小鼠实验中也发现了 ROS 可引起哮喘肺的线粒体损伤[36]。ROS 可引起气道高反应性、肺上皮细胞破坏、黏液分泌过多、血小板活化因子合成以及其他人类和动物 BA 典型的反应[15,58,64]。这些改变通常是由组织缺氧引起的，并因此导致呼吸链中电子转移的减少，炎症细胞功能活性的增加以及抗氧化防御系统的受损。IH 中的循环性低氧再给氧过程中也产生 ROS。尽管高浓度的 ROS 具有细胞毒性，但在生理浓度下，ROS 起信号分子的作用，引起细胞保护性蛋白的基因表达和合成。以这种方式，ROS 可能介导了心脏保护作用的诱导[48]。此外，IHT 通过消除组织缺氧，使白细胞的数量和吞噬活性恢复正常并增强抗氧化酶的活性，对机体起到保护作用[66]。有趣的是，如果低氧时间比正常氧量时间短很多，并且重复数天，那么其抗氧化防御能力可以比持续低氧时得到更有效地增强[50,53,72]。综合来看，这些数据是使用 IHT 治疗和纠正各种预期有 ROS 暴发疾病（尤其是 BA）的先决条件。

## 11.4　临床证据

所有上述机制都可以解释 IHT 对 BA 患者治疗的临床有效性。许多研究显示患者呼吸短促和胸闷的感觉显著减少，咳嗽减轻或消失，痰的量减少且更容易咳出，窒息发作消失或偶尔发作。早期自主神经功能障碍也得以恢复[5,10,13,18,30,39,54,62]。IHT 可改善患者的心理状态。儿童（从 4 岁起）的效果最为显著[4,21,69,79]。

Anokhin 及其同事[1] 在 200 名 4～14 岁 BA 患儿中进行了常压低氧刺激，每天 4 次刺激，每次刺激给予 5 分钟 12%～15% $O_2$，间隔 5 分钟常氧，持续做 10 天。结果与假刺激组相比，IH 组有 85% 的受试者症状改善，对照组有 25% 的受试者改善。在轻度 BA 患儿中可完全停止发作。在中重度患者中，症状显著改善，即很少发作并停止药物治疗。在重度哮喘的患者中可看到小的改善。正如 Ehrenburg 和 Kordykinskaya[20] 所报道的，IH 对因感染起病的儿童 BA 疗效最差。类固醇依赖性重度 BA 患者中有一半出现临床病程的进一步恶化。轻度和中度特异性 BA 患者的临床疗效在治疗后平均可持续 4 个月。轻度和中度 BA 患儿的低氧治疗只能在两次发作之间进行，而不能在发作期间进行。对激素依赖的 BA，IHT 疗效令人不满意[30]。这些观察结果后来都被证实了[14,59,69]。

总体上，85%～95% 的 BA 患者进行 IHT 有良好的疗效，40%～50% 的患者的疗效让人满意，只有 4%～8% 的患者，主要是激素依赖性 BA 的患者，显示无效。特异性 BA 疗效最佳，而感染-过敏性和混合因素性 BA 疗效并不明显。约 40% 的成年患者减少了服用药物的剂量，90% 的儿童停止药物治疗。40%～50% 的患者临床症状改善可保持 1 年，20%～30% 可保持 6 个月，15%～20% 可保持 3～4 个月。

研究人员利用特殊的方法描述了低氧反应的个体差异，这些个体差异从呼吸道高敏感性至完全无反应，通过描述这些差异，可以获知 IHT 治疗的个体化剂量[6,7,8,20,37,46,68,78]。

## 11.5　不良反应

吸入氧分压降低可能是肺功能严重受损甚至猝死的潜在危险因素。据推测，IH 诱导的氧化应激可能导致与 OSAS 相关的几种慢性疾病，其通过损害胰岛素敏感性、葡萄糖利用等增加代谢障碍的倾向[42]。大量应用 IH 的细胞和动物研究均证实了氧化应激在 OSAS 中的中心作用。另外还有一些有关慢性或间歇性低氧对儿童认知,尤其是发育、行为和学业成绩等方面有不利影响的证据[3,35]。未能适应低氧可能是介导许多儿童认知功能障碍的常见病理生理机制[34]。在任何可能使儿童出现低氧的情况下都应该考虑到这一点。适应间歇性或持续性低氧的能力可能决定了患者处于急性低氧状态时神经系统并发症的类型[34]。例如:贫血状态下,持续组织低氧可能导致神经保护性的促红细胞生成素生成,但是幼稚的红细胞入血,更具粘附性的红细胞和任何相关性溶血[63]均可能对内皮功能造成不利影响[24],最终导致不可逆的血管性疾病。由于在氧饱和度轻度降低时都可观察到不良反应,因而未来的研究应该包括暴露于各种低氧水平安全性的精确数据。

在过去的几年中,人体低氧诊断和治疗的伦理评估一直存在争议。尽管专门针对这个问题的论文得到了人权调查伦理委员会的批准,但是仍缺乏评估风险/收益比的有力证据。由于个体剂量及应用方式的不同,这种风险获益比的分析及 IHT 应用的标准化指南的制定很复杂。正如 Vogtel 和 Michels[80] 指出的那样,未来研究 IHT 潜在的风险和益处可能为 BA 患者开发新的治疗方法铺平道路。于是,有人提出了一种新的数学方法-"MEAS"-用于评估 IH 应用于人类的安全性[77]。MEAS 扩展了传统概率安全评估的能力,可以在早期确定风险程度,并适时完成风险预防行动。它包括:(a)危险因素,(b)一系列有价值的因果因素,(c)单个因素对基本事件的影响,(d)多个因素对基本事件概率的共同影响。这种方法提供了一个指标系统,其特点是可以指示 IHT 不良反应的风险并确定合理的基本生理参数范围,创建一个允许设置个人心肺反应参数的分类系统,并为人类的每一类反应开发适当的 IHT 方案。

简而言之,IHT 应用的禁忌证包括急性传染病,慢性炎症加重,发热,急性躯体性疾病,Ⅱ-Ⅲ期的呼吸功能不全,活动期的肺结核等[6,7,13,19,37,46,62,79]。

## 11.6  IHT 实施的最新经验

最后,我们想与读者分享我们在 IHT 治疗儿童 BA 实施过程中的最新经验。研究纳入两组 9~13 岁的儿童:实验组(Ⅰ组)包括 16 名儿童(13 名男孩和 3 名女孩),接受 IHT 和传统的药物治疗;对照组(Ⅱ组)包括 8 名儿童(4 男孩和 4 女孩)只接受传统的药物治疗。所有患者均诊断中等程度的持续性特异性支气管哮喘,无呼吸功能不全的表现。

在 2 周的 IHT 治疗之前和之后的第 2 天,受试者早晨进食少量早餐后 2h,测定其对低氧的心肺呼吸反应。受试者保持坐位,通过"Hypoxotron-Complex"装置给予正压低氧,这种装置是一种改良的带有二氧化碳吸收的闭合肺活量计[73]。初始吸入气体含有大气 $O_2$(20.9%)。在第一个 60~90 秒期间,吸入 $O_2$ 浓度下降到 12%,然后在剩余的 3.5~4 分钟内,将 $O_2$ 逐渐加入到 Hypoxotron 中以保持吸入的 $O_2$ 浓度在 12%。在最初的研究中,最终的 $SaO_2$ 一般在 89%~92%。所有的受试儿童都很耐受低氧过程,没有任何不良反应。根据美国胸科学会标准,在低氧试验之前和之后进行标准肺活量测定。在第一次和第二次肺活量测定之间,受试者每天进食少量早餐后,通过便携式设备"Hypoxotron Simplex"[67]在床边进行 IHT 治疗,治疗持续 14 天。每次 IHT 治疗由 4 个 5~7 分钟的时间段组成,每个时间段之间吸入 5 分钟的室内空气。

IHT 治疗之后,Ⅰ组的患者出现呼吸短促和胸闷的感觉显著下降,咳嗽减轻或消失,痰量减少且更容易排出,窒息发作消失或不再频繁。受试儿童喜欢这个治疗,为了预防复发,他们想再进行一个疗程的 IHT 治疗。我们在 IHT 治疗前(Ⅰ)和治疗后(Ⅱ)并没有发现气道传导的显著变化(表 11.1)。低氧训练可造成低氧下通气敏感性的显著差异。Ⅰ组(与Ⅱ组相比)表现出增加的低氧通气反应,通过 $V_E$ 分析 $P_{ET}O_2$,并使用分段线性近似技术[72]进行估计:斜率Ⅰ($S_I$)增加了 104%($p<0.01$);斜率Ⅱ($S_{II}$)增加了 79%($p<0.05$),最大肺通气增大了 24%($p<0.05$;图 11.1)。这些数据表明,对 IH 的适应可以很大程度的增强机体对低氧刺激的通气反应。在这个过程中涉及一些机制,包括在中枢和外周的反应[31,71]。同时,HR 对低氧的反应性波动变得更少(图 11.2),并且在 12% 的 $O_2$ 浓度下,$SaO_2$ 下降得更少(图 11.3)。因此,IHT 治疗后,心血管系统在低氧时会更有效地支持氧气供应。

表 11.1  IHT 前后的肺功能参数

|  | IHT 前 | IHT 后 |
| --- | --- | --- |
| 用力肺活量占预计值(%) | 85.51±6.58 | 91.47±6.97 |
| 1 秒用力呼气容积占预计值(%) | 59.7±4.7 | 64.6±4.5 |
| 1 秒用力呼气容积/用力肺活量(%) | 67.58±3.47 | 64.18±2.12 |
| 最大呼气流量占预计值(%) | 61.32±5.25 | 60.94±5.34 |

此外,IHT 影响哮喘儿童免疫细胞线粒体酶活性,特别是 SDG 和 GPDG。这些酶反映了细胞的能

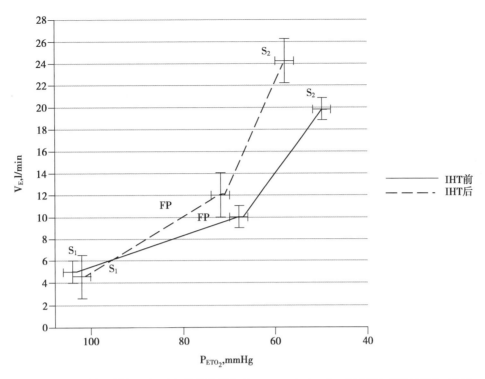

**图 11.1**　IHT 前后低氧通气反应的数据图(Ⅰ组,Mean±SD)。$S_1$,快速增加通气量第一阶段的斜率;$S_2$,快速增加通气量第一阶段的斜率;FP,转折点坐标

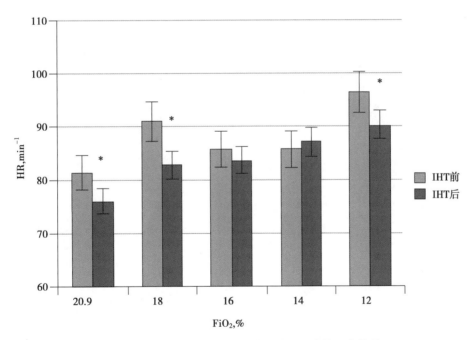

**图 11.2**　IHT 前后增加缺氧程度试验过程中的心率情况

量潜力和储备机制。对线粒体呼吸链酶的研究是建立线粒体功能障碍诊断的重要步骤——BA 的致病环节之一。这些酶的活性水平低表明细胞代谢功能障碍,通常与不利的临床症状相关[22,33,36,55,61]。呼吸链底物区域线粒体酶的动力学参数与低氧抵抗相关[44]。

　　在本研究中,外周淋巴细胞中的 SDG 和 GPDG 活性是用血细胞计数法在血涂片上测量的。在 IHT 下,SDG 和 GPDG 活性均显著增强(分别为 78% 和 42%,图 11.4)。在以前的动物研究中也获得了类似的结果[41]。通过线性回归分析发现个体低氧敏感性与线粒体酶活性之间存在强相关性,主要通过 GPDG 体现:HVR 下降的儿童,初始 SDG 和 GPDG 活性就比较高(GPDG,$r=-0.64$,$p<0.05$;SDG,$r=-0.36$,$p<0.1$),

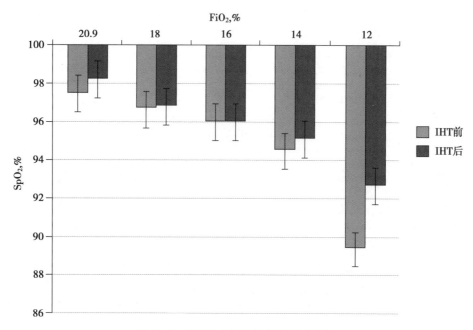

**图 11.3**　IHT 前后间歇性低氧试验中的 $SaO_2$

经过 HIT 治疗后活性进一步增强（GPDG,$r=-0.58$,$p<0.05$；对于 SDG,$r=-0.41$,$p<0.1$）。对于低氧敏感性低的儿童,上述反应往往伴随更多好的临床效果。低氧敏感性和脱氢酶的酶活性之间的相互关系表明线粒体酶在生物体的低氧代偿反应中起重要作用。线粒体除了在能量平衡中起关键作用之外,还是 ROS 的主要生成部位。当生成适度时,它们作为生理信号分子发挥作用。因此,线粒体 ROS 诱导低氧依赖性基因的表达。

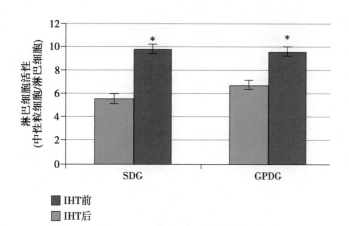

**图 11.4**　IHT 条件下,淋巴细胞内 SDG 和 GPDG 的活性（Ⅰ组,均值±SD, * $p<0.05$）

另一方面,肺部炎症的发展过程通常与人和动物体内自由基氧化的激活、抗氧化酶活性的下降以及糖酵解的强化有关[14,16,23,36]。为了阐明抗氧化酶在适应 IHT 中的作用,另一项研究使用了相同的实验方案[56]。该实验研究了疗程为 10 天的 IHT 对哮喘患儿血液白细胞中抗氧化酶的 mRNA 表达和蛋白含量的影响,其中包括 Cu,Zn-SOD、CAT 和 GST。实验通过蛋白印迹分析来确定抗氧化酶的蛋白质表达水平[28]。结果发现 Cu,Zn-SOD 蛋白含量变化不明显而 mRNA 表达增加 32.5%（$p<0.05$）。相反,GST 蛋白合成增加 90%（$p<0.05$）,而其 mRNA 基因表达不变。CAT 蛋白含量及其 mRNA 表达量分别增加了 37% 和 13%（$p<0.05$）。先前对动物的研究也显示,低氧时心肌线粒体中 Mn-SOD mRNA 的表达与蛋白质含量呈负相关[25]。在低氧的条件下,翻译过程的加强可以加速蛋白质的合成,而在此阶段 mRNA 的表达没有明显的激活。尽管如此,mRNA 表达动力学的分析可以为抗氧化酶作为 HIT 治疗儿童 BA 有效的标记物提供一些信息。

## 结论

IHT 是儿童时期预防和治疗 BA 的一种有希望的方法。必须根据个体对低氧的反应性适当地选择低氧的剂量,以避免低氧的副反应并增加有利因素。目前需要对个体剂量选择的确定方法进行进一步的研究。IHT 没有传统药物治疗期间所引起的副作用并且可以刺激机体对 BA 病理因素的整体抵抗力,这将使其成为一种具有光明前景的有效治疗方法。

（边婷婷 译　李思颉　邢绣荣 校）

# 参考文献

1. Anokhin MI, Geppe NA, Dairova RA. Effects of hypoxic stimulation observed in the animal experiments and in children with bronchial asthma. Fiziol Zh. 1992;38:33–9 [In Russian].

2. Baker TL, Fuller DD, Zabka AGGS, et al. Respiratory plasticity: differential actions of continuous and episodic hypoxia and hypercapnia. Respir Physiol. 2001;129:25–35.

3. Bass JL, Corwin M, Gozal D, et al. The effect of chronic or intermittent hypoxia on cognition in childhood: a review of the evidence. Pediatrics. 2004;114:805–16.

4. Belikova VV. Correlation between clinical and cytochemical changes in bronchial asthma in children. Pediatriia. 1976;11:30–3 [In Russian].

5. Berezovski VA, Levashov MI. Physiological premises and mechanisms of normalizing effect of normobaric hypoxia and inhalation therapy. Fiziol Zh. 1992;38:3–12 [In Russian].

6. Berezovskii VA, Levashov MI. Introduction in orotherapy. Kiev: Academy of Hypoxia Problems of Russian Federation; 2000. p. 75 [In Russian].

7. Berezovskii VA, Levashov MI. The build-up of human reserve potential by exposure to intermittent normobaric hypoxia. Aviakosm Ekolog Med. 2000;34:39–43 [In Russian].

8. Berezovskii VA, Serebrovskaia TV, Lipskii PI. Respiratory function in twins under different gas mixtures. Fiziol Zh. 1981;27:20–5 [In Russian].

9. Bloom B, Cohen RA, Freeman G. Summary health statistics for U.S. children: National Health Interview Survey 2009. Vital Health Stat 10. 2010;1–82.

10. Borukaeva IK. Intermittent hypoxic training in the sanatorium and spa treatment for patients with chronic obstructive pulmonary disease. Vopr Kurortol Fizioter Lech Fiz Kult. 2007;5:21–4 [In Russian].

11. Bousquet J, Mantzouranis E, Cruz AA. Uniform definition of asthma severity, control, and exacerbations: document presented for the World Health Organization Consultation on Severe Asthma. J Allergy Clin Immunol. 2010;126:926–38.

12. Brzecka A. Brain preconditioning and obstructive sleep apnea syndrome. Acta Neurobiol Exp (Wars). 2005;65:213–20.

13. Chizhov AI. Physiologic bases of the method to increase nonspecific resistance of the organism by adaptation to intermittent normobaric hypoxia. Fiziol Zh. 1992;38:13–7 [In Russian].

14. Chizhov AI, Bludov AA. Efficiency of intermittent and resonance intermittent normobaric hypoxia therapy in patients with infection-dependent bronchial asthma. Vestn Ross Akad Med Nauk. 2000;9:48–50 [In Russian].

15. Damon M, Cluzel M, Chanez P, et al. Phagocytosis induction of chemiluminescence and chemoattractant increased superoxide anion release from activated human alveolar macrophages in asthma. J Biolumin Chemilumin. 1989;4:279–86.

16. Daniliak IG, Kogan AK, Bolevich S. The generation of active forms of oxygen by the blood leukocytes, lipid peroxidation and antiperoxide protection in bronchial asthma patients. Ter Arkh. 1992;64:54–7 [In Russian].

17. Dewhirst MW. Intermittent hypoxia furthers the rationale for hypoxia-inducible factor-1 targeting. Cancer Res. 2007;67:854–5.

18. Donenko YI. Comparison of intermittent normobaric hypoxic therapy and hypobaric therapy in treatment of chronic nonspecific lung diseases. In: Intermittent hypoxic training – effectiveness and mechanisms of action. Kiev: Institute of Physical Culture; 1992. p. 65–8 [In Russian].

19. Eckes L. Altitude adaptation. Part III. Altitude acclimatization as a problem of human biology. Gegenbaurs Morphol Jahrb. 1976;122:535–69 [In German].

20. Ehrenburg IV, Kordykinskaya II. Effectiveness of the use of intermittent normobaric hypoxia in treatment of chronic obstructive lung diseases. In: Intermittent hypoxic training – effectiveness, mechanisms of action. Kiev: Institute of Physical Culture; 1992. p. 96–8 [In Russian].

21. Fesenko ME, Lisyana TO. Approach to employment of hypoxic stimulation for treatment of lingering and relapsing bronchitis in children of early age. Fiziol Zh. 1992;38:31–3 [In Russian].

22. Fursova ZK, Balika IuD, Abubakirova AM. Dynamics of the activity of redox enzymes in peripheral blood lymphocytes of the newborn with a history of chronic intrauterine hypoxia. Akush Ginekol (Mosk). 1995;4:29–31 [In Russian].

23. Gerasimov SV. Lipid peroxidation and antioxidant defense in patients with bronchial asthma. Ukr Med Chasopys. 2000;1:86–94 [In Ukrainian].

24. Gladwin MT, Kato GJ. Cardiopulmonary complications of sickle cell disease: role of nitric oxide and haemolytic anemia. Hematology Am Soc Hematol Educ Program. 2005;51–7.

25. Gonchar OO, Steshenko MM, Mankovska IM, et al. Correction of mitochondrial dysfunction in rat myocardium under hypoxia. Zagalna Patoligia ta Patologichna Phyziologia. 2010;3:44–8 [In Ukrainian].

26. Gordon E, Lazarus SC. Management of chronic obstructive pulmonary disease: moving beyond the asthma algorithm. J Allergy Clin Immunol. 2009;124:873–80.

27. Gordan JD, Simon MC. Hypoxia-inducible factors: central regulators of the tumor phenotype. Curr Opin Genet Dev. 2007;17:71–7.

28. Hanta I, Kocabas A, Canacankatan N, et al. Oxidant–antioxidant balance in patients with COPD. Lung. 2006;184:51–5.

29. Jones SL, Herbison P, Cowan JO, et al. Exhaled NO and assessment of anti-inflammatory effects of inhaled steroid: dose–response relationship. Eur Respir J. 2002;20:601–8.

30. Karash YM, Strelkov RB, Chizhov AY. Normobaric hypoxia in treatment, prophylaxis and rehabilitation. Moscow: Meditsina; 1988 [In Russian].

31. Katayama K. Effect of intermittent hypoxia on hypoxic ventilatory response. In: Xi L, Serebrovskaya TV, editors. Intermittent hypoxia: from molecular mechanisms to clinical applications. New York: Nova; 2009. p. 245–59.

32. Katayama K, Sato Y, Morotome Y, et al. Intermittent hypoxia increases ventilation and $SaO_2$ during hypoxic exercise and hypoxic chemosensitivity. J Appl Physiol. 2001;90:1431–40.

33. Kiernan MC, Bullpitt P, Chan JH. Mitochondrial dysfunction and rod-like lesions associated with administration of beta2 adrenoceptor agonist formoterol. Neuromuscul Disord. 2004;14:375–7.

34. Kirkham FJ, Datta AK. Hypoxic adaptation during development: relation to pattern of neurological presentation and cognitive disability. Dev Sci. 2006;9:411–27.

35. Kolchinskaya AZ, Hatsukov BH, Zakusilo MP. Oxygen insufficiency: destructive and constructive actions. Nalchik: Kabardino-Balkaria Scientific Center; 1999 [In Russian].

36. Konga DB, Kim Y, Hong SC, et al. Oxidative stress and antioxidant defenses in asthmatic murine model exposed to printer emissions and environmental tobacco smoke. J Environ Pathol Toxicol Oncol. 2009;28:325–40.

37. Korkushko OV, Serebrovskaya TV, Shatilo VB, et al. Selection of the optimal modes for intermittent hypoxia training in medical practice and sports medicine. Methodical recommendations. Kiev Health Ministry; 2010 [In Ukrainian].

38. Kowalski J, Gutkowski P, Serebrovskaya T. Beneficial either detrimental consequences for respiration and hemodynamics. Vestn Hyg Epidemiol. 2007;11:9–13.

39. Kulberg AY. Regulation of the immune response. Moscow: Nauka; 1997. p. 148–57 [In Russian].

40. Kurhalyuk NM, Serebrovskaya TV. Intermittent hypoxic training influences on antioxidant enzymes activity, processes of lipid peroxidation under acute hypoxia and nitric oxide donor treatment. Med Chem. 2001;3:69–71.

41. Kurhalyuk NM, Serebrovskaya TV, Kolesnikova EE, et al. Exogenous L-arginine modulates the effects of acute and intermittent hypoxia on liver mitochondrial and microsomal oxidation. Fiziol Zh. 2002;48:67–73.

42. Louis M, Punjabi NM. Effects of acute intermittent hypoxia on glu-

cose metabolism in awake healthy volunteers. J Appl Physiol. 2009;106:1538–44.

43. Lukyanova LD. Molecular, metabolic and functional mechanisms of individual resistance to hypoxia. In: Sharma BK, Takeda N, Ganguly NK, et al., editors. Adaptation biology and medicine. New Delhi: Narosa Publishing House; 1997. p. 236–50.

44. Lukyanova LD, Dudchenko AM, Tsybina TA, et al. Effect of intermittent normobaric hypoxia on kinetic properties of mitochondrial enzymes. Bull Exp Biol Med. 2007;144:795–801.

45. Lukyanova LD, Germanova EL, Kopaladze RA. Development of resistance of an organism under various conditions of hypoxic preconditioning: role of the hypoxic period and reoxygenation. Bull Exp Biol Med. 2009;147:400–4.

46. Lysenko GI, Serebrovskaya TV, Karaban IN, et al. Use of gradually increasing normobaric hypoxia in medical practice. Methodical recommendations. Kiev: Ukrainian Ministry of Health Care; 1998 [In Russian].

47. Mahamed S, Mitchell G. Is there a link between intermittent hypoxia-induced respiratory plasticity and obstructive sleep apnoea? Exp Physiol. 2007;92:27–37.

48. Mallet RT, Ryou M-G, Manukhina EB, et al. β-Adrenergic signaling and ROS: pivotal roles in intermittent, normobaric hypoxia-induced cardioprotection. In: Xi L, Serebrovskaya TV, editors. Intermittent hypoxia: from molecular mechanisms to clinical applications. New York: Nova; 2009. p. 151–74.

49. Man'kovskaia IN, Vavilova GL, Kharlamova ON, et al. Activity of the cell membrane marker enzymes in rats under adaptation to hypoxia. Ukr Biochem J. 1997;69:79–87 [In Russian].

50. Mankovskaya IN. Peculiarities of lipid peroxidation realization mechanisms in intermittent hypoxic hypoxia. Hypoxia Med J. 1993;4:8–11 [In Russian].

51. Manukhina EB, Downey HF, Mallet RT. Role of nitric oxide in cardiovascular adaptation to intermittent hypoxia. Exp Biol Med. 2006;231:343–65.

52. Manukhina EB, Mashina SY, Smirin BV, et al. Role of nitric oxide in adaptation to hypoxia and adaptive defense. Physiol Res. 2000;49:89–97.

53. Meerson FZ. Adaptation to intermittent hypoxia: mechanisms of protective effects. Hypoxia Med J. 1993;3:2–8 [In Russian].

54. Meerson FZ, Frolov BA, Volianik MN, et al. The effect of adaptation to the periodic action of hypoxia on the indices of the immunity system and on the course of allergic diseases. Patol Fiziol Eksp Ter. 1990;3:16–21 [In Russian].

55. Moroz LA, Sukhorukov VV, Kravchenko LF, et al. Significance of a complex of laboratory methods of study in the differential diagnosis of various forms of bronchial asthma. Med Tr Prom Ekol. 1994;2:32–4 [In Russian].

56. Nesvitalova KV, Gonchar OA, Drevitskaya TI, et al. Changes in mRNA and protein expression of antioxidant enzymes as markers of the interval hypoxic training effectiveness in children with bronchial asthma. Fiziol Zh. 2011;57(6):13–7 [In Ukrainian].

57. Prabhakar NR, Fields RD, Baker T, et al. Intermittent hypoxia: cell to system. Am J Physiol. 2001;281:L524–8.

58. Prasad K, Gupta JB. Relaxant effect of oxygen free radicals on rabbit tracheal smooth muscle. Pulm Pharmacol Ther. 2002;15:375–84.

59. Ragozin ON. Effectiveness of intermittent normobaric hypoxia in patients with bronchial asthma in various modes of chronotherapy. Vopr Kurortol Fizioter Lech Fiz Kult. 2002;2:8–10 [In Russian].

60. Ragozin ON, Balykin MV, Charikova EI, et al. The analysis of rhythm spectrum of respiratory and cardiovascular parameters in bronchial asthma patients under normobaric hypoxitherapy. Fiziol Zh. 2001;47:36–9 [In Russian].

61. Razumovskiĭ AE, Komissarova IA, Shatalov NN, et al. Effect of atmospheric pressure on leukocyte enzyme activity in bronchial asthma. Sov Med. 1980;12:19–22 [In Russian].

62. Redzhebova OK, Chizhov AI. Results of utilization of intermittent normobaric hypoxia in patients with bronchial asthma and chronic obstructive bronchitis. Fiziol Zh. 1992;38:39–42 [In Russian].

63. Rice L, Alfrey CP. The negative regulation of red cell mass by neocytolysis: physiologic and pathophysiologic manifestations. Cell Physiol Biochem. 2005;15:245–50.

64. Safronova OS, Serebrovskaya TV, Hordiĭ SK. Pro- and antioxidant system during the adaptation to intermittent hypoxia in healthy subjects and patients with bronchial asthma. Exper Clin Physiol Biochem. 1999;4:61–6 [In Russian].

65. Semenza GL. HIF-1: mediator of physiological and pathophysiological responses to hypoxia. J Appl Physiol. 2000;88:1474–80.

66. Serebrovs'ka TV, Safronova OS, Hordiĭ SK. Free-radical processes under different conditions of body oxygen allowance. Fiziol Zh. 1999;45:92–103 [In Ukrainian].

67. Serebrovska TV, Lopata VA, Roy VV, et al. Device for breathing with hypoxic mixtures "Hypoxytron". 2009. Patent 44179, МПК А61М 16/00; Ukraine, 25 Sept 2009, bulletin № 18 [In Ukrainian].

68. Serebrovskaia TV. Hereditary defect of sensitivity to hypoxia in normal sensitivity to hypercapnia. Patol Fiziol Eksp Ter. 1982;4:80–3.

69. Serebrovskaia TV, Man'kovskaia IN, Lysenko GI, et al. A method for intermittent hypoxic exposures in the combined treatment of bronchial asthma patients. Lik Sprava. 1998;6:104–8 [In Ukrainian].

70. Serebrovskaia ZA, Serebrovskaia TV, Afonina GB. Chemiluminescence, blood lipid peroxidation and neutrophil activity during the hypoxic training of persons subjected to ionizing radiation exposure. Radiats Biol Radioecol. 1996;36:394–9.

71. Serebrovskaya TV. Intermittent hypoxia research in the former Soviet Union and the Commonwealth of Independent States (CIS): history and review of the concept and selected applications. High Alt Med Biol. 2002;3:205–21.

72. Serebrovskaya TV, Karaban IN, Kolesnikova EE, et al. Human hypoxic ventilatory response with blood dopamine content under intermittent hypoxic training. Can J Physiol Pharmacol. 1999;77:967–73.

73. Serebrovskaya TV, Lopata VA. Apparatus for breathing with hypoxic gaseous mixtures. 2010. Patent International Application to all countries of PCT # PCT/UA 2010/000071, 7 Oct 2010.

74. Serebrovskaya TV, Nikolsky IS, Nikolska VV, et al. Intermittent hypoxia mobilizes hematopoietic progenitors and augments cellular and humoral elements of innate immunity in adult men. High Alt Med Biol. 2011;12:243–52.

75. Serebrovskaya TV, Serebrovskaya ZA, Afonina G. Effect of intermittent hypoxic training on human respiration, free radical processes and immune system. In: Ueda G et al., editors. High altitude medicine. Matsumoto: Shinshu University Press; 1992. p. 77–82.

76. Serebrovskaya TV, Swanson RJ, Kolesnikova EE. Intermittent hypoxia: mechanisms of action and some applications to bronchial asthma treatment. J Physiol Pharmacol. 2003;54:35–41.

77. Serebrovsky A, Serebrovska T. Models and algorithms for the assessment of intermittent hypoxia application safety and efficacy in medical practice. In: Hypoxia and consequences: from molecule to malady. 2009. Book of abstracts, Session II, abstract #25, New York, 12–14 Mar 2009.

78. Tsvetkova AM, Tkatchouk EN. "Hypoxia user" – the opportunity of individual programming of interval hypoxic training. In: Hypoxia, mechanisms, adaptation, correction. BEBIM, Moscow; 1999. p. 83–4 [In Russian].

79. Vinnitskaya RS, Davidov EG, Ctruchkov PV. Hypoxic and hypercapnic gas mixtures in complex treatment and rehabilitation of patients with chronic obstructive diseases. In: Intermittent hypoxic training, effectiveness, and mechanisms of action. Kiev: Institute of Physical Culture; 1992. p. 62–4 [In Russian].

80. Vogtel M, Michels A. Role of intermittent hypoxia in the treatment of bronchial asthma and chronic obstructive pulmonary disease. Curr Opin Allergy Clin Immunol. 2010;10:206–13.

81. Zhong H, Belardinelli L, Maa T, et al. Synergy between A2B adenosine receptors and hypoxia in activating human lung fibroblasts. Am J Respir Cell Mol Biol. 2005;32:2–8.

82. Zietkowski Z, Bodzenta-Lukaszyk A. Nitric oxide in bronchial asthma. Pol Merkur Lekarski. 2002;12:519–21 [In Polish].

第三篇
间歇性低氧与神经疾病

# 第 12 章 间歇性低氧和帕金森病实验动物模型

Maria V. Belikova, Evgenia E. Kolesnikova, and Tatiana V. Serebrovskaya

**摘要**

PD 是一种以中脑 DA 神经元进行性退变为特点的常见神经系统变性病。在衰老和 PD 发生发展过程中,氧化应激是导致大脑 DA 能结构凋亡最可靠的机制。直到现在,防止 DA 神经元变性以及恢复已坏死神经元功能的有效方法仍然缺乏。而 IHT 有望减缓衰老和 PD 导致的 DA 能结构退化的进程。这种适应促进了位于 CB 的外周化学感受器 DA 的合成和释放,且激活了 TH(儿茶酚胺合成的一种限速酶)。本章,我们检测了三组大鼠:成年大鼠、老年大鼠、合并 EDAD 的老年大鼠。其中我们发现成年大鼠左右纹状体 DA 分布不均匀,DA 更多聚集于右侧半球。在衰老过程中,我们检测到 DA 合成减少的结构主要为右侧大脑半球纹状体,所以左右大脑半球 DA 分布不均匀的程度下降了。在 PD 动物中,这种下降程度更加明显,并且导致左右大脑半球 DA 分布的差异完全消失。2 个星期的 IHT(IHT:每天 5 个循环,每个循环包括暴露于含 12% 的 $O_2$ 环境中 15 分钟紧接暴露于空气下 15 分钟)增加了老年大鼠和实验性帕金森大鼠的 DA 合成,右侧纹状体区最明显,这使得左右半球 DA 分布不均匀的程度部分保存。IHT 降低了脂质过氧化的程度。脂质抗氧化活性的增加与纹状体区 DA 浓度的增加成正相关。因此,IHT 是一种很有前景的减缓衰老和防治 PD 的方法。

## 专业名词缩略语:

| | |
|---|---|
| 6-OHDA | 6-羟多巴胺(6-hydroxydopamine) |
| CAT | 过氧化氢酶(catalase) |
| CB | 颈动脉体(carotid bodies) |
| DA | 多巴胺(dopamine) |
| EDAD | 实验性多巴胺缺乏(experimental DA deficiency) |
| GFAP | 胶质纤维酸性蛋白(glial fibrillary acid protein) |
| HIF | 缺氧诱导因子(hypoxia inducible factor) |
| IHT | 间歇性低氧训练(intermittent hypoxia training) |
| MAO | 单胺氧化酶(monoamine oxidase) |
| MDA | 丙二醛(malondialdehyde) |
| PD | 帕金森病(parkinson's disease) |
| ROS | 活性氧(reactive oxygen species) |
| SN | 黑质(substantia nigra) |
| SOD | 超氧化物歧化酶(superoxide dismutase) |
| TH | 酪氨酸羟化酶(tyrosine hydroxylase) |

## 12.1 前言

PD 的特点是中脑 DA 能神经元的进行性退变。虽然现在关于退变原因有许多假说,但其中最受关注的就是氧化应激[1,2]。实验研究有力地支持了抗氧化系统的能力决定寿命长度的观点[3]。很多年来,PD 被认为与衰老加速有关。衰老的进程伴随着多种分子和细胞改变,而这些改变可导致神经元退变。同时,纹状体 DA 神经元缺损的区域和亚区域在正常衰老体内及典型 PD 患者中的分布存在明显不同[4]。作者认为人类纹状体中源自 DA 的氧自由基形成似乎并不是年龄相关的 DA 损失的主要因素。看来,PD 进展的直接原因与某种特定的神经元凋亡机制相关,且这种机制与衰老过程中 SN 的神经细胞数量减少的机制不同。直到现在,我们仍然缺乏预防 DA 神经元变性以及恢复已坏死神经元功能的有效方法。

PD 典型症状之一是运动障碍(包括运动不能,强直和震颤)。众所周知大脑运动功能区以功能分布的不对称为特点,在一侧肢体的随意运动时表现明显[5,6]。科学家们曾描述过大鼠运动功能的不对称分布,而且这种典型的不对称分布能在压力刺激下发生改变[7]。显而易见,这可能包括大脑生物化学进程和神经传导介质(尤其是 DA)分泌的不对称[8,9]。然而此时,在衰老和 PD 进程中,DA 在不同半球纹状体的分布特点并没有被详细地研究。2006 年,Belikova 和 Kolesnikova 第一次尝试使用毒素介导的 PD 大鼠模型来阐明这个问题[10]。后来,Budilin 等人研究显示"左撇子"大鼠的左侧伏核 DA 浓度明显比"右撇子"高[11]。"右撇子"组,右侧伏核 DA 浓度显著高于左侧。这个结果部分证实了源自小鼠的实验数据,而且也支持了啮齿类动物惯用肢体的优势和同侧伏核升高的组织 DA 浓度相平行的假说。

人群调查显示了相似的结果。PD 患病个体间动作不对称的减少和 SN 体积大小相关,并且与更差的空间记忆力有关[5]。右侧大脑半球 DA 缺乏和左侧肢体运动功能障碍相符合,反之亦然[12]。下一步将研究的科学假说是健康志愿者激励动机是否与纹状体 $D_2$ 受体分布不对称有关[9]。与右侧大脑半球相比,激励动机越高,左侧大脑半球受体利用率越高。

Vernaleken 等人发现在正常衰老过程中 DA 神经传递的不对称性减弱[13]。因为纹状体腹侧 DA 神经传递和认知过程相关,这种尾状核 DA 神经传递的生理性分布不对称的缺失,可能和年龄相关的认知功能下降相关。在大脑的其他结构并没有发现这样的偏侧优势或年龄效应。

在人体衰老进程中,IHT 是一种颇具前景的延缓衰老退化的方法。这种适应方法能很好地促进位于 CB 的外周化学感受器合成以及释放 DA[14,15],并激活 TH(儿茶酚胺合成的限速酶)[16]。同时在 IHT 过程中,低氧/复氧的过程伴随着短暂的自由基活化过程,最终能增强抗氧化应激的能力[17]。

本章,我们分别检测了衰老相关 DA 缺失的 Wistar 雄性大鼠和 EDAD 的 Wistar 雄性大鼠在 IHT 下,SN 纹状体 DA 分布情况和氧自由基介导强度。我们利用大鼠 SN 纹状体 DA 通路中的特殊损伤来制备 PD 模型,而这种方法依靠的是一种神经毒素 6-OHDA,将它注入大脑后会产生帕金森样的氧化应激反应[18]。

## 12.2 材料和方法

该实验经过生理学 Bogomoletz 机构的动物实验伦理委员会的批准和授权。三组雄性 Wistar 大鼠参与了研究。组 1 为 24 只 6 月龄大鼠;组 2 为 24 只 22~24 月龄的大鼠;组 3 为 12 只 EDAD 的 22~24 月龄大鼠,这些大鼠在 4~6 个月时通过手术损伤左侧纹状体。损伤方法是将 8mg 6-OHDA 溶解于 4ml 含 0.1% 抗坏血酸[19]的盐水中,并定向注射于左内侧束。受神经毒素扩散的限制,玻璃微量移液器(直径约为 $100\mu m$)的尖端在大脑中需停留 5 分钟。为了保证 6-OHDA 的效能,注射 6-OHDA 前 25~30 分钟,给大鼠腹膜腔内注射 40mg/kg 剂量的帕吉林和 25mg/kg 剂量的地昔帕明。帕吉林抑制 MAO 对 6-OHDA 的代谢,地昔帕明阻断去甲肾上腺素能神经元对 6-OHDA 的摄取。

腹腔注射了 DA 模拟药阿朴吗啡(0.5mg/kg 剂量溶解于 0.1% 溶质)的大鼠,在 6-OHDA 注射一周后,出现了旋转动作,这反映了 DA 活性的神经元退变程度。旋转动作朝着手术损害的大脑半球的对侧进行。在腹腔注射阿朴吗啡后的前 30 分钟内,选择每分钟超过 6 次 360° 全旋运动的动物进行下一步研究。此实验表明了 DA 活性神经元的退变程度(超过 90%)[19]。

每组动物数量的一半作为对照组进行无效 IHT,另一半作为实验组进行 IHT。IHT 在流动室内进行,每天 5 次,持续 2 周。每次训练包括 15 分钟的低氧混合物吸入和 15 分钟的房间空气吸入。在整个 IHT 过程结束后,将这些动物进行断头去脑处理。在断头的过程中收集动物血液。之后提取出大脑双侧纹状体。用荧光法研究纹状体组织的 DA 浓度[20]。

脂质过氧化和抗氧化防御的强度通过检测血清中 MDA 量[21]和 SOD、CAT[22,23]的活性来估计。

数据分析:数据表示为均值±标准差,$P < 0.05$ 被认为有统计学意义。

## 12.3 结果与讨论

### 12.3.1 衰老过程中大鼠纹状体的 DA 分布

衰老的过程伴随着 SN 部分 DA 活性神经元损失。每隔十年就伴随着 10% 的 SN 神经元损失[24]。此外，DA 合成的限速酶 TH 活性降低也和衰老相关。有研究表明，纹状体-壳核的一个区域的 DA 水平从人类生命的最初 10 年开始下降，从 19 岁到 20 岁能下降 9 倍[4,25]。

我们的研究显示，成年大鼠右侧大脑半球纹状体 DA 水平明显高于左侧（高 30%，p < 0.05）（图 12.1a,b）。研究结果与大脑功能不对称的观点相符合。在衰老过程中，右侧大脑半球纹状体 DA 的合成下降，这种分布不对称的程度随之下降（图 12.1a, b）。此外，组 1 和组 2 的左侧大脑半球间并没有发现明显的异常，但是组 2 右侧大脑半球的 DA 浓度比组 1 下降了 12%（p < 0.05）。老年大鼠右侧大脑半球纹状体 DA 水平和左侧相差 16.6%，但是成年大鼠相差 30%，这两者间有显著统计学差异（p < 0.05）。结果表明了老年动物两侧大脑半球纹状体的 DA 的不对称分布程度下降。

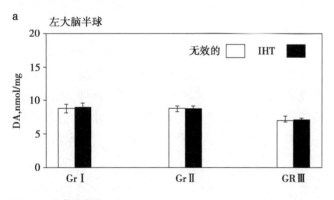

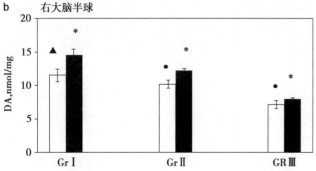

**图 12.1** IHT 的大鼠左（a）、右（b）半球纹状体 DA 分布。Gr Ⅰ-成年大鼠（6 月龄），Gr Ⅱ-老年大鼠（22～24 月龄），Gr Ⅲ-EDAD 的大鼠。▲ p < 0.05，左侧大脑半球；● p < 0.05，Gr Ⅰ；* p < 0.05，无效 IHT 组（对照组）

### 12.3.2 实验性 DA 缺乏

如上所诉，我们直接向大脑注射 6-OHDA 来建立 PD 模型。6-OHDA 和 DA、去甲肾上腺素具有部分相似的结构，对一些儿茶酚胺类细胞膜转运体有很高的亲和力，如：DA 转运体、去甲肾上腺素转运体[18,26]。6-OHDA 通过与 ROS、醌类物质的结合作用以及这种毒素的氧化产物来破坏儿茶酚胺类物质的结构。6-OHDA 很难通过血脑屏障，为了解决这个问题，6-OHDA 被直接注射入脑。单侧注射 6-OHDA 至颅内的模型是更受欢迎的实用模型。在损伤后的 3~4 天内，纹状体 DA 降至最低水平，剩余的 DA 量较对照组少 20%[18]。当 6-OHDA 注射入脑内，6-OHDA 产生了更持久的 SN 纹状体系统的退变，这个过程在损伤后可持续 1~3 周，死亡的神经元细胞形态学各异并出现一些类似凋亡的特性。研究发现，6-OHDA 神经毒素可介导和 PD 相当的分子改变，所以使用该模型研究 PD 神经变性机制是很有意义的。

在我们的研究中，与老年对照组相比，EDAD 组（组 3）的纹状体 DA 水平下降，主要是右侧大脑半球的下降（和组 2 比下降 30%，图 12.1b）。这样的下降几乎使左右大脑半球纹状体 DA 水平的差异消失。为了评估实验结果，需要注意的是 EDAD 的动物只是对其左侧大脑半球 DA 活性结构进行破坏，右侧大脑半球并没有注射 6-OHDA。因此对照组和 EDAD 组右侧大脑半球间的差异更有意义。

在注射 6-OHDA 后，可能是左右大脑半球间存在交叉联系，通过某些调节机制介导，使 DA 产物在整个结构中下降。抑制老年动物脑内 DA 合成的机制可能是由谷氨酸、5-羟色胺、γ-氨基丁酸和 P 物质系统介导产生的[27,28]。

众所周知，DA 能介导的 SN 纹状体系统可以降低类胆碱能和谷氨酸能系统的活性。反过来，神经元产生乙酰胆碱、5-羟色胺、γ-氨基丁酸、谷氨酸可以抑制相应神经细胞释放 DA[27,28]。另一方面，P 物质刺激纹状体 DA 合成和释放。因此，DA 系统的功能由上述的负反馈调节物质和正反馈调节物质 P-物质来决定。

显然，大脑 DA 活性结构单侧的破坏，能激活某个或某些系统对抗破坏的神经元。很明显，抑制性介质的作用优先表现在大脑半球未损坏的靶细胞区域，在注射 6-OHDA 后持续存在[28]。结果，DA 的产生和释放在整个大脑均减弱了。根据以上所述，P 物质活性系统和 DA 能系统的神经元细胞存在协同作用。当

DA 能结构对 P 物质系统的影响减弱,大量 P 物质的释放也会逐渐消失,促进 DA 合成和释放的作用也会消失。因此,尽管只是用毒素破坏了左侧大脑半球 DA 合成的神经元,右侧大脑半球 DA 量也相对表现出了更明显的下降。

### 12.3.3　间歇性低氧训练适应

2 个星期的 IHT 对各组大鼠的左侧纹状体 DA 容量几乎没有影响(图 12.1a)。然而右侧纹状体 DA 水平发生了显著变化(图 12.1b)。IHT 组(Gr. 1-B)的成年大鼠右侧纹状体 DA 浓度与对照组(Gr. 1-A)相比提高了 28%,具有显著统计学差异($p < 0.05$)。老年大鼠(Gr. 2-B)在 IHT 后,右侧纹状体 DA 水平和对照组(Gr. 2-A)相比提高了 21%($p < 0.05$),但双侧大脑半球的 DA 不对称分布并没有恢复。实验性 DA 缺乏组大鼠(Gr. 3-B)右侧大脑半球纹状体 DA 水平提高程度较小,但也具有统计学意义(和对照组(Gr. 3-A)相比提高了 9.1%,$p < 0.05$)。

上述所提及的在 IHT 适应下,纹状体 DA 分布的改变机制是十分复杂的。EDAD 模型,是通过破坏大脑特定结构的 DA 神经元使其伴随的神经元细胞死亡并出现 DA 缺乏来实现的,此时有必要考虑到 EDAD 模型是否为偏侧帕金森模型。

IHT 对 DA 代谢的正向作用包括了几种细胞和分子通路。首先,IHT 激活儿茶酚胺代谢,这可能与 $O_2$-依赖性限速酶 TH 敏感性增高相关。SN 神经元和 CB 化学感受器(神经嵴细胞)具有胚胎同源性,有相似的 DA 合成过程,所以我们猜想 IHT 对这两者的影响是相似的。所以在 IHT 过程中,SN 的 ROS 系统可能会促进细胞膜周期性去极化,增加细胞溶质[$Ca^{2+}$],激活神经元细胞环核苷酸,增加 HIF-2a 和 HIF-3a 表达。这可能导致了 TH 表达增加,并且增强 TH 促进纹状体对应位点合成和分泌 DA 的能力。

Haavik 和 Toska 认为 PD 可以被认为是纹状体 TH 缺乏综合征。相似地,一些患有遗传性左旋多巴反应性肌张力障碍(与 PD 临床表现相似的神经功能障碍)的患者,存在 TH 基因突变以及 TH 活性和稳定性下降的情况。同时,与年轻动物相比,衰老过程中,TH 的活性下降[34]且使其活性上升的能力有限[35],我们的结果证实了老年和实验性 DA 缺乏的大鼠存在某些能激活 TH 的物质。

众所周知,低氧能够改变化学敏感细胞的功能。因此,CB 化学感受器细胞在低氧分压的介质中培养

8~10 天后,释放的 DA 是常氧环境[15]培养下释放的 6 倍,这和峰电活性增强以及 $Ca^{2+}$ 内流增加从而促进 DA 释放有关。

另一种引人关注的可能机制与来自某些前体的新 DA 能神经元的出现相关。显然,为了实施这个过程,和我们实验中的帕金森模型一样,对整个 SN 纹状体的毒性损害是有必要的。已有报道表明这种机制存在于长期暴露低氧环境的成年大鼠的 CB。在低氧暴露过程中,我们发现了新生的神经元样血管球细胞[36],这些细胞来源于祖细胞(GFAP+ II 型细胞亚群)。经证实属于胶质细胞谱的 CB 干细胞能分化出功能正常的 DA 活性血管球细胞。事实上,这是第一种成人周围神经系统中被公认的具有生理功能的来自神经嵴的干细胞。在我们的实验中,这种假设为 SN 纹状体形态学的深层研究提供了思路。

同时,值得注意的是,目前的研究里 EDAD 组左侧大脑半球纹状体中对低氧影响起反应的细胞量是显著受限的。显然,右侧纹状体 DA 能神经元并未受到损伤,上述因素能确保 IHT 对右侧纹状体神经元起更大的作用。

因此,各组被检测动物的 SN 的 DA 水平平稳上升,提示了 IHT 对 DA 能神经元池具有正向促进作用。

### 12.3.4　间歇性低氧训练对脂质过氧化和抗氧化酶活性的影响

氧化应激水平取决于 ROS 产生的强度和抗氧化系统的活性。衰老过程伴随着 MDA 的累积和抗氧化酶活性的改变[37~41]。在我们的研究中,老年大鼠血浆 MDA 水平比成年大鼠高 13%($p < 0.05$)(图 12.2a)。

同时,老年大鼠和成年大鼠相比,血浆 SOD 活性减少 69%($p < 0.05$),CAT 活性减少 28%($p < 0.05$)(图 12.2b,c)。这些结果和其他研究者的结果相符[37~41]。

SNDA 能神经元本身诱导自由基大量产生。此外,细胞存活的程度取决于 DA 代谢的情况[42]。DA 的自氧化毒性产物(半醌)能被聚合成神经褪黑素。在 MAO-B 的催化下 DA 氧化促进 $H_2O_2$ 合成,$H_2O_2$ 在正常情况下被谷胱甘肽/谷胱甘肽过氧化物酶系统灭活[42~44]。

因此,抗氧化酶活性改变和 DA 代谢紊乱密切相关。这种现象在 PD 人中十分明显。研究证明,SN 神经元变性与脂质过氧化强度增加[45~47]以及抗氧化酶活性增加[48~50]引起的神经化学改变有关。例如:研究表明,小鼠纹状体的毒性损伤伴随着 ROS 生成增加三

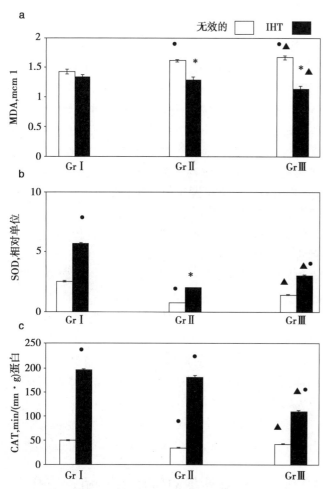

图 12.2　在 IHT 下,大鼠血清脂质过氧化(a)和抗氧化酶活性(b,c)。Gr Ⅰ-成年大鼠(6 月龄),Gr Ⅱ-老年大鼠(22~24 月龄),Gr Ⅲ-EDAD 大鼠(22~24 月龄)。(a)MDA,(b)ROS 簇,(c)CAT。● $p < 0.05$,相对于 Gr. 1;▲ $p < 0.05$,相对于 Gr Ⅱ;* $p < 0.05$,相对于无效 IHT 组

到五倍[51]。既往文献描述 MDA 含量增加与 PD 严重程度或在毒素注射后的纹状体损伤程度呈正相关。在我们的研究中,EDAD 动物的 MDA 浓度相比于成年大鼠($p < 0.01$)和老年大鼠($p < 0.05$)明显升高。CAT 和 ROS 活性和老年大鼠相比也升高(图 12.2a)。研究结果和 Serra 等人的研究相符[47]。

IHT 诱导老年尤其是 EDAD 动物 MDA 含量减少 32%,有显著统计学意义($p < 0.05$;图 12.2a)。同时,各组都观察到 ROS 和 CAT 活性显著增加(图 12.2b,c),实验结果与我们在低氧训练下 PD 患者的调查结果相似[37]。其他作者也证实了 IHT 能在炎症和应激过程中阻断自由基氧化激活[53~55]。

因此,反复的低氧和复氧引起的脂质过氧化可通过升高抗氧化酶活性来有效补偿。此外,在 IHT 下,通过降低细胞膜中脂肪酸的含量,可以增强对脂质过氧化的抵抗[54]。我们的研究结果表明,在 IHT 后,不

管是成年、老年还是实验性 DA 缺乏大鼠,酶活性的增加是抗氧化防御的第一道防线。

通过各组实验动物的抗氧化活性和脑 DA 含量关系分析发现他们之间许多在统计学上具有相关性。左侧大脑半球的 DA 含量和血浆 ROS 活性成正相关($r = 0.69, p < 0.05$)。这种相关性在 IHT 后增加($r = 0.74, p < 0.01$)。右侧大脑半球 DA 含量和血浆 ROS 活性之间具有更显著的统计学意义:常氧含量组,$r = 0.92$($p < 0.01$);IHT 组,$r = 0.80$($p < 0.01$),CAT 活性和 DA 含量之间也能发现相似的关系:左侧大脑半球,对照组 $r = 0.66$($p < 0.05$),IHT 组 $r = 0.67$($p < 0.05$);右侧大脑半球,对照组 $r = 0.73$($p < 0.05$),IHT 组 $r = 0.80$($p < 0.01$)。

因此,血浆抗氧化活性的增加和纹状体 DA 浓度的增加一致。目前的数据证实抗氧化酶对维持和恢复 SN 的 DA 合成具有重要意义[56,57]。

## 结论和展望

我们的实验结果表明,IHT 对成年、老年以及 EDAD 大鼠的黑质 DA 能神经元和抗氧化酶活性有正向促进作用。显然,通过基因表达,增加 DA 合成酶(TH、多巴脱羧酶)的活性,是使 DA 水平上升的一个主要因素。此外,通过低氧适应激活能量代谢,可以促进 DA 摄取,降低 DA 自氧化作用,而且能防止毒性物质对神经元的进一步损伤。实验证明,成年大鼠左右纹状体 DA 分布不对称。大量的 DA 聚集在右侧大脑半球。随着年龄增长,纹状体 DA 产生逐渐减少;与此同时,DA 分布不对称的程度逐渐减小。IHT 可以增加 DA 合成,尤其右侧纹状体;能降低脂质过氧化程度;激活抗氧化酶系统。血浆抗氧化活性的增加与纹状体 DA 浓度的增加呈正相关。这也证实了在衰老和 PD 进程中,氧化应激的激活是大脑 DA 能结构细胞凋亡最可靠的机制。间歇性低氧训练可作为延缓衰老、预防和治疗 PD 的有效手段。

（徐佳丽　译　李思颉　张海岳　校）

## 参考文献

1. Wei YH, Ma YS, Lee HC, et al. Mitochondrial theory of aging matures-roles of mtDNA mutation and oxidative stress in human aging. Zhonghua Yi Xue Za Zhi (Taipei). 2001;64:259–70.
2. Lee HC, Wei YH. Oxidative stress, mitochondrial DNA mutation, and apoptosis in aging. Exp Biol Med. 2007;232:592–606.
3. Orr WC, Sohal RS. Effects of Cu, Zn superoxide dismutase overexpression on life span and resistance to oxidative stress in transgenic

drosophila melanogaster. Arch Biochem Biophys. 1993;301:34–40.

4. Kish SJ, Shannak K, Rajput A, et al. Aging produces a specific pattern of striatal dopamine loss: implications for the etiology of idiopathic Parkinson's disease. J Neurochem. 1992;58:642–8.

5. Foster ER, Black KJ, Antenor-Dorsey JA, et al. Motor asymmetry and substantia nigra volume are related to spatial delayed response performance in Parkinson disease. Brain Cogn. 2008;67:1–10.

6. Hershey T, Wu J, Weaver PM. Unilateral vs. bilateral STN DBS effects on working memory and motor function in Parkinson disease. Exp Neurol. 2008;210:402–8.

7. Chuyan EN. Changes in motor asymmetry of low-intensive high-frequency electromagnetic radiation in normal conditions and under stress. Neurophysiology. 2005;37:164–8 [In Russian].

8. Carlson JN, Stewens KD. Individual differences in ethanol self-administration following withdrawal are associated with asymmetric changes in dopamine and serotonin in the medial prefrontal cortex and amygdale. Alcohol Clin Exp Res. 2006;30:1678–92.

9. Tomer R, Goldshtein RZ, Wang GJ, et al. Incentive motivation is associated with striatal dopamine asymmetry. Biol Psychol. 2008;77:98–101.

10. Belikova MV, Kolesnikova EE. Changes in rat striatum dopamine content under aging and dopamine insufficiency. Probl Aging Longevity. 2006;15:187–91 [In Russian].

11. Budilin S, Midzianovskaia IS, Shchegolevskii NV, et al. Asymmetry in the dopamine content in the nucleus accumbens and the motor preference in rats. Zh Vyssh Nerv Deiat Im I P Pavlova. 2007;57:598–603 [In Russian].

12. Tomer R, Aharon-Peretz J, Tsitrinbaum Z. Dopamine asymmetry interacts with medication to affect cognition in Parkinson's disease. Neuropsychologia. 2007;45:357–67.

13. Vernaleken I, Weibrich C, Siessmeier T, et al. Asymmetry in dopamine D (2/3) receptors of caudate nucleus is lost with age. Neuroimage. 2007;34:870–8.

14. Bee D, Pallot DJ. Acute hypoxic ventilation, carotid body cell division and dopamine content during early hypoxia in rats. J Appl Physiol. 1995;79:1504–11.

15. Nurse CA, Jackson A, Makintaire F, et al. Adaptation of $O_2$ chemoreceptors to hypoxia in vitro. In: Women at altitude. Burlingron: Queen City Printers Inc.; 1997. p. 147–53.

16. Vrecko K, Storga D, Bikmayer JG, et al. NADH stimulates endogenous dopamine biosynthesis by enhancing the recycling of tetrahydrobiopterin in rat phaeochromocytoma cells. Biochem Biophys Acta. 1997;1361:59–65.

17. Serebrovskaya TV. Intermittent hypoxia research in the former Soviet Union and the commonwealth of the independent states (CIS): history and review of the concept and selective application. High Alt Med Biol. 2002;3:205–21.

18. Bove J, Prou D, Perier C, et al. Toxin-induced models of Parkinson's disease. NeuroRx. 2005;2:484–94.

19. Oleshko NN. Morphofunctional study of interaction of glutamate-, choline- and dopamine-ergic systems in neostriatum. Ross Fiziol Zh Im I M Sechenova. 1997;1–2:96–101 [In Russian].

20. Jacobowith PM, Richardson JS. Method for the rapid determination of norepinephrine, dopamine, serotonin in the same brain region. Pharmacol Biochem Behav. 1979;8:515–9.

21. Stal'naya ID, Garishvili TG. Method malondialdehyde evaluation with help of tiobarbituric acid. In: Orekhovich VN, editor. Modern methods in biochemistry. Moscow: Medicine; 1977. p. 66–7 [In Russian].

22. Chevari S, Chaba I, Sekei Y. The role of super oxide dismutase in oxidative processes in the cella and the method of its estimation in biological materials. Lab Delo. 1985;11:678–81. [In Russian].

23. Korolyuk MA, Ivanova AI, Majorova IT, et al. Method of catalase activity examination. Lab Delo. 1988;1:16–9 [In Russian].

24. Calne DB, Reppard RF. Aging of nigrostriatal pathway in human. Can J Neurol Sci. 1987;14:424–7.

25. Hornykiewicz O. Neurochemical patology and the ethiology of Parkinson's disease: basic facts and hipotetical possibilities. Mt Sinai J Med. 1988;5:11–20.

26. Betarbet R, Sherer TB, Greenmyre JT. Animal models of Parkinson's disease. Bioessays. 2002;24:308–18.

27. Kryzhanovski GN. Determinant structures in nervous system pathology. In: Generator mechanisms of neuropathological syndromes. Moscow; 1980. p. 360 [In Russian].

28. Kryzhanovski GN. General pathology of nervous system. Moscow; 1997, p. 352. [In Russian].

29. Chen J, Dinger B, Fidone SJ. Second messenger regulation of tyrosine hydroxilase gene expression in rat carotid body. Biol Signals. 1995;4:277–85.

30. Millhorn DE, Conforti L, Beitner-Johnson D, et al. Regulation of ionic conductances and gene expression by hypoxia in an oxygen sensitive cell line. Adv Exp Med Biol. 1996;410:135–42.

31. Raymond R, Millhorn DE. Regulation of tyrosine hydroxylase gene expression during hypoxia: role of $Ca^{2+}$ and PKC. Kidney Int. 1997;51:536–41.

32. Lam SY, Tipoe GL, Long EC, et al. Differential expressions and roles of hypoxia-inducible factor-1alpha, -2alpha and -3alpha in the rat carotid body during chronic and intermittent hypoxia. Histol Histopathol. 2008;23:271–80.

33. Haavik J, Toska K. Tyrosine hydroxilase and Parkinson's disease. Mol Neurobiol. 1998;16:285–309.

34. Ponzio F, Brunello N, Algeri S. Catecholamine synthesis in brain of aging rat. J Neurochem. 1978;30:1617–20.

35. Tumer N, Larochelle JS. Tyrosine hydroxylase expression in rat adrenal medulla: influence of age and cold. Pharmacol Biochem Behav. 1995;51:775–80.

36. Lopez-Barneo J, Ortega-Saenz P, Pardal R, et al. Oxygen sensing in the carotid body. Ann N Y Acad Sci. 2009;1177:119–31.

37. Kolesnikova EE, Safronova OS, Serebrovskaya TV. Age-related peculiarities of breathing regulation and antioxidant enzymes under intermittent hypoxic training. J Physiol Pharmacol. 2003;54:20–4.

38. Rizvi SI, Maurya PK. Alterations in antioxidant enzymes during aging in humans. Mol Biotechnol. 2007;37:58–61.

39. Gomes P, Simão S, Silva E, et al. Aging increases oxidative stress and renal expression of oxidant and antioxidant enzymes that are associated with an increased trend in systolic blood pressure. Oxid Med Cell Longev. 2009;2:138–45.

40. Carvalho C, Santos MS, Baldeiras I, et al. Chronic hypoxia potentiates age-related oxidative imbalance in brain vessels and synaptosomes. Curr Neurovasc Res. 2010;7:288–300.

41. Gautam N, Das S, Mahapatra SK, et al. Age associated oxidative damage in lymphocytes. Oxid Med Cell Longev. 2010;3:275–82.

42. Mann DMA, Yates PO. Possible role of neuromelanin in the pathogenesis of Parkinson's disease. Mech Ageing Dev. 1983;21:193–203.

43. Chiueh CC, Krishna G, Tulsi P, et al. Intracranial microdialysis of salicylic acid to detect hydroxyl radical generation through dopamine autooxidation in the caudate nucleus: effect of $MPP^+$. Free Radic Biol Med. 1992;13:581–3.

44. Boldyrev AA. Dual role of free radical oxygen forms in ischemic brain. Neirochimiya. 1995;12:3–13 [In Russian].

45. Dexter DT, Holley AE, Flitter WD, et al. Parkinson's disease increased levels of hydroxyperoxides in the Parkinsonian substantia nigra: an HPLC and ESR study. Mov Disord. 1994;9:92–7.

46. Yoritaka A, Hattori N, Uchida K, et al. Immunohistochemucal detection of 4-hydroxynonenal protein adducts in Parkinson's disease. Proc Natl Acad Sci USA. 1996;93:2696–701.

47. Serra JA, Domínguez RO, de Lustig ES, et al. Parkinson's disease is associated with oxidative stress: comparison of peripheral antioxidant profiles in living Parkinson's, Alzheimer's and vascular dementia patients. J Neural Transm. 2001;108:1135–48.

48. Jenner P, Olanow CW. Oxidative stress and the pathogenesis of Parkinson disease. Neurology. 1996;47:S161–70.

49. Martilla RG, Lorentz H, Rinne UK. Oxygen toxicity, protecting enzymes in Parkinson's disease: increase of superoxide dismutase-like activity in the substantia nigra and basal nucleus. J Neurol Sci. 1988;86:321–31.

50. Yoritaka A, Hattori N, Mori H, et al. An immunohostochemical study on manganese superoxide dismutase in Parkinson's disease. J Neurol

Sci. 1997;148:181–6.

51. Smith TS, Bennet Jr JP. Mitochondrial toxins in models of neurodegenerative diseases. I. In vivo brain hydroxyl radical production during systemic MPTP treatment or following microialysis infusion of methylpyridinum or azide ions. Brain Res. 1997;765:183–8.

52. Yu YP, Ju WP, Li ZG, et al. Acupuncture inhibits oxidative stress and rotational behavior in 6-hydroxydopamine lesioned rat. Brain Res. 2010;1336:58–65.

53. Gardner HW. Oxygen radical chemistry of polyunsaturated fatty acids. Free Radic Biol Med. 1989;7:65–86.

54. Piretti MV, Pagliuca G. Systematic isolation and identification of membrane lipid oxidation products. Free Radic Biol Med. 1989;7:219–21.

55. Davies KJA. Proteolytic systems as secondary antioxidant defenses. In: Chow CK, editor. Cellular antioxidant defense mechanisms. Boca Raton: CRC; 1988. p. 25–67.

56. Lindgren P, von Campenhausen S, Spottke E, et al. Cost of Parkinson's disease in Europe. Eur J Neurol. 2005;12:68–73.

57. Koutsilieri E, Scheller S, Grunblatt E, et al. Free radicals in Parkinson's disease. J Neurol. 2002;2:II1–5.

# 第 13 章　低氧适应对阿尔茨海默病实验动物模型的保护作用

Eugenia B. Manukhina，Anna V. Goryacheva，Maya G. Pshennikova，Igor Yu. Malyshev，Robert T. Mallet，and H. Fred Downey

## 摘要

阿尔茨海默病（AD）的特征是淀粉样蛋白斑形成、细胞内神经纤维缠结以及脑细胞死亡，进而导致记忆和认知能力逐渐丧失。目前用于预防治疗 AD 的药物有效性有限，因为每种药物仅影响 AD 发病机制的某一步骤，并且这些药物同时影响受损细胞和正常细胞，这也是目前重点关注非药物手段的原因，这些非药物手段可增强机体适应能力并可协同机体自卫系统。本章重点介绍间断低压低氧适应对脑内注射 β-淀粉样蛋白（Aβ）诱导的 AD 大鼠模型的记忆、脑神经元和脑血管的保护作用及其机制。间断低压低氧能限制 AD 发病早期阶段的进行如脑组织中亚硝化和氧化应激。目前数据表明低氧适应对于预防治疗 AD 具有一定前景。

## 专业名词缩略语

| | | |
|---|---|---|
| 3-NT | 3-硝基酪氨酸（3-nitrotyrosine） | |
| ACh | 乙酰胆碱（acetylcholine） | |
| AChE | 乙酰胆碱酯酶（acetylcholine esterase） | |
| AD | 阿尔茨海默病（Alzheimer's disease） | |
| Aβ | β-淀粉样蛋白（β-amyloid） | |
| AMPA | α-氨基-3-羟基-5-甲基-4-异噁唑丙酸（α-amino-3-hydroxy-5-methyl-isoxazolepropionic acid） | |
| DNIC | 二吡喃甲基铁复合物（dinitrosyl iron complex） | |
| HIF-1 | 低氧诱导因子-1（hypoxia-inducible factor-1） | |
| HRE | 含低氧反应元件（hypoxic response element） | |
| HSP | 热休克蛋白（heat shock protein） | |
| LCBF | 局部脑血流（local cerebral blood flow） | |
| IL | 促炎细胞因子（interleukin） | |
| LTP | 长时程增强（long-term potentiation） | |
| MPTP | 线粒体膜通透性转运孔（mitochondrial permeability transition pore） | |
| NAC | N-乙酰半胱氨酸（N-acetylcysteine） | |

| | |
|---|---|
| NMDA | N-甲基 D-天冬氨酸盐（N-methyl d-aspartate） |
| L-NNA | Nω-硝基-L-精氨酸（Nω-nitro-L-arginine） |
| NO | 一氧化氮（nitric oxide） |
| NOS | 一氧化氮合酶（NO synthase） |
| eNOS | 内皮 NOS（endothelial NO synthase） |
| iNOS | 诱导 NOS（inducible NO synthase） |
| nNOS | 神经元 NO 合成酶（neuronal NO synthase） |
| PKC | 蛋白激酶 C（protein kinase C） |
| ROS | 活性氧（reactive oxygen species） |
| TBARS | 硫代巴比妥酸反应物质（thiobarbituric acid-reactive substances） |
| TNFα | 肿瘤坏死因子 α（tumor necrosis factor a） |
| VEGF | 血管内皮生长因子（vascular endothelial growth factor） |

## 13.1　前言

阿尔茨海默病（AD）是最常见的神经退行性疾病，以脑皮质神经元死亡为特征。AD 能够导致进行性记忆损伤和其他认知功能障碍，不可避免得进展为完全依赖护理，最终导致患者死亡。65 岁以上人群中

5%~10%的人饱受 AD 折磨[1]，且 65~80 岁人群中 AD 的发生率几乎每 5 年发生翻倍[2]。2000 年全世界有大约 2500 万人患有 AD，且预计至 2050 年患病人群数量将增加至 11 400 万人[3]。尸检研究表明 AD 最严重的病理表现存在于海马、颞叶皮质以及基底核。AD 患者的海马体积较年龄匹配的对照组减少[4]。

AD 的组织学标志物包括存在于海马和大脑皮质的神经纤维缠结和毒性老年斑。tau 蛋白过度磷酸化引起神经元中神经纤维缠结形成。老年斑由细胞外和细胞内 β 淀粉样蛋白（Aβ）沉积形成，Aβ 是由一种跨膜糖蛋白即淀粉前体蛋白被剪切后自身聚集所形成。聚集的 Aβ 触发多种神经毒性机制，包括氧化和亚硝化应激、Ca²⁺ 调节紊乱所致的兴奋毒性、能量耗竭、炎症和凋亡[5]。

## 13.2　AD 病理发生过程

兴奋毒性由谷氨酸能神经通路的过度激活介导（图 13.1），谷氨酸是大脑皮质主要的兴奋性神经递质，与 N-甲基 D-天冬氨酸盐（NMDA）和 α-氨基-3-羟基-5-甲基-4-异噁唑丙酸（AMPA）/红藻氨酸受体结合，这些受体的激活能引起大量 $Ca^{2+}$ 内流。神经元内 $Ca^{2+}$ 浓度升高协同一系列的神经毒性化合物，进而损伤神经元活性[6]。淀粉样蛋白能够直接导致 $Ca^{2+}$ 内流入神经元，这种 $Ca^{2+}$ 内流可能改变神经元兴奋性[7]。而且线粒体接纳多余的 $Ca^{2+}$ 后，导致线粒体膜通透性转运孔（MPTP）开放、线粒体膜电位瓦解、活性氧（ROS）生成以及促凋亡作用[8]。

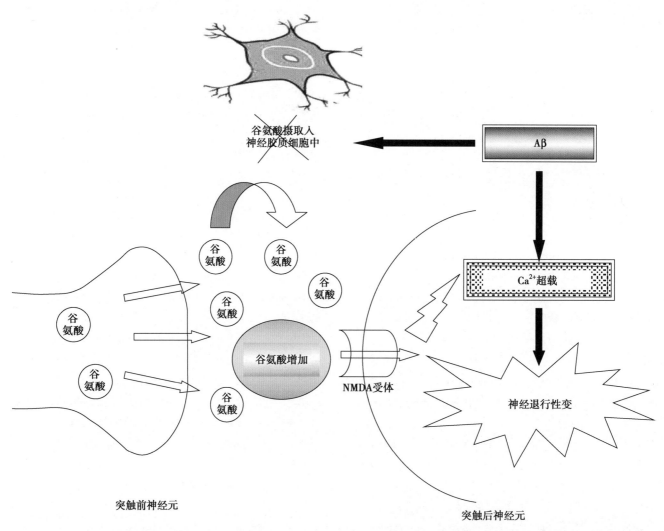

**图 13.1**　β-淀粉样蛋白（Aβ）诱导的神经元兴奋毒性。L-谷氨酸（Glu）结合 NMDA 受体以诱导神经元兴奋性。Glu 摄取到附近的神经胶质细胞以终止激发。Aβ 抑制胶质细胞摄取 Glu，从而增加 NMDA 受体活化。不能终止 NMDA 受体所诱导的兴奋性会导致神经元 $Ca^{2+}$ 超载和神经退行性变

β-淀粉样蛋白直接与线粒体相互作用,Aβ 同时作用于细胞膜和线粒体膜,与蛋白和其他分子相结合。Aβ 的靶点包含 β-淀粉结合乙醇脱氢酶,此酶能够在对二醛解毒的同时防止氧化应激[9,10]。同时表明 β 淀粉与 MPTP 的蛋白成分相互作用,进而导致转运孔开放[11]。Aβ 对线粒体损伤作用也包括改变线粒体膜、损伤线粒体呼吸链、激活自由基产生以及诱导凋亡作用[9]。

β-淀粉一个重要的损伤机制是抑制线粒体呼吸链[12],通过与 ATP 合成酶的 α 亚基相互作用[13]进而阻碍神经元 ATP 合成[14]。β-淀粉使细胞色素 c 氧化酶失活[15],反而增加呼吸链复合物 Ⅲ 的活性,也就是细胞色素 c 还原酶的活性[16]。这些作用联合起来能够抑制线粒体呼吸,消耗 ATP。

氧化损伤累积在 AD 发病机理中起关键作用[17],临床研究表明 AD 患者中蛋白浓度和 DNA 氧化程度较正常升高,表明氧化应激的存在[18],用硫代巴比妥酸活性物质测量 AD 患者不同脑区域发现脂质过氧化水平也出现增加[19,20]。目前认为 Aβ 沉积是活性氧的主要来源,另一个 ROS 的主要来源是激活的小胶质细胞[21],在急性 AD 和慢性 AD 患者中均发现小胶质细胞激活发生较早[22]。在 AD 患者脑部中,Aβ 激活的小胶质细胞、星形胶质细胞以及神经元能产生大量的免疫蛋白和细胞因子,有假说认为这些蛋白能导致 AD 患者脑部进行性慢性炎症过程的发生[21,23]。

一氧化氮(NO)与 AD 的进展和预防均相关,因为 NO 既有诱导神经元死亡的作用又对其有抑制作用[24]。一般来说,NO 在脑部神经元中由神经元 NO 合成酶(nNOS)产生,在脑部血管中由内皮 NOS(eNOS)产生。在 AD 中,NO 在小胶质细胞中和星形胶质细胞中由诱导 NOS(iNOS)产生。Ishii 等人研究显示[25],体内及体外实验中 Aβ 通过 iNOS 直接刺激 NO 生成,且具有剂量依赖性。iNOS 所致的 NO 增加引起学习和海马长时程增强损伤。氨基胍是一种特异性 iNOS 抑制剂,能防止这些损伤[26]。线粒体功能紊乱和 ATP 耗竭介导了过量 NO 导致的直接神经毒性,进而导致线粒体膜电位瓦解和线粒体蛋白释放。这些蛋白包括细胞色素 c 和 Smac[27],能够激活 caspase 级联反应,进而导致凋亡性神经元死亡[28]。

NO 与过氧化物缩合反应后形成毒性过氧亚硝酸盐,这是一种能够损伤脂质、DNA、碳水化合物和蛋白质的强效氧化剂。过氧亚硝酸分解和 NO 氧化均能产生亚硝酸盐,亚硝酸盐进而被过氧化酶氧化形成二氧化氮(NO₂)[29,30]。NO₂ 作为强效硝酸盐类物质[31],能够硝化酪氨酸而形成 3-硝基酪氨酸(3-NT)[32]。酪氨酸硝基化影响许多重要的酶和结构蛋白,包括锰超氧化物歧化酶、L 型神经丝、肌动蛋白、酪氨酸羟化酶[33]。这种病理性硝化过程与包括 AD 在内的一些神经退行性疾病的发生发展相关,而且发现 AD 患者受损脑部区域中存在大量 3-NT[34~36]。这种硝化损伤发生在 AD 进展早期,可能在轻度认知受损向 AD 特征性严重受损转变中起重要作用[36]。

因此,NO 与 AD 相关退行病变相关,脑内皮细胞释放的 NO 在血管张力、血压调节、血管稳态中起重要作用,NO 也能抑制血小板和白细胞黏附于内皮细胞上,能抑制促炎事件发生[37,38],缓慢抑制 nNOS 能够加剧炎性神经退行性变[39]。低浓度 NO 能通过 cGMP-PKG 通路抑制 MPTP 开放,从而抑制星形胶质细胞凋亡[40,41]。另一个 NO 介导的抗凋亡机制是 caspase-3 的 S-亚硝基化[42]。

AD 病情发展与脑血管内皮紊乱有关。Aβ 可直接诱导内皮细胞功能紊乱[43]。此外,AD 中常见的微血管结构病变[44],主要引起海马和嗅皮质内皮细胞功能紊乱和 NO 失调节。脑血管中 NO 的生成持续降低能导致由于血管舒张反应受损所致的脑低灌注和由于毛细血管通透性降低所致的呼吸废物和毒物从细胞间隙中清除的能力下降[45]。对尚未发展为 AD 但已有轻度记忆受损的老龄患者进行的一项研究发现[46],仅在有杏仁核-海马区域发生严重低灌注的患者 2 年内进展为 AD。以上所有的血管反应均可抑制脑部糖和氧代谢,并与 AD 的严重程度相关[47~49],而且这些代谢紊乱早于 AD 神经退行性变[50],且近期数据表明脑血管疾病在 AD 的病理生理中起重要作用[51]。研究也表明最佳抗高血压治疗与认知障碍发生率的降低相关[52,53]。一项前瞻观察性研究发现 AD 患者给予针对血管性危险因素的治疗能够减缓认知下降[54]。总的来说这些数据使得 de la Torre 和 Stefano[49] 提出新的概念,将 AD 命名为"具有神经退行性变的血管紊乱"。

## 13.3 AD 的药物治疗

用来治疗 AD 的药物包括乙酰胆碱酯酶(AChE)抑制剂、影响 NMDA 和谷氨酸受体的药物、影响 Aβ 合成和神经纤维缠结形成的药物。AChE 抑制剂是第一个发现并被批准用来治疗 AD 的药物[1],自从有研究发现 AD 患者脑中存在 ACh 缺乏后[55],能够降解 ACh 的 AChE 抑制剂便成为了治疗 AD 的常用药物。之后 NMDA 受体拮抗剂美金刚被批准并引入临床治疗[56],美金刚能改善认知功能,通过抑制谷氨酸过度产生介导的神经毒性来起作用[57,58]。Cochrane 综述的作者评估美金刚[59]总结出"美金刚对中到重度 AD 患者 6 个月治疗时有轻度改善作用"。目前认为 AChE 抑制剂和(或)美金刚是 AD 标准治疗[60,61]。

AD 新治疗的研发面临着严峻的考验,因为此类药物必须能够穿过血脑屏障以保证脑内达到足够的浓度。目前所有治疗 AD 的药物均为对症治疗,通常对 AD 的治疗和预防仅有轻度效益,有学者总结,尽管这种效益统计学上有显著差异,但是临床上仅为边缘性效益,很难探测、衡量以及评估[62,63]。其他限制包括口服生物利用度较差以及剂量依赖性副作用常见,包括恶心、腹泻以及肝毒性[64]。药物治疗缓解认知下降主要是对症治疗,每个患者仅能获得大约 1500 欧元的中度费用节约[65]。而且药物的研发和应用主要目的在于减缓 AD 患者的认知降低,这会导致许多伦理问题,例如:这些药物对患者总体健康和生活质量所产生的影响[66]。

大部分 AD 药物治疗方法基于"补偿"和"抑制"原理,但是 AD 的许多致病机制有"双刃"作用,也就是说这些致病机制能反过来激活神经元防御机制。例如:目前认为神经毒性 Aβ 是 AD 发展的主要机制[67],但在特定情况下 Aβ 能够螯合铜离子进而限制脑部神经元的促氧化效应[68]。例如:促炎细胞因子(IL-1、IL-6)和肿瘤坏死因子 α(TNFα)的生成增加能够导致 AD 中神经元炎症、NO 过度生成以及凋亡,但这些细胞因子同样能够激活对 Aβ 的吞噬进而限制其促炎效应和其他神经毒性作用[69]。另一个例子是谷氨酸浓度增加能促进兴奋毒性和神经元死亡[70],但也能缓解 AD 的认知功能下降[71],降低谷氨酸受体敏感性的药物能够增强神经元抵抗但同时也可能损伤认知功能[72]。因此很难预测药物对致病因子的影响更多是哪个方面。

所有药物治疗的效果都很有限,因为每种药物都仅影响 AD 致病机制中的单一步骤,而且这些药物能够同时影响受损细胞和正常细胞[1]。到目前为止,临床治疗 AD 的药物仅有 AChE 抑制剂和 NMDA 受体拮抗剂,细胞选择性药物输送在理论上可行,但是这类研究仍在基础阶段。比较有希望的研究包括控制血管危险因素例如高血压和糖尿病[73],目前需要基于分子和生化发病机理以及作用于疾病机制的各个步骤的新型抗 AD 药物。

近年来人们更多关注可能增强机体自适应潜能和协同自我防御系统(如:自然调理草药)的治疗,许多报告表明天然产品有希望能够做到抗 AD 治疗。调理草药中银杏叶在 AD 的啮齿动物模型和患者中广泛用于改善神经心理参数,例如:连线速度、数字记忆广度、言语学习、老年相关症状、抑郁情绪以及记忆状态[74,75]。

Chauhan 研究表明大蒜提取物有效降低有阿尔兹海默瑞典双突变小鼠的脑中 Aβ 水平[76],使可溶性及纤维状 Aβ 降低 2.3~3 倍,使 Aβ 免疫反应性斑块降低 1.67 倍。陈蒜提取物能预防 Tg2576 小鼠(一个 AD 易感品系)早期认知功能障碍和改善完成记忆任务的能力[76]。

绿茶的主要酚类成分表没食子儿茶素没食子酸酯(EGCG)能抑制 APP 转染的鼠神经母细胞瘤细胞培养中 Aβ 产生[77]。EGCG 减少 AD 突变小鼠中 Aβ 累积以及改善记忆功能[78],联合鱼油治疗能够进一步强化这种疗效[79],流行病学研究也表明,鱼油中的 ω-3 脂肪酸能降低 AD 风险[80,81]。

## 13.4　AD 的非药物治疗

多项研究表明刺激神经细胞自我防御系统可能能够减缓 AD 进展,即使疾病发作后,大脑自卫系统的激活也能提供长期有效的保护,包括抗氧化剂、热休克蛋白(HSP)、NO 以及其他应激限制系统[82,83]。对 AD 预防治疗而言,针对这些系统激活的非药物性治疗与基于药物治疗相比具一定优势。通常细胞内和细胞外的有害因素激活应激限制系统[82],这些系统对疾病早期发生的变化作出应答,通常通过负反馈机制来调节应激限制系统的代谢物生成,防止这些代谢物过度生成和积累。因此自卫系统激活似乎是限制神经退行性过程的有效方法。

当前观念认为刺激大脑代谢速率和神经元活动可能会阻止或延缓 AD 发展[84],充分刺激脑神经元活动包括环境因素,如:教育、营养、运动、社交和压力,这些因素可以恢复神经元损伤和修复之间被打乱的平衡,从而预防或延缓脑神经变性的进展[85]。

根据 Heininger 的假设[86],AD 中的记忆障碍和其他认知功能障碍是脑内适应性储备耗竭的结果。大脑对进行性底物剥夺的适应过程涉及通过增强酮体氧化利用来节省葡萄糖,这些适应性代谢转换由 Aβ 介导,Aβ 帮助大脑在底物剥夺条件下发挥功能。但是 Aβ 毒性增加了氧化硝化应激,从而抑制了胆碱能神经递质并损害了细胞能量代谢,最终使大脑从抵抗状态转变为适应储备耗竭。这一假说提出了制定治疗策略的可能性,目的在于增强机体的适应性储备以预防或延缓 AD 中脑细胞的不可逆损伤。事实上现有的数据表明,对饮食限制的适应、身体和心理活动、或轻度压力暴露可能会降低人类神经退行性疾病的发病率和严重程度[73]。

在 AD 三转基因小鼠模型（3×TgAD 小鼠）中，限制卡路里 40% 和间歇性禁食能保护神经元免于 Aβ 副作用。与对照组相比，限制卡路里使 AD 小鼠海马内 Aβ1-40、Aβ1-42 和磷酸化 tau 蛋白水平降低，并改善其认知功能[87]。例如：与正常饮食的猴子相比，限制卡路里 30% 能使松鼠猴的颞叶皮层中 Aβ1-40 和 Aβ1-42 多肽含量降低[88]。AD 其他实验模型中限制食物摄入发现大脑神经元对功能紊乱和死亡的抵抗力也发生提高[89]。流行病学研究表明，卡路里摄入存在可能影响 AD 临床痴呆的相对风险[90,91]。临床观察表明，地中海式饮食能降低 AD 风险并减缓简易精神状态检查分数的下降[92,93]。

饮食限制有效的一个可能机制是刺激 HSP 和神经营养因子的表达。通过限制饮食可诱导神经营养因子通过生成蛋白质来保护神经元，这些蛋白质能抑制氧自由基生成、维持细胞内钙稳态和抑制细胞凋亡的级联反应。有趣的是，饮食限制也能增加成年大脑中新生神经元的数量，这表明控制饮食可增加大脑的可塑性和自我修复能力[89]。

社会经济地位低下对大脑发育有不利影响，可增加晚年 AD 发生的风险[73]。Moceri 等人[94] 研究了早期社会经济地位与之后 AD 发生之间的关系，他们发现童年和青春期时较好的社会经济环境能扩大"大脑储备"，即大脑应对日益增长的年龄及疾病相关变化的能力，同时也降低了晚年痴呆的风险，包括 AD。几项流行病学研究发现较低教育水平或不需要认知的职业与痴呆之间有关系，目前认为智力训练能有效保护 AD 甚至治疗 AD。例如推理训练能减缓 AD 的功能衰退，这种训练的好处能持续 5 年[95]，认知干预的治疗益处与大脑内大量生物学变化有关。此外，已经证实药物和非药物联合干预比单独干预更能有效地缓解 AD 患者的临床症状[96]。

智力活动训练抗痴呆进展的神经保护作用可能有以下解释，长时程增强（LTP，学习和记忆的生物相关）增加海马神经元对突触释放的谷氨酸的敏感性，同时降低体外神经元对谷氨酸受体激动剂以及缺氧/缺血的反应。LTP 的作用可能涉及细胞内 $Ca^{2+}$ 浓度的改变。在流行病学证据中，有人提出 LTP 诱导的神经保护作用可能有助于解释学习适应对抗痴呆潜在的神经保护作用[97]。

运动训练可能有助于减少 AD 患者认知功能下降。轻至中度 AD 患者的综合性认知语言干预计划包括体能训练和监督下的志愿者工作。这些能够维持或改善多项谈话结果指标，包括表达、保持交流功能、

减缓认知衰退以及改善情绪[98,99]。来自 1991—1992 年加拿大健康和老龄化研究的数据显示，与不运动相比，运动可降低认知功能障碍、阿尔茨海默病和任何类型痴呆的相关风险[100]。Lautenschlager 等人[101] 最近的一项随机试验表明，身体锻炼能预防认知下降。在这个 18 个月的随访试验中，Lautenschlager 等人使用阿尔茨海默病评估量表-认知量表表明经常从事体育锻炼和不运动对照组之间有显着统计学差异，这种效应比 AChE 抑制剂的作用更明显[102]。因此规律的体育锻炼可能是针对/对于老年人认知下降和痴呆的一个重要而有力的保护因素。

保护大脑免受 AD 和其他类型神经变性影响的一个有趣方法是增加神经元兴奋性。例如：使 AD 患者接触更多的光或经皮神经刺激能够控制睡眠/觉醒周期的昼夜节律系统[103,104]。几项研究表明低氧适应可刺激成年大鼠海马神经干细胞增殖[105] 和神经元生长[106]。基于这些研究，将治疗策略指向刺激代谢率/神经元活动以改善 AD 患者的认知和其他症状颇具吸引力。

## 13.5 低氧适应的神经保护作用

现已证实低氧适应对心血管、免疫和呼吸系统发生的损伤和疾病有保护作用[83]，但低氧适应在预防治疗中枢神经系统疾病中的研究较少。在高压舱中行低压低氧适应对实验性癫痫有保护作用[107]，对高山上的高原低氧适应能改善小鼠条件反射的形成和保持[108]，行间歇性低氧适应能减轻慢性乙醇摄取中对大脑的氧化损伤，并在随后酒精戒断中能缓解行为异常[109]。在患者中低压低氧适应已成功成为精神分裂症和酒精滥用的多模式治疗的组成部分[83]。低氧预适应已被证实可以用来预防小鼠脑中缺血及氧化性损伤[113]。

研究人员特别关注间歇性低氧对帕金森病的影响，常压低氧适应可有效预防与帕金森病实验模型相关的行为障碍[114]。帕金森病患者中低氧训练能改善肌电图、减少肌肉震颤、促进生产运动活动，重要的是低氧训练也可改善帕金森患者中肺通气受损[115]。

间歇性低氧的保护机制之一可能是改善能量生成，缺氧能增加成年小鼠脑中线粒体形成[116]，通过呼吸复合物 I 激活电子传递以及提高氧化磷酸化效率[117]。

另一个神经保护的重要机制可能是预防神经元中 $Ca^{2+}$ 超载。研究表明间歇性低氧增加 $Na^+$-$K^+$ ATP 酶对氧化应激的抵抗[118,119]，因此能保持 $Ca^{2+}$ 外流的驱动力。此外，低氧对抗 $Ca^{2+}$ 超载的保护作用可能通

过缺氧诱导的 NO 合成激活来介导,从而保护细胞膜 Na⁺-K⁺ATP 酶功能和 Na⁺ 及 K⁺ 转运[120,121]。

低氧诱导因子-1(HIF-1)是一种对低氧反应的转录因子,能调控大量基因表达,已被证明可以在缺血性卒中和慢性神经退行性疾病(如:AD 和帕金森病)中产生神经保护作用[122]。低氧适应对 HIF-1 诱导作用的研究表明,每次低氧后大鼠海马及皮质中 HIF-1α mRNA[123]和蛋白质[124]都增加[124,125]。HIF-1α 增加仅发生在成功进行低氧适应的大鼠脑中,在低氧适应失败的大鼠中 HIF-1α 并不增加[124]。可以假设神经细胞对 Aβ 毒性的适应性抵抗力可能部分因为葡萄糖转运增加,通过产生能量的糖酵解途径和磷酸己糖分流途径增加,磷酸己糖分流途径能保持内源性抗氧化剂防御,其增加继发于这些通路中 HIF-1 驱动的酶表达[126]。

目前认为结构性热休克蛋白 70(HSP70)mRNA 低水平是 AD 发生的重要因素[127],HSP70 是公认的神经保护因子[37,128]。HSP70 表达增加能减少随后海马神经元凋亡[129],并防止体外和体内神经元死亡和损伤[130]。这种神经保护作用可能有多种机制,包括抑制凋亡、限制 NO 产生、溶解细胞外 Aβ 聚集、增强细胞外 Aβ 的清除、限制 tau 蛋白过度磷酸化、保护神经元免受谷氨酸毒性以及限制 Aβ 细胞内毒性[131,132]。

我们的实验表明进行低压低氧适应(5000m,每天 10~30 分钟,持续 8 天)并随后模拟 11 000m 海拔高度的严重缺氧,诱导大鼠脑中 HSP70 显著积聚,增加大鼠的存活时间。NO 合酶抑制剂 L-NNA 完全消除了 HSP70 的聚集和低氧耐受的产生。这些结果表明 HSP70 合成的激活由 NO 依赖性机制介导[82,133]。

我们通过大鼠脑部组织病理学分析获得了低氧诱导的神经保护作用的直接证据[134]。为了观察退化的神经元,用苏木精-伊红、酸性钒品红和甲酚紫对顶颞部皮层 10μm 切片进行染色。未接受 Aβ 注射的大鼠中未发现退行性神经元(图 13.2),注射 Aβ 的大鼠顶颞叶皮质中多发萎缩、高染变性神经元,对注射 Aβ 的大鼠行低氧适应后,脑中具有这些病理形态学征象的神经元基本不存在。因此急性间歇性低氧能预防 Aβ 毒性诱导的大脑神经变性。

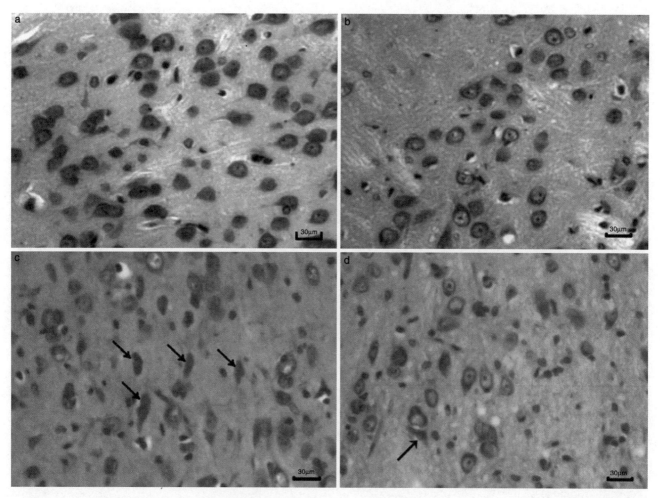

**图 13.2** 大鼠顶颞皮层尼氏染色的代表性切片。(a)正常对照;(b)低氧适应;(c)Aβ 作用;(d)低氧适应+Aβ(来自[134]并且经 Elsevier 许可)(箭头表示萎缩和高染、退化的神经元)

## 13.6　低氧适应的神经保护作用：缓解氧化应激

大鼠实验表明，暴露于 $10\% O_2$ 7 小时不影响 $Fe^{2+}$ 诱导的化学发光和硫代巴比妥酸反应物质（TBARS）在血浆和脑组织中的积累速率[135]，对间歇性低氧适应两周诱导自由基氧化作用的激活和内源性抗氧化系统的作用显著增强。

我们实验所需阿尔茨海默病模型为大鼠注射 $A\beta$ 至双侧基底节核团[136,137]，$A\beta$ 给药后 30 天开始实验。用模拟海拔 4000 米的高压舱进行大鼠间歇性低压低氧适应，每天 4 小时，为期 14 天，最后一次适应是在 $A\beta$ 注射前 24 小时进行。14 天后评估 $A\beta$ 诱导的损伤和低氧诱导的保护，通过被动回避条件反射的记忆保留来评估。低氧适应显著预防 $A\beta$ 诱导的记忆恶化，这种保护作用与限制 AD 实验大鼠海马氧化应激相关，这种改变可通过脑组织 TBARS 的变化来检测。

直接证据表明低氧适应增强抗氧化防御，高原间歇性低氧训练（每天 30 分钟，持续 15 天）能增加大鼠红细胞中抗氧化酶超氧化物歧化酶、过氧化氢酶以及谷胱甘肽过氧化物酶的活性[138]。

一项临床研究表明间歇性低氧治疗能增加循环不良性脑病患者的抗氧化防御能力[139]。经过 10 天的低氧训练，总的氧化活性和 TBARS 降低，同时红细胞中的超氧化物歧化酶，过氧化氢酶和谷胱甘肽过氧化物酶活性增加，低氧训练改善了患者的脑循环和短期记忆。

低氧适应能激活褪黑素的合成，褪黑素是一种抗氧化剂和自由基清除剂，大约 45% 的 AD 患者缺乏。褪黑素被广泛用作抗氧化剂，也用于治疗 AD 患者的睡眠障碍和日落激越现象[140,141]。

褪黑素已被证明对减少中枢神经系统氧化损伤非常有效，此外还可以刺激其他抗氧化酶，包括超氧化物歧化酶、谷胱甘肽过氧化物酶和谷胱甘肽还原酶[142]，重要的是褪黑素还有抗淀粉变性的特性[143]。最近发现褪黑素能抑制神经退行性疾病的凋亡通路[144]。模拟 8000m 海拔高度的单次 2 小时低氧暴露显著增加血浆褪黑素水平，缺氧后 7 天达到高峰，并在 7 天后又回到基线[145]。总的来说有许多证据表明低氧适应能预防由于限制自由基导致的 AD 相关性疾病。

## 13.7　间歇性低氧的神经保护作用：脑血管新生

包括毛细血管密度增加在内的长期低氧的适应性结构改变减少了毛细血管间扩散距离[146]。间歇性高原低氧适应的大鼠的左右心室血管容量增加[147]，间歇性低氧也增加了骨骼肌的血管分布，并提高了运动能力[148]。大鼠低氧暴露期间大脑中的毛细血管密度几乎翻倍，毛细血管间距从约 $50\mu m$ 减小到约 $40\mu m$[149]。Harik 等人表明低氧暴露 1 周后毛细血管密度开始增生，并在暴露 2~3 周时增生完成[150,151]。大鼠脑中也观察到类似的低氧适应导致血管新生效应[149]，在 380Torr 低压低氧（0.5 大气压，相当于 10% 常压氧）治疗 3 周后，平均毛细血管间距从 $50\mu m$ 降至 $40\mu m$。2 月龄小鼠慢性缺氧能增加脑血管密度，这可能是由于血管生成所致[152]。

临床研究表明脑微血管病变先于并伴随着年龄相关的认知功能障碍和神经退行性病变发生[153,154]，AD 的发展伴随着脑皮质毛细血管壁超微结构的进行性退化[155]。AD 患者海马和颞叶皮质区域的脑血流量显著低于年龄匹配的对照[156]，尸检分析表明 AD 基底前脑区和海马中的血管网密度明显减少，此外 AD 脑部血管显示广泛的形状改变，如：扭结和套叠[157]。许多其他研究也表明 AD 患者不同脑区中毛细血管密度显著降低（16%～38%）[57,64,83,105,106,112]，临床痴呆评分增加与血管密度下降相关[113]。AD 动物模型中也发现类似的微血管改变[113,115,116]。

低氧中 HIF-1 启动脑血管生成，通过激活含低氧反应元件（HRE）的下游基因，包括血管内皮生长因子（VEGF）[158,159]，VEGF 上调主要发生在毛细血管周围的星形胶质细胞终板中[146]。脑血管生成能力因年龄和罹患 AD[160~162] 明显下降，因为 HIF-1 对低氧的反应性下降进而降低 VEGF 的表达[163]，因此 HIF-1 下降与神经元缺失相关[164]。血管无法修复和其他脑血管改变代表了脑血管储备和功能储备的缺失[162]。

间歇性低氧所致血管生成可能是保护性的。在自发性高血压大鼠，间歇性低压低氧适应可防止其脑动脉和毛细血管的功能性减少[165,166]。3 周的慢性低压低氧能降低毛细血管平均间距[149]，改善大脑实质的氧利用率[167]。脑中血管密度增加可能是低氧适应的抗高血压机制[165,166]。

最近我们测试了低氧适应能否预防双侧注射 $A\beta$ 诱导的 AD 模型中的血管稀疏（未发表数据），通过经心脏注射印度墨水对脑血管染色，用甲酚紫染色 $10\mu m$ 的脑切片，并计数血管。在 AD 大鼠模型中，海马和皮质的血管密度显著降低 22%～25%（图 13.3）。间歇性低压低氧适应增加了血管密度，与对照大鼠相比，各个脑区的血管密度没有显著性差异。因此低氧适应对 AD 模型的保护机制可能是预防脑血管稀疏。

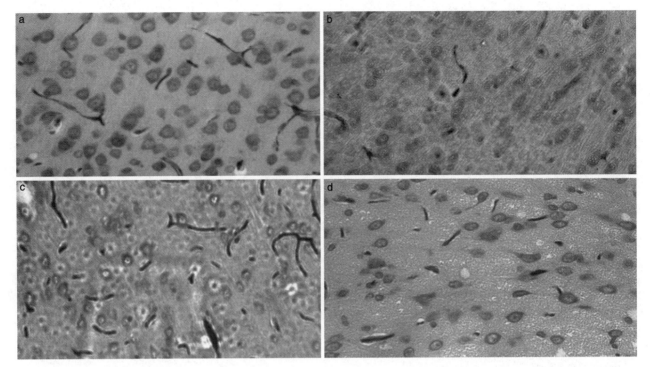

图13.3　低氧适应能预防大鼠AD模型中皮层血管稀疏。(a)正常;(b)Aβ作用;(c)低氧适应;(d)低氧适应+Aβ

## 13.8　AD中低氧适应神经保护作用:NO

过量的NO有神经毒性且有助于AD的发生和进展,而NO缺乏或利用度降低也加重了AD相关紊乱。NO生成不足可能介导脑低灌注,以及介导包括合成HSP70和HSP32的NO诱导保护机制不足[168~170]。研究表明促进内皮NO形成可能降低年龄相关性神经变性的风险[171],因此基于NO的预防或延迟AD的策略而言,可尝试适度增大/产生NO生成率。

特殊饮食[172,173]或适应环境应激,例如:低氧、运动、精神压力、寒冷或高温,可最有效地导致内源性NO的慢性非药物性生成增加[174]。非药物治疗中,低氧适应和运动在实验室及临床中最常用于疾病的预防治疗[120,175]。

发现间歇性低氧适应可预防大鼠认知障碍和皮质神经变性之后[131],我们重点研究了NO在这种保护中可能发挥的作用[136]。研究表明Aβ注射诱导的AD模型发生与血浆亚硝酸盐和硝酸盐(NOx)降低有关。低氧预适应能适度刺激NO合成,且能减轻β-淀粉样蛋白注射后血浆NOx下降,每日给予大鼠NOS抑制剂L-NNA14天能加重由Aβ诱导的记忆缺失。低氧适应期间注射L-NNA能消除低氧适应的保护作用,并且能

诱导大鼠类似于AD模型中的记忆障碍,而给与NO供体二吡喃甲基铁复合物(DNIC)所致的血浆NO水平升高,能类似于低氧适应而预防Aβ诱导的记忆障碍(图13.4)。

NO通常被认为不仅是AD的有害因素,也是AD的保护因素[176]。大量生成NO的星形胶质细胞和上皮细胞与较少生成NO的神经元细胞相比,能更好避免因NO过量导致的毒性作用[177]。AD相关脑区域中,iNOS基因敲除小鼠比对照组有更严重的Aβ相关的认知衰退和大量神经元丧失[178]。脑脊液中的NOx浓度与AD患者的精神紊乱程度呈负相关[179]。

这些文献报道[136]与我们的观察结果一致,即NO生成持续升高的August品系大鼠比Wistar大鼠能更好抵御神经退行性损伤[180,181]。事实上,August大鼠中NO生成明显高于Wistar大鼠[182,183],August大鼠的nNOS蛋白含量比Wistar大鼠高出67%[182]。与Wistar大鼠相比,August大鼠中注射Aβ后血浆NOx仅轻度下降,记忆能力无明显损害[181,182]。组织病理学分析表明,与Wistar大鼠AD模型(48.4±6.0)相比,August大鼠AD模型(26.4±4.2)大脑皮质中死亡神经元数量明显降低($P<0.05$)[182]。因此NO产生减少在Aβ诱导的认知障碍和神经元死亡中起重要作用,预防NO缺乏对AD模型产生保护性。

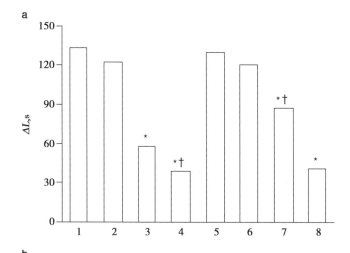

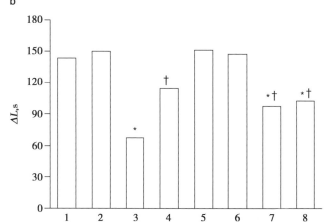

图 13.4 低氧适应、NOS 抑制剂 L-NNA（a）、NO 供体 DNIC（b）对 Aβ 诱导大鼠记忆紊乱的影响。（小图 a）1 对照；2L-NNA；3Aβ；4L-NNA + Ab；5 适应；6 适应 +L-NNA；7 适应 +β-淀粉样蛋白；8 适应 +L-NNA+Aβ。（小图 b）1 对照；2DNIC；3β-淀粉样蛋白；4DNIC+Aβ；5 适应；6 适应 +DNIC；7 适应 +β-淀粉样蛋白；8 适应 +DNIC+ Aβ。* 与对照相比 P<0.05；† 与 Aβ 相比 P<0.05（来自[136]，并获得俄罗斯医学科学院的许可）

脑血管的内皮功能障碍会显著破坏 Aβ 处理后动物以及转基因 Aβ 过表达动物的局部脑血流（LCBF）的自我调节。此外内皮功能紊乱的严重程度与脑内 Aβ 浓度正相关[184]。颞顶叶局部脑血流减少与 AD 患者中认知功能下降呈正相关[185]。

内皮依赖性扩张能力减弱能损害脑血管的血管扩张对跨壁压力降低的反应，这使大脑血压变化高度敏感，甚至包括正常范围血压变化，并加重脑血管缺血和闭塞引起的损伤[186]。重要的是，Aβ 诱导的内皮功能障碍先于大脑神经退行性发生[184]，因此是 AD 病理生理机制重要构成部分。

我们用激光多普勒血流仪连续记录 LCBF，研究了顶叶皮层血管内皮细胞依赖性舒张[187]，通过将 ACh 注射到颈动脉中后产生的反应来评估内皮依赖

性舒张，Aβ 减少了脑血管 75%~80% 的内皮依赖性扩张[187]。基线条件下适应对内皮依赖性扩张没有影响，但能完全阻止 Aβ 诱导的内皮功能障碍。

最近报道表明 AD 的发生不仅与脑血管的内皮功能障碍有关，还与外周血管的内皮功能障碍有关。Gentile 等人[43]发现 Aβ 能诱导皮肤血管内皮功能障碍，Dede 等人[188]观察 AD 患者中血流依赖性血管舒张减弱。我们的实验表明 AD 模型大鼠主动脉有明显的内皮功能障碍（未发表的数据），对照组大鼠的离体主动脉对 ACh 反应的最大内皮依赖性舒张为 52.2±3.5%，Aβ 注射大鼠为 39.8±5.2%（P<0.05）。低氧适应本身并不会显著影响内皮依赖性舒张，但这种适应能阻止 Aβ 引起的内皮功能障碍（51.9±2.9%，P<0.05）。这些数据表明，AD 可能促进了与血管内皮功能障碍相关的心血管疾病如高血压和心力衰竭的发生和进展。

一氧化氮是一种高活性物质，可以结合形成用于运输及细胞内储备 NO 的复合物，主要为 S-亚硝基硫醇和二亚硝基铁络合物[189]。这些 NO 储备可在 NO 增加后形成，无论增加的原因是什么，NO 储备能通过隔离多余的游离 NO 来防止 NO 生成过量。另一方面，当 NO 不足时 NO 储备可以成为一个额外的 NO 来源[189]。

Aβ 注射诱导的 AD 模型大鼠中发现重要证据表明 NO 储备对 NO 过量生成的保护作用[187]。NO 储备的评估方法通过 N-乙酰半胱氨酸（NAC）方法，NAC 能与细胞内 NO 储备相互作用、释放血管活性产物、进而增加 LCBF[190]，NO 储备也可通过存在 NO 合酶抑制剂 L-NNA，L-NNA 阻止 NO 从头合成作用于血管舒张反应。为评估 NO 储备，将 NAC 注射到颈动脉中，LCBF 增加能反映脑血管扩张。LCBF 变化幅度与 NO 储备相对应，以 LCBF 的基线百分比表示。由于 NO 储备与 NO 生成显著相关[191]，NO 储备增加被认为是 NO 过量生成的间接标志。对照大鼠，脑血管中 NO 储备缺失[187]，但在低氧适应和 Aβ 处理的大鼠中，给予 NAC 都能显示 NO 储备。注射 Aβ 的大鼠行低氧适应后，与注射 Aβ 的大鼠未行低氧适应相比，NO 储备增加。先前已表明，低氧适应可以适度增加动脉中 NO 合成，进而形成 NO 储备[189,191]。低氧适应也能增强血管的 NO 储备能力[192]。正如 Mashina 等人报道的，这种机制可能是保护血管免受 AD 模型大鼠随后出现的 NO 过量生成[187]。

Aβ 注射使皮质和海马 NOS 三种同工酶（nNOS、iNOS、eNOS）的表达大幅增加[134]。低氧适应并不显

著影响皮质 NOS 表达,但低氧适应大鼠海马中 NOS 三种同工酶表达均增加,尽管这些增加比 Aβ 诱导的 NOS 同工酶表达增加小得多。这些实验最重要的结果是低氧适应显著减缓皮质和海马中 Aβ 诱导的 NOS 同工酶表达增加。我们发现 Aβ 诱导 iNOS 比诱导 eNOS 更强,尽管之前报道称星形胶质细胞中诱导产生的 iNOS 亚型与淀粉样斑块形成有关,是 AD 中 NO 的主要来源,[193]。然而最近证据表明了 eNOS 的重要作用[194,195],虽然从内皮细胞中发现的 eNOS,但神经元和神经胶质细胞中也检测到了 eNOS[195,196]。

iNOS 或 eNOS 水平升高的星形胶质细胞与 Aβ 沉积物直接相关,而 AD 模型与伴 iNOS 和 eNOS 显著增加的星形细胞增多相关[195],因此这两种 NOS 同工酶表达增加导致神经变性持续及进展。与 iNOS 相反,eNOS 和 nNOS 同工酶是持续表达的,且它们的活化不需要新的酶蛋白合成。但这两种 NOS 的持续表达也是可诱导性的,因为病理条件能刺激新的酶蛋白合成[197,198]。

AD 患者死后脑部的颞叶皮层切片中发现了 NOS 的三种同工酶以及蛋白质酪氨酰残基的亚硝化产物 3-NT[199]。皮质锥体细胞中 nNOS 和神经胶质细胞中 iNOS 及 eNOS 的表达异常,并均出现了 3-NT。因此很可能星形胶质细胞和神经元中所有 NOS 同工酶表达增加使能攻击蛋白质的反应性氮中介物形成,从而导致脑神经元的严重损伤[200]。我们对稳定的 NO 代谢物亚硝酸盐和硝酸盐的测定,直接证明了 Aβ 诱导的 NO 过量生成是由于三种 NOS 同工酶过度表达所导致[134],低氧适应可以完全阻断 Aβ 注射大鼠中 NO 过度生成[134]。

注射 β-淀粉样蛋白与皮层和海马中的 3-NT 增加有关[134]。Aβ 注射后海马中 3-NT 增加比皮层中更多,这与海马是更易发生 AD 的区域的说法相一致[36,201]。与对照组相比,低氧适应对海马中 3-NT 没有显著影响,但能适度增加皮层中 3-NT 42%(P < 0.05),但是低氧适应能显著限制注射 Aβ 大鼠皮质和海马中 3-NT 增加。因此尽管低氧适应本身可以适度增加 NO 生成[120,189],但它可防止 AD 模型中爆发性 NO 过量生成,减轻 AD 不良反应[134]。

## 结论

文献报道和我们的实验结果证实了适应医学可通过改善神经元自我防御机制来抑制 AD 进展的假设。图 13.5 的图表显示了 AD 发生过程中低氧适应对脑神经变性主要发病过程的影响。简言之 Aβ 诱导活性氧的生成增加,特别是超氧化物,并激活所有 NOS 同工酶的表达。过量的 NO 与超氧化物反应形成有毒的过氧亚硝酸盐。过氧亚硝酸盐与过量 NO 一同损伤包括线粒体酶在内的 DNA 和蛋白质,进而扰乱能量供应和细胞结构功能。这些过程损伤脑神经元和血管,脑血管减少与之后的血管稀疏及内皮功能障碍共同促进神经变性的进展,最终发生神经元死亡导致认知能力下降和 AD 进展。

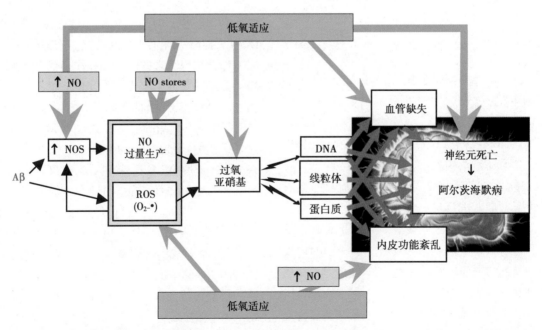

**图 13.5** 低氧适应对抗 AD 介导神经退行性变的神经保护机制中 NO 的作用。绿色箭头显示低氧适应的保护作用;黑色和红色箭头显示导致 AD 的进行性损伤作用。详细解释参阅文本

低氧适应阻断这一病理过程中所有步骤,主要通过预防 ROS 生成和限制 NOS 表达来增加。低氧适应适度刺激 NO 合成,通过负反馈机制限制随后 NO 的过量生成。另外低氧适应明显使过量 NO 发生结合转变为 NO 储存,从而限制 NO 与超氧化物相互作用以及过氧化氢形成。低氧适应几乎可完全预防脑血管和脑外血管的内皮功能障碍、脑血管网稀疏以及大脑皮质中神经元缺失。所有这些低氧适应的保护作用最终可预防 AD 模型中记忆损害的发生。

（兰晶 译　李思颉　张海岳 校）

# 参考文献

1. Park SY. Potential therapeutic agents against Alzheimer's disease from natural sources. Arch Pharm Res. 2010;33:1589–609.

2. Katzman R, Kawas C. Epidemiology of dementia and Alzheimer disease. In: Terry RD, Katzman R, Bick KL, editors. Alzheimer disease. New York: Raven; 1994. p. 105–22.

3. Wimo A, Winblad B, Aguero-Torres H, et al. The magnitude of dementia occurrence in the world. Alzheimer Dis Assoc Disord. 2003;17:63–7.

4. Cummings JL, Vinters HV, Cole GM, et al. Alzheimer's disease: etiologies, pathophysiology, cognitive reserve, and treatment opportunities. Neurology. 1998;51:S2–17.

5. LaFerla FM. Pathways linking Abeta and tau pathologies. Biochem Soc Trans. 2010;38:993–5.

6. Green KN, Smith IF, Laferla FM. Role of calcium in the pathogenesis of Alzheimer's disease and transgenic models. Subcell Biochem. 2007;45:507–21.

7. Small DH. Dysregulation of calcium homeostasis in Alzheimer's disease. Neurochem Res. 2009;34:1824–9.

8. Ferreiro E, Oliveira CR, Pereira CM. The release of calcium from the endoplasmic reticulum induced by amyloid-beta and prion peptides activates the mitochondrial apoptotic pathway. Neurobiol Dis. 2008;30:331–42.

9. Mancuso M, Orsucci D, LoGerfo A, et al. Clinical features and pathogenesis of Alzheimer's disease: involvement of mitochondria and mitochondrial DNA. Adv Exp Med Biol. 2010;685:34–44.

10. Murakami Y, Ohsawa I, Kasahara T, et al. Cytoprotective role of mitochondrial amyloid beta peptide-binding alcohol dehydrogenase against a cytotoxic aldehyde. Neurobiol Aging. 2009;30: 325–9.

11. Singh S, Suman S, Chandra S, et al. Possible role of amyloid-beta, adenine nucleotide translocase and cyclophilin-D interaction in mitochondrial dysfunction of Alzheimer's disease. Bioinformation. 2009;3:440–5.

12. Tillement L, Lecanu L, Papadopoulos V. Alzheimer's disease: effects of β-amyloid on mitochondria. Mitochondrion. 2011;11: 13–21.

13. Sergeant N, Wattez A, Galvan-Valencia M, et al. Association of ATP synthase alpha-chain with neurofibrillary degeneration in Alzheimer's disease. Neuroscience. 2003;117:293–303.

14. Schmidt C, Lepsverdize E, Chi SL, et al. Amyloid precursor protein and amyloid beta-peptide bind to ATP synthase and regulate its activity at the surface of neural cells. Mol Psychiatry. 2008; 13:953–69.

15. Hauptmann S, Scherping I, Dröse SU, et al. Mitochondrial dysfunction: an early event in Alzheimer pathology accumulates withy age in AD transgenic mice. Neurobiol Aging. 2009;30:1575–86.

16. Rhein V, Baysang G, Rao S, et al. Amyloid-beta leads to impaired cellular respiration, energy production and mitochondrial electron chain complex activities in human neuroblastoma cells. Cell Mol Neurobiol. 2009;29:1063–71.

17. Aslan M, Özben T. Reactive oxygen and nitrogen species in Alzheimer's disease. Curr Alzheimer Res. 2004;1:111–9.

18. Mecocci P, MacGarvey U, Beal MF. Oxidative damage to mitochondrial DNA is increased in Alzheimer's disease. Ann Neurol. 1994;36:747–51.

19. Lovell MA, Ehmann WD, Butler SM, et al. Elevated thiobarbituric acid-reactive substances and antioxidant enzyme activity in the brain in Alzheimer's disease. Neurology. 1995;45:1594–601.

20. Sayre LM, Zelasko DA, Harris PL, et al. 4-Hydroxynonenal-derived advanced lipid peroxidation end products are increased in Alzheimer's disease. J Neurochem. 1997;68:2092–7.

21. Agostinho P, Cunha RA, Oliveira C. Neuroinflammation, oxidative stress and the pathogenesis of Alzheimer's disease. Curr Pharm Des. 2010;16:2766–78.

22. Cagnin A, Brooks DJ, Kennedy AM, et al. In-vivo measurement of activated microglia in dementia. Lancet. 2001;358:461–7.

23. Di Bona D, Scapagnini G, Candore G, et al. Immune-inflammatory responses and oxidative stress in Alzheimer's disease: therapeutic implications. Curr Pharm Des. 2010;16:684–91.

24. Brown GC. Nitric oxide and neuronal death. Nitric Oxide. 2010;23:153–65.

25. Ishii K, Muelhauser F, Liebl U, et al. Subacute NO generation induced by Alzheimer's β-amyloid in the living brain: reversal by inhibition of the inducible NO synthase. FASEB J. 2000;14:1485–9.

26. Mori K, Togashi H, Ueno KI, et al. Aminoguanidine prevented the impairment of learning behavior and hippocampal long-term potentiation following transient cerebral ischemia. Behav Brain Res. 2001;120:159–68.

27. Hsu MJ, Sheu JR, Lin CH, et al. Mitochondrial mechanisms in amyloid beta peptide-induced cerebrovascular degeneration. Biochim Biophys Acta. 2010;1800:290–6.

28. Bertoni-Freddari C, Fattoretti P, Casoli T, et al. Neuronal apoptosis in Alzheimer's disease: the role of age-related mitochondrial metabolic competence. Ann N Y Acad Sci. 2009;1171:18–24.

29. Kirsch M, Korth HG, Sustmann R, et al. The pathobiochemistry of nitrogen dioxide. Biol Chem. 2002;383:389–99.

30. Augusto O, Bonini MG, Amanso AM, et al. Nitrogen dioxide and carbonate radical anion: two emerging radicals in biology. Free Radic Biol Med. 2002;32:841–59.

31. Brennan ML, Wu W, Fu X, et al. A tale of two controversies: defining both the role of peroxidases in nitrotyrosine formation in vivo using eosinophil peroxidase and myeloperoxidase-deficient mice, and the nature of peroxidase-generated reactive nitrogen species. J Biol Chem. 2002;277:17415–27.

32. Souza JM, Daikhin E, Yudkoff M, et al. Factors determining the selectivity of protein tyrosine nitration. Arch Biochem Biophys. 1999;371:169–78.

33. Gow AJ, Duran D, Malcolm S, et al. Effects of peroxynitrite-induced protein modifications on tyrosine phosphorylation and degradation. FEBS Lett. 1996;385:63–5.

34. Castegna A, Thongboonkerd V, Klein JB, et al. Proteomic identification of nitrated proteins in Alzheimer's disease brain. J Neurochem. 2003;85:1394–401.

35. Cenini G, Sultana R, Memo M, et al. Elevated levels of pro-apoptotic p53 and its oxidative modification by the lipid peroxidation product, HNE, in brain from subjects with amnestic mild cognitive impairment and Alzheimer's disease. J Cell Mol Med. 2008; 12:987–94.

36. Butterfield DA, Reed TT, Perluigi M, et al. Elevated levels of 3-nitrotyrosine in brain from subjects with amnestic mild cognitive impairment: implications for the role of nitration in the progression of Alzheimer's disease. Brain Res. 2007;1148:243–8.

37. Ohtsuka K, Suzuki T. Roles of molecular chaperones in the nervous system. Brain Res Bull. 2000;53:141–6.

38. Kubes P, Kanwar S, Niu XF. Nitric oxide synthesis inhibition induces leukocyte adhesion via superoxide and mast cells. FASEB J. 1993;7:1293–9.

39. Harry GJ, Sills R, Schlosser MJ, et al. Neurodegeneration and glia response in rat hippocampus following nitro-L-arginine methyl ester (LNAME). Neurotox Res. 2001;3:307–19.

40. Takuma K, Phuagphong P, Lee E, et al. Anti-apoptotic effect of cGMP in cultured astrocytes: inhibition by cGMP-dependent protein kinase of mitochondrial permeable transition pore. J Biol Chem. 2001;276:48093–9.

41. Bonthius DJ, Luong T, Bonthius NE, et al. Nitric oxide utilizes NF-kappaB to signal its neuroprotective effect against alcohol toxicity. Neuropharmacology. 2009;56:716–31.

42. Na HJ, Chung HT, Ha KS, et al. Detection and measurement for the modification and inactivation of caspase by nitrosative stress in vitro and in vivo. Methods Enzymol. 2008;441:317–27.

43. Gentile MT, Vecchione C, Maffei A, et al. Mechanisms of soluble beta-amyloid impairment of endothelial function. J Biol Chem. 2004;279:48135–42.

44. Kalaria RN, Hedera P. Differential degeneration of the cerebral microvasculature in Alzheimer's disease. Neuroreport. 1995;6:477–80.

45. Mueller XM, Tevaearai H, Chaubert P, et al. Mechanism of action of transmyocardial revascularization. Schweiz Med Wochenschr. 1999;129:1889–92 [In French].

46. Johnson KA, Jones K, Holman BL, et al. Preclinical prediction of Alzheimer's disease using SPECT. Neurology. 1998;50:1563–71.

47. Meier-Ruge W, Bertoni-Freddari C. The significance of glucose turnover in the brain in the pathogenic mechanisms of Alzheimer's disease. Rev Neurosci. 1996;7:1–19.

48. Ferreira IL, Resende R, Ferreiro E, et al. Multiple defects in energy metabolism in Alzheimer's disease. Curr Drug Targets. 2010;11:1193–206.

49. de la Torre JC, Stefano GB. Evidence that Alzheimer's disease is a microvascular disorder: the role of constitutive nitric oxide. Brain Res Rev. 2000;34:119–36.

50. Duara R, Barker WW, Chang J, et al. Viability of neocortical function shown in behavioral activation state PET studies in Alzheimer disease. J Cereb Blood Flow Metab. 1992;12:927–34.

51. Massoud F, Gauthier S. Update on the pharmacological treatment of Alzheimer's disease. Curr Neuropharmacol. 2010;8:69–80.

52. Tzourio C, Anderson C, Chapman N, et al. Effects of blood pressure lowering with perindopril and indapamide therapy on dementia and cognitive decline in patients with cerebrovascular disease. Arch Intern Med. 2003;163:1069–75.

53. Forette F, Seux ML, Staessen JA, et al. Systolic hypertension in Europe investigators. The prevention of dementia with antihypertensive treatment: new evidence from the systolic hypertension in Europe (Syst-Eur) study. Arch Intern Med. 2002;162:2046–52.

54. Deschaintre Y, Richard F, Leys D, et al. Treatment of vascular risk factors is associated with slower decline in Alzheimer disease. Neurology. 2009;73:674–80.

55. Francis PT, Palmer AM, Snape M, et al. The cholinergic hypothesis of Alzheimer's disease: a review of progress. J Neurol Neurosurg Psychiatry. 1999;66:137–47.

56. Lipton SA. Pathologically-activated therapeutics for neuroprotection: mechanism of NMDA receptor block by memantine and S-nitrosylation. Curr Drug Targets. 2007;8:621–32.

57. Ferris S, Ihl R, Robert P, et al. Treatment effects of memantine on language in moderate to severe Alzheimer's disease patients. Alzheimers Demen. 2009;5:369–74.

58. Mecocci P, Bladstrom A, Stender K. Effects of memantine on cognition in patients with moderate to severe Alzheimer's disease: post-hoc analyses of ADAScog and SIB total and single-item scores from six randomized, double-blind, placebo-controlled studies. Int J Geriatr Psychiatry. 2009;24:532–8.

59. McShane R, Areosa Sastre A, Minakaran N. Memantine for dementia. Cochrane Database Syst Rev. 2009;2:CD003154. doi:10.1002/14651858.CD003154.pub5.

60. Doody RS, Stevens JC, Beck C, et al. Practice parameter: management of dementia (an evidence-based review). report of the quality standards subcommittee of the American Academy of Neurology. Neurology. 2001;56:1154–66.

61. Lyketsos CG, Colenda CC, Beck C, et al. Position statement of the American Association for Geriatric Psychiatry regarding principles of care for patients with dementia resulting from Alzheimer disease. Am J Geriatr Psychiatry. 2006;14:561–72.

62. Kaduszkiewicz H, Zimmermann T, Beck-Bornholdt HP, et al. Cholinesterase inhibitors for patients with Alzheimer's disease: systematic review of randomised clinical trials. BMJ. 2005;331:321–7.

63. Raina P, Santaguida P, Ismaila A, et al. Effectiveness of cholinesterase inhibitors and memantine for treating dementia: evidence review for a clinical practice guideline. Ann Intern Med. 2008;148:379–97.

64. Lleo A, Greenberg SM, Growdon JH. Current pharmacotherapy for Alzheimer's disease. Annu Rev Med. 2006;57:513–33.

65. McDonnell J, Redekop WK, van der Roer N, et al. The cost of treatment of Alzheimer's disease in the Netherlands: a regression-based simulation model. Pharmacoeconomics. 2001;19:379–90.

66. Berghmans RL. Anti-Alzheimer drugs: ethical aspects of research and practice. Tijdschr Gerontol Geriatr. 2000;31:100–6 [In Dutch].

67. Clippingdale AB, Wade JD, Barrow CJ. The amyloid-beta peptide and its role in Alzheimer's disease. J Pept Sci. 2001;7:227–9.

68. Kontush A. Amyloid-beta: an antioxidant that becomes a pro-oxidant and critically contributes to Alzheimer's disease. Free Radic Biol Med. 2001;31:1120–31.

69. Kakimura J, Kitamura Y, Takata K, et al. Microglial activation and amyloid-beta clearance induced by exogenous heat-shock proteins. FASEB J. 2002;16:601–3.

70. Dodd PR. Excited to death: different ways to lose your neurons. Biogerontology. 2002;3:51–6.

71. Penner J, Rupsingh R, Smith M, et al. Increased glutamate in the hippocampus after galantamine treatment for Alzheimer disease. Prog Neuropsychopharmacol Biol Psychiatry. 2010;34:104–10.

72. Wild-Bode C, Yamazaki T, Capell A, et al. Intracellular generation and accumulation of amyloid beta-peptide terminating at amino acid 42. J Biol Chem. 1997;272:16085–8.

73. Larson EB. Prospects for delaying the rising tide of worldwide, late-life dementias. Int Psychogeriatr. 2010;22:1196–202.

74. Ahlemeyer B, Krieglstein J. Pharmacological studies supporting the therapeutic use of Ginkgo biloba extract for Alzheimer's disease. Pharmacopsychiatry. 2003;36 Suppl 1:S8–14.

75. Shi C, Liu J, Wu F, et al. Ginkgo biloba extract in Alzheimer's disease: from action mechanisms to medical practice. Int J Mol Sci. 2010;11:107–23.

76. Chauhan NB, Sandoval J. Amelioration of early cognitive deficits by aged garlic extract in Alzheimer's transgenic mice. Phytother Res. 2007;21:629–40.

77. Rezai-Zadeh K, Shytle D, Sun N, et al. Green tea epigallocatechin-3-gallate (EGCG) modulates amyloid precursor protein cleavage and reduces cerebral amyloidosis in Alzheimer transgenic mice. J Neurosci. 2005;25:8807–14.

78. Lee JW, Lee YK, Ban JO, et al. Green tea (-)-epigallocatechin-3-gallate inhibits beta-amyloid-induced cognitive dysfunction through modification of secretase activity via inhibition of ERK and NF-kappaB pathways in mice. J Nutr. 2009;139:1987–93.

79. Giunta B, Hou H, Zhu Y, et al. Fish oil enhances anti-amyloidogenic properties of green tea EGCG in Tg2576 mice. Neurosci Lett. 2010;471:134–8.

80. Kalmijn S, van Boxtel MP, Ocke M, et al. Dietary intake of fatty acids and fish in relation to cognitive performance at middle age. Neurology. 2004;62:275–80.

81. Morris MC, Evans DA, Bienias JL, et al. Consumption of fish and $n - 3$ fatty acids and risk of incident Alzheimer disease. Arch Neurol. 2003;60:940–6.

82. Malyshev IYu, Manukhina EB. Stress, adaptation and nitric oxide. In: Pandolf BB, Takeda N, Singal PK, editors. Adaptation biology and medicine. New Delhi: Narosa Publ House; 1999. p. 375–92.

83. Meerson FZ. Essentials of adaptive medicine: protective effects of adaptation. Moscow: Hypoxia Medical Ltd.; 1994.

84. Esposito E, Cuzzocrea S. New therapeutic strategy for Parkinson's and Alzheimer's disease. Curr Med Chem. 2010;17:2764–74.

85. Ball LJ, Birge SJ. Prevention of brain aging and dementia. Clin Geriatr Med. 2002;18:485–503.

86. Heininger K. A unifying hypothesis of Alzheimer's disease. IV. Causation and sequence of events. Rev Neurosci. 2000;11:213–328.

87. Halagappa VK, Guo Z, Pearson M, et al. Intermittent fasting and caloric restriction ameliorate age-related behavioral deficits in the triple-transgenic mouse model of Alzheimer's disease. Neurobiol Dis. 2007;26:212–20.

88. Qin W, Chachich M, Lane M, et al. Calorie restriction attenuates Alzheimer's disease type brain amyloidosis in Squirrel monkeys (Saimiri sciureus). J Alzheimers Dis. 2006;10:417–22.

89. Mattson MP. Neuroprotective signaling and the aging brain: take away my food and let me run. Brain Res. 2000;886:47–53.

90. Hendrie HC, Ogunniyi A, Hall KS, et al. Incidence of dementia and Alzheimer disease in 2 communities – Yoruba residing in Ibadan, Nigeria, and African Americans residing in Indianapolis, Indiana. JAMA. 2001;285:739–74.

91. Luchsinger JA, Tang MX, Shea S, et al. Caloric intake and the risk of Alzheimer disease. Arch Neurol. 2002;59:1258–63.

92. Féart C, Samieri C, Rondeau V, et al. Adherence to a Mediterranean diet, cognitive decline, and risk of dementia. JAMA. 2009; 302:638–48.

93. Scarmeas N, Luchsinger JA, Schupf N, et al. Physical activity, diet, and risk of Alzheimer disease. JAMA. 2009;302:627–37.

94. Moceri VM, Kukull WA, Emanuel I, et al. Early-life risk factors and the development of Alzheimer's disease. Neurology. 2000; 554:415–20.

95. Willis SL, Tennstedt SL, Marsiske M, et al. Long-term effects of cognitive training on everyday functional outcomes in older adults. JAMA. 2006;296:2805–14.

96. Buschert V, Bokde AL, Hampel H. Cognitive intervention in Alzheimer disease. Nat Rev Neurol. 2010;6:508–17.

97. Addae JI, Youssef FF, Stone TW. Neuroprotective role of learning in dementia: a biological explanation. J Alzheimers Dis. 2003; 5:91–104.

98. Mahendra N, Arkin S. Effects of four years of exercise, language, and social interventions on Alzheimer discourse. J Commun Disord. 2003;36:395–422.

99. Teri L, Gibbons LE, McCurry SM, et al. Exercise plus behavioral management in patients with Alzheimer disease: a randomized controlled trial. JAMA. 2003;290:2015–22.

100. Laurin D, Verreault R, Lindsay J, et al. Physical activity and risk of cognitive impairment and dementia in elderly persons. Arch Neurol. 2001;58:498–504.

101. Lautenschlager NT, Cox KL, Flicker L, et al. Effect of physical activity on cognitive function in older adults at risk for Alzheimer disease: a randomized trial. JAMA. 2008;300:1027–37.

102. Malouf R, Birks J. Donepezil for vascular cognitive impairment. Cochrane Database Syst Rev. 2004;1:CD004395.

103. Swaab DF, Dubelaar EJ, Scherder EJ, et al. Therapeutic strategies for Alzheimer disease: focus on neuronal reactivation of metabolically impaired neurons. Alzheimer Dis Assoc Disord. 2003; 17:S114–22.

104. Song Y, Dowling GA, Wallhagen MI, et al. Sleep in older adults with Alzheimer's disease. J Neurosci Nurs. 2010;42:190–8.

105. Zhu LL, Wang X, Wang X-M, et al. Effects of intermittent hypoxia on neurogenesis in the adult and parkinsonian rat. In: Xi L, Serebrovskaya TV, editors. Intermittent hypoxia: from molecular mechanisms to clinical applications. New York: Nova Science Publ., Inc.; 2009. p. 329–43.

106. Zhu XH, Yan HC, Zhang J, et al. Intermittent hypoxia promotes hippocampal neurogenesis and produces antidepressant-like effects in adult rats. J Neurosci. 2010;30:12653–63.

107. Meerson FZ, Pinelis VG, Koshelev VB, et al. Adaptation to periodic hypoxia restricts subdural hemorrhages in audiogenic epileptiform convulsions in rats. Biull Eksp Biol Med. 1993;116:572–4 [In Russian].

108. Meerson FZ. Adaptation, stress and prophylaxis. Berlin: Springer; 1984.

109. Jung ME, Simpkins JW, Wilson AM, et al. Intermittent hypoxia conditioning prevents behavioral deficit and brain oxidative stress in ethanol-withdrawn rats. J Appl Physiol. 2008;105:510–7.

110. Bernaudin M, Nedelec AS, Divoux D, et al. Normobaric hypoxia induces tolerance to focal permanent cerebral ischemia in association with an increased expression of hypoxia-inducible factor-1 and its target genes, erythropoietin and VEGF, in the adult mouse brain. J Cereb Blood Flow Metab. 2002;22:393–403.

111. Prass K, Scharff A, Ruscher K, et al. Hypoxia-induced stroke tolerance in the mouse is mediated by erythropoietin. Stroke. 2003;34:1981–6.

112. Sharp FR, Ran R, Lu A, et al. Hypoxic preconditioning protects against ischemic brain injury. NeuroRx. 2004;1:26–35.

113. Lin AMY. Hypoxic preconditioning protects against oxidative injury in the central nervous system. In: Xi L, Serebrovskaya TV, editors. Intermittent hypoxia: from molecular mechanisms to clinical applications. New York: Nova Science Publ., Inc.; 2009. p. 313–27.

114. Gulyaeva NV, Stepanichev MV, Onifriev MV, et al. Interval hypoxia training prevents oxidative stress in striatum and locomotor disturbances in a rat model of Parkinsonism. In: Fisher A, Hanln I, Yoshida M, editors. Progress in Alzheimer's and Parkinson's diseases. New York: Plenum Press; 1998. p. 717–23.

115. Kolesnikova EE, Serebrovskaya TV. Parkinson's disease and intermittent hypoxia training. In: Xi L, Serebrovskaya TV, editors. Intermittent hypoxia: from molecular mechanisms to clinical applications. New York: Nova Science Publ., Inc.; 2009. p. 549–60.

116. Gutsaeva DR, Carraway MS, Suliman HB, et al. Transient hypoxia stimulates mitochondrial biogenesis in brain subcortex by a neuronal nitric oxide synthase-dependent mechanism. J Neurosci. 2008;28:2015–24.

117. Lukyanova LD. Novel approach to the understanding of molecular mechanisms of adaptation to hypoxia. In: Hargens A, Takeda N, Singal PK, editors. Adaptation biology and medicine. New Delhi: Narosa Publ.; 2005. p. 1–19.

118. Sazontova TG, Arkhipenko YuV. Membranoprotective effects of adaptation in the heart and skeletal muscles. In: Hargens A, Takeda N, Signal PK, editors. Adaptation biology and medicine. New Delhi: Narosa Publ.; 2005. p. 112–23.

119. Arkhipenko IuV, Sazontova TG, Rozhitskaia II, et al. Effects of adaptation to periodic hypoxia on $Ca^{2+}$ pump of the cardiac sarcoplasmic reticulum and its resistance to endogenous damaging factors. Kardiologiia. 1992;32:57–61 [In Russian].

120. Manukhina EB, Downey HF, Mallet RT. Role of nitric oxide in cardiovascular adaptation to intermittent hypoxia. Exp Biol Med. 2006;231:343–65.

121. Xu KY, Kuppusamy SP, Wang JQ, et al. Nitric oxide protects cardiac sarcolemmal membrane enzyme function and ion active transport against ischemia-induced inactivation. J Biol Chem. 2003;278:41798–803.

122. Correia SC, Moreira PI. Hypoxia-inducible factor 1: a new hope to counteract neurodegeneration? J Neurochem. 2010;112:1–12.

123. Lukyanova LD, Dudchenko AV, Germanova EL, et al. Mitochondrial signaling in formation of body resistance to hypoxia. In: Xi L, Serebrovskaya TV, editors. Intermittent hypoxia: from molecular mechanisms to clinical applications. New York: Nova Science Publ., Inc.; 2009. p. 391–417.

124. Heidbreder M, Frolich F, Johren O, et al. Hypoxia rapidly activates HIF-3α mRNA expression. FASEB J. 2003;10:1096–115.

125. Sazontova TG, Arkhipenko YuV. Intermittent hypoxia in resistance of cardiac membrane structures: role of reactive oxygen species and redox signaling. In: Xi L, Serebrovskaya TV, editors. Intermittent hypoxia: from molecular mechanisms to clinical applications. New York: Nova Science Publ., Inc.; 2009. p. 113–50.

126. Soucek T, Cumming R, Dargusch R, et al. The regulation of glucose metabolism by HIF-1 mediates a neuroprotective response to

amyloid beta peptide. Neuron. 2003;39:43–56.

127. Wakutani Y, Urakami K, Shimomura T, et al. Heat shock protein 70 mRNA levels in mononuclear blood cells from patients with dementia of the Alzheimer type. Dementia. 1995;6:301–5.

128. Behl C, Schubert D. Heat shock partially protects rat pheochromocytoma PC12 cells from amyloid beta peptide toxicity. Neurosci Lett. 1993;154:1–4.

129. Yao S, Peng M, Zhu X, et al. Heat shock protein 72 protects hippocampal neurons from apoptosis induced by chronic psychological stress. Int J Neurosci. 2007;117:1551–64.

130. Brown IR. Heat shock proteins and protection of the nervous system. Ann N Y Acad Sci. 2007;1113:147–58.

131. Malyshev IY, Wiegant FA, Mashina SY, et al. Possible use of adaptation to hypoxia in Alzheimer's disease: a hypothesis. Med Sci Monit. 2005;11:HY31–8.

132. Malyshev IYu, Manukhina EB. Stress proteins in Alzheimer's disease. Vestn Ross Akad Med Nauk. 2005;7:40–6 [In Russian].

133. Malyshev IY, Zenina TA, Golubeva LY, et al. NO-dependent mechanisms of adaptation to hypoxia. Nitric Oxide. 1999; 3:105–13.

134. Goryacheva AV, Kruglov SV, Pshennikova MG, et al. Adaptation to intermittent hypoxia restricts nitric oxide overproduction and prevents beta-amyloid toxicity in rat brain. Nitric Oxide. 2010;23:289–99.

135. Belykh AG, Gukasov VM, Chukaev SA. State of the free-radical oxidation system in normobaric hypoxia. Fiziol Zhurnal. 1992; 38:73–6 [In Russian].

136. Manukhina EB, Pshennikova MG, Goryacheva AV, et al. Role of nitric oxide in prevention of cognitive disorders in neurodegenerative brain injuries in rats. Bull Exp Biol Med. 2008;146:391–5.

137. Manukhina EB, Goryacheva AV, Barskov IV, et al. Prevention of neurodegenerative damage to the brain in rats in experimental Alzheimer's disease by adaptation to hypoxia. Neurosci Behav Physiol. 2010;40:737–43.

138. Asha Devi S, Subramanyam MV, Vani R, et al. Adaptations of the antioxidant system in erythrocytes of trained adult rats: impact of intermittent hypobaric-hypoxia at two altitudes. Comp Biochem Physiol C Toxicol Pharmacol. 2005;140:59–67.

139. El'chaninova SA, Koreniak NA, Smagina IV, et al. Intermittent hypoxia in the treatment of dyscirculatory encephalopathy. Zh Nevrol Psikhiatr Im SS Korsakova. 2002;102:29–32 [In Russian].

140. Cardinali DP, Brusco LI, Liberczuk C, et al. The use of melatonin in Alzheimer's disease. Neuro Endocrinol Lett. 2002;1(suppl):20–3.

141. Sánchez-Barceló EJ, Mediavilla MD, Tan DX, et al. Clinical uses of melatonin: evaluation of human trials. Curr Med Chem. 2010;17:2070–95.

142. Reiter RJ, Cabrera J, Sainz RM, et al. Melatonin as a pharmacological agent against neuronal loss in experimental models of Huntington's disease, Alzheimer's disease and Parkinsonism. Ann N Y Acad Sci. 1999;890:471–85.

143. Pappolla MA, Sos M, Omar RA, et al. The heat shock/oxidative stress connection. Relevance to Alzheimer disease. Mol Chem Neuropathol. 1996;28:21–34.

144. Wang X. The antiapoptotic activity of melatonin in neurodegenerative diseases. CNS Neurosci Ther. 2009;15:345–57.

145. Kaur C, Srinivasan KN, Singh J, et al. Plasma melatonin, pinealocyte morphology, and surface receptors/antigen expression on macrophages/microglia in the pineal gland following a high-altitude exposure. J Neurosci Res. 2002;67:533–43.

146. LaManna JC, Chavez JC, Pichiule P. Structural and functional adaptation to hypoxia in the rat brain. J Exp Biol. 2004;207:3163–9.

147. Turek Z, Hoofd L, Rakusan K. Myocardial capillaries and tissue oxygenation. Can J Cardiol. 1986;2:98–103.

148. Wagner PD. Skeletal muscle angiogenesis. A possible role for hypoxia. Adv Exp Med Biol. 2001;502:21–38.

149. Lauro KL, LaManna JC. Adequacy of cerebral vascular remodeling following three weeks of hypobaric hypoxia. Examined by an integrated composite analytical model. Adv Exp Med Biol. 1997;411:369–76.

150. Harik N, Harik SI, Kuo N-T, et al. Time course and reversibility of the hypoxia-induced alterations in cerebral vascularity and cerebral capillary glucose transporter density. Brain Res. 1996;737: 335–8.

151. Harik SI, Hritz MA, LaManna JC. Hypoxia-induced brain angiogenesis in the adult rat. J Physiol (Lond). 1995;485:525–30.

152. Boero JA, Ascher J, Arregui A, et al. Increased brain capillaries in chronic hypoxia. J Appl Physiol. 1999;86:1211–9.

153. Bell RD, Zlokovic BV. Neurovascular mechanisms and blood-brain barrier disorder in Alzheimer's disease. Acta Neuropathol. 2009;118:103–13.

154. Brown WR, Moody DM, Thore CR, et al. Microvascular changes in the white mater in dementia. J Neurol Sci. 2009;283:28–31.

155. Farkas E, De Jong GI, Apró E, et al. Similar ultrastructural breakdown of cerebrocortical capillaries in Alzheimer's disease, Parkinson's disease, and experimental hypertension. Ann N Y Acad Sci. 2000;903:72–82.

156. Hanyu H, Sato T, Hirao K, et al. The progression of cognitive deterioration and region al cerebral blood flow patterns in Alzheimer's disease: a longitudinal SPECT study. J Neurol Sci. 2010;290:96–101.

157. Fischer VW, Siddiqi A, Yusufaly Y. Altered angioarchitecture in selected areas of brains with Alzheimer's disease. Acta Neuropathol. 1990;79:672–9.

158. Chávez JC, Agani F, Pichiule P, et al. Expression of hypoxic inducible factor 1alpha in the brain of rats during chronic hypoxia. J Appl Physiol. 2000;89:1937–42.

159. Pichiule P, LaManna JC. Angiopoietin-2 and rat brain capillary remodeling during adaptation and deadaptation to prolonged mild hypoxia. J Appl Physiol. 2002;93:1131–9.

160. Black JE, Polinsky M, Greenough WT. Progressive failure of cerebral angiogenesis supporting neural plasticity in aging rats. Neurobiol Aging. 1989;10:353–8.

161. Rivard A, Fabre JE, Silver M, et al. Age-dependent impairment of angiogenesis. Circulation. 1999;99:111–20.

162. Brown WR, Thore CR. Review: cerebral microvascular pathology in aging and neurodegeneration. Neuropathol Appl Neurobiol. 2011;37:56–74.

163. Rivard A, Berthou-Soulie L, Principe N, et al. Age-dependent defect in vascular endothelial growth factor expression is associated with reduced hypoxia-inducible factor 1 activity. J Biol Chem. 2000;275:29643–7.

164. Rapino C, Bianchi G, Di Giulio GC, et al. HIF-1alpha cytoplasmic accumulation is associated with cell death in old rat cerebral cortex exposed to intermittent hypoxia. Aging Cell. 2005;4:177–85.

165. Manukhina EB, Sokolova IA, Rodionov IM. Changes in density of the vascular network on brain surface in rats in experiments hypertension and adaptation to high altitude. Kardiologiya. 1982;10:1982 [In Russian].

166. Prewitt RL, Cardoso SS, Wood WB. Prevention of arteriolar rarefaction in the spontaneously hypertensive rat by exposure to simulated high altitude. J Hypertens. 1986;4:735–40.

167. LaManna JC, Vendel LM, Farrell RM. Brain adaptation to chronic hypobaric hypoxia in rats. J Appl Physiol. 1992;72:2238–43.

168. Calabrese V, Boyd-Kimball D, Scapagnini G, et al. Nitric oxide and cellular stress response in brain aging and neurodegenerative disorders: the role of vitagenes. In Vivo. 2004;18:245–67.

169. Takahashi K, Hara E, Suzuki H, et al. Expression of heme oxygenase isozyme mRNAs in the human brains and induction of heme oxygenase-1 by nitric oxide donors. J Neurochem. 1996;67: 482–9.

170. Kurauchi Y, Hisatsune A, Isohama Y, et al. Nitric oxide-cyclic GMP signaling pathway limits inflammatory degeneration of midbrain dopaminergic neurons: cell type-specific regulation of heme oxygenase-1 expression. Neuroscience. 2009;158:856–66.

171. McCarty MF. Vascular nitric oxide may lessen Alzheimer's risk. Med Hypotheses. 1998;51:465–76.

172. Cellermajer DS. Endothelial dysfunction: does it matter? Is it reversible? J Am Coll Cardiol. 1997;30:325–53.

173. Pedrazachaverri J, Tapia E, Medinacampos ON, et al. Garlic prevents hypertension induced by chronic inhibition of nitric oxide synthesis. Life Sci. 1998;62:PL71–7.

174. Manukhina EB, Malyshev IYu. Role of nitric oxide in protective effects of adaptation. In: Moravec J, Takeda N, Singal PK, editors. Adaptation biology and medicine. New Delhi: Narosa Publishing House; 2002. p. 312–27.

175. Lange-Asschenfeldt C, Kojda G. Alzheimer's disease, cerebrovascular dysfunction and the benefits of exercise: from vessels to neurons. Exp Gerontol. 2008;43:499–504.

176. Chung KKK, David KK. Emerging roles of nitric oxide in neurodegeneration. Nitric Oxide. 2010;22:290–5.

177. Ghosh C, Lahiri DK. Increased vulnerability of neuronal cell lines to sodium nitroprusside-mediated toxicity is caused by the decreased level of nitric oxide metabolites. J Mol Neurosci. 1999;13:77–92.

178. Wilcock DM, Lewis MR, Van Nostrand WE, et al. Progression of amyloid pathology to Alzheimer's disease pathology in an amyloid precursor protein transgenic mouse model by removal of nitric oxide synthase 2. J Neurosci. 2008;28:1537–45.

179. Tarkowski E, Ringqvist A, Blennow K, et al. Intrathecal release of nitric oxide in Alzheimer's disease and vascular dementia. Dement Geriatr Cogn Disord. 2000;11:322–6.

180. Pshennikova MG, Popkova EV, Khomenko IP, et al. Resistance to neurodegenerative brain damage in August and Wistar rats. Bull Exp Biol Med. 2005;139:540–2.

181. Pshennikova MG, Popkova EV, Pokidyshev DA, et al. The effects of adaptation to hypoxia on the resistance to neurodegenerative disorders in the brain of rats of different genetic strains. Vestn Ross Akad Med Nauk. 2007;2:50–5 [In Russian].

182. Manukhina EB, Goryacheva AV, Barskov IV, et al. Nitric oxide prevents cognitive disorders and neurodegeneration in rats with experimental Alzheimer's disease. FASEB J. 2010;24:568.4.

183. Mikoyan VD, Kubrina LN, Manukhina EB, et al. Differential stimulation of NO synthesis by heat shock in rats of genetically different populations. Bull Exp Biol Med. 1996;6:634–7 [In Russian].

184. Niwa K, Kazama K, Younkin L, et al. Cerebrovascular autoregulation is profoundly impaired in mice overexpressing amyloid precursor protein. Am J Physiol. 2002;283:H315–23.

185. Bartenstein P, Minoshima S, Hirsch C, et al. Quantitative assessment of cerebral blood flow in patients with Alzheimer's disease by SPECT. J Nucl Med. 1997;38:1095–101.

186. Zhang F, Eckman C, Younkin S, et al. Increased susceptibility to ischemic brain damage in transgenic mice overexpressing the amyloid precursor protein. J Neurosci. 1997;17:7655–61.

187. Mashina SY, Aleksandrin VV, Goryacheva AV, et al. Adaptation to hypoxia prevents disturbances in cerebral blood flow during neurodegenerative process. Bull Exp Biol Med. 2006;142:169–72.

188. Dede DS, Yavuz B, Yavuz BB, et al. Assessment of endothelial function in Alzheimer's disease: is Alzheimer's disease a vascular disease? J Am Geriatr Soc. 2007;55:1613–7.

189. Manukhina EB, Vanin AF, Malyshev IYu, et al. Intermittent hypoxia-induced cardio- and vasoprotection: role of NO stores. In: Xi L, Serebrovskaya TV, editors. Intermittent hypoxia: from molecular mechanisms to clinical applications. New York: Nova Science Publ., Inc.; 2009. p. 113–46.

190. Vlasova MA, Vanin AF, Muller B, et al. Detection and description of various stores of nitric oxide store in vascular wall. Bull Exp Biol Med. 2003;136:226–30.

191. Manukhina EB, Malyshev IYu, Smirin BV, et al. Production and storage of nitric oxide in adaptation to hypoxia. Nitric Oxide. 1999;3:393–401.

192. Vlasova MA, Smirin BV, Pokidyshev DA, et al. Mechanism of adaptation of the vascular system to chronic changes in nitric oxide level in the organism. Bull Exp Biol Med. 2006;142:670–4.

193. Wallace MN, Geddes JG, Farquhar DA, et al. Nitric oxide synthase in reactive astrocytes adjacent to β-amyloid plaques. Exp Neurol. 1997;144:266–72.

194. de la Monte SM, Lu BX, Sohn YK, et al. Aberrant expression of nitric oxide synthase III in Alzheimer's disease: relevance to cerebral vasculopathy and neurodegeneration. Neurobiol Aging. 2000;21:309–19.

195. Lüth HJ, Holzer M, Gärtner U, et al. Expression of endothelial and inducible NOS-isoforms is increased in Alzheimer's disease, in APP23 transgenic mice and after experimental brain lesion in rat: evidence for an induction by amyloid pathology. Brain Res. 2001;913:57–67.

196. Gabbott PL, Bacon SJ. Localisation of NADPH diaphorase activity and NOS immunoreactivity in astroglia in normal adult rat brain. Brain Res. 1996;714:135–44.

197. Förstermann U, Kleinert H. Nitric oxide synthase expression and expressional control of the three isoforms. Naunyn Schmiedebergs Arch Pharmacol. 1995;352:351–64.

198. Aguilera P, Chánez-Cárdenas ME, Floriano-Sánchez E, et al. Time-related changes in constitutive and inducible nitric oxide synthases in the rat striatum in a model of Huntington's disease. Neurotoxicology. 2007;28:1200–7.

199. Fernández-Vizarra P, Fernández AP, Castro-Blanco S, et al. Expression of nitric oxide system in clinically evaluated cases of Alzheimer's disease. Neurobiol Dis. 2004;15:287–305.

200. Lüth HJ, Münch G, Arendt T. Aberrant expression of NOS isoforms in Alzheimer's disease is structurally related to nitrotyrosine formation. Brain Res. 2002;953:135–43.

201. Smith MA, Richey Harris PL, Sayre LM, et al. Widespread peroxynitrite-mediated damage in Alzheimer's disease. J Neurosci. 1997;17:2653–7.

# 第 14 章 间歇性低氧的神经保护机制：体外研究

Galina Skibo, Maxim Orlovsky, Anastasiia Maistrenko, Victor Dosenko, and Iryna Lushnikova

## 摘要

众所周知，短暂的亚致死低氧适应可以使神经元具有或增强抵抗随后发生更长时间或更严重的低氧和缺血的能力。低氧在医学中的应用在很大程度上取决于是否有合适的实验模型。本章，我们描述了由一种器官型海马脑片培养方法建立的体外低氧研究模型，研究了不同低氧预适应方法的效率，我们还描述了一种可以用于分析培养的海马脑片中的单个神经元的新型单细胞实时 RT-PCR 方法。这种方法可以研究低氧预适应和氧糖剥夺 OGD（一种缺血性脑损伤的体外实验模型）的短期神经元反应。通过这些方法我们证明了缺氧诱导因子（HIF），一个转录调控因子家族，参与了海马低氧诱导的神经保护机制。特别是短暂的间歇性低氧可防止严重氧糖剥夺导致的 HIF-1mRNA 表达下降，这与它的神经保护机制密切相关。本章主要讨论了这种内源性神经保护作用的可能机制。

## 专业名词缩略语

APC 缺氧预适应（anoxia preconditioning）

HBSS Hank 平衡盐溶液（Hanks' balanced solution）

HIF 缺氧诱导因子（hypoxia-inducible factor）

OGD 氧糖剥夺（oxygen-glucose deprivation）

PI 碘化丙啶（propidium iodide）

## 14.1 前言

20 世纪 50 年代，俄国著名的生理学家和心理学家 Felix Meerson 首次发现了轻度低氧环境的保护作用（见综述[1]）。1990 年，Kitagawa 证实了此结论，他描述了短期的低氧可使海马抵抗缺血的时间延长[2]。此外，间歇性低氧可使这种效应增强。随后，低氧预适应的保护作用在临床研究[3,4]和体外实验中均被证实[5]。

目前已证实在已知的缺血预适应和后适应中，间歇性低氧及缺氧能增加神经元对缺血的抵抗能力[6~8]。短暂的间歇性低氧预适应能显著降低缺血性卒中后脑损伤，以及提高对短暂性脑缺血发作的抵抗能力。预适应的研究为急性脑损伤患者的治疗提供了多种充满前景的治疗策略[7]。

## 14.2 缺氧预适应的体外模型

尽管有大量证据证明低氧环境具有神经保护作用，但这种神经保护作用的机制仍不清楚。低氧环境在医学中的应用能否有所进展很大程度上取决于是否有合适的实验模型来描述其作用机制。目前有几个体外系统可研究多种病理条件导致的脑细胞损伤，包括急性脑切片、分离细胞培养、脑片培养，因后者具有可以保存原生海马组织、神经元网络和突触联系[9~11]的优点，使得脑片培养成为研究脑缺血损伤和低氧/缺氧预适应机制的适宜模型。

## 14.2.1　海马脑片培养模型

海马脑片培养的制备参考了 Stoppini 等人的研究[10]。将 7 日龄的 Wistar 大鼠仔鼠断头处死,迅速将脑取出置入 0 度分离培养基中(50% 必需培养基(MEM),5mM Tris,2mM NaHCO₃,12.5mM HEPES,15mM 葡萄糖,25% Hanks' 平衡盐溶液(HBSS),100 单位/ml 青霉素和 100mg/ml 链霉素,pH7.3)。然后,用组织刀(McIllwain,UK)从分离的海马中间第三片的位置切出大约 350～400μm 厚的横向切片,把多孔式膜(Millicell,Bedford,USA)插入脑片放入孔板中(Nunc,Denmark),每孔加入 1ml 培养基(50% MEM,25% 马血清,2.5mM Tris,2mM NaHCO₃,12.5mM HEPES,15mM 葡萄糖,25% HBSS,100 单位/ml 青霉素和 100mg/ml 链霉素,pH7.2)。将切片置于 35℃、5%CO2 的环境中,从第二天开始,培养基每周更换两次,所有实验均在培养 12 天后再进行。

## 14.2.2　缺氧预适应和缺血造模

为了建立间歇性低氧模型,我们将海马脑片反复短暂暴露于缺氧环境中。这一步骤在缺氧预适应(APC)文献中是众所周知的,APC 是在充满 95%N₂ 和 5%CO₂ 的恒温控制箱(35℃)完成的。加入 1ml 培养基于培养皿中,置入脑片,然后放入培养箱。将脑片暴露于 APC 中 1 到 3 次,每次持续 2 分钟或 5 分钟(取决于实验分组),每次间隔 12 小时恢复到正常培养条件。通过对不同时间序列 PI 染色结果的观察来选择 APC 的最优方案。APC+OGD 实验组中,在最后一次缺氧预适应操作即 APC12 小时后进行氧糖剥夺(OGD)处理。

我们采用 30 分钟的 OGD 来制备缺血神经损伤模型,OGD 是在实验条件下,最常用来制作缺血损伤的方法之一[12~14]。OGD 也是研究缺血损伤分子和细胞机制的良好体外模型。至少 30 分钟后,OGD 环境下的海马脑片出现了大量类似于缺血性神经元死亡的现象[15]。我们一般认为,长时间的 OGD 能引起明显的神经元损伤,而短暂的 OGD 引起的损伤较小。

在之前的实验中我们详细描述了 OGD 的具体操作流程[12~14]。简单地说,用脱氧葡萄糖和无血清人造脑脊液基质(ACSF,pH7.4,包括 NaCl 124mM,KCl 1.6mM,NaHCO₃ 24mM,KH₂PO4 1.2mM,抗坏血酸 2mM,CaCl₂ 2.5mM,MgCl₂ 1.5mM,10mM 蔗糖代替葡萄糖)将海马脑片洗三次,然后将脑片放入恒温控制箱(35℃,95%N₂,5% CO₂)30 分钟。随后脑片恢复到正常的培养条件。对照组用含葡萄糖的 ACSF 培养,其余条件相同。

# 14.3　比较不同缺氧预适应条件的有效性

## 14.3.1　实验设计

要找出最有效的间歇性低氧手段,使得神经元受到最小的损伤和最大的保护,我们采用了两个时间段的低氧环境:2 和 5 分钟,交替缺氧 1 到 3 次,每次间隔 12 小时(详情请参考前面的章节)。最后一次缺氧预适应或 OGD 发作后 4 小时,根据已有步骤采用碘化丙啶(PI)细胞摄取法[12~14]进行神经元损伤分析。PI 是一种稳定的无毒荧光染料,通过破损的细胞膜进入细胞后,与 DNA 相互作用可产生明亮的红色荧光[14,16,17]。根据步骤,实验治疗后在培养基中加入两微摩尔的 PI(图 14.1),用配备数码相机 Cannon Power Short G-6(NNJOI 有限公司,日本-中国)的荧光显微镜 XSP-139A-TP 对样品进行分析,采用 530nm 激发波长。计算 CA1 和 CA3 区每平方 μm 锥体细胞 PI 阳性(PI+)细胞数。

## 14.3.2　不同 APC 方法神经元存活率

对照组,CA1 和 CA3 区的少量细胞出现了 PI 阳性(见图 14.1),应用 OGD 不使用预适应,这一数量显著增加;CA1 的神经元损伤(增加 25 倍)比 CA3(增加 12 倍)更加明显,这与其他研究证明的海马 CA1 区神经元对缺血更敏感性的结论一致[18,19]。

1 次、2 次或 3 次 2 分钟的 APC 均没有产生明显的神经元损伤,同时,1 次、2 次或 3 次 5 分钟的 APC 仅产生轻微的 PI 阳性细胞数量的增加,CA1 区每平方 μm PI+细胞水平分别为 6.3±0.7,8.4±0.9 和 7.4±0.9,未治疗对照组则为每平方 μm3.1±0.6(见图 14.1)。但是 APC 明显减少了 OGD 后受损神经元的数量。每增加一次 APC,这种效应则呈线性增长——从一次治疗后无明显意义到三次治疗后表现出明显效果。此外,重复 5 分钟 APC 治疗比重复 2 分钟治疗更加有效。最高效的方式是 3 次 5 分钟的 APC 治疗,因为在此条件下,对照组没有表现出明显的神经元缺失,实验组神经元损伤的数量减少了 3 倍。这种方式比 3 次 2 分钟 APC 治疗好 1.7 倍,比 2 次 5 分钟治疗好 1.5 倍。因此,我们将 3 次 5 分钟的 APC 治疗作为最佳的研究内源性神经保护机制的模型。

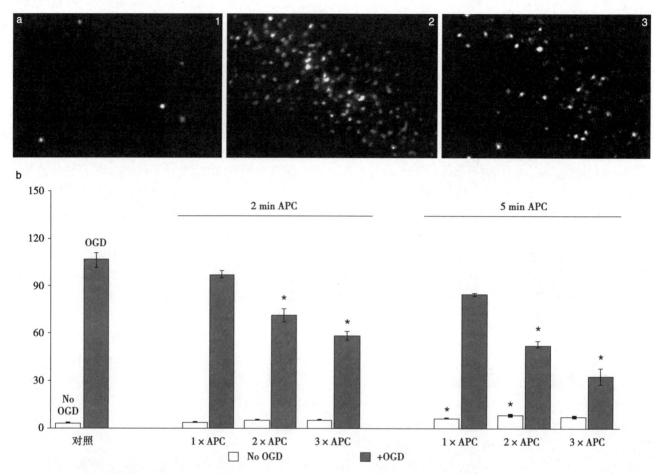

图 14.1    根据不同的缺氧预适应方法和后续氧糖剥夺（OGD），海马 CA1 区神经元损伤情况（以每平方毫米碘化丙啶染色阳性细胞的数量表示）：（a）PI 标记的脑片图像：1-对照组脑片；2-单独应用 OGD 无低氧预适应；3-3 次 5 分钟低氧预适应后应用 OGD；（b）各实验组 PI 阳性细胞数量

## 14.4    缺氧诱导因子在内源性神经保护机制中的作用

一般而言，对于 APC 应用时间和随后形成的缺血性抵抗之间关系的研究数据并不多见。本领域已有的报道主要集中在由这种预适应诱导的神经元凋亡的抑制、神经发生或神经元存活率的问题上[20]。大量的研究已经表明，许多组织，包括脑组织，APC 的作用与缺氧诱导因子（HIF）—异二聚体转录调控因子的激活有关[21~23]。HIF-1，是缺氧诱导因子家族中第一个被研究的成员，能通过诱导血管内皮生长因子的表达、葡萄糖转运蛋白、抗氧化物酶、热休克蛋白、抗凋亡基因和许多其他的因子来增加细胞存活率[21,24,25]。HIF-1 也参与早期脑发育和神经前体细胞的增殖[22]。胞内活化的 HIF-1α/β 二聚体数量取决于 HIF 脯氨酰羟化酶的活性。这种酶催化 HIF-1α 亚基的羟基化，导致泛素依赖的蛋白酶体降解[26~28]然而，目前仍不清楚

脑 HIF-1 因子如何对 APC 和缺血做出应答，以及这些变化是否对神经保护有重要意义。

HIF 家族的另一个成员——HIF-3，存在于小脑、角膜上皮细胞、肾组织以及一些可以抑制 HIF-1 介导基因的表达和通过结合其 β 亚基来抑制 HIF-1 应答的细胞[25,29,30]。一般来说，低氧能迅速激活 HIF-3 的表达[31]，而当这一因子在某些脑区表达时[30,31]，它在海马低氧时的作用及对 HIF-1 的影响并不清楚。

在目前的工作中，我们采用单细胞反转录实时 PCR 技术，检测了 APC、OGD 及它们的联合应用对 CA1 和 CA3 神经元的存活率、HIF1a 和 HIF-3amRNA 的表达的作用。已经报道了海马的这两个区对缺血敏感性不同[15,19]，这种区别可与 HIF 的表达差异部分相关。

## 14.4.1    单细胞荧光定量 RT-PCR

为了精确低氧持续的时间，我们开发了一种从

培养的海马脑片 CA1 和 CA3 区的锥体细胞层单细胞微量进样方法。随后用实时定量 RT-PCR 对样品进行了分析。由于 CA1 和 CA3 区对低氧敏感性不同[18,19],因此需要对这些区域单个神经元的 HIF-1αmRNA 表达进行比较。在光镜下(X200)用显微操作仪通过微管(管径 10~20μm)吸取单细胞,然后将微探针放置到含有反转录缓冲液的单独的小瓶中。该缓冲液现配现用,混合了 50mmol Tris-HCL(pH8.3),50mmol KCl、4mmol MgCl₂,40mmol 二硫苏糖醇,40U RiboLock,0.2μg 随机引物和 1mmol dNTP,所有化学试剂均购自 Fermentas,Lithuania。样品在 4℃缓冲液中保存 3~4 小时。随后,样品中加入 20U M-MuLV 反转录酶,在 37℃孵育 2 小时。所得的 cDNA 在总体积为 25μl 缓冲液体系中扩增两轮,该体系包括一 5μl 的 5X 缓冲液,该缓冲液含 $NH_3Cl$,2.5mM $MgSO4$,0.5U Taq polymerase,200μM dNTP 混合物(5pM 用于第一轮,20pM 用于第二轮),以及一对特异性引物(表 14.1)。

表 14.1 单细胞 qRT-PCR 引物序列

| 基因 | 序列 | PCR 产物大小 | 基因银行登记号 |
|---|---|---|---|
| HIF-1α | 5′-AGA AAC CGC CTA TGA CGT G-3′<br>5′-CCA CCT CTT TTT GCA AGC AT-3′ | 301 | AF057308 |
| HIF-3α | 5′-AGA GAA CGG AGT GGT GCT GT-3′<br>5′-ATC AGC CGG AAG AGG ACT TT-3′ | 301 | NM022528 |
| β-actin | 5′-AAC CCT AAG GCC AAC CGT GAA A-3′<br>5′-TCA TGA GGT AGT CTG TCA GGT C-3′ | 300 | 81822 |
| Neuron-specific enolase(NSE) | 5′-TGT GGT GGA GCA GGA GAA GC-3′<br>5′-GAT GCA TCG GGA AGG GTC AG-3′ | 564 | AF019973 |

第一轮扩增包括 15 个循环,采用热循环仪 Gene-Amp System 2700(购于 Biosystems,USA)。第一轮产物用于定量测量相对应的 mRNA,采用快速实时 PCR 系统(购于 Biosystems,USA)。扩增混合物由 10μl SYBR Green PCR Master Mix(购于 Biosystems,USA)和 30 pM 相应的特异引物组成。扩增前,DNA 聚合酶预先用 AmpliTaq 94℃激活 10 分钟。在每轮结束时,用一个单独的解离阶段来控制特异性反应,通过解离曲线分析和检查产物的纯度,之后用琼脂糖凝胶电泳证实。

用甘油-3-磷酸脱氢酶(GADPH)mRNA 作为参照物,计算样品的 mRNA 相对水平[31]。各实验组 GADPH mRNA 的表达没有差异。所有样本均检测了神经元特异性烯醇化酶(NSE,神经元特异性标记物)mRNA 表达,去掉排除无 NSE(来源于非神经元细胞)表达的样本。

## 14.4.2 OGD 和 APC 对 HIF mRNA 表达的影响

对于低氧和氧糖剥夺环境下 HIF mRNA 和蛋白的表达目前仍有争议。有研究发现缺血抑制了 HIF 脯氨酰羟化酶,导致 HIF 因子的累积[28],而 Ndubuizu 等人研究证明,HIF-1 因子对缺血的应答会随年龄增长而下降[32],这是由 HIF 脯氨酰羟化酶活性增加引起的,并且与 HIF-1αmRNA 的表达变化无关[32]。同时脑低氧-缺血的体内和体外实验还证实了缺血可导致 HIF-1α 蛋白水平的增加[33,34]。之前有研究证明,体外中度低氧不影响海马 HIF-1α mRNA 的水平,但低氧 2 小时后,会增加整个海马 HIF-3α mRNA 的表达[31]。然而,目前还没有关于 CA1 和 CA3 区神经元在缺氧条件下 HIF mRNA 表达情况的研究。在我们目前的研究中,通过单神经元的采样技术,我们观察到 OGD 仅减少 CA1 区 HIF-1α mRNA 的表达,而不会影响 CA3 神经元,这表明这两个区域的神经保护机制存在差异。

我们的研究数据表明,CA1 神经元 HIF-1α mRNA 的表达高于 CA3 神经元,同时我们还发现,HIF-3α 的表达明显弱于 HIF-1α,并且这两个区域之间无差异(0.196±0.009 in CA1 and 0.194±0.005 in CA3;$P_{HSD}$=0.842)。这与其他关于小鼠大脑[33]和大鼠海马区[31]常氧条件下 HIF-1αmRNA 的表达情况的研究结果一致。此外,在大鼠大脑皮层中 Western blotting 可检测到少量 HIF-1α 蛋白的持续表达[35]。Heidbreder 等人证明,可在常氧条件下大鼠海马区检测出 HIF-3α mRNA 的表达,然而他们并没有发现 HIF-1α 和 HIF-3α mRNA 表达量的差异[31]。实验证明能表达 HIF 因子的不仅限于神经元,还有星形胶质细胞、室管膜细胞和内皮细胞[35]。因此,在我们的研究中,我们联合采用了神经元特异单细胞采样技术和高敏感性实时定量 PCR 技术,可以合理解释我们观察到的 HIF-1α

和 HIF-3α mRNA 的表达的差异性。

OGD 产生的神经元损伤(图 14.1)同时伴有海马 CA1 区神经元 HIF-1α 和 HIF-3α mRNA 表达的明显下降(图 14.2)。CA1 区 HIF-1α mRNA 的表达下降至每孔 $0.237 \pm 0.007$($P_{HSD} < 0.001$)。OGD 对 HIF-3α 因子的作用更加明显,OGD 后,HIF-3α 的水平由每孔 $0.196 \pm 0.009$ 降至 $0.143 \pm 0.010$($P_{HSD} < 0.05$),我们没有发现 CA3 区神经元 HIF-1α 和 HIF-3α mRNA 水平的明显变化。

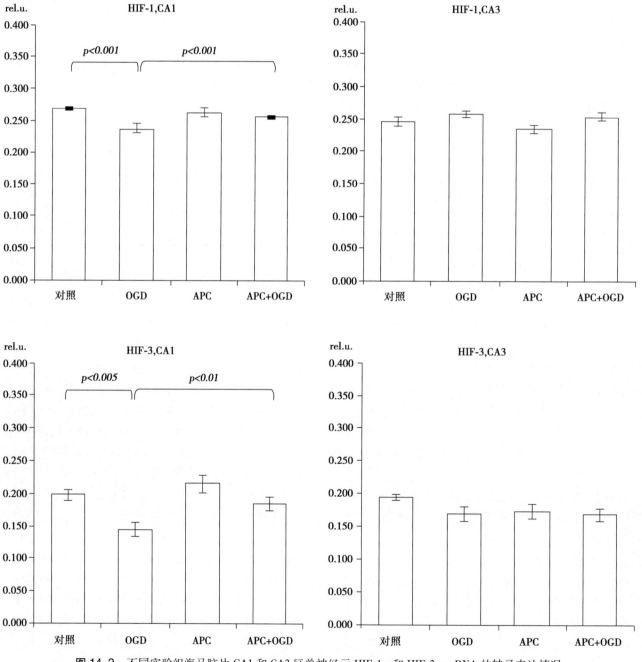

图 14.2  不同实验组海马脑片 CA1 和 CA3 区单神经元 HIF-1α 和 HIF-3α mRNA 的转录表达情况

3次短时间的(5分钟)APC不会影响神经元的存活,与对照组相比,PI阳性细胞数无明显增加(图14.3)。APC对CA1和CA3区HIF-1α和HIF-3α mRNA的表达均没有产生任何显著影响。与只给OGD相比,APC后给予OGD的细胞,APC会有效预防OGD在CA1和CA3区诱导的神经元死亡(图14.3)。我们还发现,仅给予OGD后,海马CA1区细胞内HIF-1α和HIF-3α mRNA的水平明显下降,而给予APC+OGD则不会影响其表达,它们仍与对照组保持类似的水平(图14.2)。实际上,APC+OGD不会导致CA1(对照组每孔0.268±0.002VS.实验组0.255±0.002;$P_{HSD}$=0.423)和CA3区(对照组每孔0.196±0.008 vs.实验组0.183±0.010;$P_{HSD}$=0.082)HIF-1α和HIF-3α mRNA表达的下降。然而,OGD前有无APC处理,HIF-1α的表达存在明显的差异,仅进行OGD的脑片HIF-1α的表达明显低于经过APC预处理的脑片(每孔0.237±0.007 vs.0.255±0.002;$P_{HSD}$<0.01)。仅给予OGD或APC的组别相比,也出现了类似的结果,经过APC预处理的脑片HIF-1α表达更高(每孔0.237±0.007 vs.0.262±0.008$P_{HSD}$=0.001)。

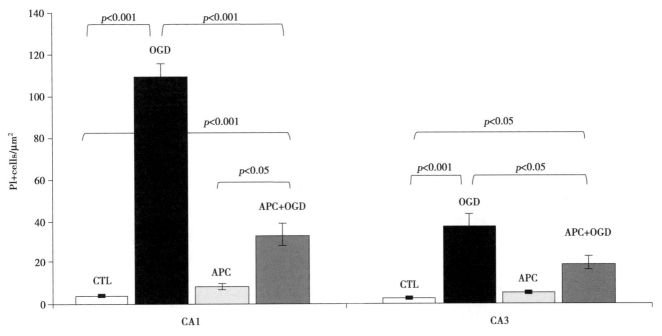

图14.3　不同实验组海马脑片CA1和CA3区PI阳性细胞数

在较小的程度上,同样观察HIF-3α mRNA的表达,发现APC($P_{HSD}$=0.920)或APC+OGD($P_{HSD}$=0.677)均不影响其表达,但APC处理的脑片其表达明显高于OGD脑片(0.214±0.014 vs.0.143±0.010 per cell;$P_{HSD}$=0.025)。因此,我们可以得出这样的结论:一定程度上的APC可以预防OGD诱导的HIF1A和HIF3A基因抑制。

Li最近报道,APC与缺血相比,对脑内HIF-1α蛋白的表达具有更强的刺激作用[36]。然而,我们并没有发现APC后HIF-1α和HIF-3α mRNA任何明显的表达变化。因此,我们可以认为,APC的神经保护机制是通过,至少部分通过预防HIF mRNA的基因抑制起作用,很显然,APC诱导的神经保护机制是通过抑制HIF蛋白降解而不是增加HIF mRNA的表达,其中的一个机制可能与HIF脯氨酰羟化酶——一种常氧条件下与HIF降解相关的酶有关。之前有研究发现,在缺血前给予HIF脯氨酰羟化酶抑制剂,可保护胚胎大鼠皮层神经元对抗氧化应激[28]。作者表明,HIF脯氨酰羟化酶抑制剂和RNA干扰均可保护神经元免受常氧氧化损伤。因此,虽然已经证明3次APC对HIF-α mRNA的表达具有很强的神经保护作用,但仍需要进一步的研究来阐明这种保护作用的具体机制。

## 结论

海马脑片培养是一种有用的模型,该模型可用于复杂内源性神经保护机制的体外研究,利用这个模型,我们证明了3次5分钟间歇性低氧具有强大的神经保护作用,可防止由后续的氧糖剥夺引起的海马CA1和CA3神经元缺血性死亡。3次5分钟间歇性低氧比一次或两次以及重复2分钟间歇性低氧更加有效。

在一般情况下,OGD 引起的神经元损伤在海马 CA1 区更为明显,同时伴随着 HIF-1α 和 HIF-3α mRNA 表达的明显下降。间歇性低氧预适应可减少后续氧糖剥夺引起的 CA1 和 CA3 区神经元的损伤,防止 CA1 区 HIF-1α 和 HIF-3α mRNA 水平降低,但对 CA3 区无明显影响。因此,HIF-1α 和 HIF-3α 至少是海马 CA1 区起到抗缺血神经保护作用的重要因子。

**致谢:**本研究由 SFFD 46.2/001 基金支持。

**（魏文静 译　李思颉　张海岳 校）**

# 参考文献

1. Viru A. Early contributions of Russian stress and exercise physiologists. J Appl Physiol. 2002;92:1378–82.
2. Kitagawa K, Matsumoto M, Tagaya M, et al. "Ischemic tolerance" phenomenon found in the brain. Brain Res. 1990;528:21–4.
3. Moncayo J, de Freitas GR, Bogousslavsky J, et al. Do transient ischemic attacks have a neuroprotective effect? Neurology. 2000;54:2089–94.
4. Weih M, Kallenberg K, Bergk A, et al. Attenuated stroke severity after prodromal TIA: a role for ischemic tolerance in the brain? Stroke. 1999;30:1851–4.
5. Sakaki T, Yamada K, Otsuki H, et al. Brief exposure to hypoxia induces bFGF mRNA and protein and protects rat cortical neurons from prolonged hypoxic stress. Neurosci Res. 1995;23:289–96.
6. Schaller B. Endogenous neuroprotection. New York: Nova Publishers; 2008.
7. Dirnagl U, Becker K, Meisel A. Preconditioning and tolerance against cerebral ischaemia: from experimental strategies to clinical use. Lancet Neurol. 2009;8:398–412.
8. Pignataro G, Scorziello A, Di Renzo G, et al. Post-ischemic brain damage: effect of ischemic preconditioning and postconditioning and identification of potential candidates for stroke therapy. FEBS J. 2009;276:46–57.
9. Lipton P. Ischemic cell death in brain neurons. Physiol Rev. 1999;79:1431–568.
10. Stoppini L, Buchs PA, Muller D. A simple method for organotypic cultures of nervous tissue. J Neurosci Methods. 1991;37:173–82.
11. Buddle M, Eberhardt E, Ciminello LH, et al. Microtubule-associated protein 2 (MAP2) associates with the NMDA receptor and is spatially redistributed within rat hippocampal neurons after oxygen-glucose deprivation. Brain Res. 2003;978:38–50.
12. Lushnikova IV, Voronin KY, Malyarevskyy PY, et al. Morphological and functional changes in rat hippocampal slice cultures after short-term oxygen-glucose deprivation. J Cell Mol Med. 2004;8:241–8.
13. Skibo GG, Lushnikova IV, Voronin KY, et al. A synthetic NCAM-derived peptide, FGL, protects hippocampal neurons from ischemic insult both in vitro and in vivo. Eur J Neurosci. 2005;22:1589–96.
14. Laake JH, Haug FM, Wieloch T. A simple in vitro model of ischemia based on hippocampal slice cultures and propidium iodide fluorescence. Brain Res Brain Res Protoc. 1999;4:173–84.
15. Wilde GJ, Pringle AK, Wright P, et al. Differential vulnerability of the CA1 and CA3 subfields of the hippocampus to superoxide and hydroxyl radicals in vitro. J Neurochem. 1997;69:883–6.
16. Hassen GW, Tian D, Ding D, et al. A new model of ischemic preconditioning using young adult hippocampal slice cultures. Brain Res Brain Res Protoc. 2004;13:135–43.
17. Raval AP, Bramlett H, Perez-Pinzon MA. Estrogen preconditioning protects the hippocampal CA1 against ischemia. Neuroscience. 2006;141:1721–30.
18. Griesemer D, Mautes AM. Closed head injury causes hyperexcitability in rat hippocampal CA1 but not in CA3 pyramidal cells. J Neurotrauma. 2007;24:1823–32.
19. Newrzella D, Pahlavan PS, Kruger C, et al. The functional genome of CA1 and CA3 neurons under native conditions and in response to ischemia. BMC Genomics. 2007;8:370.
20. Zhao T, Zhang CP, Liu ZH, et al. Hypoxia-driven proliferation of embryonic neural stem/progenitor cells–role of hypoxia-inducible transcription factor-1alpha. FEBS J. 2008;275:1824–34.
21. Chang AY, Chan JY, Cheng HL, et al. Hypoxia-inducible factor 1/heme oxygenase 1 cascade as upstream signals in the prolife role of heat shock protein 70 at rostral ventrolateral medulla during experimental brain stem death. Shock. 2009;32:651–8.
22. Fan X, Heijnen CJ, van der Kooij MA, et al. The role and regulation of hypoxia-inducible factor-1alpha expression in brain development and neonatal hypoxic-ischemic brain injury. Brain Res Rev. 2009;62:99–108.
23. Sorond FA, Shaffer ML, Kung AL, et al. Desferroxamine infusion increases cerebral blood flow: a potential association with hypoxia-inducible factor-1. Clin Sci. 2009;116:771–9.
24. Dawn B, Bolli R. HO-1 induction by HIF-1: a new mechanism for delayed cardioprotection? Am J Physiol Heart Circ Physiol. 2005;289:H522–4.
25. Grimm C, Hermann DM, Bogdanova A, et al. Neuroprotection by hypoxic preconditioning: HIF-1 and erythropoietin protect from retinal degeneration. Semin Cell Dev Biol. 2005;16:531–8.
26. Maxwell PH, Wiesener MS, Chang GW, et al. The tumour suppressor protein VHL targets hypoxia-inducible factors for oxygen-dependent proteolysis. Nature. 1999;399:271–5.
27. Kamura T, Maenaka K, Kotoshiba S, et al. VHL-box and SOCS-box domains determine binding specificity for Cul2-Rbx1 and Cul5-Rbx2 modules of ubiquitin ligases. Genes Dev. 2004;18:3055–65.
28. Siddiq A, Aminova LR, Troy CM, et al. Selective inhibition of hypoxia-inducible factor (HIF) prolyl-hydroxylase 1 mediates neuroprotection against normoxic oxidative death via HIF- and CREB-independent pathways. J Neurosci. 2009;29:8828–38.
29. Hara S, Hamada J, Kobayashi C, et al. Expression and characterization of hypoxia-inducible factor (HIF)-3alpha in human kidney: suppression of HIF-mediated gene expression by HIF-3alpha. Biochem Biophys Res Commun. 2001;287:808–13.
30. Makino Y, Cao R, Svensson K, et al. Inhibitory PAS domain protein is a negative regulator of hypoxia-inducible gene expression. Nature. 2001;414:550–4.
31. Heidbreder M, Frohlich F, Johren O, et al. Hypoxia rapidly activates HIF-3alpha mRNA expression. FASEB J. 2003;17:1541–3.
32. Ndubuizu OI, Chavez JC, LaManna JC. Increased prolyl 4-hydroxylase expression and differential regulation of hypoxia-inducible factors in the aged rat brain. Am J Physiol Regul Integr Comp Physiol. 2009;297:R158–65.
33. Stroka DM, Burkhardt T, Desaillets I, et al. HIF-1 is expressed in normoxic tissue and displays an organ-specific regulation under systemic hypoxia. FASEB J. 2001;15:2445–53.
34. van den Tweel ER, Kavelaars A, Lombardi MS, et al. Bilateral molecular changes in a neonatal rat model of unilateral hypoxic-ischemic brain damage. Pediatr Res. 2006;59:434–9.
35. Chavez JC, Agani F, Pichiule P, et al. Expression of hypoxia-inducible factor-1alpha in the brain of rats during chronic hypoxia. J Appl Physiol. 2000;89:1937–42.
36. Li L, Qu Y, Li J, et al. Relationship between HIF-1alpha expression and neuronal apoptosis in neonatal rats with hypoxia-ischemia brain injury. Brain Res. 2007;1180:133–9.

第四篇

间歇性低氧与职业性、环境性及其他疾病

# 第 15 章　间歇性低氧训练提高优秀游泳运动员的耐力

Nikolai I. Volkov

## 摘要

　　常压下的间歇性低氧训练(IHT)已成为用来提高运动员耐力的一种辅助手段。将 12 个高水平的游泳运动员分成两组:对照组和实验组。对照组用传统的技术训练一般能力。实验组除了进行传统技术训练一般能力外,在主要体能负荷训练后的休息间期进行不同程度的 IHT。用低氧感应装置(加拿大的 Praxsep Inc. 和俄罗斯的 Climbi Ltd. 联合制作的一种装置)来产生低气压缺氧性混合气体(10% 或 12% 的氧气)。每次低氧暴露 3~10 分钟后,呼吸正常空气中的常压氧 3~10 分钟。每天暴露于低氧的时间累积不超过 1.5~2 小时。这种辅助的 IHT 训练持续 3 个月。实验前或完成训练时,用标准人体工程学的程序检测两组运动员有氧和无氧的最大耐受值。结果显示:实验组 IHT 明显增加了最大有氧耐受量的数值,且有统计学意义:最大 $VO_2$ 比训练前的基线水平平均增加 11%, $V_E$,6.4%; $W_{cr}$,10.8%; $\Delta pH$,44.6%; Exc $CO_2$,23%, and $W_{max}$,9.8%,而对照组的结果明显低于此水平。通过这个实验结果,IHT 组游泳运动员在中长距离,比如:200、400 和 800 米的游泳成绩有望得到提高。结论:对于优秀的游泳运动员来说,IHT 可以作为一种辅助训练方法,能够在相对短的训练周期内极大的提高他们的比赛成绩。

## 专业名词缩略语

IHT　间歇性低氧训练(interval hypoxic training)

## 15.1　前言

　　体育成绩的提高反映了在各种训练工具和训练方法的影响下使运动员训练适应的过程。根据对生理状态的作用不同,游泳运动员使用的训练方式和方法也不同。根据所选体力负荷的特性,如:运动类型,其强度,持续时间,休息恢复,重复次数和训练负荷,将游泳运动员分为以下几组:①有氧负荷训练,②有氧-无氧负荷训练结合,③糖酵解无氧负荷训练,④乳酸酵解负荷训练。在评价培训计划的有效性时,训练量通常被认为是一般"剂量"依赖效应的独立变量,它反映了训练适应的规律性[1,2]。

　　有经验的运动员训练过程的特点是采用大运动量和运动强度结合的方式。但是,想进一步加大训练量和提高训练强度是有限的。有必要找到额外的方法,显著减少训练时间的同时达到较好的训练效果,大幅度提高成绩。其中一种方法就是间歇性(或间断性)低氧训练(IHT),其是基于运动员器官对吸入空气中降低的氧分压产生的适应反应。这种情况下,在常压氧呼吸的某个时期内,低氧影响的总效应被分为重复低氧暴露的几个时期[3,4]。

　　本章节主要描述优秀运动员规律训练联合 IHT 后,我们对体力运动耐受量和功能参数的研究结果。

## 15.2　理论和实验可行性

细胞水平的低氧条件是由氧相关性细胞色素代谢的状态决定的[5,6]。细胞色素的转换速度取决于线粒体膜上氧浓度和 $PO_2$。然而，受尽量减少细胞内 $PO_2$ 急剧变化的自我平衡机制的影响，和最大程度的保留对流和扩散运输，$PiO_2$ 和 $PaO_2$ 明显的偏离标准值时，由于线粒体中氧化磷酸化的限制，细胞内 $PO_2$ 不一定随之发生相应的变化。

组织低氧的发展与细胞内 $PO_2$ 变化发生的几个阶段相关，每个阶段的低氧可通过特定区域 $PO_2$ 的改变来识别[5]。根据 L. D. Lukyanova[7] 的描述，第一阶段的潜在低氧（具有正常的 $O_2$ 饱和度）与线粒体的 NAD 途径的激活相关。第二阶段的代谢适应，此时细胞内的 ATP 转换速度不变，以 NAD 依赖性途径通道失活和琥珀酸脱氢酶氧化的增强为标志。第三阶段的低氧表现出失代偿，此时呼吸链的电子传递功能受抑制。只有在第四阶段显著缺氧时，细胞色素氧化酶激活减少，并导致 ATP 的转换减少与细胞内 $PO_2$ 的下降呈线性关系。这种伴随着低氧的代谢转换影响细胞膜的转运[13] 和血流速度[14,15]。当 $PO_2$ 值低于图 15.1 标记的阈值 3 时，细胞功能及其合成可能会受到很大的损害。

细胞内调节系统依据 pH 和 Pi 作为主要的反馈信号，来平衡 ATP 的摄取和消耗速度[8]。做运动肌肉的缺氧条件，$PO_2$ 的动力学是建立在对与细胞内低氧条件直接相关的代谢转换的研究基础上的。这些代谢测量包括磷酸盐浓度，糖酵解激活后的乳酸形成，组织中的酸碱平衡指标和心肺指标的变化。所有这一系列的测量指标可以作为检测缺氧的严重程度，建立缺氧的生理诊断标准[10~12,16,17]。

过度负荷（训练）介导低氧的典型特征出现氧气缺乏，氧债，肌肉组织中氧张力的减少和混合静脉血，血液中不完全氧化产物的积聚，pH 的变化，酸碱平衡紊乱，$CO_2$ 过多，伴随着氧利用率增加和转化[18~22]。四种程度的低氧负荷是很明显的，比如：①潜在的；

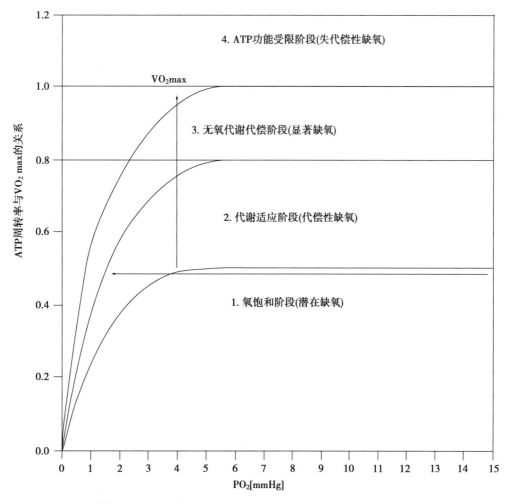

**图 15.1**　ATP 周转速度变化及其与细胞内氧分压的相关性。纵坐标：ATP 的合成率，与 $V_{max}$ 相关。横坐标：细胞内氧压，压力

②代偿的;③失代偿伴随明显缺氧;④不能代偿的缺氧[17,23]。

缺氧的第一种程度,缺氧仅存在于比较少的部分肌纤维中,静息时氧供正常的条件下利用肌纤维自身的氧资源可消除局部低氧,而不涉及系统补偿机制[9,24~26]。缺氧的第二种程度,从事中等强度的体力活动时,在正常人中最常见的,整个呼吸系统被调动以代偿局部缺氧。其中包括肺通气,血流量,氧运输速度增加。随着肌肉做功对氧需求的增加,氧气匮乏状态形成,一定数量的酸性代谢物开始释放入血并快速发生中和反应,导致体内缺乏有效的 PH 缓冲物。小量(3%~5%)氧负债开始积累,导致 PH 逐渐向酸的范围移动。这种程度的缺氧负荷特点使外部呼吸最节俭实惠,通气当量最小,氧利用率最大[27]。

明显缺氧的第三种程度是失代偿的形成,做功负荷达到了最大氧消耗量的 75%~85%。氧气运输速度与组织需氧量不相匹配,氧债形成,可以观察到 $CO_2$ 呼出过多。不仅出现严重的静脉低氧血症,动脉也出现低氧血症。伴随高水平的通气(达到 90~110L/min)和血流量(运动员 25~28L/min),氧气运输和消耗增加,通过动脉血更进一步增加氧的利用率已变得不可能[28]。这种类型的缺氧可作为肌肉疲劳形成的激发机制。增强的呼吸和血液循环旨在维持氧摄取和转运,是代偿机制的一部分。

失代偿的缺氧负荷(第四种程度),可观察到氧运输和氧需求间的失衡加剧。尽管氧债增加,氧消耗达到最大水平,甚至随做功负荷增加而进一步增加。动脉血氧饱和度下降到 83%~85%,氧张力下降到 8~10 托[28]。通气增加到比氧消耗更大的程度,而进一步的增强是无效的,因为摄取的大部分氧被用来作肌肉本身的呼吸。随着心搏出量的减少,心脏的做功也变得不那么有效,高血流量在很大程度上是通过增加心率来维持的。组织明显缺氧的形成导致了系统的代偿功能受损,和其相关的代偿活动最终停止。在这种失代偿的低氧条件下,运动时长以几十秒来计算,只有少数几个训练好的运动员可以坚持几分钟。

体力负荷的缺氧,可以出现在肌肉做功期间,其强度增加或不变的情况均会出现。运动介导的低氧或许可以和其他类型的低氧相结合,比如:含氧量低的缺氧、呼吸系统疾病性缺氧、循环系统疾病性缺氧或贫血性缺氧[17,28~32]。各种不同类型低氧组合诱发交叉型适应效应以及叠加因子的加强作用,对运动引起的低氧刺激适应的发展有着实质性的影响。许多类型的职业,如:军队服务和体育运动,肌肉剧烈运动需要快速增加氧气需求量,导致可逆性的发生组织低氧。随后是停止或减小运动强度,进行大量的有氧强化代谢。

在如此富有挑战性的情况下,为了保证高体力活动,特殊的适应性低氧训练已被研究数十年。主要的低氧训练是在人工低氧下进行的,例如:居住在低气压的房间,封闭环境中呼吸,或仅仅是屏住呼吸,吸入低氧含量的混合气体,这些方法的低 $PO_2$ 程度和持续时间有所不同[33~36]。低氧治疗的效果是由低氧的总时长和吸入空气中局部氧压力降低的程度决定的[28,36]。$PO_2$ 的急剧下降伴随着严重低氧条件的突然形成,基本功能的维持只能持续几秒或几分钟。$PO_2$ 轻度下降,正常的功能活动将会持续数十分钟甚至数小时。因此,在设置 IHT 的最佳条件时,应遵循的一个基本原则是:低氧治疗的强度和持续时间应受到生理标准的限制,在低氧完成时发生的功能转移能够得到有效代偿和快速修复[32,37,38]。已经证实,如果将低氧总剂量分成若干个独立的低氧时期并且有一定的常氧间隔时间,那么机体的低氧适应和一般非特异性抵抗的形成就会得到大量加速[36~38]。应该考虑到机体对急性缺氧做出反应需要特定的时间[39]。个体低氧治疗需要持续时间的范围为 3~10 分钟。IHT 每天总的持续时间应足够长,以应对机体对低氧治疗的适应反应形成。低氧的总剂量取决于其程度和机体的一般非特异性抵抗。一个原则,低氧总的持续时间每天不超过 1.5~2 小时。

## 15.3　方法

12 个相同训练项目的高水平游泳运动员随机分为 2 组:对照组和实验组。对照组用传统的方式和方法进行平常的能力训练。实验组接受传统的训练,在主要运动的休息间期,同时加上 IHT。

IHT 接受以下 3 个步骤:①30 秒低氧(吸入氧分压为 10% 的混合气体)间隔 30 秒的常氧呼吸,重复进行 60 次,②1 分钟的低氧间隔 1 分钟的常氧呼吸,重复进行 30 次,③5 分钟的低氧(12% 的氧气)间隔 5 分钟的常氧,重复进行 6 次。应用低氧装置(加拿大的 Praxsep Inc. 和俄罗斯的 Climbi Ltd. 联合制作的一种装置设备)来产生低氧条件。

实验训练持续 3 个月。开始训练前和试验完成时,两组运动员均通过用 Monark 循环测功计检测最大有氧和无氧负荷容量来进行进步测试,重复进行 5×100m 自由泳来进行低氧测试,检测血氧饱和度降低到

85%的时刻。在游泳和低氧测试中持续记录心率和血氧饱和度程度。实验室和游泳池评估的所有气体指标均由 Metalayser 监测系统(Cortex,德国)记录。酸碱平衡指标和血液乳酸浓度用微量盐测定 ABL 血气分析仪(丹麦)测量。用脉搏计 NQNIN-8000(美国)来记录血氧饱和度和心率。在量化训练量时,记录两组中每个游泳运动员的固定计划任务并进行评估。

## 15.4　结果和讨论

表 15.1 总结了取得不同效果时执行的训练负荷量和运动耐量指标的增加情况。表 15.2 显示了与传统的训练方法相比,IHT 表现出的特殊效果。IHT 使最大有氧耐量明显增加。中等距离的游泳,如:200、400 和 800 米,游泳成绩得到更大的提高。

表 15.1　实验训练时训练负荷量与游泳运动员不同运动耐力指标的增加

| 组别 | 对照 n=6 | 间歇性低氧训练 N=6 | 统计学显著性 |
| --- | --- | --- | --- |
| 运动总量(分钟) | 4450±312 | 4024±273 | $P>0.05$ |
| 有氧负荷训练(分钟) | 1234±202 | 1137±174 | $P>0.05$ |
| 有氧-无氧负荷训练结合(分钟) | 2341±256 | 2049±264 | $P<0.05$ |
| 糖酵解无氧负荷训练(分钟) | 594±102 | 557±86 | $P<0.05$ |
| 乳酸酵解负荷训练(分钟) | 280±58 | 279±47 | $P>0.05$ |
| (s)= 5×100 米自由泳测试结果(分钟) | 10.2±1.0 | 15.6±1.0 | $P<0.01$ |
| T 增加85%(分钟) | 0.5±0.2 | 4.5±1.6 | $P<0.01$ |
| T-kt 增加(分钟) | 0.15±0.02 | 3.1±0.3 | $P<0.01$ |
| T-ad 增加(分钟) | 0.35±0.09 | 1.4±0.1 | $P<0.01$ |

表 15.2　IHT 训练 4 周后游泳运动员的改变

| | | VO₂ max (l/min) | $V_E$ (l/min) | $W_{cr}$ (kpm/min) | ΔpH | ExcCO₂ (l/min) | $W_{max}$ (kpm/min) |
| --- | --- | --- | --- | --- | --- | --- | --- |
| 训练前 | 均数 | 3.80 | 161.1 | 1989 | -0.130 | 1.71 | 4052 |
| | 标准差 | ±0.137 | ±18.6 | ±189 | ±0.061 | ±0.24 | ±284 |
| 训练后 | 均数 | 4.23 | 171.1 | 2205 | -0.188 | 2.12 | 4453 |
| | 标准差 | ±0.11 | ±20.6 | ±207 | ±0.043 | ±0.31 | ±231 |
| 改变 | % | 11.1 | 6.4 | 10.8 | 44.6 | 23.1 | 9.8 |

显著性 $p<0.05$ 水平

图 15.2 展示的是在重复的 5×100 米自由泳运动中(测试乳酸无氧酵解效应)功能改善情况。如图 15.2 所示,IHT 作为额外的训练工具,显著地改变了乳酸无氧酵解负荷的剂量依赖性效应。在其他类型的运动负荷中也发现了相似的改变。

低氧条件下的训练已被游泳教练广泛应用。屏气游泳,死亡空间呼吸,高山或低压室训练均被成功的用来保持组织中低 $O_2$ 含量的状态[40~42]。我们目前的研究借助于简易系统,针对呼吸进行简单设计,通过密封的空间在吸入空气中增加二氧化碳和减少吸入的氧气含量。通过不同类型的重复和间歇训练,这种间歇性低氧训练的应用使我们有氧代谢和无氧代谢的功能能够得到明显的提高。图 15.3 说明了低氧指数与运动相关功能的依赖性。缺氧指数是在运动过程中氧需求量与实际氧消耗水平的一个比值。更大程度的组织缺氧(氧解离曲线向左偏移表示)是在低氧条件下以剂量依赖的方式实现的。因此,两种类型的低氧刺激联合极大地改变了所研究运动负荷的训练效果。在低氧性缺氧的影响下,无氧糖酵解的强化将训练负荷转移到有氧-无氧混合工作类型。重复进行的运动 30 秒后休息 30 秒,在其效果方面更接近糖酵解性质的负荷。在缺氧条件下,糖酵解提供的能量在休息 1 分钟持续 10 秒的无氧耐力运动的能量供给中起着更重要的作用。

我们目前对优秀游泳运动员的研究证明 IHT 能够增强运动训练的效果。持续 3 个月的 IHT 提高了乳酸无氧负荷的绝对适应水平,但却降低了对这种训练负荷类型改变的适应速率。相反地,持续 3 个月的训练不足以获得其他类型训练负荷的显著变化。IHT 的

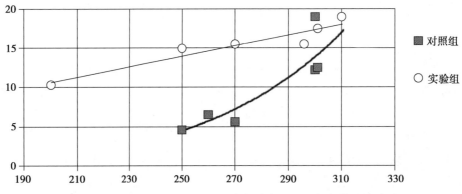

图 15.2 5×100 米自由泳测试成绩提高与乳酸无氧负荷量的关系

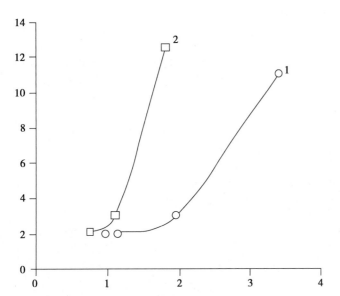

图 15.3 运动耐力相关低氧指数（纵坐标）即氧需求率比率与个人耗氧最大值（横坐标）的关系，单位：MMR。（1）IHT 前，（2）IHT 后

一个优势在于它不会中断正常的运动训练计划。总之，对于高水平的游泳运动员来说，辅助使用 IHT，经过 3 个月的训练后可以显著提高他们的成绩。

## 结论和展望

根据所使用的低氧刺激强度不同，如吸入空气中氧气的百分比，个体低氧持续暴露时间，周期中常氧呼吸持续时间，重复低氧暴露的次数，或一天中低氧治疗的持续时间，在各种间歇性低氧模式的作用下，人体中可以观察到生理状态的改变[32]。通过改变低氧负荷的参数，就有可能对特定的生理功能达到需要的效应程度，并直接作用于人体新陈代谢的关键反应。这为广泛使用 IHT 来预防和治疗各种疾病[28,32,35,37,43]，改善人类健康以及增加工作效率提供了可能性[44~45]。与运动训练的过程相似，在低氧训练过程中，达到的训练效果，是一个在使用人工造成的间歇性低氧的情况下，生理负荷的特定参数变化引起的效应组合的结果，人为间歇性低氧的应用综合效应的结果。由于使用人为的间歇性低氧导致的物理负荷的特定参数的变化，使其与传统训练效果发生了结合，使训练效果提高，所以存在构建各种相同生理效应模式的可能性[30,37]。

我们的研究结果表明，对优秀的游泳运动员系统性使用 IHT，可以使他们在功能状况和体能指标上获得明显的改善。IHT 后可观察到的最显著的生理变化是混合型需氧-无氧和无氧糖酵解工作负荷。在训练有素的运动员中，经过 5 个星期规律的 IHT 后，有氧健身指标，速度和力量都得到了实质性的改善。这种新的运动训练方法可以成功与主要类型的生理负荷结合使用。在这种情况下，IHT 作为一种增强剂，改善发展基本体育训练的适应性。为使主要负荷功能有可能达到必需的程度，和使其从之前的训练负载中加速恢复，低氧治疗作为一种额外的手段，主要在恢复间期中使用。

从一般适应理论的角度出发[1,32,37]，IHT 和其他模式相结合作为呼吸寻求的新组合是非常有前景的。在最大生理负荷期间，机体适应储备的耗尽可以被机体中适应变化的新"爆发"所代替，这种"爆发"只对新的、不寻常的和更强的刺激或已知刺激的新组合有反应。根据本章所报告的结果，运用间歇性体育锻炼和 IHT 联合治疗[38]，以及具有适应性和抗缺氧的药物制剂[2]，我们可以推测开发运动训练的新方法有多种可能性。科学家和实际参与运动的人们（运动员，教练员和培训师）共同努力开发和引进这种先进的训练模式，无疑会为进一步提升运动成绩取得积极成果。

（杨晓燕 译　李思颉　耿晓坤 校）

# 参考文献

1. Viru A. Adaptation in sports training. Boca Raton: CRL Press; 1995.
2. Volkov NI. Bioenergetics of sport activities. In: Theory and practice of physical culture and sports. Moscow; 2010 [In Russian]
3. Kolchinskaya AZ. Hypoxic training in sport. Hypoxia Med J. 1993; 1:30–6 [In Russian].
4. Wolkov NI. Trening hypoxemiczny – skuteczny srodec zwickezania widolnosci fizycznej sportowcow. Sport Wyczynowy. 1994;XXXII (11–12):53–5 [In Polish].
5. Connett RJ, Gayeski TE, Honig CR. Defining hypoxia: a system view of $VO_2$, glycolysis, energetic and intracellular $pO_2$. J Appl Physiol. 1990;68:833–42.
6. Kondrashova MN. Functional hypoxia as factor of enhancing power in working act. In: Hypoxia load: mathematical modeling, prognosis and correction. Kiev: Acad Sci UkrSSR Publ; 1991 [In Russian].
7. Lukyanova LD. Bioenergetical hypoxia: definition, mechanisms and means of correction. Bull Exp Biol Med. 1997;124:244–53.
8. Roos A, Boron WF. Intracellular pH. Physiol Rev. 1981;61:296–434.
9. Drake-Holland AJ, Laird JD, Noble MI, et al. Oxygen and coronary vascular resistance during autoregulation and metabolic vasodilation in the dog. J Physiol. 1984;348:285–99.
10. Wilson DF, Erecinska M, Drown C. The oxygen dependence of cellular energy metabolism. Arch Biochem Biophys. 1979;195:485–93.
11. Kolchinskaya AZ. Oxygen: physical states. In: Work capacity. Kiev: Naukova Dumka; 1991 [In Russian].
12. Volkov NI. The energy continuum and metabolic states of athletes in strenuous muscular activities. In: Biochemistry of sport. Materials of the international symposium. Leningrad; 1990 [In Russian].
13. Hollmann W. Hochst und dankerleistagsfahigkeit des sportlers. J A Barth (Munchen). 1983:344 [In German].
14. Kovalenko EA. The question of theory for gases dynamics in organism. Sechenovs Physiol J USSR. 1973;2:45–6 [In Russian].
15. Marshak ME. About the regional oxygen insufficiency. In: Oxygen insufficiency. Kiev: Acad Sci UkrSSR Publ; 1963 [In Russian].
16. Piiper J. Factors limiting the $O_2$ transporting capacity in exercise by hypoxia. In: Margaria R, editor. Exercise at altitude. Milan: Exepta Medica; 1967.
17. Volkov NI. Energy metabolism and human work capacity in strenuous muscular activity. Ph.D. thesis, Institute of Med Biol Problems, Acad Med Sci USSR, Moscow; 1969 [In Russian].
18. Armstrong Y. Aviation medicine. Moscow: Foreign Literature Publ; 1934. p. 522.
19. Foster RE. Oxygenation of muscle cell. Circ Res. 1967;20:1.
20. Gayeski TE, Honig CR. Intracellular $pO_2$ in long axis of individual fibers in working dog gracilis muscle. Am J Physiol. 1988;254: H1179–86.
21. Federspiel WJ, Popel AS. A theoretical analysis of the effect of the particulate nature of blood on oxygen release in capillaries. Microvasc Res. 1986;32:164–89.
22. Kolchinskaya AZ. Oxygen insufficiency: about the classification of hypoxic states. In: Kolchinskaya AZ, editor. Special and clinical physiology of hypoxic states. Kiev: Naukova Dumka; 1979 [In Russian].
23. Kolchinskaya AZ. Combined interval hypoxic and sportive training effectiveness. Hypoxia Med J. 1993;3:28–32 [In Russian].
24. Bulgakova NG, Volkov NI, Kovalenko EA. Adaptation of athletes to combined action of interval training and hypoxical hypoxia. In: Hypoxia of load: mathematical modeling, forecasting and correction. Kiev; 1990 [In Russian].
25. Karash YM, Strelkov RB, Chijov AY. In: Strelkov RB, editor. Normobaric hypoxia in therapy, prophylactic and rehabilitation. Moscow: Meditsina; 1988 [In Russian].
26. Sirotinin NN. Hypoxia and its signification for pathology. In: Hypoxia. Kiev: Acad Sci Ukr SSR Publ; 1949 [In Russian].
27. Volkov NI. Hypoxic training for rehabilitation and prophylactics of pathogenesis states. In: Rehabilitation and therapy in health resort conditions. 1983 [In Russian].
28. Brovko AP, Fefilatjev LP, Volkov NJ. Intermittent hypoxia as a method of enhancing adaptation to high mountains. Bishkek: MUK; 1996. p. 410 [In Russian].
29. Kovaenko EA, Volkov NI, Erinburg IV. Activation of adaptation processes in organism by therapy of patients with different diseases. Hypoxia Med J. 1993;1:8–9 [In Russian].
30. Meerson FS, Tverdokhlib VP. Adaptation to intermittent hypoxia in therapy and prophylactics. Moscow: Nauka; 1989 [In Russian].
31. Volkov NI, Bulgakova NJ, Kovalenko EA. Impulsive hypoxia and interval training. Hypoxia Med J. 1994;2:64–5 [In Russian].
32. Volkov NI, Damarchi A, Darduri U. Physiological characteristics of different regimes of interval hypoxic training. In: Hypoxia: mechanisms, adaptation, correction. In: Proceedings of all Russian science conference, Moscow; 1997 [In Russian].
33. Volkov NI, Smirnov VV, Dardouri U. Hipoxia e treio intervalado. Treinamento Desportivo (Brasil). 1957;2:23–30.
34. Volkov NI, Smirnov VV. Intermittent hypoxia as new method in the enhancing of sportsmen's endurance. In: Book of abstracts II. Copenhagen; 1997, p. 1032–3.
35. Iordinskaja FA, Arharov CI, Dmitriev ET, et al. About the using hypoxia in sport training. Theor Pract Phys Cult. 1967;2:32–5 [In Russian].
36. Krijstev K. Hypoxic training of sportsmen. Quest of Phys Cult (Bulgaria). 1962;7:426–31.
37. Wolkow NI, Szmatlan-Gabrys U, Gabrys T. Hipoksja w treningu sportowym: interwalowy trening hipoksyczny. In: AWF Jozefa Pilsudskiego, Warszawa; 2003 [In Polish].
38. Strelkov RB. Normobaric hypoxic therapy. Moscow: Ministry of Healthcare, Russian Federation; 1994 [In Russian].
39. Bruner H, Jovy D, Zhein HE. Hypoxia as a stressor. Aerospace Med. 1961;32:1009.
40. Butterfield YE. Elements of energy balance at altitude. In: Sutton JR, Coates Y, Remmers JE, editors. Hypoxia: the adaptation. Philadelphia: Deeber; 1990.
41. Platonov VN, Bulatova MM. Hypoxic training in sport. Hypoxia Med J. 1994;4:17–23 [In Russian].
42. Volkov NI, Karasev AB, Smetanin VY, et al. Interval hypoxic training. Moscow: Great Peter's Military Acad; 1990 [In Russian].
43. Volkov NI, Darduri U, Smetanin VY. Interval hypoxic training – new method to enhanced work capacity of athletes. In: Materials of all Russian scientific practical conference, development of top-performance sport and strategy of preparation of top-class athletes by 1997–2000. Moscow; 1997 p. 124–32.
44. Bobkov YG, Vinogradov VM, Katkov VF. Pharmacological correction of fatigue. Moscow: Medicine Publ; 1964 [In Russian].
45. Stegeman J. Exercise physiology: physiological bases of work and spirit. Chicago: Year Book Med Publ; 1981.

# 第16章 间断性低氧/高氧适应提高体育锻炼的效果

Tatyana G. Sazontova, Antonina V. Bolotova, Irina V. Bedareva, Nadezhda V. Kostina, and Yuriy V. Arkhipenko

## 摘要

　　本章将重点阐述低氧条件下氧化还原信号通路的最新概念。不同氧气含量（短期低氧及高氧）间断性适应的原理首次被体内实验所证实。我们基于大鼠模型的研究目的在于评估：①单独体育锻炼以及体育锻炼与间歇性低氧/高氧适应相结合的有效性；②自由基进程速率的变化；③热休克蛋白（heat shock proteins，HSP）的浓度。我们发现短期体育锻炼可增加急性力竭运动中游泳的持续时间，体育锻炼联合低氧/常氧适应则无明显效果，而其与低氧/高氧适应相结合可延长游泳活跃阶段的持续时间，因此这种方式的适应训练是有效的。体育锻炼的适应模式及其与不同氧气含量适应的组合以抗氧化防御酶过度激活为代价增加了膜结构对自由基氧化进程的抵抗力，而这种代价可部分被低氧/常氧适应所弥补，也可充分被低氧/高氧适应所阻止。两种适应形式（即体育锻炼联合不同氧气含量适应）的结合可弥补/递转在体育锻炼过程中显著升高的 HSP 蛋白的水平，这种现象在低氧/高氧适应期间尤其明显。这种适应的新模式显然更廉价也更有利于机体。

## 专业名词缩略语

| | | | |
|---|---|---|---|
| AEE | 急性力竭运动（acute exhaustive exercise） | $O_2^- \cdot$ | 超氧阴离子自由基（superoxide anion radical） |
| AP-1 | 激活蛋白1（activator protein-1） | $OH \cdot$ | 羟基（hydroxyl radical） |
| $ClO^-$ | 次氯酸根（hypochlorite） | ROS | 活性氧（reactive oxygen species） |
| $H_2O_2$ | 过氧化氢（hydrogen peroxide） | SOD | 超氧化物歧化酶（superoxide dismutase） |

H/H 低氧/高氧（hypoxia/hyperoxia）

H/N 低氧/常氧（hypoxia/normoxia）

HIF 低氧诱导因子（hypoxia-inducible factor）

$HO_2 \cdot$ 氢过氧自由基（hydroperoxyl radical）

HSP 热休克蛋白（heat shock protein）

IH 间断性低氧（intermittent hypoxia）

IRP 铁调节蛋白（iron-regulatory protein）

$LOO \cdot$ 氧自由基（peroxy radicals）

LOOH 脂质氢过氧化物（lipid hydroperoxides）

NF-κB 核转录因子κB（nuclear factor kappa B）

NO 一氧化氮（nitric oxide）

## 16.1 前言

　　人们越来越重视通过提高机体在环境因素变化时产生耐性的非药物治疗方法，这些方法主要包括不同形式的适应方法，例如：应对应激、体育锻炼、低氧以及环境温度改变时机体所产生的适应等。目前人们正在探索一些新的适应方法，其目标是为了能够提升适应效率、缩短机体产生足够适应反应所需的时间、减轻副作用以及创造轻度应激或低氧的条件。人们也在关注多种适应同时进行时的交叉作用。

　　在过去的二十年间，人们广泛地研究了间断性低氧（intermittent hypoxia，IH）适应，这种适应方式经证实可提升机体应对损害因素时的抵抗力。该机理包括吸入正常含量的氧气时机体对低氧及复氧的适应。众所周知，复氧时可伴随活性氧（reactive oxygen species，ROS）生成，该过程具有损害作用，但同时可激活细胞内氧化还原信号通路并使机体产生适应性反应从而提升机体的抵抗力[1]。

研究发现，除各种病理机制下产生大量 ROS 外，ROS 的产生以及自由基反应的启动往往代表着生理进程。ROS 的主要生理功能包括受损分子的氧化以及代谢[2~4]、多不饱和脂肪酸自由基氧化过程中信使分子（例如：类花生酸）的合成[5,6]以及胞外/胞内的信号传导功能。过去十年间，研究者深入探讨了其氧化还原信号传导的作用，发现依赖 ROS 的细胞内系统可影响外部信号传递到细胞核，并随后可开始影响蛋白的合成[7,8]。通过在缺乏特异性受体情况下启动氧化还原信号通路的传导，ROS 能够激活对缺氧以及氧化剂或还原剂的一系列细胞应答。此外，受特异性（激素、细胞因子）受体介导的物质同时能激活非特异性氧化还原信号传导系统从而参与到适应的特异性受体之间的交叉激活以及相互作用，进而训练机体应对一种损伤因子应答时增强其对其他因子抵抗力的能力。

氧化还原信号通路活化过程中最重要的包括转录因子核因子 κB（NF-κB）[9]、激活蛋白-1（AP-1）[10]、低氧诱导因子 1α 及 3α（HIF-1α 和 HIF-3α）[7]的活化，其可增加防御蛋白活性从而增强机体的适应力及生存力。在应激、低氧及缺血条件下激活 ROS 系统的主要蛋白包括抗氧化防御酶、HSP 蛋白、铁调节蛋白、修复酶以及过氧还原酶[10~14]。氧化还原信号传导的结果，使细胞应对损伤因素时可提升抵抗力。值得注意的是细胞内保护[15]比细胞外（例如：使用外源添加剂）的保护更加有效。

在 IH 适应过程中产生的自由基可增加机体细胞对各种损伤因素（包括 ROS 在内）的抵抗力。这种情况一般在应激和寒冷条件下产生，也可以在使用食源性适应原[16~18]后，以及在低压训练过程中出现。低压训练属于另一种间歇性低氧训练，它具有膜稳定作用，也可增强机体抵抗力[19]。间歇性常压低氧的长期适应可增加心脏、肝脏及脑膜对 ROS 的抵抗力。基于运动医学研究，这种现象揭示了在体育锻炼时联合 IH 适应所产生的交叉作用[20]。然而间歇性低氧/常氧适应往往需要大量时间才能使机体产生适应效果，而更低的氧浓度以及增强的 ROS 信号可能使这一过程缩短[21]。为了在不产生低氧副作用的前提下同时能够增强 ROS 的信号，我们推测作为低氧/常氧适应组成

部分的常氧应该被适度的高氧所替代。与低氧/常氧相比，低氧及中度高氧适应的新模式（Russian Federation Patent No. 2289432 of 20. 12. 2006）具有更强的膜结构稳定性[22]。之前已被证实这种新型的适应模式可保护膜结构免受体外 ROS 诱导的损伤[14]，然而关于其对全身的影响则知之甚少。我们在最近发表的文章中[23]首次描述了体育运动急剧下降（运动减少）或增加（急性力竭运动）的情况下，这种新型适应模式在不同氧气含量（低氧和高氧）条件下的防御情况。

力竭性体育锻炼对机体细胞的破坏作用是由于 ROS 进程的过度活化而产生的。其既存在低氧因素又存在应激因素。有意思的是，几种外部因素（低氧+寒冷，低氧+制动，寒冷+体育锻炼等）同时适应往往比单因素适应具有更好的效果。有人认为，体育锻炼联合低氧和（或）高氧适应的锻炼效果更好。同时，关于低氧/高氧适应的资料很少，因此，联合适应的有效性需要被进一步验证。寻找这个问题的答案就是本研究的目的所在。我们的实验目的在于评估①单独体育锻炼以及体育锻炼与间歇性低氧/高氧适应相结合的有效性②自由基进程速率的变化③热休克蛋白（heat shock proteins，HSP）的浓度。

我们进行了以下工作：①评估单独进行体育锻炼以及体育锻炼联合间歇性低氧/常氧或低氧/高氧两种适应方式的有效性②评估体育锻炼联合不同氧气含量适应这两种适应模式对自由基氧化速率以及抗氧化防御酶活性的影响③比较急性力竭运动（acute exhaustive exercise，AEE）体育锻炼联合低氧/常氧适应和低氧/高氧适应的 HSP 表达水平的差异。本研究的科学及实践意义在于证实短期体育锻炼联合低氧/高氧适应在应对 AEE 诱发损伤时的保护作用，并拓展氧气含量变化的应用范围的合理性。

## 16.2　自由基进程在机体中的作用：活性氧自由基

生物体消耗的大部分（95%~98%）分子氧都被用于产生能量以及底物的氧化分解代谢反应。有氧细胞线粒体呼吸链中不同组分氧分子的四电子还原反应伴随着 ROS 的不完全（1-3 电子）还原，也就是超氧阴离子自由基（$O_2^- \cdot$）、过氧化氢（$H_2O_2$）和羟基（$OH \cdot$）。换言之，大多数的 ROS 是在氧分子单电子逐步还原的过程中产生的。

ROS 成为"局部作用工具"的最大特点是其较短的生命周期、较低的组织浓度以及较高的反应活性。

近期的研究表明,活性氧自由基参与细胞内许多生理过程,它在不同阶段都是关键的调节因子。参与细胞和组织相似分子损伤进程、保护细胞免受外界损伤因素干扰等现象都强烈提示 ROS 的产生是典型的生理过程,同时也是进化选择的结果[24]。

$O_2^-$·是一个电子与 $O_2$ 分子结合的结果。由于 $O_2^-$·的阴离子携带了阻碍其跨膜转运的电荷,并且能够提供及接收电子,所以它既可以作为还原剂又可以作为氧化剂。其生物靶点包括小型有机分子(儿茶酚胺、低分子硫醇、抗坏血酸、四氢叶酸等)。在酸性介质中,$O_2^-$·可生成氢过氧自由基($HO_2$·),这是一种比超氧阴离子自由基更强大的氧化剂。正常时,在次氯酸盐($ClO^-$)参与合成的超氧化物歧化酶(SOD)的作用下 $O_2^-$·可转化为 $H_2O_2$ 或在抗氧化酶。例如:过氧化物酶存在的条件下进行非自由基的分解,其中过氧化氢酶和谷胱甘肽过氧化物酶的活性最强。

一氧化氮(NO)是另一种高活性自由基,它决定着机体生理和病理反应发生的多样性。NO 的生物学作用取决于其小分子体积、高反应性以及其可扩散到组织中的能力[25]。

在 $Fe^{2+}$ 离子的参与下,$H_2O_2$、脂质过氧化物以及次氯酸盐可产生次级自由基,它们包括羟基自由基以及一些可参与到脂质不饱和脂肪酸链和血浆脂蛋白氧化反应的脂质自由基。

在游离 $Fe^{2+}$ 或 $Cu^+$ 离子(芬顿反应)存在的情况下,$H_2O_2$ 进一步单电子还原得到一种强氧化剂 OH·,它具有攻击核酸、蛋白质以及磷脂的能力:

$$H_2O_2 + Fe^{2+} \rightarrow OH^- + OH \cdot + Fe^{3+} \qquad (16.1)$$

此外,OH·可裂解 C—H 以及 C—C 键,其与多数有机分子产生相互作用的速率与其扩散速率相当[23]。在正常条件下 OH·产生的速度较慢,但在过渡金属离子存在的条件下可被激活。

不饱和脂肪酸侧链上 OH·的反应伴随有 $H_2$ 的分解以及脂质自由基(L·)的产生(反应 16.2),在氧气存在的条件下,后者可被转化为 $O_2$(LOO·)(所谓的过氧自由基)的有机基团,进而从磷脂的脂肪酸链中收回氢以产生脂质过氧化氢(LOOH),该反应能够产生可重新进入反应循环的额外的脂质自由基。

$$LH \xrightarrow[-H_2O]{+OH^-} L \cdot \xrightarrow{+O_2} LOO \cdot \xrightarrow{+LH} L \cdot \rightarrow \cdots$$
$$\rightarrow LOOH \xrightarrow[-Fe]{+Fe^{2+}} LO \cdot \xrightarrow[-LOH]{+LH} L \cdot \rightarrow \cdots$$
$$_{-HO^-}$$

$$(16.2)$$

磷脂脂肪酸残基的自由基氧化产物可作为许多生物活性物质的来源。在自由基氧化反应发生之前,多烯脂肪酰基可以通过磷脂酶 $A_2$ 从磷脂中获取。在脂氧合酶存在的条件下脂肪酸氧化可产生白三烯,而在环氧酶存在的情况下氧化产生前列腺素、血栓素以及前列环素。缺少磷脂分解的脂肪酸酰基氧化可产生二烯酸缀合物以及脂质氢过氧化物,随后形成气态产物醛样羰基化合物,最后产生席夫碱。这些反应代表了主要、次要以及最终的脂质过氧化物。

## 16.3 机体中 ROS 的来源

生物体内,自由基是由细胞内外发生的各种反应中形成的。细胞内,$O_2^-$·是许多生化反应的中间产物,如:硫醇、黄素类、醌类以及儿茶酚胺的氧化或外源性物质的代谢转化等反应[26]。然而,$O_2^-$·的主要来源是一些酶系统,包括线粒体细胞色素 C 氧化酶、NADPH 氧化酶、吞噬细胞、黄嘌呤氧化酶以及微粒体单加氧酶[27]。对人和动物心肌细胞的研究证实线粒体是心肌细胞中 ROS($O_2^-$·,$H_2O_2$,OH·)在细胞内的主要来源。正常情况下,在线粒体氧化磷酸化的过程中只有不到5%的分子氧可被转化为 ROS[28]。线粒体呼吸链中产生 ROS 的主要途径是 NADH 依赖性脱氢酶以及 NADH 依赖性泛醌还原酶[29]。Mn-SOD 以及谷胱甘肽过氧化物酶参与 $O_2^-$·及 $H_2O_2$ 在线粒体中的代谢;因此在正常生理状态下,ROS 的浓度保持在相对较低的水平。然而,在不同病理状态下,线粒体中 ROS 产生的速率有所增加,例如:当心脏和肾脏等内脏器官发生缺血/再灌注时、心肌细胞发生缺氧/复氧[30]以及退化时[31,32]时。线粒体膜电位的变化是 ROS 生成的关键因素,线粒体中氧化磷酸化被抑制使线粒体膜电位升高以及 ROS 产生的速率增快[27]。

生理条件下,在微粒体单加氧酶系统中 ROS 的产生速率受到多种抗氧化酶以及某些物质的影响,如:SOD、过氧化氢酶、谷胱甘肽过氧化物酶、α-生育酚、谷胱甘肽等[33]。单加氧酶复合体的高度有序结构可能由于负责生成和失活 ROS 的体系之间的失调而受损;在没有底物的情况下,它其中一个组分就可攻击相邻膜结构的多不饱和脂肪酸。在应激因素存在时也可观察到相似情况,例如:在肾上腺髓质中产生过量的儿茶酚胺,在这种情况下,肾上腺素在肝微粒体中的自动氧化伴随着 $O_2^-$·的过量产生以及微粒体膜上多不饱和脂肪酸的自由基氧化,其带来的结果是微粒体膜的结构和功能受损[34]。6小时的情感应激及过度体育锻炼可刺激肝脏微粒体中的脂质过氧化,同时降低细胞色素 P-450 的活性和浓度[35]。考虑到微粒体氧化在肝脏中的反应活跃,这提示了肝微粒体是肝脏 ROS(尤其是 $O_2^-$·)的主要来源[36]。

除了上述 ROS 形成的酶促机制外,在易于氧化的化合物中可发生氧分子的细胞内单电子还原,例如:在铁离子存在的条件下儿茶酚胺的氧化、半黄素、半醌类以及血红素铁的氧化等。还原剂对 $O_2$ 的作用是过渡金属离子、NADPH 等。例如:$O_2^-$· 是在环氧合酶以及脂氧合酶途径中花生四烯酸的氧化产生的,其中 NADH 及 NADPH 是辅酶因子。

抗氧化剂的氧化使 ROS 也可在细胞中生成。天然存在的低分子抗氧化剂的显著特征是其在某些情况下能够发挥促氧化功能。在抗坏血酸氧化酶首先被发现具有这种能力,这种典型的抗氧化剂可将三价铁还原为二价铁,同时实现脂质过氧化。在这些条件下,抗坏血酸分子可转变成氧化形式,这种反应是可逆的,其方向由细胞的氧化还原电位控制[37]。相似的情况也可在谷胱甘肽和硫辛酸中发现,生理浓度下谷胱甘肽的自动氧化伴随着 ROS 的生成和 DNA 的损伤[26]。

## 16.4　自由基氧化在细胞内的作用

众所周知,过量的 ROS 以及细胞内过度活化的自由基氧化过程对于细胞内组分的结构和功能具有破坏作用,随后可使细胞发展为病理状态。

ROS 的产生机制在所有病理状态中是相似的,它的某些独特特征只有在疾病的早期阶段才能被发现。因此,由于炎症反应时吞噬细胞的活性异常升高,缺血缺氧状态下线粒体呼吸链电子传递功能的紊乱或者发生化学性损伤时微粒体氧化系统被激活,氧化爆发引发自由基进程等因素刺激了 ROS 的过量产生,结果发生了氧化应激反应,如图 16.1 所示(部分引用[38,39])。通过这些信息我们可以推断出自由基进程过度活化的原因是不同的,但分子水平的变化却是相似的,结果也是如此[40,41]。

目前文献中对 ROS 在细胞代谢中的作用没有达成共识。最近发现由巨噬细胞质膜 NADPH 氧化酶产生的 $O_2^-$· 具有杀菌作用,但实际 ROS 的生物学作用更为多样化。

除了上文提到的杀菌作用外 ROS 还有两个作用值得关注。在所有细胞和组织中,不论其起源和特定功能如何,ROS 都可以介导两种不同的生理过程,即分解代谢老化的分子以及合成新分子。在细胞中,ROS 可诱导陈旧蛋白以及脂质分子的氧化并因此激活与氧化底物亲和力高得多的降解酶(磷脂酶和蛋白酶)的活性[2~4],同时,ROS 参与新分子的连续合成。生物膜磷脂多不饱和脂肪酸的自由基氧化可合成许多

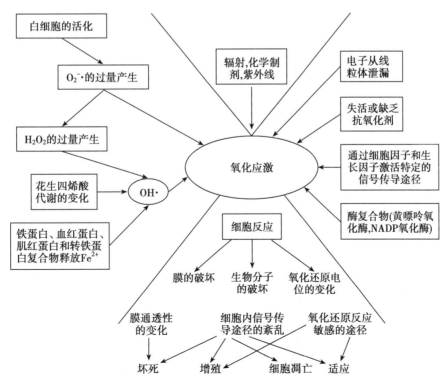

图 16.1　氧化应激和各种细胞反应的主要因素

具有生物活性的脂质,包括白三烯、血栓素以及前列腺素[5,6,42]。作为许多分解代谢和合成过程的积极参与者,ROS通过改变细胞膜脂质的组成以及扩大其内在蛋白的范围来维持细胞的功能状态并且使其适应不同的环境变化。由于激活多组分氧化还原信号系统的活性可影响细胞外信号传递至细胞核的能力,所以ROS在细胞内信号传导的早期阶段发挥着重要作用。这个系统的名字就是它的初始成分,它对自由基氧化非常敏感[7,8,27,43]。

## 16.5　细胞的抗氧化防御系统

抗氧化系统是最有效的防御机制之一,机体细胞借此可在生理水平上维持ROS并保护机体免受细胞和组织损伤。抗氧化防御系统的生化机制主要包括四个方面:①抗氧化防御酶。②由机体细胞合成的内源性(固有的)低分子抗氧化剂。③用作膳食补充剂以及可伴随食物进入机体的外源性(天然存在的)抗氧化剂(包括抗坏血酸(维生素C)、α-生育酚(维生素E)、芦丁(维生素P)、类黄酮、β-胡萝卜素和其他类胡萝卜素以及维生素A的前体;位于抗氧化酶活性中心的化学物质(如:硒)也可属于该组)。④能够催化自由基氧化进程并与过渡金属离子结合的特定蛋白及多肽,包括细胞特异性蛋白铁蛋白、血浆特异性蛋白转铁蛋白和血浆铜蓝蛋白以及肌肉特异性蛋白质肌肽等等。上述物质的协作维持着自由基和其他潜在有害物质的形成以及随后转化的平衡。

在进化过程中,机体细胞可合成一些特殊物质(被称为抗氧化防御系统),它们的存在可使机体免受ROS的攻击。这些物质包括可催化$O_2^-\cdot$转化为$H_2O_2$的SOD、负责$H_2O_2$降解的过氧化氢酶、谷胱甘肽依赖性过氧化物酶以及特异性清除有机过氧化物的转移酶。SOD和过氧化氢酶的活性不需要辅助因子参与,这也使得它们的功效可独立于其他细胞结构而单独存在。同时在肝脏中,在谷胱甘肽合酶或在谷胱甘肽还原酶催化反应作用下合成的还原型谷胱甘肽为谷胱甘肽依赖性酶的正常功能提供了保证。抗氧化防御酶的特点在于对特定形式的ROS具有高度选择性以及确立了在机体细胞和组织中的靶向定位[44]。

SOD是清除ROS的主要物质也是机体细胞保护的关键机制之一[45]。在人和动物细胞中,这种酶可表现为三种亚型,即胞浆型(Cu,Zn-SOD)、线粒体型(Mn-SOD)以及细胞外高分子型Cu,Zn-SOD。三种亚型分别由位于人类染色体21q21,6q27和4p中的特定

基因编码控制[46]。Cu,Zn-SOD存在于细胞核、细胞质基质、过氧化物酶体以及线粒体膜间隙中[47]。这种同工酶的分子量是31kDa,通过二硫键连接在一起的两个相同亚基组成,每个亚基分别含有一个铜和一个锌原子。目前人们推测$Zn^{2+}$可使SOD分子稳定而$Cu^{2+}$直接参与$O_2^-\cdot$的歧化[24]。Mn-SOD存在于线粒体中,分子量约为40kDa,它由四个亚基组成并在活性中心含有一个$Mn^{2+}$原子。Mn-SOD的最显著的特征包括对过氧化氢的高抵抗性以及高诱导性。在人纤维母细胞中,电离辐射可增加Mn-SOD mRNA的转录速率以及稳定性(分别为2倍和3倍)[48]。

SOD的另一个重要特征是在过量$H_2O_2$存在时可产生羟基自由基[45]。它们对SOD分子的攻击在其分裂和失活时终止。由此可见,SOD需要低分子量的抗氧化剂或与过氧化物酶的功能相配合而产生效应。

过氧化氢酶是$H_2O_2$代谢的关键调控因子之一。这种含铁的原卟啉(MW~250kDa)通过过氧化氢酶和过氧化物酶而发挥双重功效。在细胞内$H_2O_2$浓度高时主要发挥过氧化氢酶的活性,而在浓度低时则触发过氧化物酶途径。在细胞内部,过氧化氢酶主要存在于过氧化物酶体中,但在其浓度较低时也可存在于细胞质及线粒体中[49,50]。过氧化氢酶可以在长时间内保持高活性,因此过氧化氢酶介导的反应速率则完全依赖于底物扩散到酶活性中心的速率[51]。同时在胞浆中,过氧化氢酶在蛋白水解酶的作用下迅速失活。

## 16.6　运动医学中的间歇性低氧训练

众所周知,急性体育锻炼可产生大量的ROS,它对机体细胞具有很强的破坏作用。然而这也可以激活抗氧化防御系统以及增加机体对力竭性体育锻炼的耐受力[52]。规律的体育锻炼可产生一系列重复性较弱的ROS信号,从而在机体细胞和组织中形成防御体系,该现象是低氧训练提升机体耐力的基础,并被间歇常压低氧可使运动员获益的证据所证实。

数十年来,人们使用间歇性低氧训练提升运动员成绩[20]。一项研究显示,接受初步低氧训练后,划船运动员在冲刺阶段所完成划桨次数从500次提升至780次。对于间断性低氧的适应能够缩短比赛时间(上游和下游)的同时使呼吸频率和心律也处在正常水平。这种联合训练方案在自行车运动员和排球运动员中也是有效的[53]。

随之而来的是一系列的疑惑。这种训练方式增加机体抵抗力的代价是什么？增强耐受力的机制又是什么？在不产生副作用的前提下对于适应的获益是如何发挥作用的？

减少不同形式适应的副作用的方法之一是降低刺激因子的作用强度。然而若使用中/低强度刺激想要产生持久的适应将花费大量时间（不少于 3~5 周），这对医学领域（例如：对患者的治疗、术前执行、缓解期预防等）和体育领域（运动员训练）而言是不现实的。我们面临的主要挑战是缩短器官产生长期适应的时间。这个问题可以通过增强适应强度来解决，但同时要付出 ROS 的过量产生以及增加缺氧程度或持续时间的代价，同时还要考虑降低副作用[19]。这个问题的实际解决方案是开发一种新的方法来增强适应的强度而又不影响缺氧组分。例如：通过两种不同适应方案的组合或使用间歇性低氧和高氧相结合的新模式以获得正向的交叉效应。这些方法的效率分析已成为当前工作的主题。

## 16.7　材料和方法

### 16.7.1　实验设计

选取 40 只体重为 200~230g 的雄性 Wistar 大鼠进行实验。所有动物均在标准条件下饲养（School of Fundamental Medicine, Moscow State University, Moscow, Russia），共分为五组，每组八只动物。整个实验包括三个步骤：

第一步，我们评估了应用两种不同氧气含量适应的情况下短期体育锻炼的有效性。为此，我们评估了小鼠进行游泳实验时入水至力竭的总时间以及游泳活跃时间占总时间的比例。

第二步，我们通过测定自由基氧化速率和抗氧化防御酶的活性评估 AEE 的损伤效应以及低氧/常氧（H/N）或低氧/高氧（H/H）适应联合体育锻炼的保护作用。

第三步，我们检测了经过短期体育锻炼联合不同氧气含量适应后组成型和诱导型紧急反应蛋白以及铁调节蛋白（IRP）浓度的变化。在我们的一系列实验中，我们对 H/N 和 H/H 方案中适应的"代价"进行了比较。

我们使用了以下模型：①损伤模型，负重状态下（体重的 5%）游泳至力竭状态实现体育锻炼；②适应模型：直接模型-通过中等强度的游泳训练实现体育锻炼；交叉模型-通过以下两种情况实现不同氧气含量的适应，①经典的间断性常压低氧适应（低氧+常氧，H/N）；②新型间断性低氧与中等程度高氧适应（低氧+高氧，H/H）。

将实验组和对照组动物置于标准条件下饲养（25~26℃，每只笼子饲养 8 只动物）。动物在体育锻炼（多次游泳）前 24 小时禁食，运动后 2 小时取材。

### 16.7.2　生理模型

负重状态下（体重的 5%）游泳至力竭状态实现运动负荷（AEE）：在最后一次不同氧气含量适应之后 3 小时开始负重状态下（体重的 5%）的力竭运动。停留在水面上的总时间以及被动和主动训练的持续时间分别取决于动物本身。在 AEE 结束后 2 小时取材。实验动物的身体状态表现为低泳动性，与急性应激状态（焦虑症）中观察到的表现一致。

通过游泳实现的中等强度运动负荷（8Swim）：规定连续 8 天每天在 24℃ 条件下进行游泳训练，持续时间分别为第 1 天 10 分钟，第 2 天 20 分钟，从第 3 天起为 30 分钟。对照组和实验组动物均为中等训练强度并设在同一天进行（在 H/N 或 H/H 后 2 小时进行）。

不同氧气含量适应（低氧和/或高氧）：使用以下两种方法进行间歇性常压低氧的处理：

1. H/N-经典训练联合间断 H/N 适应模式（5 分钟低氧 10% $O_2$+3 分钟常氧；每天 64 分钟共持续 15 天）。

2. H/H-联合低氧及高氧的新模式（RF Patent No. 2289432 of 20. 12. 2006，5 分钟低氧 10%$O_2$+3 分钟高氧 30%$O_2$；每天 64 分钟共持续 15 天），该模式的训练时间逐步增加（第 1 天 20 分钟，第 2 天 40 分钟，从第 3 天起为 64 分钟）。

图 16.2 显示了实验设计和缩写。分为以下 5 组：①C-对照组；②AEE-负重状态下（体重的 5%）游泳至力竭状态实现运动负荷；③8Swim+AEE-8 次体育锻炼后进行 AEE；④H/N+8Swim+AEE-体育锻炼联合低氧/常氧适应后进行 AEE；⑤H/H+8Swim+AEE-体育锻炼联合低氧/高氧适应后进行 AEE。

### 16.7.3　生物化学分析方法

准备组织样本：在氨基甲酸乙酯麻醉状态下

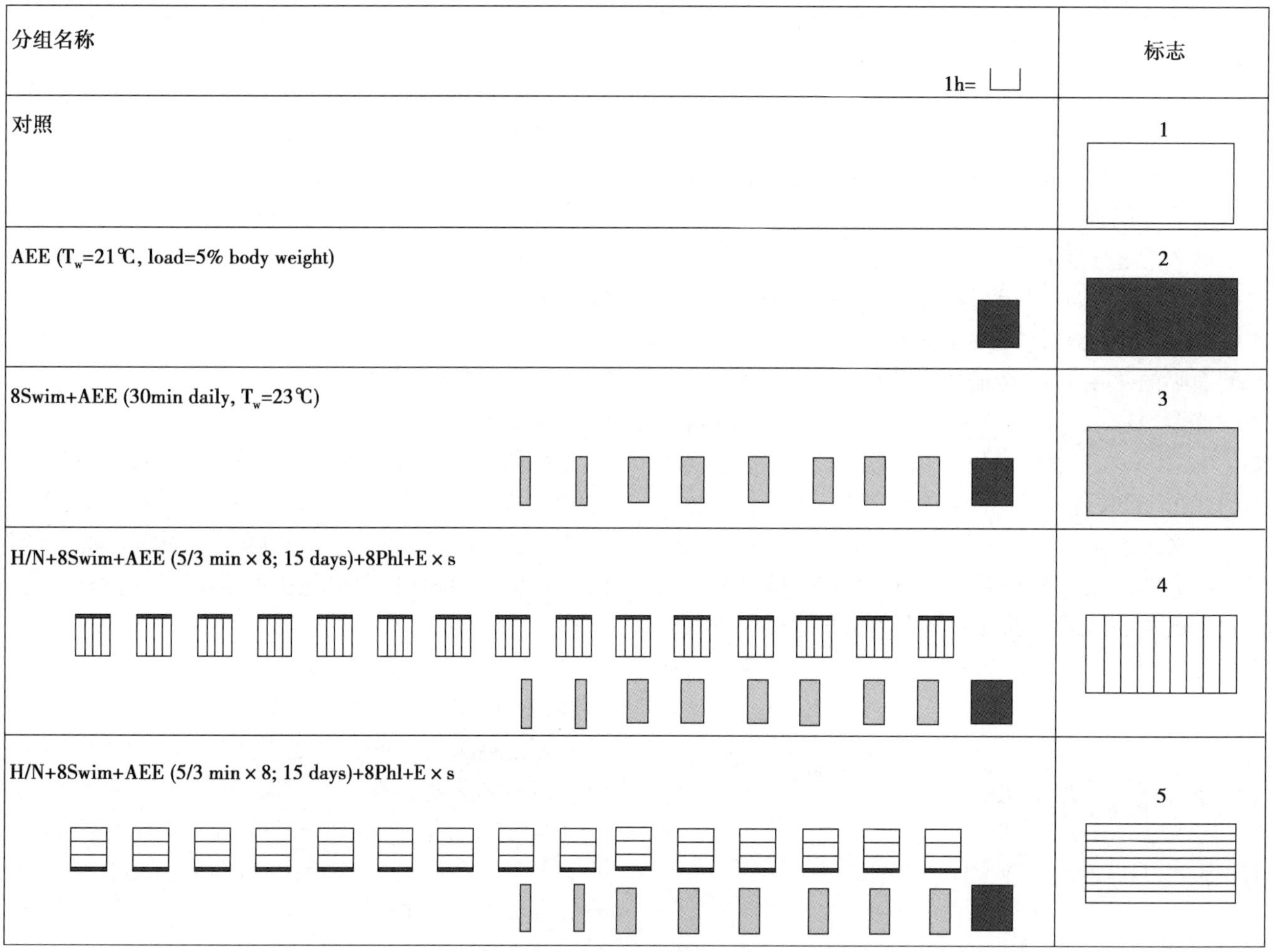

| 分组名称 | 标志 |
|---|---|
| 1h= □ | |
| 对照 | 1 |
| AEE (T$_w$=21℃, load=5% body weight) | 2 |
| 8Swim+AEE (30min daily, T$_w$=23℃) | 3 |
| H/N+8Swim+AEE (5/3 min × 8; 15 days)+8Phl+E × s | 4 |
| H/N+8Swim+AEE (5/3 min × 8; 15 days)+8Phl+E × s | 5 |

图 16.2　实验设计及缩写

（40g/100ml,0.5ml/100g）通过断头处死收集组织样本。剥离心脏组织、肝左叶以及骨骼肌（股四头肌）的结缔组织后用冰盐水仔细洗净各组织并在液氮中冷冻备用。

匀浆制备：用刀（心脏）或匀浆制备器（肝脏）将组织样本切碎并与 30mM 三羟甲基氨基甲烷以及 100mM PH 值为 7.4 的生理盐水混合制备匀浆。使用 Lowry 等人的方法测定蛋白浓度。

脂质过氧化：通过 ROS 系统的在体外的氧化反应研究心肌和肝脏组织对自由基氧化的抵抗性。将新鲜制备的稀释匀浆（3mg 蛋白质）置于 20mM 三羟基氨基甲烷（PH 7.0）、100mM 生理盐水、FeSO$_4$$^{2+}$（10 ~ 50nmol/mg 蛋白质）以及 0.3mM 抗坏血酸中并在 37℃条件下培育。使用 Ohkawa 等人[54]设计以及 Kikugawa 等人修改[55]的方法确定 ROS 诱导氧化产物的浓度。

抗氧化酶试验：使用 Luck 的方法[56]测定过氧化氢酶活性。SOD 活性通过黄嘌呤-黄嘌呤氧化酶系统中超氧自由基形成的抑制率来测定。

Western Blot 分析：在心脏和肝脏的胞浆部分测定 HSP72、HSP32 和 HSC73。将组织置于含有 50mM Tris-HCl、5mM EDTA、1mM DTT 和 1%Triton X-100 pH7.5（缓冲液与组织的质量之比为 6：1）的裂解液中，并使用匀浆制备器（4℃）制备组织匀浆。使用六层纱布对匀浆进行过滤并在 12 000g（4℃）条件下离心 30 分钟。蛋白质在 10% 聚丙烯酰胺凝胶中分离并通过电泳（过夜）转移到 PVDF 膜上。在含有 5%（w/v）脱脂牛奶的 1%Tween-20 的 TBST 中进行蛋白质印迹的预孵育。通过大鼠胸腺以及 H35 肝癌细胞制备的阳性对照进行热休克（41.5℃,30 分钟）。将蛋白质印迹在抗 HSP72、HSP32（Stressgen, Canada; Santa Cruz, USA）（1：1000）的初级单克隆抗体以及相同稀释程度的初级多克隆抗体（Stressgen）存在的条件下孵育 1 小时，之后洗涤并在与辣根过氧化物酶结合的次级抗体（Jackson Immuno Research）（1：2000）存在的条件下孵育 1 小时。在与 ECL 试剂（Kodak film）的反应中进行 HSP72、HSP32 和 HSC73 的检测。

## 16.8　结果与讨论

### 16.8.1　体育锻炼联合不同氧气含量的适应后游泳时间的变化

与对照组相比,实验组大鼠在停止训练前后的体重无明显变化。在对照组和实验组中体重无明显减少的现象表明给定的训练模式可使机体产生适度应激反应。

与此同时,我们观察到两种不同氧气含量联合体育锻炼的适应效果存在显著差异(图16.3)。停止游泳训练后,体育锻炼联合2周的低氧-高氧适应组(H/H+8Swim+AEE)大鼠的体重显著高于体育锻炼联合低氧-常氧适应组(H/N+8Swim+AEE)。体育锻炼联合低氧-高氧适应组(H/H+8Swim+AEE)的体重增加19.4g。

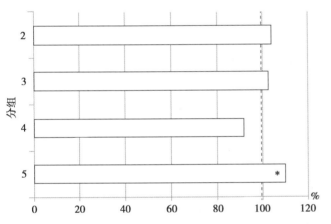

图16.3　游泳结束后对实验动物的体重进行测量(虚线代表对照组大鼠体重,设定100%)。实验分组:2-AEE(负重状态下(体重的5%)游泳至力竭状态实现运动负荷);3-8Swim+AEE(8次体育锻炼后进行AEE);4-H/N+8Swim+AEE(体育锻炼联合低氧/常氧适应后进行AEE);5-H/H+8Swim+AEE(体育锻炼联合低氧/高氧适应后进行AEE)。备注:与H/H+8Swim+AEE组相比具有统计学差异(P≤0.05)(Mann-Whitney U检验)

从这些数据可以推断出体育锻炼联合低氧/高氧适应后进行AEE组实验动物并不伴有体重下降,而是激活结构蛋白的合成。

### 16.8.2　体育锻炼(游泳)持续时间的变化

短时间的体育锻炼联合/不联合不同氧气含量的适应均可使游泳至力竭的时间明显增加(图16.4)。单独使用体育锻炼(8Swim+AEE),即没有低氧暴露的适应时,AEE的平均持续时间增加了54%。当体育锻

炼与低氧/常氧(H/N+8Swim+AEE)或低氧/高氧(H/H+8Swim+AEE)适应相结合后,持续时间分别提高了2.3倍和2.0倍。

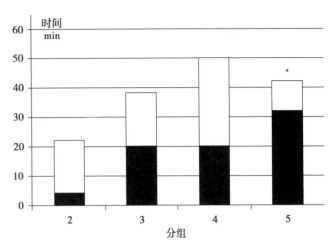

图16.4　停留于水面的总时间与游泳活跃阶段的持续时间。实验分组:2-AEE(负重状态下(体重的5%)游泳至力竭状态实现运动负荷);3-8Swim+AEE(8次体育锻炼后进行AEE);4-H/N+8Swim+AEE(体育锻炼联合低氧/常氧适应后进行AEE);5-H/H+8Swim+AEE(体育锻炼联合低氧/高氧适应后进行AEE)。备注:黑色区域代表游泳活跃阶段

游泳活跃阶段的结果令人印象深刻。在对照组中,游泳的活跃阶段相对于停留在水面总时间的比例不是很大(16%),这表明大多数时间动物是以直立姿态悬浮在水中的。

与对照组AEE相比,为期8天的体育锻炼(8Swim+AEE)显著增加了游泳活跃阶段的持续时间,而游泳活跃阶段的持续时间占总时间的比例增加了34%(占停留在水面总时间的52%)(图16.4)。

尽管低氧-常氧适应联合体育锻炼(H/N+8Swim+AEE)可增加停留在水面的总时间,但与8Swim+AEE组相比,游泳活跃阶段的持续时间并未增加。此外,游泳活跃时间占停留在水面总时间的比例也从52%降低至40%的。

相反,与8Swim+AEE组相比,体育锻炼联合低氧/高氧(H/H+8Swim+AEE)适应延长了24%的游泳活跃阶段的比例,体育锻炼联合间歇性低氧-高氧适应将游泳活跃时间占总时间在对照组中的小份额提升为实验组中的大份额。这一发现也支持了低氧/高氧适应可对结构蛋白合成提供帮助的假设。

因此,体育锻炼联合不同氧气含量适应后进行AEE可增加动物在水面上的持续时间,但只有在低氧/高氧适应方案后游泳活跃阶段的持续时间增加更为显著。

### 16.8.3 在不同的适应方案进行 AEE 后，自由基氧化强度及抗氧化防御酶活性的变化

我们检测了对照组大鼠在 AEE 期间以及在体育锻炼联合/不联合不同氧气含量适应之后机体对 ROS 最敏感的器官（即肝脏）中自由基进程的速率的变化。

在 AEE 组中，体外自由基氧化过程中产生脂质过氧化物的速率是对照组的两倍多（图 16.5），这表明动物组织对 ROS 依赖性进程的抵抗性显著下降。单独体育锻炼的适应（8Swim+AEE）或联合不同氧气含量的适应（H/N+8Swim+AEE 和 H/H+8Swim+AEE）降低了由 AEE 诱导的自由基氧化速率。直接适应（短期体育锻炼，8Swim+AEE）后脂质过氧化物的积累产生速率与对照组差异不大，其具有时间依赖性且比 AEE 组的产生速率低了 1.6~2.7 倍。

体育锻炼联合不同氧气含量的适应方式进一步增加了动物组织对自由基氧化的抵抗力。在低氧/常氧适应（H/N+8Swim+AEE）后 TBA 活性代谢物浓度降低 1.4~2.9 倍，而低氧/高氧适应（H/H+8Swim+AEE）后降低了 2.2~4.6 倍。

对主要抗氧化防御酶 SOD 和过氧化氢酶活性的测定（图 16.6）证实了 AEE 诱导的自由基氧化进程的激活可伴随对抗氧化防御酶的抑制作用（与对照组相比 SOD 活性降低 21%）。

为期 8 天的体育锻炼（8Swim+AEE）对自由基进程可能具有一定的弥补作用，与 AEE 和对照组相比，8Swim+AEE 组两种酶的活性显著增加：SOD 的活性超

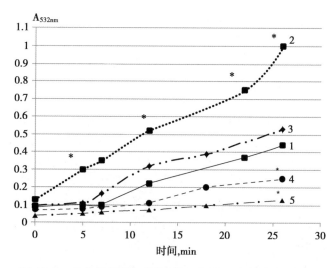

**图 16.5** 体育锻炼联合低氧/常氧或低氧/高氧适应对 TBA 活性的脂质过氧化物在体外肝脏组织中生成的影响。实验分组：1-C（对照组）；2-AEE（负重状态下（体重的 5%）游泳至力竭状态实现运动负荷）；3-8Swim+AEE（8 次体育锻炼后进行 AEE）；4-H/N+8Swim+AEE（体育锻炼联合低氧/常氧适应后进行 AEE）；5-H/H+8Swim+AEE（体育锻炼联合低氧/高氧适应后进行 AEE）。备注：$A_{532}$ 代表光学密度位于 532nm

过对照组水平 24%，而过氧化氢酶超过了 35%。此外，AEE 改变了对照组和短期体育锻炼适应组（8Swim+AEE）促氧化酶与抗氧化酶的比例。

体育锻炼联合不同氧气含量的适应不仅可显著降低脂质过氧化物产生的速率，而且与 8Swim+AEE 相比，在 2 周适应期结束时也没有引起抗氧化防御系统的显著激活。然而这种发现在体育锻炼联合低氧/常氧适应组（H/N+8Swim+AEE）仅部分存在，表现为 SOD 含量急剧下降至对照组水平，而过氧化氢酶的活

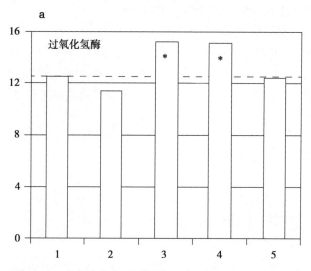

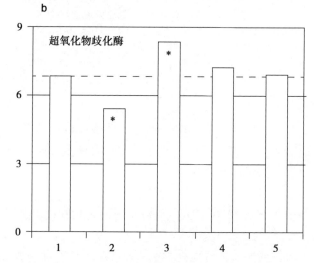

**图 16.6** 在负重状态下（体重的 5%）游泳至力竭状态时 Wistar 大鼠肝脏中过氧化氢酶（a）和超氧化物歧化酶（b）的活性。实验分组：1-C（对照组）；2-AEE（负重状态下（体重的 5%）游泳至力竭状态实现运动负荷）；3-8Swim+AEE（8 次体育锻炼后进行 AEE）；4-H/N+8Swim+AEE（体育锻炼联合低氧/常氧适应后进行 AEE）；5-H/H+8Swim+AEE（体育锻炼联合低氧/高氧适应后进行 AEE）。备注：虚线代表第 1 组（对照组）酶的活性

性仍保持在显著升高的水平。上述发现可以理解为对于低氧/常氧为期两周的适应尚不足以引起机体产生稳定的适应反应，同时一种抗氧化防御酶活性的升高可以理解为适应的"代价"。

值得注意的是，低氧/高氧的适应模式可确保在不同氧气含量适应期间引发机体产生长期适应反应。体育锻炼联合低氧/高氧适应（H/H+8Swim+AEE）时，AEE 诱导的脂质过氧化反应强度降低的同时伴随着抗氧化防御系统（SOD 和过氧化氢酶）活性降至对照组水平。

短期体育锻炼适应后，机体提升了产生抗氧化防御酶的能力，同时也提升了对外界刺激的抵抗力。如果这样的体育锻炼与低氧/高氧适应相结合，在面对ROS 诱导的损伤时我们将具有更强效的防御措施。我们应该知道保持促氧化剂与抗氧化剂之间的平衡是体育锻炼这种适应方式之所以高效的原因。

换句话说，两种适应方案相结合（体育锻炼联合不同氧气含量适应）可有效防止 AEE 削弱机体的抗氧化防御系统，同时也防止体育锻炼适应对该系统的激活。这可能会影响到体育锻炼的效果。

## 16.8.4　测定 HSP 蛋白（HSP72、HSP32、HSC73）在不同适应后进行 AEE 时的水平

抗氧化防御酶水平的变化规律同样存在于其他防御蛋白中。在本研究中，我们检测了三种 HSP 蛋白水平，即两种诱导型蛋白（HSP72 和 HSP32）和一种组成型蛋白（HSC73）。

蛋白 HSP72 的特征在于：当遇到可诱导细胞内蛋白变性的应激因子时，机体可产生应激反应从而增加HSP72 表达。HSP72 表达的速率比作为细胞保护剂的蛋白的激活速率更快，但当正常细胞活性恢复时则减慢。

HSP32（HOx-1）是一种诱导型蛋白，通常被称为血红素加氧酶。它的合成速率为我们提供了一些关于它的应激源以及低氧成分活性的信息。需要注意的是HSP32 的水平必须要考虑到其他 ROS 诱导蛋白水平的变化。事实上，HSP32 得诱导可能提示 ROS 信号和低氧组分是同时存在的，而上升的 HSP72 含量是 ROS诱导应激的特征但不是缺氧的特征。在 HSP72 存在的条件下，升高的 HSP32 可能高度提示 ROS 信号的存在以及 HSP72 的水平缺乏变化，而 HSP32 诱导表明了低氧信号的优势。

HSC73 的连续表达是生理反应的特征。在没有应激源的情况下，组成型蛋白 HSC73 对于新合成的蛋白而言起着分子伴侣的作用并且控制它们向细胞器转运的过程。此外，HSC73 参与了将不可逆损伤的蛋白质及多肽靶向转运至蛋白酶体的过程，后者在 Bag-1、CHIP 和泛素蛋白的作用下进行降解。

一些文章描述了 HSC73 含量在热和低氧条件下的不同变化。在最近的研究中，Andreeva 等人[58]的发现最令人感兴趣，这些研究人员发现在热应激条件下组成型蛋白 HSC73 的水平未改变而在随后阶段却出现增加现象，其最有可能的原因是在适应应激因子期间细胞内蛋白的合成出现增加[58]。这提示在热应激反应时，HSC73 储存于单核细胞中的现象是新合成功能蛋白的伴侣和折叠、细胞的适应性变化、适应性反应形成以及细胞对损伤因子抵抗力提高的先决条件。

同时，连续 30 分钟持续吸入浓度为 10%的常压低氧训练并未在体内引起应激反应，这表明在单核细胞中缺乏诱导 HSP72 升高的分子[59]。然而，组成型蛋白质 HSC73 含量增加的同时也可增强非特异性抗性。显然，我们可以通过 HSC73 的水平推断出低氧适应的存在。

只有在对三种 HSP 蛋白复杂变化进行深入分析的基础上才能充分评估应激及低氧适应的作用。

我们的研究在应激及低氧蛋白方面具有以下发现。AEE 可产生更多的（比对照组高 61%）诱导型应激蛋白 HSP72。体育锻炼（8Swim+AEE）及其与不同氧气含量适应（H/N+8Swim+AEE 和 H/H+8Swim+AEE）的结合弥补了应激所带来的副作用，即HSP72 含量下降到对照组的水平（图 16.7）。这表明体育锻炼联合/不联合不同氧气含量适应可阻止增强的 ROS 诱导进程。这些发现与前面描述的结果是一致的。

以低氧为特征的急性反应蛋白具有不同的规律。图 16.8a,b 显示短期体育锻炼后进行 AEE（8Swim+AEE）可使 HSP32（比对照组高 34%，比 AEE 组高43%）和 HSC73（比对照组高 24%）的水平升高，这提示了低氧的作用。换句话说作为运动负荷这种短期适应方式其本身就具有一定的"代价"。

通过体育锻炼（8Swim+AEE）与不同氧气含量适应地结合在一定程度上可以弥补这种代价。体育锻炼与低氧/常氧适应（H/N+8Swim+AEE）相结合，其与抗氧化防御酶时的效果相近，并且仅仅是一种蛋白（快速合成的低分子蛋白 HSP32）水平的下降。而体育锻

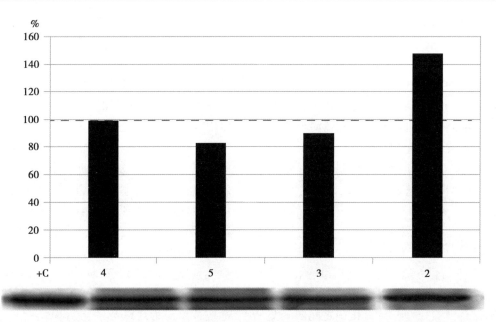

**图 16.7** 体育锻炼联合不同氧气含量的适应对 Wistar 大鼠进行 AEE 后心肌产生诱导型蛋白 HSP72 的影响。C-对照组（100%，虚线），+C-阳性对照。大鼠的胸腺组织以及 H35 细胞置于 41.5℃条件下进行 30 分钟的热处理。实验分组：2-AEE（负重状态下（体重的 5%）游泳至力竭状态实现运动负荷）；3-8Swim+AEE（8 次体育锻炼后进行 AEE）；4-H/N+8Swim+AEE（体育锻炼联合低氧/常氧适应后进行 AEE）；5-H/H+8Swim+AEE（体育锻炼联合低氧/高氧适应后进行 AEE）

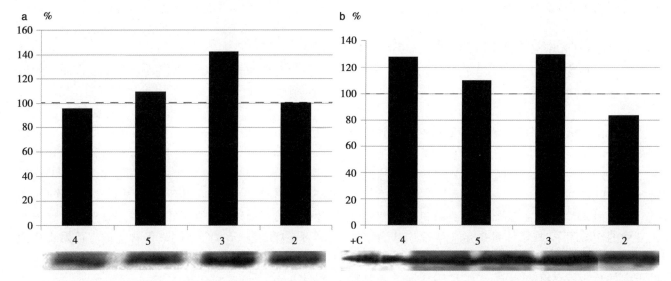

**图 16.8** 运动负荷（体育锻炼）联合不同氧气含量的适应对 Wistar 大鼠进行 AEE 后心肌产生的诱导型蛋白 HSP32（a）和组成型蛋白 HSC73（b）的影响。C-对照组（100%，虚线），+C-阳性对照。大鼠的胸腺组织以及 H35 细胞置于 41.5℃条件下进行 30 分钟的热处理。实验分组：2-AEE（负重状态下（体重的 5%）游泳至力竭状态实现运动负荷）；3-8Swim+AEE（8 次体育锻炼后进行 AEE）；4-H/N+8Swim+AEE（体育锻炼联合低氧/常氧适应后进行 AEE）；5-H/H+8Swim+AEE（体育锻炼联合低氧/高氧适应后进行 AEE）

炼与低氧/高氧适应（H/H+8Swim+AEE）结合的新模式则足以弥补体育锻炼的"代价"，即所有低氧组分的固有蛋白含量都降至对照组水平。

这些数据表明虽然仅有体育锻炼适应时低氧组分仍然十分明显，但它可在一定程度上弥补急性力竭运动的应激组分。体育锻炼联合低氧/常氧适应仅能部分消除低氧的组分，而体育锻炼联合低氧/高氧适应的组合则可完全实现以快速和慢速合成蛋白水平为特征的低氧组分的正常化。

**结论**

短期体育锻炼可延长 AEE 的游泳持续时间，但体育锻炼与不同氧气含量适应的组合则对游泳持续时间没有影响，然而体育锻炼联合低氧/高氧适应可延长游泳活跃阶段的持续时间,因此这种适应的方式是有效的。体育锻炼的适应模式及其与间断性低氧适应的组合在抗氧化防御酶过度激活的代价下增加了膜结构对自由基氧化进程的抵抗力,而这种代价可部分被低氧/常氧适应所弥补,也可充分被低氧/高氧适应所阻止。两种适应形式(即体育锻炼的直接适应和不同氧气含量的交叉适应)的结合可弥补在体育锻炼过程中显著升高的 HSP 蛋白的水平,这种现象在低氧/高氧适应期间尤其明显。这种适应的新模式显然更廉价也更有利于机体。

( 吴隆飞 译　李思颉　耿晓坤 校 )

# 参考文献

1. Das DK. Redox regulation of cardiomyocyte survival and death. Antioxid Redox Signal. 2001;3:23–37.
2. Ungemach FR. Plasma membrane damage of hepatocytes following lipid peroxidation: involvement of phospholipase A2. In: Free radicals liver injury. Washington, D.C.: Oxford; 1985. p. 127–34. Proc. Int. Meet., Turin.
3. Sazontova TG. Stress-induced moderation of heart Ca-transporting system SR function and its resistance to endogenous damaging factors. Bull Exp Biol Med. 1989;108:271–4 [In Russian].
4. Zolotarjova N, Ho C, Mellgren RL, et al. Different sensitivities of native and oxidized forms of Na$^+$/K$^+$-ATPase to intracellular proteinases. Biochim Biophys Acta. 1994;1192:125–31.
5. Hemler ME, Cook HW, Lands WE. Prostaglandin biosynthesis can be triggered by lipid peroxides. Arch Biochem Biophys. 1979;193:340–5.
6. Roberts AM, Messina EJ, Kaley G. Prostacyclin (PGI$_2$) mediates hypoxic relaxation of bovine coronary artery strips. Prostaglandins. 1981;21:555–69.
7. Semenza GL. Perspectives on oxygen sensing. Cell. 1999;98:281–4.
8. Chandel NS, Schumacker PT. Cellular oxygen sensing by mitochondria: old questions, new insight. J Appl Physiol. 2000;88:1880–9.
9. Flohe L, Brigelius-Flohe R, Salion C, et al. Redox regulation of NF-kappa B activation. Free Radic Biol Med. 1997;22:1115–26.
10. Maulik N, Yoshida T, Das DK. Regulation of cardiomyocyte apoptosis in ischemic reperfused mouse heart by glutathione peroxidase. Mol Cell Biochem. 1999;196:13–21.
11. Graven KK, Zimmerman LH, Dickson EW, et al. Endothelial cell hypoxia associated proteins are cell and stress specific. J Cell Physiol. 1993;157:544–54.
12. Peng J, Jones GL, Watson K. Stress proteins as biomarkers of oxidative stress: effects of antioxidant supplements. Free Radic Biol Med. 2000;28:1598–606.
13. Ryter SW, Tyrrell RM. The heme synthesis and degradation pathway: role in oxidant sensitivity. Free Radic Biol Med. 2000;28:289–309.
14. Zhukova AG, Sazontova TG. Heme oxygenase: function, regulation, biological role. Hypoxia Med J. 2004;3–4:30–43.
15. Hu ML, Frankel EN, Leibowitz BE, et al. Effect of dietary lipids and vitamin E on in vitro lipid peroxidation in rat liver and kidney homogenates. J Nutr. 1989;119:1574–82.
16. Sanz MJ, Ferrndiz ML, Cejudo M, et al. Influence of a series of natural flavonoids on free radical generating systems and oxidative stress. Xenobiotica. 1994;24:689–99.
17. Singh B, Sharma SP, Goyal R. Evaluation of Geriforte, an herbal geriatric tonic, on antioxidant defense system in Wistar rats. Ann N Y Acad Sci. 1994;717:170–3.
18. Cai YN, Appelkvist EL, Deplerre JW. Hepatic oxidative stress and related defenses during treatment of mice with acetylsalicylic acid and other peroxisome proliferators. J Biochem Toxicol. 1995;10:87–94.
19. Arkhipenko YuV, Sazontova TG, Rice-Evans C. Hypertrophy and regression of rat heart: free radical related metabolic systems. Pathophysiology. 1997;4:241–8.
20. Kolchinskaya AZ. Intermittent hypoxic training in sports of highest achievements. Sports Med. 2008;1:9–25 [In Russian].
21. Sazontova TG, Tkatchouk EN, Kolmykova SN, et al. Comparative analysis of peroxidation and antioxidant enzyme activities in rats adapted to different regimes of normobaric hypoxia. Hypoxia Med J. 1994;2:4–7.
22. Sazontova TG, Arkhipenko YuV. The role of free-radical processes in adaptation of the organism to variable oxygen levels. In: Lukyanova LD, Ushakov IB, editors. Problems of hypoxia: molecular, physiological and medical aspects. Moscow: Publ. Istoki; 2004. p. 112–38 [In Russian].
23. Sazontova TG, Arkhipenko YuV. Intermittent hypoxia in resistance of cardiac membrane structures: role of reactive oxygen species and redox signaling. In: Xi L, Serebrovskaya TV, editors. Intermittent hypoxia: from molecular mechanisms to clinical applications. New York: Nova Science Publishers, Inc.; 2009. p. 147–87.
24. Zenkov NK, Lankin VZ, Menschikova EB. Oxidative stress. Moscow: MAIK Science/Interperiodica; 2001 [in Russian].
25. Moncada S, Palmer RMJ, Higgs EA. Nitric oxide: physiology, pathophysiology and pharmacology. Pharmacol Rev. 1991;43:109–40.
26. Thomas S, Lowe JE, Hadjivassiliou V, et al. Use of the comet assay to investigate the role of superoxide in glutathione-induced DNA damage. Biochem Biophys Res Commun. 1998;243:241–5.
27. Skulachev VP. Mitochondrial in the programmed death phenomena; a principle of biology: "It's better to die than to be wrong". IUBMB Life. 2000;49:365–77.
28. Sohal RS, Svensson I, Brunk UT. Hydrogen peroxide production by liver mitochondria in different species. Mech Ageing Dev. 1990; 53:209–15.
29. Beyer RE. The analysis of the role of coenzyme Q in free radical generation and as an antioxidant. Biochem Cell Biol. 1992;70:390–403.
30. Zorov DB. Mechanisms of cardioprotection in hypoxia/reoxygenation. In: Reception and intracellular signaling. Puschino: Nauka; 2003. p. 160–2 [in Russian].
31. Sohal RS. Ageing, cytochrome oxidase activity, and hydrogen peroxide release by mitochondria. Free Radic Biol Med. 1993;14:583–8.
32. Richter C. Role of mitochondrial DNA modifications in degenerative diseases and aging. Curr Top Bioenerg. 1994;17:1–19.
33. Nikonorov AA, Tverdokhlib VP, Krasikov SI. Correction of biotransformation of xenobiotics in extreme states. In: Biochemistry: from molecular mechanisms investigation to implementation in clinical practice. Orenburg: OGMA; 2003. p. 305–11 [in Russian].
34. Deev LI, Ahalaya MYa, Illarionova EA, et al. Relation of changes in the content and activity of rat liver microsomal cytochrome P-450 to the intensification of lipid peroxidation under stress. Biull Eksp Biol Med. 1983;95:51–3 [In Russian].
35. Nikonorov AA. Application of adaptation to interval hypobaric hypoxia for increase of sportsmen' organism resistance to competition load. Thesis for MD. Siberian State Medical University, Tomsk; 2002 [In Russian].
36. Bondy SC, Naderi S. Contribution of hepatic cytochrome P450 systems to the generation of reactive oxygen species. Biochem Pharmacol. 1994;48:155–9.
37. Podmore I, Griffiths H, Herbert K. Vitamin C exhibits pro-oxidant properties. Nature. 1998;392:559.
38. Droge W. Free radicals in the physiological control of cell function. Physiol Rev. 2002;82:47–95.
39. Saenko YuV, Shutov AM. Role of oxidative stress in pathology of cardiovascular system in nephrologic patients. II. Clinical aspects of oxidative stress. Nephrol Dial. 2004;6:138–44.
40. Dubinina EE. Role of reactive oxygen species as signal molecules in tissue metabolism under oxidative stress. Vopr Med Khim. 2001;47:561–81 [In Russian].
41. Sergienko VI, Panasenko OM. Reactive oxygen species in disease

pathogenesis. Technol Living Syst. 2004;1:37–46 [In Russian].

42. Moldovan NI, Moldovan L. Oxygen free radicals and redox biology of organelles. Histochem Cell Biol. 2004;122:395–412.

43. Valko M, Leibfritz D, Moncol J, et al. Free radicals and antioxidants in normal physiological functions and human disease. Int J Biochem Cell Biol. 2007;39:44–84.

44. Sies H. Oxidative stress – from basic research to clinical application. Am J Med. 1991;91:S31–8.

45. Fridovich I. Fundamental aspects of reactive oxygen species, or what's the matter with oxygen? Ann N Y Acad Sci. 1999;893:13–8.

46. Zakharova MN, Zavalishin IA, Boldyrev AA. Role of SOD in pathogenesis of amyotrophic lateral sclerosis. Bull Exp Biol Med. 1999;127:460–2 [In Russian].

47. Wanders RJA, Denis S. Identification of superoxide dismutase in rat liver peroxisomes. Biochem Biophys Acta. 1992;1115:259–62.

48. Akashi M, Hachiya M, Paquette RL. Irradiation increases manganese superoxide dismutase mRNA levels in human fibroblasts – possible mechanisms for its accumulation. J Biol Chem. 1995;270:15864–9.

49. Radi R, Turrens JF, Chang LY. Detection of catalase in rat heart mitochondria. J Biol Chem. 1991;266:22028–34.

50. Eriksson AM, Lundgren B, Andersson K, et al. Is the cytosolic catalase induced by peroxisome proliferators in mouse liver on its way to the peroxisomes? FEBS Lett. 1992;308:211–4.

51. Antunes F, Han D, Cadenas E. Relative contributions of heart mitochondria glutathione peroxidase and catalase to $H_2O_2$ detoxification in in vivo conditions. Free Radic Biol Med. 2002;33:1260–7.

52. Finaud J, Lac G, Filaire E. Oxidative stress: relationship with exercise and training. Sports Med. 2006;36:327–58.

53. Khotochkina LV, Statsenko NI. Intermittent hypoxic training as a method of physical state improvement and increase of efficiency in highly qualified oarsmen. Hypoxia Med J. 1993;2:38–40 [In Russian].

54. Ohkawa H, Ohishi N, Yagi K. Assay for lipid peroxides in animal tissues by thiobarbituric acid reaction. Anal Biochem. 1979;95:351–8.

55. Kikugawa K, Kojima T, Yamaki S, et al. Interpretation of the thiobarbituric acid reactivity of rat liver and brain homogenates in the presence of ferric ion and ethylenediaminetetraacetic acid. Anal Biochem. 1992;202:249–55.

56. Luck H. Catalase. In: Bergmeyer HU, editor. Methods of enzymatic analysis. New York: Verlag-Chemie, Academic; 1963. p. 885–8.

57. Beauchamp C, Fridovich I. Superoxide dismutase: improved assay and an assay applicable to acrylamide gels. Anal Biochem. 1971;44:276–87.

58. Andreeva LI, Goranchuk VV, Shustov EB, et al. Human adaptation to hypothermia and changes in leucocytes of peripheral blood. Sechenov Ross Physiol J. 2001;87:1208–16 [In Russian].

59. Boykova AA, Andreeva LI, Margulis BA, et al. Constitutive isoform of heat shock protein 70 in human blood mononuclears as marker of adaptation during normobaric hypoxia training. Sechenov Ross Physiol J. 2006;92:835–42 [In Russian].

# 第 17 章 低压间歇性低氧提高飞行员和宇航员机能状态

Igor B. Ushakov, Anatoli A. Shishov, Vladimir N. Komarevtsev, and Vladimir N. Filatov

**摘要**

　　维护高危职业人群的健康(如:航天飞行员和宇航员)并为他们提供康复的疗程是一个重要的医疗问题。这些危险职业人群,在经历过高压环境和太空飞行之后,常伴有疲劳综合征、身体对负面因素耐受度损害,脱适应证和虚弱症(宇航员症状表现为疲劳、易怒、食欲缺乏和睡眠障碍等)等不良反应发生。这些不良反应很可能导致飞行员和宇航员患上功能性和器质性疾病。因此寻找一种有效的康复疗程是非常必要的。据此,一种低压间歇性低氧(hypobaric interval hypoxia,HIH)方法被设计出来,其可行性在航空、太空、军事、预防和康复医学领域都得到了验证。这种 HIH 方法由十个每天一小时的疗程组成,受试者暴露在模拟高海拔 3000～5000 米环境的高压舱的 HIH 环境中。在每 10 分钟内,7 分钟的缺氧呼吸与 3 分钟在同维度气压环境下的高氧呼吸交替进行。在第 1 个疗程,受试者将"爬升"到 3000 米海拔,在第 2 到 4 个疗程,每一疗程都会爬升 500 米海拔,最后,在第 5 到 10 个疗程,受试者将在 5000 米海拔接受疗程。HIH 方法在提高人体机体功能,对环境不利因素的耐受性(例如:缺氧,飞机加速,晕动症)和预防矫正受损的功能方面表现出很高的功效。

## 专业名词缩略语

BP　　　血压(blood pressure)

CCCA　科里奥利加速度的连续累积(continuous cumulation of coriolis accelerations)

FR　　　生理储备(physiological reserve)

HIH　　低压间歇性低氧(hypobaric interval hypoxia)

ICCA　科里奥利加速度的间歇累积(intermittent cumulation of coriolis accelerations)

MS　　　晕动症(motion sickness)

SET　　直立做功测试(statoergometric test)

SV　　　收缩期容积(systolic volume)

TPR　　总外周阻力(total peripheral resistance)

VBV　　体积血流速度(volumetric blood flow velocity)

VVR　　前庭自主神经反应(vestibulovegetative reactions)

## 17.1 前言

　　高危职业人群(如:航天飞行员和宇航员)的工作需要应对极端环境,严峻的心理压力和人体机能储备的极限调用。军队装备更新采用的新型航空材料常会增加极端飞行条件的猛烈程度,这对空勤人员个人防护,飞行员的基本机能状态和生理储备水平(FR)的要求也相应提高[1,2]。因此在这个背景下,寻找一个新的医疗手段,加强对人体不利环境因素的耐受度,维护高危职业人群的健康,并在高压劳累飞行之后提供恢复疗程,变得十分重要和紧急[3~5]。

　　帮助高危职业人群恢复受损功能状态的非药物型

方法的扩展应用,已经成为康复治疗研究领域里热门研究方向[12~14]。在航空、体育、军事医学临床领域,低氧适应已经被公认为一种非药物治疗方法,它可以成功治疗由应激因素和疾病造成的功能状态损害[6~11]。低氧适应,特别是低氧成分,具有交叉保护作用,它不仅增加了对缺氧本身的耐受度,还产生了直接的保护作用,增强了机体对其他应激因子的抵抗力[12~14]。

动物实验已经证明,在极端航空航天飞行的条件下,如:加速度、振动、微重力、电离辐射等,会引起大脑的重要变化。这些变化主要与大脑的组织结构和血脑屏障通透性障碍改变相关[15,16]。对任何应激因素的适应能够让机体对该因素产生抵抗,并通过激活人体极限系统发展出交叉保护作用。人体极限系统可以缓冲应激反应,缓解应激激素对器官和局部细胞的破坏作用[17]。

## 17.2 间歇性低氧适应的基本概念:常压与低压

### 17.2.1 间歇性低氧适应五种复合机制

目前,获得性的稳定的间歇性低氧适应机制,主要包括以下五种不同的复合机制[18,19]。

第一个复合机制(早期适应阶段)的特点是氧的摄取和运输系统调动。在缺氧初期可以观测到肺、心脏、骨髓和血液中的核糖核酸和蛋白质合成。因此,肺的呼吸面膨胀,心血管系统功能和冠状动脉血流量增加,红细胞增殖能力增强,血液氧合能力增强[20,21]。

第二个复合机制是大量的脑内蛋白质和核糖核酸合成同时伴有 5-羟色胺和多巴胺的聚集和去甲肾上腺素的略微减少,血液中血清素和组胺减少。通过控制由严重的应激引起的细胞和溶酶体酶排出,机体的保护性反应可以完全或部分预防应激酶血症[22]。

第三个复合机制为水电解质代谢调节和对抗血管肌源性紧张度之间的稳定转换。下丘脑视上核、球状带的不完全萎缩,使得醛固酮和抗利尿激素分泌减少,氯化钠和水的大量流失,反过来,这个过程连同动脉和小动脉硬化减弱,可以削弱血管收缩反应,降低高血压风险[13]。

第四个复合机制是免疫系统的变化直接引起淋巴器官(如:脾脏)中 B 淋巴细胞的数量多于 T 淋巴细胞。这种转变的主要后果是部分抑制免疫反应,减少血液中抗体形成细胞和抗体的数量[13]。

第五个复合机制的特征是抗氧化系统的激活和肝细胞色素 P-450 酶浓度的升高,肝脏的解毒能力增加。这些变化加起来可以增强机体对抗动脉粥样硬化因子和有毒物质的能力[23~25]。

### 17.2.2 常压与低压间歇性低氧适应

既往研究表明,人为控制的低氧舱"爬升"过程中,暴露在高山低氧环境并呼吸常压低氧混合气体,可以实现生命有机体适应过程的增强[26~28]。许多高山科考队已经证实了高山适应可以增加对高纬度缺氧和极端因素(包括加速度、前庭刺激,高低温环境)的耐受度[29]。然而,已知的高原训练的方法存在几个与之分庭抗礼的缺点,包括:本职工作的长期分离,经济负担过重,组织困难,低氧暴露和复氧疗法的个人剂量无法规定,长期生活在高山后的去适应综合征风险等[13]。反之,减压室训练方案为低氧适应的形成提供了一种更为方便的,允许改变缺氧剂量和持续时间的方法[30]。各种低压舱训练制度产生的高空忍耐度的显著增强,为人类和动物身上产生的抗缺氧效应提供了有力证据[31]。

高山和低压舱训练产生适应的重要因素包括:供氧不足和空气密度降低激发了更有效的肺泡通气,加速了生物活性气体的传递,刺激了细胞内能量和可塑性过程的进程。低氧适应大鼠的形态学数据同样表明了大脑中有更多的致密血管,以及更多的毛细血管[32]。重要的是,由于非恒定氧的复氧间歇有利于核酸和蛋白质的合成,间歇(间隔)缺氧相较于稳态(恒定)缺氧有一定优势[33]。在动物实验中,实验组动物在进行 13 天的间隔低压舱训练后,与在同一高度暴露的对照组相比,高原耐受性增强[34]。结果表明,适应机制的形成依赖于最后达到的海拔,暴露时间以及上升梯度。快速"爬升"到最终海拔和(或)延长低压低氧暴露持续时间可能影响或导致间歇性低氧稳定适应的失败[18]。

健康人通过四个星期,每天 30 分钟舱攀登到6000 米的锻炼,可以确实有效的改进海拔耐受度和高低温耐受度(交叉适应的影响)。此外,适应性效应的发展还与游离糖皮质激素浓度有关[35]。

在航空航天医学,使用低压室"爬升"方法提高飞行员的高空耐受度已经超过五十年[36]。这种方法也可以被用作宇航学校和太空脱离选拔的功能性负荷测试(20 分钟 5000 米),以及飞行工作人员的医疗鉴定[37]。同样,太空运输舱的日常部分降压的目的也是预防宇航员的脱适应。此外,中低压缺氧组成的 15 个低压舱"爬升"到 1500~3000 米的过程使人体在正

2000mmHg 的压力下的呼吸的耐受度增强,执行任务的质量提高 8%~15%,平衡性刺激的容忍时长延长了1.6~2.8 倍,对直立效应的耐受度也增强了[39]。这种方法在提高加速度耐受性及其相关缺氧方面的耐受上也取得了良好的效果[40]。

低氧适应还可以用于预防和治疗高血压型心肌病,1~2 期原发性高血压,支气管哮喘、缺铁性贫血、辐射效应等[41,42]。动物"爬升"超过 20 天,抗流感病毒能力会增强[43]。为了延长适应效果,人们提出了更多的特殊训练制度,如每周一到两次,每次一到几个小时的高原暴露的舱内"爬升"[44]。也有人指出,短时间低氧可以防止低氧分压的彻底效应,使之可再生,接近自然节律,并且,细胞和组织的氧张力离散可以激活代偿反应,引起稳定的低氧适应[6]。间歇而非连续热训练产生的热应激和冷应激耐受能力增强也证实了机体对这种间歇性刺激反应的现象[45]。

通过在加压室里反复"爬升"和"下降"可以实现间歇性低氧暴露[46]。相反,涉及呼吸低氧混合气体的(10%~12%氧)[1]常压低氧训练/治疗,近几十年已经被广泛的应用于临床医学,其实验和理论基础得到了积极的验证[47~49]。与常压训练相比,低压舱训练具有以下优点:①由于可排除面罩死角空气流入,同时呼吸没有面具的稀有空气,可以获得更精确的低氧剂量;②低压稀薄空气对呼吸的抗性较小,而且有利于心血管系统;③虽然建造压力室设施的初期费用相当高,但其使用寿命可达 50 年以上;④低氧训练可以利用现有压力舱拓展用于心理训练、健康检查认证,以及其他用途。另一方面,低压舱训练相对不足,可能由反复"上升"和"下降"的气压引起 barocavepathy(穿孔压力病)。

# 17.3　间歇性低氧在航天医学上的方法论的演变与应用

## 17.3.1　低氧适应的理论假设,证明,前提

高度飞行因素有助于矫正人体功能状态的变化的假设,是基于著名的生理学和医学原理-使用破坏性病原体作为有效体内平衡的方法的理论。诸多事例都表明,飞行有关的应激因素(比如:缺氧、低气压、高氧,呼吸正压氧气)都可以有效的应用于运动、临床和航空医学[2,50]。

新的研究低氧适应的方法是在适当考虑已经存在的高山、低氧舱和常压间歇性低氧训练制度优缺点的基础上发展起来的。主要基于以下几点基本命题:①适应缺氧的方法已被广泛用于疾病及功能状态修正和非药物治疗中[51,52];②用平稳连续的方法延长的低氧可能会导致机体的枯竭[53];③由"上升"和"下降"引起的频繁的重复的气压变化,会有穿孔压力病的潜在风险[54];④比永久训练制度更高的抗压力因素表现出了人体有机体对间歇性刺激的反应[45];⑤纯氧呼吸能抑制缺氧引起的有效功能紊乱[55]。

对非药物适应方法理论研究表明缺氧是高空飞行需要考虑的关键因素。缺氧的选择是通过以下与地球生命进化和人类个体发育相关过程及变化引导的:①大气中氧分压从 0.15mmHg 增长到 159mmHg[56];②生物有氧供能系统的长期发展;③无氧糖酵解的激活可以作为后备机制产生能量;④低氧培养基中的宫内发芽与随后的有氧糖酵解的形成相关;⑤新生儿高抗缺氧这种能力随着人类成长过程中逐渐下降;⑥山区居民寿命更长,发病率较低。因此,适应大气变化的漫长成熟过程和远古的能量产生机制的遗传记忆,是低氧性缺氧作为一个基本遗传因子在特异性和非特异性生理适应发展的前提。

## 17.3.2　间歇性低压低氧适应的方法学进展

一个具有理论意义和现实意义的问题是,低气压这种在高空飞行中永久存在的应激因素是否可以用来产生适应效果。我们认为,低密度大气有利于肺气体交换和呼吸功能,并且对相关的心血管系统有积极影响。

不同类型训练研究表明,对特定刺激的间歇及区间离散暴露,适应效果非常强,而持续的(慢性或静止)形式并不会[57]。鉴于此,适应过程的设计应该以作为人体中可能伴随出现的高空因子的间歇高低氧为原则,以激活平衡维护系统又可以防止慢性的氧气不足的破坏性影响为目的。此外,没有气压变化的高低氧交替可降低高原减压病的风险,并有助于获得积极的适应效应。

# 17.4　实验方法、结果与讨论

## 17.4.1　HIH 对高海拔耐受度的影响

低压间歇性低氧(HIH)过程由 10 个每天近乎一小时从 3000 米海拔"爬升"到 5000 米海拔的间歇性

低氧暴露过程组成。"爬升"到 3000～5000 米是以 10～15 米/秒的速度进行的,"下降"速率是 5～10 米/秒。在第 1 个过程中,攀登的海拔为 3000 米,在第 2 到 4 个过程中,每过程"攀登"的海拔提升逐个 500 米,在 5～10 个过程中,海拔为 5000 米。HIH 过程持续 60 分钟,包括六个 10 分钟的步骤,"攀登"(1),中转站(2～5),"下降"(6)。每个步骤都有 7 分钟不带面罩的稀薄空气的呼吸(低氧暴露)和 3 分钟戴面罩的 100%氧气的呼吸(高氧暴露)。

一个研究(34 名知情同意的志愿者参与 647 次实验)专门针对 HIH 对高空飞行压力因素耐受度做出了评估。高空飞行压力因素包括缺氧,人体耐受纵向加速度。对解决晕动病的方法,还有晕动病综合征的快速消除进行了研究。

研究的第一部分旨在研究 HIH 对产生针对高原低氧的适应的作用。七名志愿者进行了 91 次实验;其中 70 次实验是 HIH 过程,21 次舱内"爬升"实验是为了测试志愿者的高度耐受度。实验内容为:测试基线高度耐受度,10 天 HIH 训练,训练后一天以及 1～2 个月后进行高度耐受度试验来评估舱内训练的适应效果及其持续时间。在志愿者没有佩戴面具逐步"爬升"到 8000 米的过程中,到达 5000 米以上的 5 分钟中转站时,能够保持脑力劳动能力或者表现出身体机能明显的变化迹象,被定义为高耐受度(熟练"爬升")。定量地说,高度耐受度是通过"高空天花板"和"持续时间"(reserve time,$T_R$)来评估的,"高空天花板"为最大的"上升高度","持续时间"为在 5000 米以上的总时间包括 5 分钟在 5000、6000、7000 米的"中转站"还有爬升到下一个"中转站"的时间(1 分钟)。

在"中转站"的时候,志愿者用一分钟的时间做一个书面数字测验,即连续从 3 个数字中连续减去 17。在剩下的时间里,志愿者被要求做乘法表里的计算。第一次回答错误,对简单加和问题的错误或者考虑过久的解答,以及全部错误的答案被认为是精神能力退化和长期记忆力损坏的不明确标志,表明需要补充氧气来中止低氧暴露。在某些情况下,长期记忆的退化之前有缺氧状态,心血管和呼吸功能紊乱的明显主观症状,需要进行复氧和"下降"。通过 ECG 和四极图,血压测量,收缩量的计算值(SV),心输出量,血液体积流速(VBV),血管的总外周阻力(TPR)可以研究高原缺氧的血液动力反应。外呼吸装置的备用容量在 HIH 过程之前之后都会进行研究。

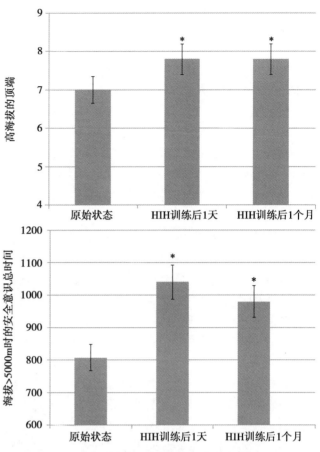

图 17.1　HIH 训练后人体缺氧耐受动力学变化。上图:高海拔的顶端表示最高的"上升高度"或最大允许高度。下图:安全意识总时间("持续时间")测量海拔高度超过 5000 米的总时间,包括在 5000,6000 和 7000 米的 5 分钟"中转站",以及爬升时间(1 分钟)到下一个"分段点"的时间。* 表明当与最初值做统计比较时 p< 0.05

如图 17.1 总结,志愿者的基线高度耐受特点是"高空顶端"＝7000±0.2m 和 $T_R$＝808±62s,HIH 训练显著提高了耐受度,HIH 训练后"高空顶端"立即提高了 800±0.2m,之后一直持续增高直至 1 个月后。TR 在一天的 HIH 训练之后增加到 232±50s,并且在接下来的 30 天一直保持(ΔPB-172±41s)。HIH 对针对性适应的效果本身也显示出稳定的静态肌肉耐受增益,增益达 40%～50%:"爬升"之前是 76s±10,HIH 训练一天后是 112s±13,HIH 训练一月后是 120s±15。

在低氧训练后,在 7000 米的临界高度进行书面数字测试的精神表现地更好。然而,在最初"攀爬"到 7000 米的志愿者能一分钟内能得正确完成 6.8±0.6 个问题,以及错误回答 3.5±1 个问题,HIH 训练 1 天之后的正确的数量增加到 8.5±1,错误的数量下降到 1.6±0.7。一个月后,正确和错误分别为 7.5±0.7 和 0.5±0.2。

表 17.1　"爬升"到 5000 米,6000 米,7000 米过程中,及 HIH 训练之前之后的血液动力和呼吸参数(n=7)

| 海拔,m | HIH 之前"爬升" | | | | HIH 训练之后 | | | | | | | |
| --- | --- | --- | --- | --- | --- | --- | --- | --- | --- | --- | --- | --- |
| | | | | | 1 天 | | | | 1 个月 | | | |
| | 0 | 5 | 6 | 7 | 0 | 5 | 6 | 7 | 0 | 5 | 6 | 7 |
| HR,次/min | 73.5±5.3 | 90±3.2* | 94±3.8* | 102±3.3* | 73±6.8* | 90±5.1 | 92±2.8* | 100±8.4* | 73±6.2 | 87±8.1 | 60±2.9* | 91±8.1 |
| BP,mmHg 最高 | 129±3.2 | 131±3.4 | 133±4.9 | 139±4.0 | 124±4.0 | 128±4.2 | 131±4.5 | 139±5.4* | 129±5.4 | 129±4.4 | 129±3.9 | 128±3.7 |
| 平均 | 90±4.8 | 91±6.0 | 95±5.6 | 89±6.0 | 89±4.1 | 94±4.1 | 92±4.1 | 89±4.2 | 89±4.0 | 92±3.6 | 93±4.1 | 86±3.1 |
| 最低 | 63±4.1 | 59±4.9 | 59±3.9 | 46±6.8 | 61±3.7 | 63±2.6 | 63±4.6 | 58±6.1 | 64±3.4 | 68±3.1 | 69±3.9 | 59±4.0 |
| CO,ml | 61±5.0 | 58±5.2 | 59±3.5 | 72±6.0 | 60±2.8 | 55±3.1 | 58±3.2 | 72±7.6 | 57±4.6 | 58±3.5 | 65±4.6 | 68±4.5 |
| MV,l/min | 4.4±0.2 | 5.2±0.1* | 5.5±0.5 | 7.3±0.4* | 4.4±0.3 | 5.0±0.4 | 5.7±0.6* | 7.2±0.6* | 4.2±0.3 | 5.0±0.4 | 6.2±0.6* | 6.2±1.0 |
| VBV,ml/s | 240±14 | 250±9.9 | 256±14 | 326±25* | 234±8.4 | 239±13 | 244±10 | 274±17 | 227±11 | 243±11 | 254±23 | 296±30 |
| TPR,$dyn/cm \cdot s^{-5}$ | 755±111 | 1409±93 | 1409±129 | 1012±96* | 1717±132 | 1563±153 | 1408±116 | 1242±181 | 1788±127 | 1625±155 | 1449±166 | 1205±189* |
| RR,次/min | 15±1.2 | 15±1.2 | 19±1.5 | 16±1.1 | 15±0.9 | 15±0.9 | 14±1.4 | 17±1.7 | 15±0.8 | 13±0.6 | 14±1.9 | 16±1.2 |

* Indicates significant difference from the baseline value($p<0.05$)

## 17.4.2 HIH 对心肺功能参数的影响

在重复熟练"攀登"到 5000~7000 米海拔时,心肺功能参数的变化都列在表 17.1 中,HIH 训练对心肺系统的缺氧反应的影响表现为心率、血压和呼吸参数变化不明显,在 5000~7000 米海拔增加的心脏收缩和 TPR 还原,在 HIH 训练一个月以后尤其明显。这些事实都表明 HIH 训练之后,心肺系统在低压缺氧条件运行更节能。外呼吸功能的肺量测定表明了在最大肺通气和任意正常呼吸长度延伸方面有稳定的增益,分别是 30% 和 25%(表 17.2)。这些数据还表明了 HIH 在外部呼吸的储备能力和人类机体对氧的需求方面都有积极适应效果。

**表 17.2　HIH 训练之前和之后的外呼吸参数**

| 参数 | HIH 训练后 | | |
| --- | --- | --- | --- |
| | 基线 | 1 天 | 1 个月 |
| RR,次/min | 1.7±1.8 | 16±1.7 | 13±1.4 |
| RV,l | 0.8±0.1 | 0.8±0.1 | 0.9±0.1 |
| MRV,l/min | 13.6±1.5 | 12.8±0.9 | 11.7±1.3 |
| BC,l | 4.6±0.2 | 4.7±0.2 | 4.7±0.2 |
| FEV,l/s | 3.7±0.1 | 3.8±0.1 | 3.8±0.1 |
| Tifno 指数,% | 82±2.1 | 80±2.0 | 80±2.2 |
| MPV,l/min | 101±8.1 | 130±5.5[*] | 133±8.1[*] |
| 呼吸暂停,s | 69±5.7 | 87±4.9[*] | 84±3.4[*] |

[*] 表示相对于基线值有统计学意义 $p < 0.05$

这种增加可能有实际应用,比如在高海拔地区重新部署的专家测试,测试可以包括舱"爬升"到 5000 米,中途包括一个 20 分钟的中转站;舱"攀爬"到 5000~6000 米,中途包括一个 5 分钟的中转站;以及在敞篷飞机低于 4000 米的短暂飞行。这些结果表明,低压间歇性低氧对特殊适应的产生有显著影响,长达一个月的高度耐受度增加证明了这一点。

## 17.4.3 HIH 在头-骨盆加速时对重力产生交叉耐受度

我们还评估了 HIH 训练交叉适应(非针对性)产生的影响。是为了研究 HIH 对在离心机上产生的头-骨盆加速度(+Gz)的影响以及 HIH 训练对静态肌肉直立做功的耐受度的影响。

14 个志愿者在两周的训练时间内做了十个 HIH 过程。实验总数为 180 次,包括 24 次静态,16 次离心机和 140 次 HIH 过程。受试者在接收 HIH 训练之前五天和 1~2 个月之后接受了静态肌肉力量耐受度和加速度耐受度测试。静态肌肉耐受水平是用直立测功(statoergometric test,SET)来衡量的,这种测试可以预测 75% 的情况下个体对飞行加速度的耐受度。SET 的程序与标准测量[58]没有区别,即受试者在 30 秒内递增时,逐步产生 120、160、200、240 和 280 公斤的静态肌肉力,直到个体耐受极限。加速度测试选择 2~6 个加速度单位,每秒提升 0.5 个单位。受试者不穿抗荷服处于离心机上,每个测试中间有 5~10 分钟的间隔。

为了研究受试者坐立时直立做功所产生的中心血液动力,我们用 Korotkov 方法测量血压,ECG 从第二个心电开始的时候测量。使用收缩和舒张压以及心率测量衡量下列血液动力指标:平均血压,收缩输出,分钟通气量和 TPR[58]。

**表 17.3　HIH 直立测功(SET)评估静态肌肉力耐受度**

| 后 HIH 测试的时期 | 受试者数量,n | 静态肌肉力耐受度改变的特征(Δ 分数) | | | 阳性变化的受试者占比,% |
| --- | --- | --- | --- | --- | --- |
| | | 受试者分布 | | | |
| | | +0.5÷+1.5 | 0 | -0.5÷-1.2 | |
| 5 天内 | 8 | 5 | 0 | 3 | 63 |
| 1~2 个月内 | 8 | 6 | 1 | 1 | 88 |

Δ 分数指三步 SET 得分的变化;SET 得分:优秀(5 分),良好(4 分),满意(3 分),不满意(2 分),很差(1 分)

HIH 训练提高静态肌肉力耐受度效果如表 17.3 所示。HIH 训练引发的静力性肌肉的耐受性水平的多向变化从 ±0.5 到 -1.2 和 +1.5 点。培训结束后五天,产生阳性变化的受试者占 63%,在 1~2 个月内,上升到 88%。值得注意的是,两、三名受试者在 HIH 训练之后 SET 耐受度立即下降,在 HIH 训练之后 1~2 月,他们的静力性肌肉耐受度阴性变化表现出下降趋势。1~2 个月的标准化数据体现了 HIH 的延迟正向效用。为了解释 SET 耐受度的多样变化,基于集合前和训练后得到的 SET 数据分析了个人的血流动力学反应。

每分通气量的动态变化,血管的 TPR 与 SET 耐受度相关。

如(表 17.4)所示,结果显示 SET 耐受度呈现不同的变化趋势,与后 HIH 持续时间无关。HIH 训练积极适应作用包括大多数受试者的静态肌肉耐受的增加表现出相当大的改进(88%),这与降压中性反应和心脏调节的有利改变有关。同时,有几个 SET 耐受度退化的病例都表现出血管张力增加,即高血压反应。综上所述,HIH 训练可优化静态物理负荷的血流动力学反应,改善心肌功能容量。

**表 17.4　HIH 训练后 SET 耐受度和 CVS 反应变化的比较**

| 效果 | n | SET 耐受度改变,Δ 分数 | ΔMV, l/min | TPR | |
|---|---|---|---|---|---|
| | | | | Δdyn/cm·s$^{-5}$ | Δ% |
| + | 11 | +0.81±0.11* | -0.11±0.22 | -80±70 | -4.6±4.3 |
| - | 4 | -0.81±0.1* | -0.14±0.14 | +160±13* | +12.1±1.2* |

*表示相对于前 HIH 训练有统计学意义(p<0.05)

众所周知,SET 只能重现部分的加速度影响,即快速 TPR 增加伴随收缩血容量引起的腿部和腹部肌肉的静态张力和的血流动力学改变。SET 不能引起头部区域液体静压的下降以及脑血管和视网膜神经细胞中的低氧变化,这是因为流体静力小梯度在头部至骨盆加速时会迅速提升[59]。我们相信,HIH 之后 SET 耐受度的改变,可以反应某些对飞行加速度的潜在适应过程。

图 17.2 说明,HIH 训练使 6 个受试对象的头到盆骨的加速度耐受度增加,HIH 之后,立即从 4.5±0.1 的基线值增加到了 5.3±0.2,1~1.5 个月之后增加到 5.9±0.1(p<0.05)。相反,在 HIH 训练之后,休息的受试者的血液动力参数并没有明显的变化。然而 1~1.5 个月之后,分钟呼吸量有了稳定的增益(p<0.05,+1.2±0.3l/min),这个增益是由心率(+9±3.6 beats/min)和心脏收缩输出的提高(+4.5±0.3ml),以及血管 TPR 的大幅度减少(-138±13dyn/(s·cm$^5$))引起的。TPR 变化可以很好的匹配心脏血液动力调节,这对静态肌肉力直立做功适应是有好处的[58]。

总而言之,HIH 训练是一种有效的提高受试者静态肌肉力耐受度,并使其在没有穿抗荷服的情况下耐受 5~6 个单位的+Gz 加速度的非特异性方法。HIH 结束后立即获得 SET 耐受度的增益在 63% 的受试者中达到了 0.81±0.11 的平均分,1~1.5 个月后达到了 88%。HIH 结束后 100% 的受试者的加速度耐受度提

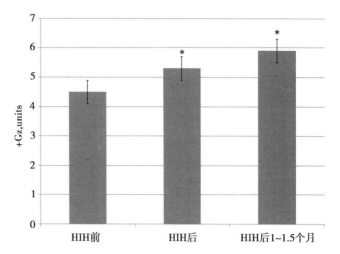

**图 17.2**　HIH 训练后受试对象(离心加速过程中头到盆骨间产生的)重力加速度耐受度。*代表和初始值相比具有统计学差异(p<0.05)

升达到了+0.8±0.2,在 1~1.5 个月后达到+1.4±0.1。对适应加速度的非特异性适应的最主要机制是中心血流动力对心脏模式的重新调整。

## 17.4.4　HIH 提高在科里奥利加速度连续累积(CCCA)在对抗晕动症时的训练效益

我们进一步研究了 HIH 提高人体平衡运动耐受性和快速消除晕动综合征方面的潜力。晕动症(Motion sickness, MS)一直是航空航天医学的重大课题[60]。大约 60% 的航空学校学生在第一年的飞行训练中会出现程度不同的 MS 症状,由 MS 症状引起的辍学率可达到 5%。在航空领域的工作人员中,MS 与许多部分健康损伤都有关;MS 也是非飞行驾驶的领航员,协调员和飞行领域的其他工作人员都面临的问题[61],特别是在飞行学员中,MS 可能引发飞行事故。动态飞行因素会引发 MS 综合征,这不仅会使身体不适,而且会影响完整执行飞行计划的效率,并最终危害到飞行安全[60]。因此,除了加强针对飞行员/宇航员的筛选程序,还应该在提高人体平衡运动耐受性和快速消除晕动综合征方面探索新的方法,改善现有的方法,用以制定训练项目,增强航空工作人员对动态飞行因素的耐受度。

前庭训练方法是该项目的重要组成部分。前庭训练方法采用了旋转椅配备视觉刺激来执行间歇和连续的科里奥利加速度积累(ICCA 和 CCCA)。如果实验加入如果视觉(视动)刺激,并延长训练项目,产生的适应就会特别高。此外,主动训练因素也是有利的,

如:重复的头部运动[60]。

因此,我们研究的第三部分重点在评价 CCCA 和 HIH 训练,特别是结合针对性适应(前庭,CCCA)和非针对性适应(低氧,HIH)的方法对人体平衡耐受度的提高。我们进一步收集 HIH 在 MS 综合征快速消除上的效用的实验数据。我们的理论研究基础是由前庭联合低氧的训练产生的具体和交叉适应,它可能增强人体平衡的耐受度。预期的 HIH 对 MS 症状减轻的效用可能是由于低压,低氧和高氧的因素可以有助于血液循环,重要器官的氧化作用,以及平衡由于中耳,胃肠道和其他压力受体区中受到刺激所引起的大脑皮层兴奋和抑制过程。

共有 24 名受试者进行了 376 次实验,包括 88 次前庭功能测试的 CCCA 测试,160 次 HIH 过程,8 次针对降低 MS 的单独 HIH 过程,120 次 CCCA 训练。对人体平衡的耐受度提高的效用是通过激发 MS 症状来评价的,即在训练之前,训练之后一天和一个月,将受试者暴露在睁眼的 CCCA 测试中。这个前庭功能测试是在 Polyet-M 上模拟联合的前庭视觉效果而完成的。椅子和视动性眼震仪分别以 90°/s 和 120°/s 的速度顺时针转动。在旋转之前,首先告知志愿者了任务和行动的顺序,并将他们固定在椅子上。在旋转过程中,受试者按照医生的指示睁开眼睛,使头部从一个肩膀转向另一个肩膀,然后两秒内以垂直方向偏差约 30.0°左右回头。转头过程持续平稳,不允许其他垂直轴的头部运动。

记录的测试参数包括前庭自主神经反应(VVR)的发病时间和严重程度和受试者自述的幻觉潜伏时间。当受试者产生剧烈 VVR 症状(严重的面色苍白,满头汗,呕吐、干呕)或者由于极度不舒服提出要求或者申诉时,实验就会中止。测试之前和之后,记录心率和血压。人体平衡的耐受度取决于耐受时间,晃动错觉的潜伏期和浮动,以及每一个时间点 VVR 的剧烈程度。

非特异性(前庭)训练使用调整过的 CCCA 前庭功能测试过程,即 CCCA 和视觉外周领域的视动刺激的联合暴露。这个过程需要使用电转椅和 Polyet-M。简而言之,受试者坐在椅子上的人睁开眼睛,控制台打开,当椅子稳定在 180°/s 速度旋转 10 分钟后,受试者在指示下从额面开始 30°转动头部。偏离角是通过安装在椅子上的头档调整的。头部运动以平稳且连续的 2S 半周期来完成,固定滚筒内表面的交替明暗条纹可以产生视动的刺激。

在训练期间,受试者定期报告情况。出现轻度前庭自主神经反应(轻微的苍白和多汗、轻度恶心)时或受试时间满 5 分钟时,医生会停止受试者停止头部转定并停止椅子转动。前庭训练是一天一次,不早于餐后 1.5~2 小时,只使用 CCCA 或 HIH 的训练项目历时 10 天。联合项目从 2 个 HIH 阶段开始,阶段 3~7 由五个调整过的 CCCA 前庭训练阶段组成,每个阶段都在出现轻度晕动症状的时候停止。

单独的 HIH 训练对提高人体平衡耐受度有积极效果,8 个受试者的 CCCA 耐受时间都显著增长,一天 HIH 训练之后,从平均值为 276±14s 的基础线增长到 402±17s( $p<0.05$ )。这种作用持续了一个月,耐受时间维持在 348±9s( $p<0.05$ )。

在 CCCA 测试中,HIH 训练结束后,摇摆错觉潜伏期立即从训练前的 30±1.9s 大幅度增加到 37±1.5s,HIH 训练一个月后增长到 35.1±1.8s。同样,HIH 训练结束后,摇摆错觉的振幅立即从 25±3°下降到 15±2°,一个月以后下降到 20±3°。VVR 程度也从 8.4±0.7 分降低到 4.2±0.4 分,一个月以后降至 4.8±0.9 分。

调整过的 CCCA 前庭功能测试训练结果表明对晕动症的抵抗力与低氧训练的值很相近。平均而言,CCCA 训练结束之后,CCCA 耐受度测试的时间从 252±12.4(基线值)立即增加到了 330±13.7,一个月后增加到了 295±8.9。

我们的下一个目标是评估前庭训练与低压间歇性低氧方法相结合的方法在提高航空工作人员平衡运动耐受度方面的有效性和实用性。

表 17.5　联合 CCCA-HIH 训练后的 CCCA 耐受时间(n=8)

| 测试的时间点 | 耐受时间,s |
| --- | --- |
| 训练前基线 | 243±16 |
| 训练后 1 天 | 486±16* |
| 训练后 1 个月 | 315±8* |

\* 表示与训练前基线相比有统计学意义( $p<0.05$ )

在联合 CCCA-HIH 训练之前的前庭 CCCA 耐受度测试分数,以及训练完成后一天,一个月的耐受度分数都列在表 17.5 中。表中的参数证明了前庭受试者耐受度的相对于基线的增加,这是由联合特异性训练(比如:CCCA)和非特异性训练(比如:HIH)产生的最少持续 30 天的明显的滞后效果产生的。通过联合 CCCA-HIH 训练获得的人体平衡耐受度效果,与单独 CCCA 或者 HIH 训练相比都有明显的提升,数据列在表 17.6 和图 17.3 中。

**表 17.6　调整的 CCCA,HIH 和联合 CCCA-HIH 训练的有效性对比**

| 测试的时期 | 不同训练方法的前庭 CCCA 耐受度范围(基线值的 Δ%) | | |
|---|---|---|---|
| | CCCA(n=8) | HIH(n=8) | CCCA-HIH(n=8) |
| | 1 | 2 | 3 |
| 训练后 1 天 | 31±9* | 46±6* | 100±6 |
| 训练后 1 个月 | 17±6* | 26±1 | 30±3 |

*表示相较于 CCCA-HIH 组的不同有统计学意义(p<0.05)

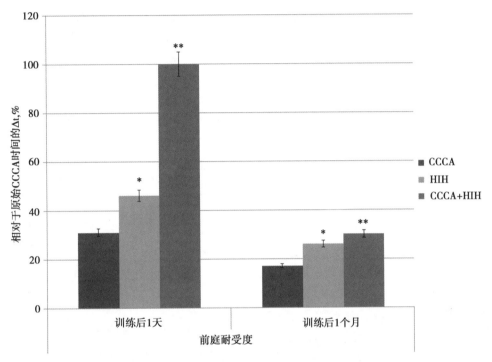

**图 17.3**　基于 CCCA 对前庭耐受度的提高联合 CCCA-HIH 训练效果与单独 CCCA 或者 HIH 训练效果的比较。*表明当与单独 CCCA 训练做统计比较时 p<0.05。**表明当与单独 HIH 训练做统计比较时 p<0.05

对联合调整的 CCCA 前庭训练和 HIH 训练的综合效能评估结果的对比分析表明,CCCA-HIH 联合训练在提高人体前庭耐受度上表现出最大增益和最佳效果。

受试者在 SAN 的常规健康问卷的表现也体现出了联合针对性-非针对性训练对前庭刺激耐受度的增强效果。在完成训练项目之后,受试者在 SAN 常规健康,运动和情绪问卷调查的平均分分别增加了 17%,15% 和 28%,在延长的前庭测试中,分数还在增长。此外,受过训练的受试者前庭自主神经反应症状大幅度减少,训练后从 9.7±0.9 的基线值,降低到 6.6±1.7,这也表明联合训练对前庭器官有非常积极的影响。

因此,通过执行前庭 CCCA 联合 HIH 训练,前庭耐受度产生显著的增益(近两倍),这种增益在超过 30 天里一直保持在相当高的水平。联合 CCCA-HIH 训练对平衡运动耐受性的积极作用是通过针对前庭的训练而获得的,可能与对低氧性缺氧非针对性的交叉适应的形成有关,这反过来又可以提高循环性缺氧的耐受度,这种循环性低氧与晕动症有关,最终可以改善前庭的耐受性。

此外,联合训练项目中,在 CCCA 后立即实施 HIH 过程,对前庭植物态反应有加快的调整效果(见下一章节),可以减轻症状,提高受试者的健康,最后通过辅助对 MS 的实验,提高平衡运动的耐受度。

## 17.4.5　HIH 加速运动病的恢复和人体一般机能状态的正常化

为了研究 HIH 在减轻前庭和视动刺激 CCCA 测

试期间产生的晕动症状的效用,每个受试者被激发出8~10分严重晕动症状(Galle标准)[60]。对照组(n=8)自行恢复,没有对晕动症进行康复治疗;实验组(n=8)在CCCA测试15~20分钟之后进行了1小时的HIH疗程。HIH疗程包括"爬升"到3000米(步骤一),随后以500米为增量爬升到海拔5000米(步骤二-步骤五),在每一步中,受试者都脱去面具呼吸稀薄空气7分钟交替戴上面具呼气氧气3分钟,第六步是"下降"到海平面。

在对照组和实验组的实验中,参与者都必须严格遵循实验流程。有些参与者加入实验,先做对照组的测试,再做实验组的测试,而其他人会安排一个相反的流程。CCCA测试的间隔至少需要14天。在实验结束后,两个组的受试者均能完全消除MS综合征。在主观的报告中,他们的一般功能状态评估都得到了高分(5分评定量表);没有关于恶心、眩晕、头痛的,不自在,嗜睡和不适的报告;血流动力学参数没有明显的变化。

如图17.4所示,单次HIH训练使MS的消除时间相对于均值快三倍。在对照组中,CCCA测试结束后,症状自然完全消失和身体一般状态正常化的平均时间是222±12分钟。在实验组中,一个小时的HIH程序使MS症状消失得时间显著的减少到72±12分钟(图17.4)。在大多数情况下,由CCCA测试产生的MS症状,在舱"爬升"的过程或者在测试结束之后都会消失。

受试者一般功能状态评分(评分制)发生了下列改变:对照组(p<0.05):基线值-5±0,MS症状出现-2.3±0.6,MS症状出现后15分钟-2.7±0.8,MS症状出现后30分钟-3.1±0.6,和MS症状出现后60分钟-3.3±0.7;进行HIH训练的实验组:基线值-4.9±0.1,MS症状出现-2.3±0.8,MS症状出现后15分钟-4.1±0.4,MS症状出现后30分钟-4.4±0.4,MS症状出现后60分钟,几乎完全恢复到4.9±0.1的基线值(p<0.05)。CCCA测试后的HIH训练期间,血流动力学参数的测定未发现显著的差异。相比之下,MS症状出现后的15~60分钟期间,对照组的血流动力学参数表现出显著的减少(与基线值相比),表现在收缩压为12~14mmHg;平均压力为7~11mmHg;舒张压为10mmHg;TPR为123~457dyn/(s·cm⁵),这些参数是受试者的一般状态不完全恢复的客观标准。

因此,这些结果都表明独立HIH过程对MS症状的加快消除有很明显的功效。考虑到MS综合征的一个主要产生机制是血液快速重新分布,流入腹部器官扰乱脑血循环,HIH训练对MS综合征的积极作用的原因可能是通过将血液集中化并加强对大脑及其他重要器官的供氧来产生。此外,可以推测,低气压对MS的消除作用是HIH的一个重要的因素,这个因素被中耳、胃肠道、肺、膈肌和其他受体区的压力感受器所受到的刺激所约束,就是说低气压作为一种外部抑制剂,可以阻止持续的激励点,并协助大脑皮层平衡抑制和兴奋。

## 结论

我们的研究结果表明,HIH低压舱训练对人体是安全的,而且可以显著提高人体对环境应激因素的耐受度。这种有益的作用是通过间歇性对低氧暴露与低压条件下短暂高氧的特异性和非特异性(交叉)适应来形成的。这些保护性适应反应激活氧化磷酸化,加强中枢神经,心肺,激素等组织和器官中厌氧和有氧能量的产生。

HIH对高度耐受性的效果最强,正如多缺氧间隔最先发展出针对缺氧气的适应,后续获得对其他不利因素的耐受度的提高及人体生理能力的增强反映了非针对性交叉适应的形成。单一的HIH训练过程即刻也消除晕动症的影响,比如:在CCCA压力测试后,VVR消失和一般健康情况正常化的时间比被动休息快三倍。

HIH结合高空飞行因素——低氧、高氧和低气压——的方法具有高效性,可以显著提高功能状况,增加航空飞行员和宇航员对不利环境应激因素的耐受度。

### 特别注意

俄罗斯联邦专利第2098867号"提高人体器官

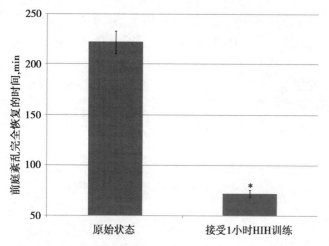

图17.4　对照组与接受1小时HIH训练的受试者晕动症状完全消失及身体一般机能恢复时间的对比,*表明当与最初值做统计比较时p<0.05

对飞行应激因素耐受度的方法"已经论述低压间歇性低氧的理论论证和实验验证方法[62]。

（颜文婧 译　李思颀　耿晓坤 校）

# 参考文献

1. Ushakov IB, Cherniakov IN, Shishov AA. Physiology of high-altitude flight. Moscow: Istoki; 2007 [In Russian].

2. Shishov AA, Cherniakov IN, Nizky AM. Hyperbaric oxygenation as a method of normalizing reduced functional state of human operator. Problems of prophylaxis and rehabilitation in aviation and space medicine. 1994;3:19–20 [In Russian].

3. Bodrov VA. On the problem of performance rehabilitation in flying personnel. Voenno-Med J. 1982;8:46–8 [In Russian].

4. Ponomarenko VA, Belinsky AV. Substantiation of differential assessment of mental health of flying personnel. Aviakosmich Ekologich Med. 1995;4:67c [In Russian].

5. Stupakov GP, Ushakov IB, Lapa VV. Aviation medicine to military science and practice. Voenno-Med J. 1995;7:76–9 [In Russian].

6. Kovalenko EA. Hypoxic training in medicine. Hypoxia Med J. 1993; 1:3–5 [In Russian].

7. Kovalenko EA. Problems of hypoxia in space medicine. Hypoxia Med J. 1994;2:53–4 [In Russian].

8. Kolchinskaya AZ, Tkachuk EN, Tsyganova TN. Interval hypoxic training of sportsmen. In: Interval hypoxic training. Kiev; 1992 [In Russian].

9. Mirrakhimov MM. Treatment of internal diseases with mountain climate. Moscow: Meditsina; 1977 [In Russian].

10. Truijens MJ, Rodríguez FA, Townsend NE, et al. The effect of intermittent low-pressure hypoxic exposure and sea level training on submaximal economy in well-trained swimmers and runners. J Appl Physiol. 2008;104:328–37.

11. Rodríguez FA, Truijens MJ, Townsend NE, et al. Performance of runners and swimmers after four weeks of intermittent low-pressure hypoxic exposure plus sea level training. J Appl Physiol. 2007;103: 1523–35.

12. Barbashova ZI. Acclimation to hypoxia and its physiological mechanisms. Moscow: AN SSSR; 1960 [In Russian].

13. Meerson FZ, Tverdokhlib VP, Boev VM, et al. Adaptation to periodic hypoxia in therapy and prophylaxis. Moscow: Nauka; 1989 [In Russian].

14. Pshennikova MG, Meerson FZ. Mechanisms of protective effects of adaptation to hypoxia. In: Hypoxia: mechanisms, adaptation, correction. Moscow; 1997 [In Russian].

15. Kovalenko EA, Cherniakov IN. Tissue oxygen and extreme flight factors. Probl Space Biol. 1972;21:263 [In Russian].

16. Fedorov VP, Ushakov IB, Saurina OS. Hypoxia as a type neuropathological process under the action of flight factors. In: Hypoxia: mechanisms, adaptation, correction. Moscow; 2002 [In Russian].

17. Meerson FZ. Adaptation, stress and prophylaxis. Moscow: Meditsina; 1981 [In Russian].

18. Meerson FZ. Adaptation medicine: concept of long-term adaptation. Moscow: Meditsina; 1993 [In Russian].

19. Meerson FZ, Malyshev IYu. Phenomenon of adaptive stabilization of the heart structures and protection. Moscow: Meditsina; 1993 [In Russian].

20. Burton RR, Smith AH. Induction of cardiac hypertrophy and polycythemia in the developing chick at high altitude. Fed Proc. 1969;28: 1170–7.

21. Hurtado A. Studies of myohemoglobin at high altitudes. Am J Med Sci. 1937;194:708.

22. Meerson FZ. General mechanisms of adaptation and prophylaxis. Moscow: Meditsina; 1973 [In Russian].

23. Fradette C, Du Souich P. Effect of hypoxia on cytochrome P450 activity and expression. Curr Drug Metab. 2004;5:257–71.

24. Grek OP, Sharapov VI, Grek OO. Effect of hypoxic stress on xenobiotic metabolism and activities of various isoforms of cytochrome P-450. Eksp Klin Farmakol. 2001;64:42–4 [In Russian].

25. Bayanov AA, Brunt AR. Role of hypoxia and constitutionally different resistance to hypoxia/stress as the determiners of individual profile of cytochrome P450 isozyme activity. Gen Pharmacol. 1999; 33:355–61.

26. Agadzhanyan NA. Organism and gas environment. Moscow: Meditsina; 1972 [In Russian].

27. Agadzhanian NA, Gnevushev VV, Katkov AYu. Adaptation to hypoxia and bioeconomy of external respiration. Moscow: UDN; 1987 [In Russian].

28. Goranchuk VV, Novikov LA, Kalinina SN. Methodological aspects of hypoxic therapy. In: Barotherapy in complex treatment and rehabilitation of the wounded, sick, and damaged. 1997 [In Russian].

29. Vasiliev PV, Uglova NN. Effects of adaptation to reduced partial pressure of oxygen on g-tolerance. Probl Space Biol. 1967;6:215c [In Russian].

30. Haldane JS. Acclimatization to high altitudes. Physiol Rev. 1927; 7:363.

31. Voitkevich VI. Chronic hypoxia: adaptive reactions of organism. Leningrad: Nauka; 1973.

32. Domontovich EN. Material on the problem of organism adjustment to hypoxic form of oxygen deficiency. Dissertation, Moscow; 1957 [In Russian].

33. Kolchinskaya AZ. Peculiarities of the mechanisms of effectiveness of using hypoxia adaptation in interval hypoxic training in medicine and sport. In: Hypoxia: mechanisms, adaptation, correction. Moscow; 2002. p. 63–4 [In Russian].

34. Vasiliev PV, Malkin VB, Babchinsky FV. Comparative evaluation of effectiveness of different regimes of adaptation to hypoxia. Probl Space Biol. 1968;8:122–9 [In Russian].

35. Bruner H, Klein KE. Hypoxia as stressor. Aerosp Med. 1960;1: 1009–19.

36. Vasilenko ME, Gazenko OG, Gramenitsky PM, et al. Changes in altitude tolerance during chamber training. In: Functions of organism in the conditions of altered gas environment. Moscow: AN SSSR; 1958. p. 137–52 [In Russian].

37. Malkin VB, Cherniakov IN. Altitude hypoxia. In: Aviation Med. 1986:25–42 [In Russian].

38. Malkin VB. Barometric pressure and gas composition. Found Space Biol Med. 1975;2:11–73 [In Russian].

39. Lustin S.I. Physiological substantiation of increasing tolerance to hypoxia for correction of the functional state of organism. Dissertation, St. Petersburg; 1994.

40. Vasiliev PV, Kotovskaya AR. Long-term linear and radial accelerations. Found Space Biol Med. 1975;2:177–231 [In Russian].

41. Aliev MA. Adaptation to mountain climate in the event of arterial hypertension. Frunze: Ilim; 1978 [In Russian].

42. Bannikov VK. Application of low-pressure hypoxia to treatment and rehabilitation of patients with atopic neurodermatitis. Hypoxia Med J. 1994;2:74–5 [In Russian].

43. Berry LJ, Mitchell RB, Rubenstein D. Effect of acclimatization to altitude on susceptibility of mice to influenza virus infection. Proc Soc Exp Biol Med. 1957;96:501–6.

44. Malkin VB, Guippenreiter EB. Acute and chronic hypoxia. Probl Kosm Biol. 1977;35:320S [In Russian].

45. Lukyanova LD, Kharadurov SV, Romanova VE. Physiological and clinical issues of adaptation of human and animal organism to hypoxia, hyperthermia, hypodynamia and nonspecific methods of recovery. Moscow; 1978 [In Russian].

46. Katkov AYu, Kovalenko EA, Davydov GA, et al. Antihypoxic effectiveness of the "impulse" regime of chamber training of human. Kosmicheskaia Biologiya i Meditsina. 1981;5:56–8 [In Russian].

47. Tverdokhlib VP, Tkachuk EN. Organization of adaptation therapy in patient care institutions of the Russian Federation. Hypoxia in medicine; 1996. p. 110–1 [In Russian].

48. Tsyganova TN. Interval hypoxic training during sanatorium-

and-spa treatment. Yalta. 1993;6:90 [In Russian].

49. Ushakov IB, Usov VM, Dvornikov MV et al. Modern aspects of the problem of hypoxia in theory and practice of altitude physiology and aviation medicine. In: Lukyanova LD, Ushakov IB, editors. Problems of hypoxia. Moscow; 2004. p. 170–200 [In Russian].

50. Cherniakov IN. Stress-factors in altitude flight and homeostasis. In: Humanization and humanization of education. Pikalevo. 2002:40–7 [In Russian].

51. Tkachuk EN. Prevention of post-operation complications in gynaecological patients as a result of interval hypoxic training. Hypoxia Med. 1994;26:50–1 [In Russian].

52. Chizhov AYa, Strelkov RB, Potievskaya VI, et al. Normobaric hypoxic therapy. Moscow: RUDN; 1994 [In Russian].

53. Kolchinskaya AZ. Interval hypoxic training. effectiveness, action mechanisms. Kiev; 1992 [In Russian].

54. Ushakov IB, Cherniakov IN, Shishov AA. Low-pressure modification of interval hypoxic training in aerospace medicine. Voenno-Med J. 2003;2:54–7 [In Russian].

55. Belyi YuN, Kazennyi YuB. Methods of increasing work ability of operator profile ship specialists. Voenno-Med J. 1987;11:52–3 [In Russian].

56. Zakoshchikov KF. Adaptation, hypoxia, and health. Moscow; 1996 [In Russian].

57. Marianovich AT. Comparative characteristics of the regimes of smooth and fractional adaptation. Dissertation, Leningrad; 1981 [In Russian].

58. Ushakov IB. Special psychophysiological and physical training of flying personnel for increasing tolerance of flight g-loads and hypoxia. Moscow; 2006 [In Russian].

59. Glod GD, Migachev SD, Plakhotnyuk LS, et al. Reactions of the cardiovascular system to graded static and dynamic physical tests. Space Biol Aerosp Med. 1982;1:234S [In Russian].

60. Krylov YuV, Lapaev EV, Kuznetsov VS. Function of the auditory and vestibular analyzers under the action of aerospace flight factors. Probl Space Biol. 1983;47:241S [In Russian].

61. Sidelnikov IA, Pavlov GI. Methodical guidelines on determination of vestibular tolerance and vestibular training of aviation schools students for use by LAM, KAM doctors. Moscow; 1976 [In Russian].

62. Ushakov IB, Cherniakov IN, Shishov AA et al. Russian patent #2098867 for invention "Method of improving human organism tolerance of exposure to flight stress-factors". 1997 [In Russian].

# 第 18 章　间歇性低氧改善男性低生育力

R. James Swanson and Zoya Serebrovska

**摘要**

以头部侧摆的方式快速前向运动是正常精子的一个重要特征,直接决定了精子的受精能力。低生育力状态往往更取决于精子活力而非精子浓度。采用一些非侵入性方法刺激精子活力是一种治疗男性不育的重要方法。在本章中,我们将阐述间歇性低氧训练(IHT)对于改善人类精子活力的有效性。IHT 需要连续 14 天,每天重复 4 次诱发 5~7 分钟的低氧,每两次之间呼吸 5 分钟的环境空气。患者首先吸入大气空气(氧含量 20.9%)。在这个过程中,吸入气体的氧含量下降至 5%~7%,通常动脉氧饱和度最终会在 84%~85%。IHT 疗法对男性配子的生殖功能会产生刺激作用,它显著提高了快速活动精子的数量,同时降低了精浆的化学发光值,而精子数量和形态没有变化。与其他因素相比,精子活力和自由基状态是男性生殖功能最易受影响的参数,并且两者对外界影响的反应亦非常迅速。精子数量则不是那么敏感。当然,精子数量也取决于精子的存活情况。线粒体酶活性的缺乏、高能量的磷酸盐、氧化应激及其他应激因素均可能导致精子活力降低,最终发生凋亡或坏死。我们发现 IHT 治疗两周后精子活力提高,提示某些条件的 IHT 方案可能会提高精子数量同时也提高了精子活力。我们未来的研究将在多个实验方案中延长 IHT 持续时间。我们认为本研究中精子活力提高的机制在于抑制了自由基的产生。自由基产生过程中的这些有效改变可以使细胞膜趋于稳定并改善精子功能。血液中自由基水平的降低以及红细胞超氧化物歧化酶活性的升高可能是精子自由基氧化降低的两个主要原因,最终使精子活力提高。

## 专业名词缩略语

ChL　化学发光(chemiluminescence)

DNA　脱氧核糖核酸(deoxyribonucleic acid)

HE　高能量(high energy)

iChL　激发的化学发光(initiated chemiluminescence)

IHT　间歇性低氧训练(intermittent hypoxic training)

MEA　线粒体酶活性(mitochondrial enzyme activity)

NADP　磷酸酰胺腺嘌呤二核苷酸(nicotinamide adenine dinucleotide phosphate)

pChL　化学发光峰值(peak chemiluminescence)

ROS　活性氧(reactive oxygen species)

sChL　自发的化学发光(spontaneous chemiluminescence)

SOD　超氧化物歧化酶(superoxide dismutase)

## 18.1　引言

大多数已发布的数据显示长期或间歇性的低氧治疗或训练会对精子发生和受精能力产生不利影响。长期或间歇性低氧通常不被用于治疗不育,而恰恰相反,完全正常的雄性个体,包括人类,暴露于一定的低氧环境下可出现不育或生育力低下。16 世纪移民到拉丁美洲的西班牙人曾遭遇这种高海拔条件的挑战,在数十年间经受着不育的难题,来自欧洲的家畜遭受了同样的难题,不能在海拔 3500~4000 米以上的地区繁育后代[3]。然而,这种低氧分压并没有给高原土著居民或当地的动物带来生育难题,这是几个世纪以来适应的结果[4]。

目前的研究表明,过去的四个世纪男性对缺氧的反应没有发生显著变化。研究[1,2,5]发现,不论是永久的或间断性的,长期停留在高海拔地区会对登山者的精子生成产生显著的抑制作用。1968 年,Donayre 等[2]报道在约 4000 米生活了 28 天的 9 名志愿者精液样本中,精子数量和活力明显下降,异常形态的精子数量显著增多。这些男性的睾酮水平下降同时果糖浓度上升。精子活力下降并不一定伴有异常形态增多。同样,精子活力下降和果糖浓度升高之间没有明确的关联。精子活力的下降并没有显著影响精子存活率,这可能是因为缺氧对精子的能量利用过程或养分减少状况虽有毒害作用,但并不致死。

Verratti 等[5]报道了关于 6 名登山者在海拔2000~5600 米处停留 26 天的研究结果。暴露于高海拔地区后,这些受试者的精子浓度减少了一半,活力下降了 20%,异常或不成熟形态的精子比率增加了 20%。回到海平面地区 6 个月后,这些精子参数完全恢复正常。作者认为,精子损伤的主要机制是活性氧(ROS)产生的增多。许多生殖系统疾病的发病机制是由于 ROS 过量[6~8]。在海拔 4000 米的地区,大气中的氧气浓度只占海平面地区的 63%。组织缺氧导致线粒体呼吸链超载和 ROS 积聚,进一步导致膜流动性增加和 DNA 损伤。如果损伤发生在精子发生过程中最终的核凝结之前,成熟精子就无法修复这类损伤,因为染色质的凝聚增加了六倍。

动物(猴子和大鼠)实验得到了类似的结果[9~14]。长时间处于 3500~4000 米海拔地区会导致精子数量和活力的下降,异常形态精子增多。主要致病机制是线粒体酶活性(MEA)下降、高能(HE)磷酸盐减少、活性氧累积,以及由于血管生长导致的睾丸温度升高。

Saxena[9]在海拔 4411 米对恒河猴进行 21 天实验观察后得出如下结果:不可逆的精子数量减少和活力下降,精子上皮细胞变性,精子发生停滞以及 pH 值和果糖浓度均升高。

Cikutovic 等[10]研究了间歇性低氧条件下大鼠对高海拔条件的适应性。受试大鼠在海拔 3400 米处停留 7 天,随后在海平面地区停留 7 天,如此重复循环七次。结果显示附睾精子浓度,曲细精管直径以及生精

上皮厚度均显著下降,这些变化与低氧暴露程度成正比。除了组织缺氧之外,研究者还认为睾丸温度升高也可能是这些动物出现生精障碍的一种致病原因。

在 Gasco 等[11]的一项研究中,大鼠在 4340 米海拔高度暴露 42 天。仅 7 天时间,就发现附睾中精子浓度显著下降,这发生在精子生成的 II-III 和 IX-XII 阶段。

Farias 等[12]将大鼠暴露在 4600 米(PO₂ = 89.6mmHg)海拔高度 60 天进行研究,发现睾丸的组织结构、圆形精子细胞的代谢和精子发生各阶段的生精细胞的凋亡均发生显著变化。Shevantaeva 和 Kosyuga[13]以及 Liao 等也得出了类似的结果[14]。

在我们引用的所有研究中,人类和动物受试者都在数周的时间内暴露于大约 4000 米的低氧环境下。这些条件显然会对精子发生和精子功能产生不利影响。长期暴露于海拔 4000~5000 米之间的环境下,循环和免疫系统也会出现类似的代偿失调现象[15]。

在本章中,我们建议采用低于适应不良阈值的轻度低氧的剂量,这将对精子的生殖功能产生刺激而非抑制作用。在几个不同实验室中,研究人员通过间歇性低氧疗法对人体的几个主要系统进行了生理学矫正[16~18]。因此,我们有信心通过实验设定有效的训练方案,以改善各个地区的男性生殖功能。

我们持乐观态度的另一个原因是已经证实间歇性低氧对抗氧化物存在有利影响[19~21]。可控程度的自由基氧化对于精子准备进行最终受精阶段的获能和超活化是必要的[22,23]。NADP 氧化酶是一种特殊的膜酶,负责在精子中进行有限的超氧化物合成。然而,过量的自由基会造成精子膜的损伤,高水平的 ROS 可能导致 DNA 损伤,细胞凋亡或坏死,抑制精子生成,异常形态精子增多以及活力下降[24,25]。自由基损伤对单倍体细胞尤其危险,因为在这个发育阶段没有可能修复 DNA。而且,由于富含高浓度的不饱和酸,人类精子对自由基损伤非常敏感[26]。损伤的程度取决于氧化应激的水平,而这又取决于促氧化和抗氧化过程之间的平衡,后者是生育力的良好预测指标[27]。

间歇性低氧刺激 ROS 产生和抗氧化物合成[28~31]。在低氧的 5 分钟时间内,缺氧导致电子传输链超载了合成累积的线粒体产物。当受试者恢复正常呼吸时,氧浓度迅速增加,从而增加超氧化物形成的可能性。自由基的增加刺激抗氧化物的形成,从而成为一种针对精子的非药物性抗氧化疗法。

我们认为间歇性低氧对精子发生和精子功能有积极作用的另一个原因是低氧训练增加了血管内皮生长因子(VEGF)的产生,它对精子形成和存活发挥着重

要作用。Caires 等[32]研究显示 VEGF 提高了牛睾丸中精子的增殖和存活。VEGF 产生于睾丸支持细胞和间质细胞中,再被运送到生殖细胞受体。当培养基中添加 VEGF 后,生殖细胞的数量显著增加[33]。Hwang 等[34]报道睾丸间质细胞的增殖以及睾酮分泌受到 VEGF 的剂量依赖性刺激。

因此,在治疗训练期间产生的间歇性低氧会导致抗氧化刺激和 VEGF 分泌。这些因素会对精子各项参数产生有利的影响。因此在我们的研究中,探讨了低氧训练对人类精子功能和形态的影响,以及对精液和血液中自由基形成过程的影响。

## 18.2　方法

本研究得到了 Bogomoletz 生理研究所人类实验伦理委员会的批准和授权。所有受试者在入组时都签署了知情同意。

### 18.2.1　实验设计

我们的研究包括两项实验:①对来自乌克兰不同环境地区的两组男性的精子数量和活力进行回顾性对照研究,②一项前瞻性研究,以判断低氧训练对改善男性生殖功能的效果。

1. L'viv 组(距离切尔诺贝利 800 公里;37 例受试者,平均年龄 21±1 岁)由健康男性志愿者组成。这些男性是来自 L'viv 军事学院的学生。与切尔诺贝利和基辅相比,利沃夫被认为是"无辐射"地区。在禁食过夜后,于次日早晨进行一次精液检查。

2. 基辅组(22 例受试者;平均年龄 25±1 岁)同样由健康的男性志愿者组成,这些男性是来自基辅军事学院的学生。虽然基辅距离切尔诺贝利大约 90 公里,但自从 1986 年 4 月 26 日核反应堆事故以来,当地居民一直暴露于不同程度的辐射。这两组受试者都没有孩子。

来自基辅组的受试者在 IHT 治疗之前接受了详细的体检,他们一共接受了三次血液及精液检查:IHT 前 2 周,IHT 前 1 天,以及完成 14 天 IHT 项目 24 小时后禁食过夜后的清晨。

### 18.2.2　精子形态和活力

精子分析的内容包括精液体积、pH 值、精子浓度、活力和形态等参数。取样后立即完成对体积、pH 值、精子浓度和活力的评估。pH 值由 RADELKIS 仪器测定。为测定精子浓度,需将样品以 1:200 的比例在等渗固定液(碳酸氢钠(5g),甲醛(5mL)和蒸馏水(95mL))中稀释,在 400 倍光学显微镜下观察分析。使用 ATS 活力分析仪(J. C. Diffusion International, La Ferte Fresnel)在 37℃下测定精子活力。每个样品至少检查 100 个细胞。对每个样品,需评估其活动精子的数量(所占百分比)和前进速度大于 $50\mu m/s$ 的快速运动精子的数量(所占百分比)。

研究人员使用 WHO 标准[35]评估精子形态。在每张染色的载玻片上评估至少 100 个精子。如果对正常精子的形态指标尚不明确,则需利用肉眼测微计进行评估。评估出具有正常形态的精子的数量(所占百分比)。

### 18.2.3　化学发光分析

在"研究设计"段落中,描述了在三个不同时间点采集每个受试者血液样品,进行血清的化学发光分析和抗氧化酶活性分析。禁食过夜后的清晨从肘前静脉中段抽取静脉血。

通过带有光电倍增器-130 的 HLMZ-1 分析仪(乌克兰制造)在 -11℃的环境下进行化学发光分析来研究 ROS 的水平。该装置的灵敏度下限为 1mV。对于自发性化学发光(sChL),将 2mL 待检液体放入比色杯中,记录在 37℃下 60 秒内产生的发光量。对于激发的化学发光(iChL),sChL 后在每个比色杯中加入 0.02mL 的 3%$H_2O_2$ 溶液,并测量接下来 60s 中产生的第二次发光量。同时测量并分析最初 4 秒内产生的发光量,即发光峰值(pChL)。

对于精子分析,包括三个独立的部分:全部精子,精浆(溶解在生理盐水中,比例为 1:3)和精子悬液($12\times10^9$ 个细胞/毫升)。血清用生理盐水以 1:3 的比例进行稀释。

sChL 的强度取决于重新结合的羟基自由基的数量。双氧水诱发 iChL 后发生了复合生长,这是因为游离的 $Fe^{3+}$ 催化了芬顿反应。因此,iChL 反映了样品中的超氧化物和羟基自由基以及游离铁的浓度。

我们按照 Koroliuk 等[36]的方法测量过氧化氢酶活性,按照 Kostiuk 等[37]的方法测定 SOD 活性,用 Gavrilov 等[38]的方法测量 MDA 浓度。

### 18.2.4　间歇性低氧方案

连续 14 天上午 10:00 至 12:00 之间,在用完简易的早餐后 2 小时,对受试者进行间歇性低氧治疗。在每一个疗程中,让受试者坐下,使用 Hypoxotron(一种改良的封闭式肺活量计,用于在受试者吸入 $CO_2$[18,39] 期间测量氧含量降低程度)制造缺氧环境,每次诱发低氧 5~7 分钟,共 4 次,每两次之间呼吸 5 分钟的环境空气。最初吸入的气体就是大气空气(氧含量 20.9%)。在这个过程中,受试者在封闭系统内所呼吸的氧含量下降至 5%~7%。最终的动脉血氧饱和度通常维持在 84%~85%。在整个间歇性低氧期间,每个受试者的呼气末 $PCO_2$ 都通过苏打/石灰吸收维持在初始预测值,通常为 38~40mmHg。受试者很容易耐受低氧疗法,没有出现任何不良反应。

## 18.3　结果和讨论

### 18.3.1　回顾性对照研究

在 1995 年进行的这项对照研究中,两个来自不同地域的群组在精子数量和活力(表 18.1)上存在很大差异。

表 18.1　低氧训练之前 L'viv 组和基辅组的精子浓度和活力

| 参数 | L'viv 组 | 基辅组 |
|---|---|---|
| 精子浓度 | 206.3±19.1* | 148.0±26.8 |
| 精子总数 | 405.9±53.9* | 324.0±53.8 |
| 精子活力(%) | 63.0±4.2* | 47.2±3.7 |
| 活动精子总数×10⁶ | 255.7±26.4* | 152.9±23.2 |

\* $p<0.01$

在低氧训练之前,L'viv 组受试者的精子活力明显高于基辅组($p<0.01$)。活动精子总数和存活精子总数均同样具有统计学差异。L'viv 的军人受试者的活动精子总数比基辅学生高 1.7 倍。如何解释这些差异?我们并未发现他们在生活方式、专业活动或使用对精子有不利影响的物质(咖啡因,饮酒和吸烟)方面存在很大差别。L'viv 组男性更年轻一些,他们的性活动频率低于基辅组。基辅组的精子浓度比 L'viv 组低 40%。存在差异的精子参数还包括:活动精子百分比、存活/死亡比率,以及形态正常的精子数量。数据显示,在切尔诺贝利核事故发生 1 年后,甚至在 10 年后(研究完成后),仍可见到辐射污染因素对精子发生的影响。基辅组受试者的精子数量和活力较低,该组接受了 14 天的低氧训练。

### 18.3.2　前瞻性研究

下表总结了基辅组男性的三个批次样本的检测结果:①IHT 前 2 周,②IHT 前一天,以及③接受 14 天 IHT 后一天。前两次收集(IHT 训练前)的数据显示精子或血液样品中的各项参数之间均无显著差异(表 18.2)。

表 18.2　低氧治疗前后的精子参数

| 分组 | 浓度(10⁹/ml) | 总数(10⁹) | 活动率(%) | 活动精子总数(10⁹) | 快速运动精子比率(%) | 正常形态比率(%) | 正常形态总数(10⁹) |
|---|---|---|---|---|---|---|---|
| I | 148.0±16.8 | 324.0±53.8 | 63.6±3.8 | 207.0±7.5 | 47.2±3.7 | 27.8±2.6 | 91.0±8.3 |
| II | 132.0±14.2 | 296.0±42.5 | 65.5±5.7 | 214.0±9.1 | 50.1±3.3 | 30.6±3.1 | 88.0±9.4 |
| III | 140.0±20.2 | 316.0±58.9 | 72.5±8.4 | 230.0±11.5 | 61.3±4.1 | 29.5±4.8 | 92.0±11.4 |
| 显著性 | | | | | | | |
| I~II | 无 | 无 | 无 | 无 | 无 | 无 | 无 |
| II~III | 无 | 无 | 无 | 无 | P<0.05 | 无 | 无 |

### 18.3.3　间歇性低氧训练,精子活力和形态

在间歇性低氧训练之后,观察到快速活动精子比率显著增加(22%)(表 18.2)。精子活动率也增加了 11%,但没有统计学意义。精液 pH 值(7.46~7.54),射精量(2.5±0.2mL),精子浓度和形态学参数无显著变化,由此可见间歇性低氧训练没有导致任何参数下降。

因此,两周的间歇性低氧训练没有导致精子发生过程产生变化,我们相信间歇性低氧治疗不会对精子发生周期中的最后 2 周产生抑制作用,也不会引起成熟精子的正常生理和形态学改变。精子活力的升高可能反映了代谢活动的增加,这可能是由底物积累或酶激活,和(或)膜状态的改善所引起的。因此,间歇性低氧治疗可能对弱精子症患者有效。

## 18.3.4 精子中自由基的形成

质膜的状态与自由基的形成直接相关。IHT 使精浆中激发的化学发光值(23%)和化学发光峰值(38%)显著降低(表 18.3)。

这些化学发光参数的改变证明了间歇性低氧治疗

表 18.3 低氧治疗前后精子的化学发光分析结果

| 分组 | 全部精子 | | | 精浆 | | | 精子悬液 | | |
|---|---|---|---|---|---|---|---|---|---|
| | 自发的化学发光值,脉冲/分钟 | 激发的化学发光值,脉冲/分钟 | 化学发光峰值,脉冲/4秒 | 自发的化学发光值,脉冲/分钟 | 激发的化学发光值,脉冲/分钟 | 化学发光峰值,脉冲/4秒 | 自发的化学发光值,脉冲/分钟 | 激发的化学发光值,脉冲/分钟 | 化学发光峰值,脉冲/4秒 |
| I | 147.2±3.0 | 336.9±37.7 | 4.6±0.4 | 168.2±2.4 | 225.0±22.3 | 4.6±0.4 | 150.2±3.4 | 175.9±25.7 | 4.3±0.4 |
| II | 140.2±3.2 | 352.8±43.4 | 4.8±0.5 | 159.1±9.7 | 234.5±19.4 | 4.4±0.5 | 146.2±2.6 | 180.3±29.8 | 3.7±0.4 |
| III | 137.2±1.4 | 310.6±28.7 | 4.0±0.4 | 141.2±1.1 | 190.7±18.8 | 3.1±0.3 | 143.1±7.5 | 170.5±30.2 | 4.0±0.5 |
| 显著性 | | | | | | | | | |
| I ~ II | 无 | 无 | 无 | 无 | 无 | 无 | 无 | 无 | 无 |
| II ~ III | 无 | 无 | 无 | 无 | $p<0.05$ | $p<0.05$ | 无 | 无 | 无 |

使精浆中羟基自由基减少,这是由于 OH* 产生的减少或精浆的抗氧化活性造成的。精液的抗氧化活性大部分浓缩在精浆中,精浆中含有丰富的抗氧化物,包括尿酸、α-生育酚(维生素 E)和抗坏血酸(维生素 C),并且精浆含有高活性的超氧化物歧化酶(SOD)和过氧化氢酶[40]。与精浆相比,精子含有非常低的抗氧化活性。精子中含有 α-生育酚,SOD 和谷胱甘肽过氧化物酶[41]。精子中 ROS 产生的主要来源是呼吸链和膜 NADPH 氧化酶。精浆化学发光结果的改变表明间歇性低氧治疗可能激发了抗氧化活性。未来的研究将会证实这一点。

## 18.3.5 血液中自由基的形成和抗氧化物

伴随着精浆化学发光数值的变化血液中自由基的形成也会发生变化。间歇性低氧治疗 14 天后,血清中激发的化学发光值(14%),化学发光峰值(21%)和 MDA 浓度(19%)均显著降低(表 18.4)。在间歇性低氧治疗之后,红细胞 SOD 的活性(42%)显著增加,而过氧化氢酶的活性没有显著变化(表 18.5)。

表 18.4 间歇性低氧治疗前后血清化学发光值和 MDA 浓度的变化

| 分组 | 激发的化学发光值,脉冲/分钟 | 化学发光峰值,脉冲/4s | MDA,nmol/L |
|---|---|---|---|
| I | 714.4±41.5 | 74.4±5.6 | 2.74±0.35 |
| II | 720.5±35.7 | 69.5±4.8 | 2.67±0.24 |
| III | 720.5±35.7 | 57.2±4.3 | 2.24±0.21 |
| 显著性 | | | |
| I ~ II | 无 | 无 | 无 |
| II ~ III | $p<0.05$ | $p<0.05$ | $p<0.05$ |

表 18.5 低氧训练前后红细胞 SOD 和过氧化氢酶的活性

| 分组 | SOD(活度/毫升分钟) | 过氧化氢酶(微摩尔/升血液) |
|---|---|---|
| I | 250.0±45 | 217.0±13 |
| II | 224.0±38 | 202.0±12 |
| III | 318.0±40 | 178.0±23 |
| 显著性 | | |
| I ~ II | 无 | 无 |
| II ~ III | $p<0.05$ | 无 |

## 结论

以头部侧摆的方式快速前向运动是正常精子的一个重要特征,直接决定了精子的受精能力。通常,低生育力状态更取决于精子活力而非精子浓度。采用一些非侵入性方法激发精子活力,可能成为治疗男性不育的一种重要疗法。30 多年以来,研究人员进行了许多可靠的研究[42,43],这些研究使用提高精子活力的化学物质,数十年过去了,这些关于生育力的研究结果却各不相同。研究范围包括自然疗法或顺势疗法,而这些实验的设计是存在问题的。有必要进行深入研究来验证这些不确定的报道。研究人员需要发掘与治疗相关的精子活力改变的机制,并寻求更好的个体化训练方案,使低氧刺激得到最好的应用。

我们的研究显示,精子的数量和形态没有改变。然而,快速运动精子的数量明显增多,同时精浆的化学发光值降低。与男性生殖功能的其他参数相比,这些参数是最易受影响的,并且它们对外部影响的反应非常迅速。精子数量则不是那么敏感。一个完整的精子形成周期大约是 2.5 个月,所以对精子的刺激如果有效,只能在更多的纵向研究中进行评价。我们未来的研究将包括延长间歇性低氧治疗的持续时间。当然,精子的数量也取决于精子的存活情况。线粒体酶活性或高能磷酸盐的缺乏,氧化应激或其他应激因素都可能导致精子活力降低,最终发生凋亡或坏死。我们发现在间歇性低氧治疗 2 周后精子活力升高,意味着某些情况下一些方案可以容易地实现精子数量的增加。

我们认为本研究中,精子活力升高的机制是自由基的产生受到抑制。自由基产生过程中的这些有效改变将会使细胞膜趋于稳定并改善精子功能。血液中自由基水平的降低和红细胞 SOD 活性的升高可能是精子自由基氧化减少的两个主要原因,最终使精子活力提高。

（张阵 译 李明 赫英东 校）

## 参考文献

1. Okumura A, Fuse H, Kawauchi Y, et al. Changes in male reproductive function after high altitude mountaineering. High Alt Med Biol. 2003;4:349–53.
2. Donayre J, Guerra-García R, Moncloa F, et al. Endocrine studies at high altitude. IV. Changes in the semen of men. J Reprod Fertil. 1968;16:55–8.
3. García-Hjarles MA. Sperm count and seminal biochemistry of high altitude inhabitants and patients with chronic altitude sickness. Arch Biol Med Exp (Santiago). 1989;22:61–7. In Spanish.
4. Yu LK, Gui JH, Feng J, et al. Comparison of sperm parameters between male adults at different altitudes. Zhonghua Nan Ke Xue. 2007;13:122–4. In Chinese.
5. Verratti V, Berardinelli F, Di Giulio C, et al. Evidence that chronic hypoxia causes reversible impairment on male fertility. Asian J Androl. 2008;10:602–6.
6. Tunc O, Tremellen K. Oxidative DNA damage impairs global sperm DNA methylation in infertile men. J Assist Reprod Genet. 2009;26:537–44.
7. Ramya T, Misro MM, Sinha D, et al. Sperm function and seminal oxidative stress as tools to identify sperm pathologies in infertile men. Fertil Steril. 2010;93:297–300.
8. Kumar R, Venkatesh S, Kumar M, et al. Oxidative stress and sperm mitochondrial DNA mutation in idiopathic oligoasthenozoospermic men. Indian J Biochem Biophys. 2009;46:172–7.
9. Saxena DK. Effect of hypoxia by intermittent altitude exposure on semen characteristics and testicular morphology of male rhesus monkeys. Int J Biometeorol. 1995;38:137–40.
10. Cikutovic M, Fuentes N, Bustos-Obregón E. Effect of intermittent hypoxia on the reproduction of rats exposed to high altitude in the Chilean Altiplano. High Alt Med Biol. 2009;10:357–63.
11. Gasco M, Rubio J, Chung A, et al. Effect of high altitude exposure on spermatogenesis and epididymal sperm count in male rats. Andrologia. 2003;35:368–74.
12. Farias JG, Bustos-Obregón E, Orellana R, et al. Effects of chronic hypobaric hypoxia on testis histology and round spermatid oxidative metabolism. Andrologia. 2005;37:47–52.
13. Shevantaeva ON, Kosyuga YI. Effect of acute hypobaric hypoxia on spermatogenesis and lactate concentration in testicular tissue of male albino rats. Bull Exp Biol Med. 2006;141:20–2.
14. Liao WG, Gao YQ, Cai MC, et al. Hypoxia promotes apoptosis of germ cells in rat testes. Zhonghua Nan Ke Xue. 2007;13:487–91. In Chinese.
15. Serebrovskaya TV. Intermittent hypoxia research in the former Soviet Union and the Commonwealth of Independent States: history and review of the concept and selected applications. High Alt Med Biol. 2002;3:205–21.
16. Xie A, Skatrud JB, Puleo DS, et al. Exposure to hypoxia produces long-lasting sympathetic activation in humans. J Appl Physiol. 2001;91:1555–62.
17. Ainslie PN, Poulin MJ. Ventilatory, cerebrovascular, and cardiovascular interactions in acute hypoxia: regulation by carbon dioxide. J Appl Physiol. 2004;97:149–59.
18. Serebrovskaya TV, Manukhina EB, Smith ML, et al. Intermittent hypoxia: cause of or therapy for systemic hypertension? Exp Biol Med. 2008;233:627–50.
19. Hui-guo L, Kui L, Yan-ning Z, et al. Apocynin attenuate spatial learning deficits and oxidative responses to intermittent hypoxia. Sleep Med. 2010;11:205–12.
20. Bertuglia S. Intermittent hypoxia modulates nitric oxide-dependent vasodilation and capillary perfusion during ischemia-reperfusion-induced damage. Am J Physiol Heart Circ Physiol. 2008;294:H1914–22.
21. Honchar OO, Man'kovs'ka IM. Glutathione system adaptation to acute stress in the heart of rats during different regimes of hypoxia training. Ukr Biokhim Zh. 2007;79:79–85. In Ukrainian.
22. O'Flaherty C, de Lamirande E, Gagnon C. Positive role of reactive oxygen species in mammalian sperm capacitation: triggering and modulation of phosphorylation events. Free Radic Biol Med. 2006;41:528–40.
23. de Lamirande E, O'Flaherty C. Sperm activation: role of reactive oxygen species and kinases. Biochim Biophys Acta. 2008;1784:106–15.
24. Baumber J, Ball BA, Gravance CG, et al. The effect of reactive oxygen species on equine sperm motility, viability, acrosomal integrity, mitochondrial membrane potential, and membrane lipid peroxidation. J Androl. 2000;21:895–902.
25. Aitken RJ, De Iuliis GN, Finnie JM, et al. Analysis of the relation-

ships between oxidative stress, DNA damage and sperm vitality in a patient population: development of diagnostic criteria. Hum Reprod. 2010;25:2415–26.

26. Kruger TF, Acosta AA, Simmons KF, et al. Predictive value of abnormal sperm morphology in in vitro fertilization. Fertil Steril. 1988;49:112–7.

27. Sharma RK, Pasqualotto FF, Nelson DR, et al. The reactive oxygen species total antioxidant capacity score is a new measure of oxidative stress to predict male infertility. Hum Reprod. 1999;14:2801–7.

28. Bailey DM, Taudorf S, Berg RM, et al. Increased cerebral output of free radicals during hypoxia: implications for acute mountain sickness? Am J Physiol Regul Integr Comp Physiol. 2009;297:R1283–92.

29. Altan M, Atukeren P, Mengi M, et al. Influence of intermittent hypobaric exposure on SOD and TBARS levels in trained rats. Chin J Physiol. 2009;52:106–12.

30. Zarubina IV, Nurmanbetova FN, Shabanov PD. Bemithyl potentiates the antioxidant effect of intermittent hypoxic training. Bull Exp Biol Med. 2005;140:190–3.

31. Manukhina EB, Downey HF, Mallet RT. Role of nitric oxide in cardiovascular adaptation to intermittent hypoxia. Exp Biol Med. 2006;231:343–65.

32. Caires KC, de Avila J, McLean DJ. Vascular endothelial growth factor regulates germ cell survival during establishment of spermatogenesis in the bovine testis. Reproduction. 2009;138:667–77.

33. Hägele S, Behnam B, Borter E, et al. TSGA10 prevents nuclear localization of the hypoxia-inducible factor (HIF)-1alpha. FEBS Lett. 2006;580:3731–8.

34. Hwang GS, Wang SW, Tseng WM, et al. Effect of hypoxia on the release of vascular endothelial growth factor and testosterone in mouse TM3 Leydig cells. Am J Physiol Endocrinol Metab. 2007;292:E1763–9.

35. WHO. WHO laboratory manual for the examination of human semen and sperm-cervical mucus interaction. 3rd ed. Cambridge: Cambridge University Press; 1992.

36. Koroliuk MA, Ivanova LI, Maĭorova IG, et al. A method of determining catalase activity. Lab Delo. 1988;1:16–9. In Russian.

37. Kostiuk VA, Potapovich AI, Kovaleva ZhV. A simple and sensitive method of determination of superoxide dismutase activity based on the reaction of quercetin oxidation. Vopr Med Khim. 1990;36:88–91. In Russian.

38. Gavrilov VB, Gavrilova AR, Mazhul' LM. Methods of determining lipid peroxidation products in the serum using a thiobarbituric acid test. Vopr Med Khim. 1987;33:118–22. In Russian.

39. Serebrovska TV, Lopata VA, Roy VV et al. Device for breathing with hypoxic mixtures "Hypoxytron". Patent No. 44179, IPC A61M 16/00. Ukraine, 25 Sept 2009: Bulletin 18; 2009.

40. Baker MA, Aitken RJ. Reactive oxygen species in spermatozoa: methods for monitoring and significance for the origins of genetic disease and infertility. Reprod Biol Endocrinol. 2005;29:67.

41. Williams AC, Ford WC. Functional significance of the pentose phosphate pathway and glutathione reductase in the antioxidant defenses of human sperm. Biol Reprod. 2004;71:1309–16.

42. Mrsny RJ, Waxman L, Meizel S. Taurine maintains and stimulates motility of hamster sperm during capacitation in vitro. J Exp Zool. 1979;210:123–8.

43. Meizel S, Lui CW, Working PK, et al. Taurine and hypotaurine: their effects on motility, capacitation and the acrosome reaction of hamster sperm in vitro and their presence in sperm and reproductive tract fluids of several mammals. Develop Growth Differ. 1980;22:483–94.

# 第 19 章　间歇性低氧在急性髓系白血病中的抗癌作用

Guo-Qiang Chen and Wei Liu

## 摘要

　　急性髓系白血病(AML)是一种常见的造血系统恶性异质性肿瘤,以造血过程某一阶段成熟/分化受阻为特征。最近我们发现中度低氧和低氧模拟物可以在体外诱导人急性髓系白血病细胞分化,低氧模拟物也能增强三氧化二砷($As_2O_3$)对急性早幼粒白血病细胞的诱导分化效应。体内实验也显示间歇性低氧能通过抑制白血病细胞浸润并诱导其分化从而显著延长移植后白血病小鼠生存期。进一步研究发现低氧诱导因子-1α(HIF-1α)在髓系白血病细胞分化中的作用,该作用是通过与两种关键的造血转录因子 C/EBPα(CCAAT/增强子结合蛋白 α)和 Runx1(Runt 相关转录蛋白 1)相互作用进而增加其活性实现的,且 C/EBPα 可与 HIF-1β 竞争从而有效抑制 HIF-1 结合 DNA。而且已有实验证明 HIF-1α 可参与全反式维 A 酸(ATRA)诱导的白血病细胞分化。这些研究结果表明低氧/HIF-1α 具有双重作用。进一步深入研究或许可以发现模拟低氧通过诱导细胞分化从而有效治疗白血病的新途径。

## 专业名词缩略语

| | |
|---|---|
| AML | 急性髓系白血病(acute myeloid leukemia) |
| AML-1 | 急性 1 型髓细胞白血病(acute myeloid leukemia-1) |
| ANRT | 芳香烃受体核转运蛋白(aryl-hydrocarbon receptor nuclear transporter) |
| $As_2O_3$ | 三氧化二砷(arsenic trioxide) |
| ATRA | 全反式维 A 酸(all-trans retinoic acid) |
| BM | 骨髓(bone marrow) |
| C/EBPα | CCAAT/增强子结合蛋白 α(CCAAT/enhancer binding protein alpha) |
| $CoCl_2$ | 氯化钴(cobalt chloride) |
| Co-IP | 免疫共沉淀(coimmunoprecipitation) |
| DFO | 去铁胺(desferrioxamine) |
| EMSA | 凝胶电泳迁移率变动分析(Electrophoretic mobility shift assay) |
| FACS | 流式细胞仪分析(flow cytometry analysis) |
| HIF-1α | 低氧诱导因子-1α(hypoxia-inducible factor-1alpha) |
| HRE | 低氧反应元件(hypoxia-responsive element) |
| HSCs | 造血干细胞(hematopoietic stem cells) |
| IL-1RA | 白细胞介素-1 受体拮抗剂(Interleukin-1 receptor antagonist) |
| LacO | lac 操纵子异色阵列(lac operator heterochromatic array) |
| Operator | (LacO)多色阵列(heterochromatic array) |
| NCF1 | 中性粒细胞胞浆因子(neutrophil cytosolic factor-1) |
| ODD | 氧依赖性降解域(oxygen-dependent degradation domain) |
| PHDs | 脯氨酰羟化酶(prolyl hydroxylases) |
| PML-RAR α | 早幼粒细胞白血病的维 A 酸受体 α(pro- |

myelocytic leukemia-retinoic acid receptor alpha)

PODs　PML 致癌域( PML oncogenic domains )

Runx1　Runt 相关转录因子 1( runt-related transcription protein 1)

shRNAs　短发夹 RNAs( short-hairpin RNAs)

SPP1　分泌磷蛋白 1( secreted phosphoprotein 1)

VEGF　血管内皮生长因子( vascular endothelial growth factor)

VHL　特定基因( von Hippel-Lindau)

## 19.1　介绍

### 19.1.1　急性髓性白血病

造血过程是一个精细的调控过程,多能造血干细胞经历一系列分化过程,从幼稚和定向祖细胞至淋巴细胞、红细胞、巨核细胞,依次变成构成血液特定细胞类型的分化成熟祖细胞[1]。过去十年大量的研究已表明特异性转录因子在正常造血分化中的重要作用[2]。人们已经认识到,除了与正常细胞增殖和细胞坏死相关的原癌基因和抑癌基因的改变外,分化缺失也是恶性造血肿瘤形成的重要机制。AML 是一种常见于成人的异质性白血病,以 BM 中粒系细胞数量增多和特定阶段细胞成熟/分化受限为特征,主要由于特定基因重排和突变,这些基因主要针对各种系特异性转录因子和信号转导分子[3]。一个典型的例子就是,大多数急性早幼粒细胞白血病(APL)患者,即 AML 的 M3 亚型,携带特定的染色体易位 t(15;17),后者可促进诱发白血病的 PML-RAR α 相关蛋白的表达,该蛋白可以和转录辅阻遏物相互作用,例如:核辅阻遏物(N-CoR)-组蛋白脱乙酰酶复合体,并且在野生型 PML 和 RAR α 的功能上产生主要的副作用[4]。

### 19.1.2　急性髓系白血病细胞分化治疗的进展

自从 20 世纪 70 年代,研究表明 AML 细胞可以体外诱导其晚期分化[5],一些团队开始寻找诱导分化剂,这促进了 ATRA 在 APL 治疗中的应用,该治疗在 20 世纪 80 年代中期在上海首次应用并成为世界范围内 APL 治疗的一线用药[6~8]。从那以后,分化治疗这一突破性理念成为 AML 治疗的一种新方法。

尽管 ATRA 可以单独用药使新诊断的 APL 患者获得完全缓解,但几乎所有患者最后都会复发[9]。1992 年,中药 $As_2O_3$ 被用于 ATRA 和化疗后复发的难治性 APL 患者[10-12]。至今已研究出多种白血病细胞分化-诱导因子(包括组蛋白脱乙酰酶抑制剂和新型类维生素 A)和新的治疗措施[例如生物制剂和特定的分子靶点(如:单克隆抗体,去甲基化物质,酪氨酸激酶抑制剂)间的组合][13]。但 APL 成功的分化治疗模式依旧只局限于 $ATRA/As_2O_3$ 的应用。因此对于其他白血病亚型和实体瘤,研发新型的可行的分化诱导治疗迫在眉睫。

过去的研究显示,$As_2O_3$($1\sim2\mu mol/L$)的临床剂量不仅仅可通过 bcl-2 基因表达下调和 PML-RAR α 蛋白的调节导致 APL 患者细胞凋亡[11],而且也可使大量的其他肿瘤细胞发生细胞凋亡,大量的机制已经被证明[14]。无论如何,$As_2O_3$ 的临床效果似乎局限于 APL,意味着除了细胞凋亡诱导作用,一些其他的作用可促成 $As_2O_3$ 的临床效果。进一步的研究表明,$As_2O_3$ 持续静脉注射 2~3 周后,APL 患者 BM 和外周血白血病早幼粒细胞减少,同时髓细胞样细胞和退行性细胞的数量增多,这意味着 $As_2O_3$ 具有部分分化诱导作用[12,15]。其他的临床试验和移植 APL 的小鼠试验证实了 $As_2O_3$ 在体内的作用[16,17]。另一方面,$As_2O_3$ 对培养的 APL 离体细胞具有双重剂量依赖作用:在相对高的剂量($0.5\sim2\mu mol/L$)优先产生细胞凋亡作用,在低剂量($0.1\sim0.5\mu mol/L$)时产生部分分化作用[12,18],无论如何,比起在体内的作用,后者的作用似乎重要性更小。结合这些研究发现,$As_2O_3$ 的分化诱导活动在临床效果中产生作用,也有理由认为 BM 微环境里的一些因子或事件或许可以调节并加强 $As_2O_3$ 在体内的分化诱导作用。

### 19.1.3　低氧在急性髓系白血病发病机理和治疗中作用的研究进展

当我们试图探索 $As_2O_3$ 在体内和体外不同的作用时,一些重要的线索使我们考虑一个重要的因素:氧浓度。众所周知,在体外时,白血病细胞在 21%氧浓度中培养,但在体内,组织暴露于生理学作用下的低氧气张力,从肺泡和动脉血里的 16%至远端组织低于 5%的浓度[19]。白血病患者骨髓内的氧气张力可能由于白血病细胞的快速增殖更低[20]。而且报道称对于诊断 AML 的患者,增高的 VEGF 和实体瘤中的血管生成、增生、转移、新陈代谢以及不良预后相关,并且作为结局的独立预测因子和短寿命相关[21~23]。比起其他组织,哺乳类动物的 BM 含氧量较低,原始造血细胞包括 HSCs 位于 BM 含氧量最低的微环境中[24,25]。最近,Takubo 等人[26]报道称正常的 HSCs 维持细胞内低氧,并稳固 HIF-α 蛋白,HSCs 也能够通过对 HIF-α 浓度的精细调节维持细胞周期静止。相应地,我们开始拓宽视野,研究器官中氧代谢的调节,并探索氧浓度是否能够影响 As₂O₃ 导致的白血病细胞分化。

细胞和系统的氧平衡是一个精细的调控过程,该过程对于能量代谢和哺乳动物细胞存活必不可少。我们确定,HIF-1 是一种由组成性表达的 HIF-1β 亚单位和高度调控的 HIF-1α 亚单位(也被称为芳烃受体核转运体,ARNT)组成的异质二聚体转录因子,其在细胞适应氧有效性改变中起着重要作用[27,28]。在正常氧含量的状态下,HIF-1α 在 ODD 内通过氧活化的 HIF PHDs 实现羟基化,并很快被肿瘤抑制基因泛素-蛋白酶体途径降解。在低氧或低氧模拟状态下,由于 PHDs 显著降低的酶活性,HIF-1α 可以稳定下来并易位至核心,和 HIF-1β 发生二聚化,然后通过与顺式作用序列中的低氧-反应要素(HRE)结合而活化大量的基因以适应低氧张力[19]。

HIF-1 作为已发现的第一种在低氧时产生的关键调节因子,因其在基础生理中的重要作用已经吸引了大量的研究,包括但不受限于肿瘤代谢、血管生成、新陈代谢以及炎症[29]。尽管低氧和其在实体瘤中重要治疗作用已经进行过大量的研究,但是极少的研究报道关于低氧在白血病细胞中可能的作用。因此,以上提到的体内和体外观察促使我们进行低氧在白血病中的研究,令人惊奇的是,这些研究发现低氧/HIF-1α 的双重作用。

# 19.2 低氧导致急性髓系白血病细胞的分化:体外证据

## 19.2.1 低氧模拟物和低氧环境可导致急性髓系白血病细胞的分化

已经有报道称,鼠类和人类造血祖细胞在自我更新、增殖和分化可在严重低氧(1% O₂)中进行调节[30,31]。在研究低氧状态下 As₂O₃ 对 APL 细胞的作用效果时,我们吃惊地发现 CoCl₂(12.5~50μM)和 DFO(5~20μM)——两种常见的低氧模拟物——的无毒浓度可以诱导 NB4 细胞(一种 PML-RAR α-阳性的人类 APL 细胞株)的分化,经形态指标(包括浓缩染色质,

一种核/细胞质比率减低的核仁可见的小胞核)以及骨髓分化-相关抗原 CD11b 和 CD11c 来评估[32,33]。最近,研究也显示,铁螯合治疗可以以活性氧表达的调节和丝裂原活化蛋白激酶的活化的方式导致白血病原始细胞和正常的骨髓前体细胞分化成单核细胞/巨噬细胞[34]。而不同于 ATRA/As₂O₃,研究发现后者可以清除/降解特异性融合蛋白 PML-RAR α 从而导致 APL 细胞的分化,使用 CoCl₂ 治疗不能调节 PML-RAR α 细胞水平,表明低氧/低氧模拟物的分化诱导作用可能不仅仅局限于 APL 细胞。实际上,后来的试验显示低氧/低氧模拟物也可以以同样的方式诱导其他 AML 细胞亚型分化,例如:U937(一种人类白血病单细胞淋巴瘤细胞系)。重要的是,CoCl₂ 可诱导部分 AML 患者原代白血病细胞进行分化,这有力地支持了细胞实验结果,并带来临床应用的希望。另外,高浓度的 CoCl₂ 和 DFO 可通过线粒体依赖和 HIF-1α 独立机制来诱导白血病细胞实现细胞凋亡[35]。而且,已经证实环境低氧张力对白血病细胞分化的直接影响。结果显示,2%~3%O₂ 的低氧培养状态而不是 5% 或高于 5%O₂ 浓度可促使 AML 细胞株、U937 和 NB4 进行分化。同时,由低氧/低氧模拟物导致的细胞分化伴随着 HIF-1α 蛋白和 DNA-结合活性,这提示 HIF-1 可能在 AML 细胞分化中起着重要作用[32,33]。

## 19.2.2 低氧模拟物可选择性刺激三氧化二砷诱导的急性早幼粒细胞白血病细胞的生长受限和细胞分化

由于低氧条件和低氧模拟物对 AML 细胞有良好疗效,我们开始发现原始的想法:低氧模拟条件是否与 As₂O₃ 诱导的白血病细胞分化有关。结果表明 CoCl₂ 和 DFO 确实能增强低剂量 As₂O₃(0.5μmol/L)的生长抑制和分化诱导作用,后者提高 HIF-1α 蛋白在 NB4 细胞中的 CoCl₂ 和 DFO 诱导累积作用,但在 U937 细胞无此作用。此外,这两种低氧模拟物也能加速 NB4 细胞中 PML-RAR α 蛋白的 As₂O₃ 诱导调整和降解作用。此外,在生长停滞、分化诱导和 HIF-1α 蛋白聚集方面,PML-RAR α 融合基因的诱导表达可修复 U937/PR9 细胞中 CoCl₂/DFO 的协同效应(U937/PR9 细胞是一种在 Zn²⁺ 存在时可以表达 PML-RAR α 的细胞株)。总之,这些结果表明低氧浓度可能不利于 APL 治疗中 As₂O₃ 的疗效,其中 HIF-1α 蛋白和 PML-RAR α 蛋白可能发挥重要作用[36]。

## 19.3　急性髓系白血病动物模型中间歇性低氧的抗肿瘤作用

受体外试验的发现启发，我们开始探索低氧对 AML 小鼠体内的影响[37]。在这一系列研究中，使用了一种来自白血病 hMRP8-PML-RAR α 转基因小鼠的可移植 AML 小鼠模型[38]，该模型已被用于评价 ATRA 和 $As_2O_3$ 在 APL 中联合治疗的效果[16]。

### 19.3.1　间歇性低氧可延长急性髓系白血病小鼠模型的生存并诱导肿瘤消退

将静脉给予白血病细胞的小鼠置于低氧舱中进行间歇性低氧处理，相当于每天在 6000 米的高度停留 18 小时。我们的研究结果表明，无论是正常小鼠还是白血病小鼠在间歇性低氧环境下都出现活动减少、厌食及体重减轻。然而，对在低氧状态下存活 60 天的正常小鼠进行检测，并未显示病理性低氧损害的证据，表明小鼠可以耐受这样的间歇性低氧。低氧早期处理（移植后第 1 天低氧，39.7±3.02 天）和中期白血病小鼠（移植后第 7 天低氧，36.5±1.96 天）比正常氧浓度的白血病小鼠（29.4±0.84 天）存活时间更长。值得注意的是，低氧条件下，早期白血病小鼠也比中期白血病小鼠存活时间更长。

同时，我们的研究也已经评估过 $CoCl_2$ 和 DFO 对这些白血病小鼠生存的影响。结果表明，$CoCl_2$（15μg/g 体重，隔日腹腔注射一次）能轻微延长白血病小鼠的生存期，虽然这种治疗不能治愈疾病。然而，DFO（50μg/g 体重，隔日腹腔注射一次）对小鼠模型的存活率没有影响，这是与以前的报告显示一致，皮下应用 DFO 未能改变 AML 在大鼠的过程[39]。有人建议是因为 DFO 血浆半衰期较短，所以在体内不能获得有效的药物浓度，这也是保护缺乏的潜在原因。因此，$CoCl_2$ 和新型铁螯合剂在 AML 治疗中的潜在影响有待使用适当的药代动力学和药效学分析进行进一步的评估。

接下来我们观察并比较间歇性低氧和常氧下白血病小鼠的不同组织之间的白血病浸润。常氧中濒死的白血病小鼠呈现外周血白细胞计数显著升高和血小板减少；低氧中早期和中期白血病小鼠的白细胞和血小板计数正常。值得注意的是，所有的小鼠均表现出相似的红细胞计数，可能是由于红细胞半衰期长。而且，常氧中白血病小鼠的白细胞是严格的单态、不成熟的早幼粒细胞-样细胞，这些很难通过显微镜在低氧治疗的早期和中期白血病小鼠外周血涂片看到。同样的，在常氧下白血病小鼠的脾及骨髓中可以发现大量未成熟的白血病细胞，但在那些低氧处理过的白血病小鼠中数量少。同时，正常氧下的白血病小鼠出现巨脾，在早期和中期低氧的白血病小鼠器官均正常而且脾不增重（图 19.1a）。同时，在低氧处理的白血病小鼠肝脏中可观察到减少的白血病细胞。（图 19.1b，底部）。在显微镜下对中、早期白血病小鼠观察，只有很小的残留肿瘤主要存在于门脉或镜下肝小叶中央静脉周围。总的来说，我们的研究结果表明间歇性低氧可明显减少外周组织白血病细胞的浸润。

### 19.3.2　间歇性低氧抑制细胞增殖而不引起白血病细胞的凋亡

尽管在实体肿瘤中低氧的细胞效应有据可查，但在恶性血液病中低氧和细胞增殖与凋亡的关系尚不清楚。因此我们通过免疫组化方法研究了增殖细胞核抗原（PCNA）和终末脱氧核苷酸转移酶介导的 dUTP 缺口末端标记（TUNEL）的原位表达，这二者是增殖和凋亡细胞分别对应的重要标记，结果表明常氧下白血病小鼠组织中的 PCNA 阳性细胞数量（肝脏 70.33±5.51%，脾脏 51.33±3.21%）远高于低氧治疗下早期的白血病小鼠（肝脏 3.33±1.53%，脾 5.5±1.80%，后者相比常氧下的正常小鼠（肝 0.47±0.15%，脾 2.83±0.76%）和低氧下的正常小鼠（肝脏 0.33±0.58%，0.93±0.51%）无明显不同。低氧治疗中期的白血病小鼠肝组织和脾脏中 PCNA 阳性细胞百分率分别为 23.33±6.11% 和 16.33±5.13%，高于正常小鼠和低氧治疗早期的白血病小鼠，但远低于常氧下的白血病小鼠。

另一方面，我们在所有不同治疗方法的小鼠身上很少发现 TUNEL 阳性细胞。与此一致的是，在所有小鼠脾和肝细胞悬液的流式细胞检查中很少发现 annexin $V^+$ 细胞和 sub-G1 细胞；PARP 裂解及活化 Caspase-3 是两个重要的细胞凋亡的标志，也难以检测。此外，短期低氧（移植后 24，白血病小鼠被关进间歇性低氧室 1~3 天）可增加 G1 期的细胞而 S 期细胞减少，且无 sub-G1 细胞形态。总之，这些结果有力地表明低氧能抑制白血病细胞增殖，但不诱导白血病细胞凋亡，低氧对白血病的抑制作用并没有因为低氧而产生有害作用，而是因为所有的小鼠都可以耐受这种实验中的低氧条件，而没有组织损伤的证据。

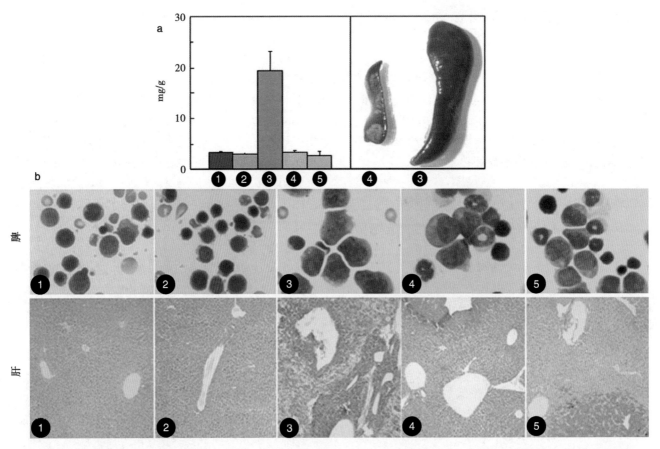

图 19.1　间歇性低氧下骨髓,脾,肝中白血病细胞浸润的抑制作用。(a)将从骨髓和 hMRP8-PML-RARα 转基因小鼠骨髓和脾中得到的白血病细胞静脉移植到 FVB/N 小鼠。然后,这些小鼠随机分为移植后 1 天(早期/低氧)或 7 天(中期/低氧)进行间歇性低氧,或保持正常氧(白血病/常氧)。正常氧(正常/正常)和间歇性低氧(正常/低氧)的非移植正常小鼠被作为对照。(a)各小鼠脾脏进行称重,数据显示为脾脏(mg)/体重(g)之比。(b)使用细胞离心涂片器获得脾细胞和肝脏涂片,然后用瑞氏吉姆萨染色,并在显微镜下观察。①常氧下的正常小鼠;②低氧下的正常小鼠;③常氧下的白血病小鼠;④低氧下早期白血病小鼠;⑤低氧下中期白血病小鼠;中期白血病小鼠在低氧(本部分由刘改编。[37])

### 19.3.3　间歇性低氧可诱导白血病细胞分化

　　为了探讨间歇性低氧是否触发白血病细胞在体内的分化,我们的研究已经认真调查了分化相关的形态学变化和细胞表面标记。细胞学检查可见低氧条件下白血病小鼠骨髓中的白血病样细胞比例很低,形态趋向于成熟。低氧治疗的白血病小鼠脾脏和肝脏中大多数的浸润性白血病细胞主要包括分化成熟的粒系细胞,呈现出分化相关的形态学特征,例如:具有缩进,扭曲,马蹄形,或圆形核的浓缩染色质,与在常氧下观察到的正常小鼠和白血病小鼠显著不同。同样的,通过流式细胞仪分析或直接免疫荧光显微镜观察,比起常氧下的白血病细胞,骨髓和脾脏有更高的分化相关抗原 GR-1[+] 和 Mac-1[+] 细胞百分比。此外,低氧治疗的白血病小鼠脾脏中的细胞呈现 Gr-1[+] 染色并有正常甚至消失的 PML 小体(被称为 PODs 或核体),但常氧下白血病小鼠脾脏中的浸润性白血病细胞表现出 Gr-1[+] 染色和细胞核内数百的 PML-RARα 相关的微点。这些结果提示间歇性低氧可诱导白血病细胞在体内的分化,这一结果有待进一步证实。

### 19.4　低氧诱导因子-1α 在白血病细胞分化中的作用

　　以下调查提供了一些令人信服的证据,支持 HIF-1α 在白血病细胞分化中的作用。上述体外实验表明,低氧/低氧诱导剂诱导的急性粒系白血病细胞分化总是与细胞中 HIF-1α 蛋白的积累相一致。相反,$CoCl_2$/DFO 触发的 HIF-1α 的积累和 HRE 结合活动分别由小分子生化、一氧化氮(NO)供体 3-林西多明(SIN-1)或偏钒酸盐拮抗,AML 细胞的生长停滞和分化也被停止[32,40]。此外,可以特异性地靶向和沉默 HIF-1α 的 shRNA 也能显著抑制 $CoCl_2$ 和 2% $O_2$ 诱导的 AML 细胞分化[41]。一致的是,Kim 等人也发现,钛铁试剂是一种广泛使用的抗氧化剂和无毒的螯合剂,可用来缓解急性金属过载,也可导致 HL-60 细胞诱导分化相关改变,例如通过增加 HIF-1α 表达发生的 CD11b 和 CD14 的表达或染色质的提高[42]。所有的这些表明 HIF-1α 和低氧导致的白血病细胞分化存在潜在的联系。

为了进一步验证 HIF-1α 的表达,表达 HIF-1α 的质粒和空载体被转染入 U937 细胞;结果表明,随着增殖能力下降,在显微镜下可以观察到一些成熟的细胞,HIF-1α 转染细胞中的 CD11b+细胞显著高于空载体转染细胞[33]。同时,我们产生粒系白血病 u937t 的转化体,在该诱导体里四环素撤退诱导 HIF-1α 的表达[41,43]。结果表明,HIF-1α 诱导后 3~4 天,增殖基本上减慢,G1-S 期的过渡受阻。更重要的是,HIF-1α 的诱导可直接触发粒系白血病细胞进行分化,这由分化相关的形态学变化决定,可增加 CD11/NBT 还原和分化标志物的表达,如:NCF1、IL-1RA 和 SPP1[41]。总之,这些数据表明 HIF-1α 在低氧/低氧模拟物诱导的粒系白血病细胞分化中的直接作用。此外,体内实验也显示间歇性的低氧可明显增多 AML 小鼠 HIF-1α 蛋白量和其生存率。

据报道,HIF-1α 蛋白在常氧下分化的 U937 巨噬细胞内积累[44],我们也研究了 HIF-1α 与 ATRA、经典分化诱导剂诱导的分化效应之间的关系[45]。令我们吃惊的是,结果表明在常氧下白血病细胞内,ATRA 可迅速积累内源性和诱导型表达的或 CoCl₂ 稳定的 HIF-1α 蛋白。更重要的是,HIF-1α 表达抑制可由特异性 shRNAs 部分导致,但抑制作用显著,同时有条件的 HIF-1α 诱导和 HIF-1α 的稳定性大大增强了 ATRA 诱导的白血病分化。这些观察表明,随着一种蛋白对 ATRA 迅速应答,HIF-1α 在 ATRA 对急性粒系白血病细胞的分化诱导中发挥作用,这为 ATRA 的临床应用提供了新的视野。

## 19.5　造血相关转录因子和低氧诱导因子-1α 的相互作用

众所周知,HIF-1α 蛋白通过其靶基因的转录激活在一系列生物过程中发挥作用,这就要求它与 HIF-1β 的异二聚体[46~49]。因此,为了确定是否 HIF-1α——介导的分化涉及其转录活性,两对专门针对 HIF-1βmRNA 的有效 shRNAs 被转染入 U937 细胞。而 shRNAs 对 HIF-β 蛋白的抑制可破坏 HIF-1 的转录活性,这可以被 HIF-1 靶基因的抑制作用证明,50uM 的

CoCl₂ 或 2%O₂ 的治疗还可诱导 U937 细胞进行分化。同样的,HIF-1β 蛋白的沉默不影响四环素类药物戒断后 u937t 细胞内 HIF-1α 诱导的分化[41]。因此,可以得出结论,HIF-1β 在低氧/HIF-1α 诱导的髓系细胞分化中是不必要的。

已有报道,涉及造血系统恶性肿瘤的融合基因可显示出对广谱分化诱导剂促进的 AML 细胞分化的抑制作用[50]。我们的研究表明,与其他白血病细胞相比,kasummi-1 细胞系可表达高水平的由 t(8;21)染色体易位产生的 AML1-ETO 融合蛋白,这与 12%的原发性 AML 病例和多达 40%的 M2 亚型 AML 相关,该细胞系对低氧敏感性低,几乎不能被诱导进行低氧/低氧模拟物的分化[33]。结果可能表明,AML1-ETO 融合蛋白的表达可以干扰低氧诱导的分化。事实上,在来自母系 U937 细胞的蜕皮激素诱导系统中,诱导的 AML1-ETO 表达可抑制低氧诱导的细胞分化。更令人惊讶的是,AML1-ETO 的诱导表达可增加 U937 细胞中 HIF-1α 的转录,但机制不明。基于这些相互矛盾的数据,我们推测 HIF-1α 可通过调节其他分化相关因素诱导白血病分化,这些因子可能会被 AML1-ETO 蛋白抑制。报道称,AML1-ETO 融合蛋白可导致 C/EBPα 的下调[51],后者是转录因子亮氨酸拉链的成员并在粒系造血中起关键作用[52]。因此,在下列研究中,已经探索出 C/EBPα 在 HIF-1α-诱导的分化中的潜在作用[33,53]。虽然 HIF-1α 蛋白的诱导表达不能改变 C/EBPα 蛋白/mRNA 水平,免疫共沉淀实验表明,不仅异位而且内源性表达的 HIF-1α 蛋白都可以与 C/EBPα 相互作用。GST 下游分析提出,蛋白质与蛋白质的相互作用是直接的,并证明 C/EBPα 可与 HIF-1αβ 竞争和 HIF-1α 蛋白的直接结合。功能分析如 EMSA、染色质免疫沉淀法、荧光素酶检测法以及 HIF-1-靶基因的表达表明 HIF-1α 蛋白可提高 C/EBPα 的转录活性,而 C/EBPα 可明显抑制 DNA 结合能力和 HIF-1α 的转录活性。Kim 等人也报道称,钛铁试剂可以增加 HIF-1α 蛋白和 C/EBPα 的活性[42]。这些研究提出,C/EBPα 在 HIF-1α 介导的白血病细胞分化中的发挥特定的作用。另一方面,C/EBPα 介导的 HIF-1α 的功能性抑制可能能够导致 VEGF 的低表达,抑制血管生成,从而形成低氧微环境促进白血病细胞分化。

据报道,PU.1 和 Runt 相关转录蛋白 1(Runx1,又称为 AML1)是其他两种证据充分的转录因子,不仅在造血过程中发挥重要的作用,也参与血管生成过程[54]。我们的研究表明,异位表达的 Runx1 蛋白可通过 LacO 阵列,Co-IP,和 GST 下游试验直接与 HIF-1α

蛋白相互作用。这样的相互作用也可以发生在内源性表达的 Runx1 与 CoCl₂ 稳定 HIF-1α 蛋白之间。像 C/EBPα,Runx1 显示出对 HIF-1α 的抑制作用,因为 Runx1 的过度表达可抑制 HIF-1 的 DNA-结合和转录活性,同时减少 HIF-1 靶基因的表达,而通过特异 shRNAs 导致的 Runx1 表达的终止可显著增加 HIF-1 蛋白的转录活性;反之亦然,HIF-1α 增强 Runx1 蛋白的 DNA 结合能力和的转录活性[55]。荧光素酶检测也表明,HIF-1α 可增强 PU.1、Runx1、C/EBPα 的转录活性及其协同作用。此外,PU.1、Runx1、C/EBPα 的降低可大大抑制 HIF-1α 触发的分化以及 ATRA 与 HIF-1α 诱导的分化合作[41,45,56]。

## 结论与展望

上述结果提出了以下观点:低氧/低氧模拟物可诱导髓系白血病细胞的分化,HIF-1α 在其中起关键作用,且与其转录活性无关,而 C/EBPα 和 Runx1 作为 HIF-1α 蛋白的下游效应器通过直接相互作用来增强其转录活性(图 19.2)。这一发现将为探究白血病形成机制及 AML 分化治疗新策略提供新方向。

尽管如此,仍有一些方向值得进一步研究。首先,低氧有利于白血病细胞分化,可以认为是低氧相关信号的改变可能会导致造血细胞分化受阻。虽然没有报告表明 HIF-1α 的抑制可诱导白血病,t

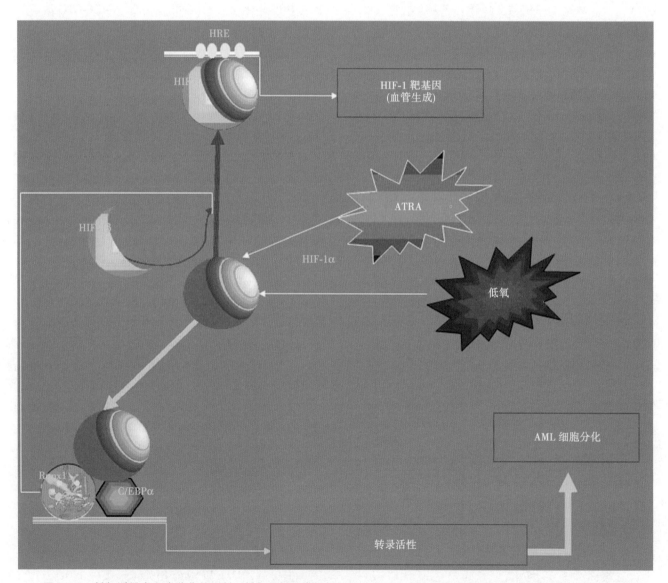

图 19.2 低氧诱导白血病分化的机制。低氧和低氧模拟物以及经典的白血病细胞分化诱导剂 ATRA 可稳定从而积累 HIF-1α 的蛋白质,后者可与造血相关转录因子 C/EBPα 和 Runx1 发生物理的相互作用并增强其转录活性,最后诱导白血病分化。另一方面,C/EBPα 和 Runx1 也可以对抗 HIF-1α/HIF-1β 异源二聚体的形成,并抑制 HIF-1 的转录活性。在 C/EB αP 和 Runx1 缺失的非造血组织,HIF-1α/HIF-1β 异源二聚体可作为转录因子诱导细胞适应低氧相关基因的表达,如:VEGF

（1；12）（q21；p13）中的易位可导致 TEL/ETV6 和基本上所有 ARNT 之间融合基因的表达，ARNT 是构成 HIF-1α 活性的亚基。在 36 例不同造血紊乱患者中，有 11 例患者也发现存在 ARNT 基因位点的断点。我们的研究还表明，CoCl₂ 能够诱导部分急性白血病患者白血病细胞明显分化。值得注意的是 HIF-1α 基因异常改变在白血病形成中的作用。其次，由于造血系统存在调控网络，除了上述提到的三个转录因子，可能还有其他因子也将 HIF-1α 蛋白与白血病分化联系起来。通过比较蛋白组学分析，我们已经明确了部分与低氧和 CoCl₂ 治疗相关且具有分化诱导活性的蛋白[47]。最后，间歇性低氧的总体疗效有待进一步在体内非 APL 模型中探索。此外，与平原地区相比，高海拔地区居民是否存在更低的白血病发病率及更好的预后也有待进一步研究。这些研究完成后，可考虑将低氧治疗作为 AML 的物理疗法。此外，HIF-1α 信号通路的其他靶向小分子化合物也有待研究。

（王立艳 译　李明　李扬 校）

# 参考文献

1. Xie H, Ye M, Feng R, et al. Stepwise reprogramming of B cells into macrophages. Cell. 2004;117:663–76.
2. Speck NA, Gilliland DG. Core-binding factors in haematopoiesis and leukaemia. Nat Rev Cancer. 2002;2:502–13.
3. Scandura JM, Boccuni P, Cammenga J, et al. Transcription factor fusions in acute leukemia: variations on a theme. Oncogene. 2002;21:3422–44.
4. Melnick A, Licht JD. Deconstructing a disease: RARalpha, its fusion partners, and their roles in the pathogenesis of acute promyelocytic leukemia. Blood. 1999;93:3167–215.
5. Fibach E, Hayashi M, Sachs L. Control of normal differentiation of myeloid leukemic cells to macrophages and granulocytes. Proc Natl Acad Sci USA. 1973;70:343–6.
6. Chen GQ, Shen ZX, Wu F, et al. Pharmacokinetics and efficacy of low-dose all-trans retinoic acid in the treatment of acute promyelocytic leukemia. Leukemia. 1996;10:825–8.
7. Huang ME, Ye YC, Chen SR, et al. Use of all-trans retinoic acid in the treatment of acute promyelocytic leukemia. Blood. 1988;72:567–72.
8. Lo Coco F, Nervi C, Avvisati G, et al. Acute promyelocytic leukemia: a curable disease. Leukemia. 1998;12:1866–80.
9. Delva L, Cornic M, Balitrand N, et al. Resistance to all-trans retinoic acid (ATRA) therapy in relapsing acute promyelocytic leukemia: study of in vitro ATRA sensitivity and cellular retinoic acid binding protein levels in leukemic cells. Blood. 1993;82:2175–81.
10. Shen ZX, Chen GQ, Ni JH, et al. Use of arsenic trioxide (As₂O₃) in the treatment of acute promyelocytic leukemia (APL): II. Clinical efficacy and pharmacokinetics in relapsed patients. Blood. 1997;89:3354–60.
11. Chen GQ, Zhu J, Shi XG, et al. In vitro studies on cellular and molecular mechanisms of arsenic trioxide (As₂O₃) in the treatment of acute promyelocytic leukemia: As₂O₃ induces NB4 cell apoptosis with downregulation of Bcl-2 expression and modulation of PML-RAR alpha/PML proteins. Blood. 1996;88:1052–61.
12. Chen GQ, Shi XG, Tang W, et al. Use of arsenic trioxide (As₂O₃) in the treatment of acute promyelocytic leukemia (APL): I. As₂O₃ exerts dose-dependent dual effects on APL cells. Blood. 1997;89:3345–53.
13. Shipley JL, Butera JN. Acute myelogenous leukemia. Exp Hematol. 2009;37:649–58.
14. Zhang TD, Chen GQ, Wang ZG, et al. Arsenic trioxide, a therapeutic agent for APL. Oncogene. 2001;20:7146–53.
15. Jing Y, Wang L, Xia L, et al. Combined effect of all-trans retinoic acid and arsenic trioxide in acute promyelocytic leukemia cells in vitro and in vivo. Blood. 2001;97:264–9.
16. Lallemand-Breitenbach V, Guillemin MC, Janin A, et al. Retinoic acid and arsenic synergize to eradicate leukemic cells in a mouse model of acute promyelocytic leukemia. J Exp Med. 1999;189:1043–52.
17. Kinjo K, Kizaki M, Muto A, et al. Arsenic trioxide (As₂O₃)-induced apoptosis and differentiation in retinoic acid-resistant acute promyelocytic leukemia model in hGM-CSF-producing transgenic SCID mice. Leukemia. 2000;14:431–8.
18. Cai X, Shen YL, Zhu Q, et al. Arsenic trioxide-induced apoptosis and differentiation are associated respectively with mitochondrial transmembrane potential collapse and retinoic acid signaling pathways in acute promyelocytic leukemia. Leukemia. 2000;14:262–70.
19. Semenza GL. Oxygen homeostasis. Wiley Interdiscip Rev Syst Biol Med. 2010;2:336–61.
20. Jensen PO, Mortensen BT, Hodgkiss RJ, et al. Increased cellular hypoxia and reduced proliferation of both normal and leukaemic cells during progression of acute myeloid leukaemia in rats. Cell Prolif. 2000;33:381–95.
21. Hussong JW, Rodgers GM, Shami PJ. Evidence of increased angiogenesis in patients with acute myeloid leukemia. Blood. 2000;95:309–13.
22. Padro T, Ruiz S, Bieker R, et al. Increased angiogenesis in the bone marrow of patients with acute myeloid leukemia. Blood. 2000;95: 2637–44.
23. Di Raimondo F, Palumbo GA, Molica S, et al. Angiogenesis in chronic myeloproliferative diseases. Acta Haematol. 2001;106:177–83.
24. Levesque JP, Winkler IG, Hendy J, et al. Hematopoietic progenitor cell mobilization results in hypoxia with increased hypoxia-inducible transcription factor-1 alpha and vascular endothelial growth factor A in bone marrow. Stem Cells. 2007;25:1954–65.
25. Yoshihara H, Arai F, Hosokawa K, et al. Thrombopoietin/MPL signaling regulates hematopoietic stem cell quiescence and interaction with the osteoblastic niche. Cell Stem Cell. 2007;1:685–97.
26. Takubo K, Goda N, Yamada W, et al. Regulation of the HIF-1alpha level is essential for hematopoietic stem cells. Cell Stem Cell. 2010;7:391–402.
27. Wang GL, Jiang BH, Rue EA, et al. Hypoxia-inducible factor 1 is a basic-helix-loop-helix-PAS heterodimer regulated by cellular O₂ tension. Proc Natl Acad Sci USA. 1995;92:5510–4.
28. Semenza GL. Hypoxia-inducible factor 1: master regulator of O₂ homeostasis. Curr Opin Genet Dev. 1998;8:588–94.
29. Semenza GL. Targeting HIF-1 for cancer therapy. Nat Rev Cancer. 2003;3:721–32.
30. Ivanovic Z, Bartolozzi B, Bernabei PA, et al. Incubation of murine bone marrow cells in hypoxia ensures the maintenance of marrow-repopulating ability together with the expansion of committed progenitors. Br J Haematol. 2000;108:424–9.
31. Ivanovic Z, Dello Sbarba P, Trimoreau F, et al. Primitive human HPCs are better maintained and expanded in vitro at 1 percent oxygen than at 20 percent. Transfusion. 2000;40:1482–8.
32. Huang Y, Du KM, Xue ZH, et al. Cobalt chloride and low oxygen tension trigger differentiation of acute myeloid leukemic cells: possible mediation of hypoxia-inducible factor-1alpha. Leukemia. 2003;17:2065–73.
33. Jiang Y, Xue ZH, Shen WZ, et al. Desferrioxamine induces leukemic cell differentiation potentially by hypoxia-inducible factor-1 alpha that augments transcriptional activity of CCAAT/enhancer-binding protein-alpha. Leukemia. 2005;19:1239–47.
34. Callens C, Coulon S, Naudin J, et al. Targeting iron homeostasis induces cellular differentiation and synergizes with differentiating agents in acute myeloid leukemia. J Exp Med. 2010;207:731–50.
35. Guo M, Song LP, Jiang Y, et al. Hypoxia-mimetic agents desferrioxamine and cobalt chloride induce leukemic cell apoptosis

through different hypoxia-inducible factor-1alpha independent mechanisms. Apoptosis. 2006;11:67–77.

36. Yan H, Peng ZG, Wu YL, et al. Hypoxia-simulating agents and selective stimulation of arsenic trioxide-induced growth arrest and cell differentiation in acute promyelocytic leukemic cells. Haematologica. 2005;90:1607–16.

37. Liu W, Guo M, Xu YB, et al. Induction of tumor arrest and differentiation with prolonged survival by intermittent hypoxia in a mouse model of acute myeloid leukemia. Blood. 2006;107:698–707.

38. Brown D, Kogan S, Lagasse E, et al. A PMLRARalpha transgene initiates murine acute promyelocytic leukemia. Proc Natl Acad Sci USA. 1997;94:2551–6.

39. Blatt J, Boegel F, Hedlund BE, et al. Failure to alter the course of acute myelogenous leukemia in the rat with subcutaneous deferoxamine. Leuk Res. 1991;15:391–4.

40. Xue ZH, Jiang Y, Yu Y, et al. Metavanadate suppresses desferrioxamine-induced leukemic cell differentiation with reduced hypoxia-inducible factor-1alpha protein. Biochem Biophys Res Commun. 2005;332:1140–5.

41. Song LP, Zhang J, Wu SF, et al. Hypoxia-inducible factor-1alpha-induced differentiation of myeloid leukemic cells is its transcriptional activity independent. Oncogene. 2008;27:519–27.

42. Kim JS, Cho EW, Chung HW, et al. Effects of tiron, 4,5-dihydroxy-1,3-benzene disulfonic acid, on human promyelotic HL-60 leukemia cell differentiation and death. Toxicology. 2006;223:36–45.

43. Janardhan HP. The HIF-1 alpha-C/EBP alpha axis. Sci Signal. 2008;1:jc2.

44. Knowles HJ, Mole DR, Ratcliffe PJ, et al. Normoxic stabilization of hypoxia-inducible factor-1alpha by modulation of the labile iron pool in differentiating U937 macrophages: effect of natural resistance-associated macrophage protein 1. Cancer Res. 2006;66:2600–7.

45. Zhang J, Song LP, Huang Y, et al. Accumulation of hypoxia-inducible factor-1 alpha protein and its role in the differentiation of myeloid leukemic cells induced by all-trans retinoic acid. Haematologica. 2008;93:1480–7.

46. Chen GQ, Wang LS, Wu YL, et al. Leukemia, an effective model for chemical biology and target therapy. Acta Pharmacol Sin. 2007;28:1316–24.

47. Han YH, Xia L, Song LP, et al. Comparative proteomic analysis of hypoxia-treated and untreated human leukemic U937 cells. Proteomics. 2006;6:3262–74.

48. Liao SH, Zhao XY, Han YH, et al. Proteomics-based identification of two novel direct targets of hypoxia-inducible factor-1 and their potential roles in migration/invasion of cancer cells. Proteomics. 2009;9:3901–12.

49. Zhao XY, Chen TT, Xia L, et al. Hypoxia inducible factor-1 mediates expression of galectin-1: the potential role in migration/invasion of colorectal cancer cells. Carcinogenesis. 2010;31:1367–75.

50. Peterson LF, Zhang DE. The 8;21 translocation in leukemogenesis. Oncogene. 2004;23:4255–62.

51. Pabst T, Mueller BU, Harakawa N, et al. AML1-ETO downregulates the granulocytic differentiation factor C/EBPalpha in t(8;21) myeloid leukemia. Nat Med. 2001;7:444–51.

52. Gao FH, Wang Q, Wu YL, et al. c-Jun N-terminal kinase mediates AML1-ETO protein-induced connexin-43 expression. Biochem Biophys Res Commun. 2007;356:505–11.

53. Yang L, Jiang Y, Wu SF, et al. CCAAT/enhancer-binding protein alpha antagonizes transcriptional activity of hypoxia-inducible factor 1 alpha with direct protein-protein interaction. Carcinogenesis. 2008;29:291–8.

54. Rosmarin AG, Yang Z, Resendes KK. Transcriptional regulation in myelopoiesis: hematopoietic fate choice, myeloid differentiation, and leukemogenesis. Exp Hematol. 2005;33:131–43.

55. Peng ZG, Zhou MY, Huang Y, et al. Physical and functional interaction of runt-related protein 1 with hypoxia-inducible factor-1alpha. Oncogene. 2008;27:839–47.

56. Zhang J, Chen GQ. Hypoxia-HIF-1alpha-C/EBPalpha/Runx1 signaling in leukemic cell differentiation. Pathophysiology. 2009;16:297–303.

# 第 20 章　间歇性低氧的能量效应：琥珀酸依赖性信号通路的作用

Ludmila D. Lukyanova, Yu I. Kirova, and Elina L. Germanova

**摘要**

本章重点讨论生物动力学机制在紧急低氧和长期适应中的应用。低氧诱导呼吸链功能重排并将烟酰胺腺嘌呤二核苷酸相关底物(复合体 I )介导的氧化转换为琥珀酸氧化(复合体 II )。呼吸链复合体 II 暂时,可逆,代偿性的启动是紧急低氧适应的重要机制,在人体抵抗紧急缺氧时,其对于琥珀酸脱氢酶依赖的能量合成,琥珀酸依赖的低氧诱导因子-1α 的稳定性,长期低氧适应对于相应的转录激活、琥珀酸核苷酸结合相关蛋白偶联受体(GPR91)的激活都至关重要。因此,琥珀酸是信号转导分子,其在低氧中的效应分为三个层面,即线粒体、胞质和细胞水平。在此过程中,琥珀酸起到抗低氧和抗自由基活性作用。在低氧早期抑制自由基反应进程可增强琥珀酸效应并且促进紧急低氧适应机制的形成。本章就运用能量物质和抗次黄嘌呤物质进行低氧防御的发展策略展开讨论。

## 专业名词缩略语

| | |
|---|---|
| AHBH | 急性低压缺氧(acute hypobaric hypoxia) |
| ATP | 腺苷三磷酸(adenosine triphosphate) |
| CD | 共轭二烯(conjugated dienes) |
| FAD | 黄素腺嘌呤二核苷酸(flavin adenine nucleotides) |
| GPR91 | 琥珀酸核苷酸结合相关蛋白偶联受体(succinate-related guanine nucleotide binding protein-coupled receptor) |
| GSH | 还原型谷胱甘肽(reduced glutathione) |
| GSSG | 氧化型谷胱甘肽(oxidized glutathione) |
| HIF | 低氧诱导因子(hypoxia-inducible factor) |
| HR | 高抗鼠(high-resistance rats) |
| HSP | 热休克蛋白(heat shock proteins) |
| INH | 间歇常压低氧(interval normobaric hypoxia) |
| LOOH | 脂质过氧化物(lipid hydroperoxides) |
| LP | 脂质过氧化(lipid peroxidation) |
| LR | 低抗鼠(low-resistance rats) |
| NAD | 烟酰胺腺嘌呤二核苷酸(nicotine adenine nucleotides) |
| NBH | 常压低氧(normobaric hypoxia) |
| PC | 磷酸肌酸(phosphocreatine) |
| ROS | 活性氧(reactive oxygen species) |
| SDH | 琥珀酸脱氢酶(succinate dehydrogenase) |
| TBARS | 硫代巴比妥酸反应物质(thiobarbituric acid reactive substances) |

## 20.1　线粒体在机体生命功能中的调节作用

线粒体在氧化平衡中起重要作用,这种作用由线粒体在细胞内的自我调节生物机制决定,即利用氧气以 ATP 和线粒体电位的形式生成能量。氧气的摄入量最终反映线粒体的需氧情况,因为线粒体是主要的氧耗结构:人体摄入的98%的氧气用于线粒体呼吸,这一过程为哺乳动物细胞提供80%~90%的能量,这也是需氧微生物的重要功能。长期进化产生了复杂的生理系统,使氧气进入线粒体,并保持细胞最佳氧合状态(呼吸,肺氧气传输系统,心血管循环,血运系统,红细胞,血红蛋白)。在消化系统中,食物的消化以及逐级的酶联反应都有赖于线粒体氧化和氧化磷酸化为之提供能量。

除了产生能量,线粒体主导细胞代谢,对机体和需氧微生物的生存能力起重要作用。线粒体里包含激素合成和消化液分泌过程中的重要限速酶(碳酸酐酶),在钾钙代谢这类复杂的信号转导中,特别在特化细胞中,线粒体起到协同作用,持久强化的无机离子流和代谢产物持续循环于胞质和线粒体间。线粒体内膜只对水分子、氧气、二氧化碳和氨分子通透,其他亲水物质和重要的有机离子由膜上的特殊通道和载体蛋白转运。在后者,磷酸盐,腺苷核苷酸(ADP 和 ATP)的碳酸氢盐的转运载体最为重要。线粒体通过供能参与多种功能调节,包括保持人体重要功能的细胞间进程。首先包括心肌和胃肠道平滑肌收缩,血管,肺,维持可兴奋组织的离子梯度,突触小泡内神经递质的累积。然而,线粒体的主要功能是在氧平衡中的调节作用,包括组织和细胞两个层面。

在组织层面,作为外来氧分子产生作用的最终部位,线粒体决定氧浓度。在细胞层面,线粒体呼吸链作为信号转导代谢系统,激活机体对低氧的生理反应。因此线粒参与细胞内和细胞间的信号转导,并通过不同细胞间信号通路广泛地进行信息传递。

## 20.2　低氧状况下呼吸链的特性:呼吸链在低氧适应中的作用

低氧可以抑制呼吸链电子传递和磷酸化,从而导ATP 的合成紊乱,低氧状态是氧气从外界环境向细胞传递过程中发生紊乱。在细胞中,细胞色素氧化酶是线粒体呼吸链的末端酶,氧气作为其底物,参与有氧呼吸的能量合成。因此,细胞外环境缺氧将减少或者完全抑制有氧呼吸的能量合成,包括低氧状况的主要标记物高能量分子(ATP 和 PC)数量的减少。大量能量依赖性氧气的生理反应将受到抑制,如:膜电位的形成,离子转运,细胞电生理,肌肉收缩,受体的功能等。线粒体功能受损将不可避免地导致不同程度的病理过程,甚至死亡。

人体对低氧的适应性反应有多种,其中主要以消除低氧状态下的功能和代谢紊乱。主要存在两种机制,紧急短期代偿机制的作用是防御急性缺氧,促进低

氧后的快速恢复;另一种机制是低氧后的长期适应机制。这些机制在长期低氧的过程中形成,增强机体对乏氧的耐受力,而且两类机制都基于线粒体呼吸链规律的调节作用。

在机体含氧量正常的条件下,呼吸链通常通过NAD 相关底物,即线粒体复合体Ⅰ进行氧化。复合体Ⅰ消耗细胞内 55%~65% 的氧气。同时,25%~30% 的线粒体呼吸由琥珀酸(复合体Ⅱ)氧化完成[34~37],尽管琥珀酸在线粒体基质中的含量非常少(0.2mM~0.4mM)[24,29]。两种氧化方式的比重从根本上由复合体Ⅰ和Ⅱ的特性所决定。两种复合体中主要的酶,泛醌氧化还原酶和 SDH 的动力学特点具有组织特异性,不同种动物对低氧有不同的敏感性[12,13,33~37,39~41]。

低氧环境可逆性地抑制复合体Ⅰ的功能,并且代偿性启动复合体Ⅱ和琥珀酸氧化,后者激活后参与细胞呼吸从而产生更多能量。当足量底物被激活后,琥珀酸依赖性氧化作用可达整个细胞呼吸作用的 70%~80%。

低氧诱导的呼吸链基体的区域重组是低氧诱发线粒体功能失调的三个阶段中的首要阶段。25 年前,研究人员阐述这种功能失调与系统层面的相位变化有关[33,37]。目前,大量实验证据已证实,在低氧状态下复合体Ⅰ能够可逆性启动电子传递功能,并在缺氧期持续甚至增强(在复氧的最初 30 分钟~2 小时)[1,10,16,33~36],(Lukyanova,2009a,b)[44,49,51,54,68]。诸多研究表明在早期缺氧阶段,琥珀酸对组织氧化代谢起有重要作用。例如:1966 年,Goldberg et al. 发现全脑缺血 30 秒后,琥珀酸水平上升 1.5 倍,而一些 NAD 依赖性底物的浓度有所下降,其他研究中也得到了类似的实验结果。在厌氧培养的最初 30 分钟,琥珀酸按数量级生成达 4~7mM,并在复氧的最初 30 分钟持续增多[24,26,27,29,64],琥珀酸对细胞呼吸和产能的作用表明低氧也与 SDH 和琥珀酸盐氧化相关[3,10,20,27,30,31,33,34,37,39~41,64,68]。因此,低氧产生的变化与琥珀酸在组织和血液中的累积生成有关,琥珀酸水平可上升 2 个数量级,同时抑制 NAD 相关底物的氧化,两种酶的动力学特性同时发生改变(图 20.1)。任何条件的低氧方案(急性低压低氧 11 500m;呼入气体氧浓度约 10%~30% 的间歇常压低氧)都表明两种酶的 Km 值发生了变化:复合体Ⅰ的 Km 值升高,而复合体Ⅱ的 Km 值降低,这一变化分别反映了两种酶功能的受损和增强。

需要注意的是,在低氧反应中表型和基因型的特性非常重要,这些变化更多表现在低抗鼠的大脑之中,对HR 的新大脑皮质而言则无统计学意义(图 20.1)[41]。

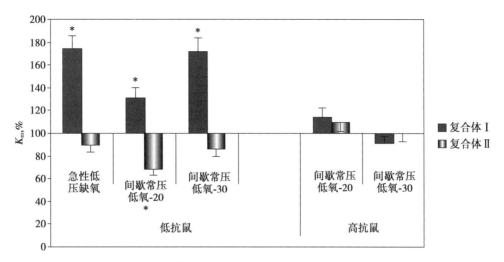

图 20.1　不同缺氧方法对 Km 值(对照组的%)的影响,大鼠皮层 2h 后缺氧暴露(1h)后复合体 Ⅰ 酶和复合体 Ⅱ 的表达。任何方法的任何水平的低氧都可以增加复合体 Ⅰ 的 Km 值,降低复合体 Ⅱ 的 Km 值。AHBH 急性低气压缺氧(生存时间在临界高度(11 500,2%~4% O₂),异烟肼间歇性低氧训练包括组在恒压 5 分钟被动呼吸缺氧气体混合物(O₂ 10%)和呼吸大气(21% O₂)3 分钟。这些训练重复 6~7 倍(一个培训周期),总共持续了大约 1 小时,INH-30 间歇性低氧训练组成的被动呼吸缺氧气体混合物(10% O₂)在恒压 5 分钟和呼吸 30% O₂ 3 分钟。* $p < 0.05$

因此不同条件的低氧和线粒体基体氧化的转换有关,在短期缺氧的状态下,琥珀酸氧化的启动在大多数组织(脑,心肌,肝,肾,淋巴细胞)中构成了规律的代偿机制[31,34],这种机制可以防止或减少 ATP 合成紊乱,维持腺苷酸贮备和机体的重要功能的正常状态,调节 pH 值,消除缺氧性酸中毒,增强对缺氧的抵抗力。如果低氧状态下未发生此类转变,复合体 Ⅰ 的功能缺失会导致严重的能量缺失(膜电位下降;ATP 丢失和腺嘌呤核苷酸池的改变),同时影响 NAD 相关底物(复合体 Ⅰ 的电子供体)氧化,干扰细胞呼吸[12,13,18,26,27,37,40,41,64,68](Lukyanova 1999)。这些改变发生在细胞重要功能和代谢参数改变之前,包括线粒体基质浓缩,钾钙失衡,氧敏感性降低,线粒体基因组的错误表达,线粒体来源活性氧的产生,辅酶 Q 丢失,细胞色素酶 C 脱离内膜,凋亡,都会损伤细胞对低氧分压的适应能力。在这一进程中,乳酸/丙酮酸比值上升,细胞氧化还原电位改变,从而发生代谢性酸中毒。不同能量依赖性反应进程均会受到影响(例如:可兴奋细胞的电生理功能和合成代谢反应如:尿液合成和生物转化反应第二相)[13,17,37,40,41]。

根据能量代谢的组织特异性,在低氧状态下,内源性琥珀酸合成途径有所不同。然而,所有途径都基于天门冬氨酸转移酶和谷氨酸转移酶的反应,α-酮戊二酸在 α-酮戊二酸脱氢酶作用下产生琥珀酸过程的磷酸化底物水平,三羧酸循环的反复以及氧化磷酸化反应(柠檬酸循环 α-酮戊二酸脱氢酶和延胡索酸还原酶反应中磷酸化底物水平)[7,19,24,26,30,55,64,68]。

然而,在低氧状态下,内源性琥珀酸生成的比率不能完全代偿能量损失,这可能是外源性琥珀酸或者含琥珀酸类药物具有显著的抗低氧效应的原因。这类药物可扩大细胞内 ATP 贮备,并且阻止能量代谢紊乱(琥珀酸的能量效应)。例如:向小鼠单次注射含有琥珀酸成分的 3-羟基吡啶衍生物 proxipin,15 分钟后将小鼠暴露于不相容的高度,(11 500m,2%~4%氧浓度),结果发现它可以防止小鼠新皮质中高能化合物(ATP 和 PC)的丢失(图 20.2)。此外,在这一过程中,动物对于急性缺氧的耐受力也有所增强。

低氧状态下,琥珀酸在组织中的累积以及呼吸酶的重组在细胞氧化中快速形成了不同层次。然而,间接证据表明,这一过程启动较早,实际发生在低氧预处理 1 小时的前数分钟,在大约 2 小时后达到高峰。因此,低氧状态下呼吸链的可逆性重组(NAD 相关底物氧化向琥珀酸氧化的转换)是一种必然的紧急代偿机制。正是由于这一机制,呼吸链的能量合成功能在氧紊乱的条件下仍能进行。

低氧诱导的线粒体紊乱与腺苷核苷酸池成分(ATP,ADP,AMP)含量的变化有关。第一阶段伴随微量(6%~10%以内)ATP 水平的升高,以后升高水平略微减少(10%~15%),ATP 水平保持稳定状态(第二阶段),这一状态反映 ATP 水解。这种减少伴随 ADP 成分的升高以及 ATP/ADP 比值的下降。然而,随着细胞内 ATP 水平持续轻微的减少,细胞内 AM 含量等比

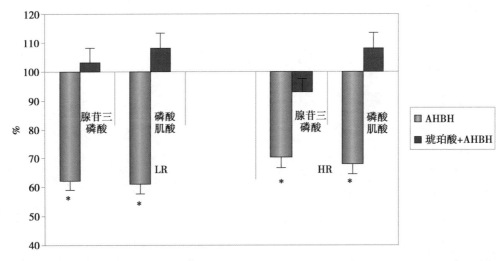

图 20.2  丁二酮(3-羟吡啶,40mg/kg)缺氧前 15 分钟皮下注射后,检测高度室缺氧(急性低压缺氧,AHBH)在模拟极端海拔(11 500 米,18 米/秒)条件下大鼠新大脑皮层的 ATP 和磷酸肌酸(PC)水平(对照组%)。$^*p<0.05$

值升高。ATP/ADP 比值的调节作用逐渐减弱,通过 ATP/AMP 比值控制 ATP 合成。在低氧的最后阶段,当 ATP 含量呈线性下降,ATP/ADP 和 ATP/AMP 比值达到最低,总腺苷核苷酸和能量均减少。低氧状态下腺苷核苷酸含量的改变导致电子流的紊乱,氧化磷酸化反应进程中,控制细胞重要活性的功能代谢参数发生改变。因此,膜通透性和 LP 的增强只能在终末阶段观察到。相反,作为 ATP 的供体,糖酵解只在低氧早期起代偿作用。在终末阶段,尽管糖酵解启动活跃,但不能阻止 ATP 含量的下降。

实际上,线粒体酶的功能性重组作为基础分子学(生物动力学)机制存在于任何状态的低氧或缺血中。外源性缺氧,呼吸和心血管系统的病理学变化,血液的携氧功能受损都会导致组织器官氧供不足。缺氧会不可避免地导致线粒体酶复合体启动的相位变化,抑制有氧呼吸能量生成,导致能量依赖性功能和细胞代谢的失调。因此,机体对缺氧的反应是一个包含神经体液机制在内的复杂而多元的细胞反应,在细胞内广泛的能量代谢中起到推进作用。对于急性低氧代谢紊乱,细胞内低氧适应的能力和代谢机制不仅对制定科学的药物治疗原则至关重要,低氧作为非药物防御和治疗的方法,对于提高其非特异性抵抗能力也起到重要作用。

## 20.3  紧急和长期低氧适应初期琥珀酸和细胞内的信号转导

琥珀酸在低氧状态下形成的保护反应不只局限于

作为线粒体三羧酸循环的能量物质,它在低氧条件下的氧化反应中发挥很大的优势。大量证据表明琥珀酸可以参与形成紧急低氧适应机制。例如:在任何低氧预处理前注射琥珀酸,可以增强低氧抵抗力。另外,琥珀酸可加速形成低氧抵抗。例如:经过低压低氧实验预处理试验的小鼠在 30 分钟内抵抗力明显增强。然而,琥珀酸成分的增加可诱导小鼠在 5 分钟内形成抵抗力(图 20.3)。综上,上述结果表明琥珀酸参与了机体对低氧的紧急抵抗。

此外,相关研究表明琥珀酸对转录的启动和长期低氧适应机制的形成起到重要作用,低氧状态下,所有组织适应低氧的进程主要受特异的转录蛋白因子(低氧诱导因子 1)控制。这种因子是由低氧诱导因子-1α 和低氧诱导因子-1β 亚基组成的异二聚体转录蛋白,具有调节氧平衡的重要功能。低氧诱导因子活性的调节主要依赖于 α 亚基,其形成可通过两种途径。

在常氧状态中,细胞质内脯氨酰的羟化和低氧诱导因子-1α 蛋白酶体的降解,都与三羧酸循环中 NAD 相关物质 α-酮戊二酸的利用有关(图 20.4a)。低氧可通过减少低氧诱导因子-1α 蛋白酶体的降解提高低氧诱导因子-1α 的水平。琥珀酸是脯氨酰羟化酶的抑制剂,低氧状态下琥珀酸合成的增加将抑制脯氨酰羟化酶的活性和细胞质中低氧诱导因子-1α 的累积,以及多种基因的转录活性,从而抑制适应机制的形成(图 20.4b)[25,28,59,66]。

研究表明,低氧诱导因子-1α 的稳定性与琥珀酸氧化酶的氧化活性直接相关。例如,部分(20%)的复合体 I 活性受抑制即可几乎完全抑制低氧诱导因子-

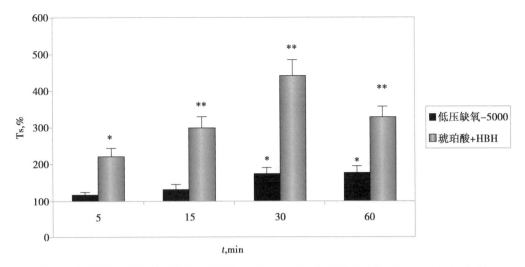

图 20.3　在低氧缺氧(HBH)预处理(5000m,10% $O_2$)后,含有琥珀酸的药物 proxipin 对大鼠抗性(Ts)的影响,预处理时间为 5、15、30、60 分钟。* $p<0.05$;** $p<0.01$

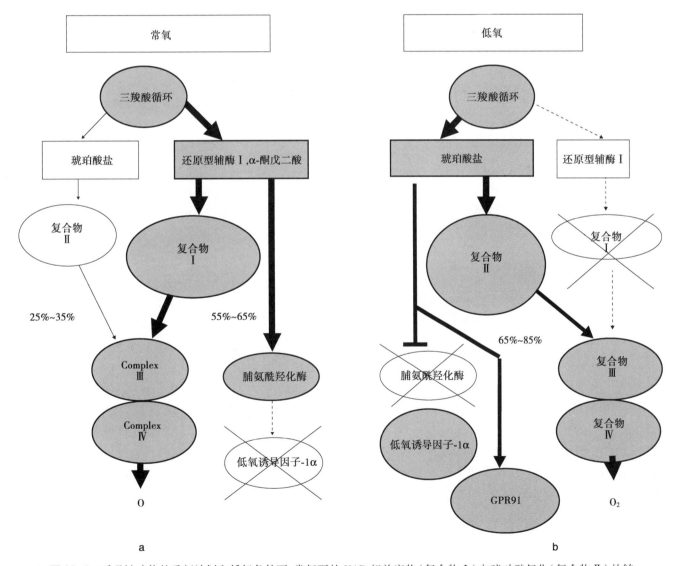

图 20.4　呼吸链功能的重新计划和低氧条件下,常氧下的 NAD 相关底物(复合物 I)向琥珀酸氧化(复合物 II)的转化。(呼吸链复合物 II 的调节作用,形成了紧急缺氧适应机制和长效机制)。(a)常氧,复合物 I 的高活性,复合物 II 的低活性,HIF-1a 的降解;(b)缺氧,复合物 I 的抑制,复合物 II 和 GPR91 的活化,HIF-1a 的积累

1α 的生成。然而,琥珀酸存在的条件下这一异常调节可恢复正常[1,2,9]。因此,琥珀酸氧化途径与低氧诱导因子-1α 的合成之间一定存在直接联系。

然而,低氧诱导因子-1α 的合成也是一种氧依赖性途径,低氧诱导因子-1α 的合成受磷脂酰肌醇-3-激酶(PI3K)和细胞外信号调节激酶(ERK)丝裂原活化蛋白激酶(MAPK)途径的调节。这些途径可通过活化酪氨酸激酶受体,非酪氨酸激酶受体或者 G-蛋白偶联受体而激活[61]。研究证实琥珀酸是琥珀酸核苷酸结合相关蛋白偶联受体的明确配体[23],琥珀酸通过琥珀酸核苷酸结合相关蛋白偶联受体进行信号转导是调节活性氧的生理机制[22,23,65]。

目前,研究表明复合体Ⅰ的抑制,复合体Ⅱ的激活以及低氧诱导因子-1α 的形成三者间有明确的直接关系[1,2,9,66]。研究还发现在单一低氧预处理实验中,低氧诱导因子-1α 的合成启动和复合体Ⅱ的形成增多相关,并且可以显著提高实验动物对于急性缺氧的抵抗能力。这一进程伴随 HSP-70 活性修复的水平明显增加[40,41]。当琥珀酸氧化启动减少时,例如,在高抗鼠的新大脑皮质中,则未探测到低氧诱导因子-1α,也没有发现组织对低氧形成抵抗以及热休克蛋白-70 的增加[40]。

因此,琥珀酸对紧急低氧适应的初期起到推进作用,这种作用和低氧诱导因子-1α 相关。然而,琥珀酸氧化酶的氧化作用在长期低氧适应的进程中逐渐失去作用[36,39,41]。例如:在 INH 的过程中,复合体Ⅱ的动力学性质(Km 值的降低)在第一天变化最大,随后数天趋于稳定(图 20.5)。相反,复合体Ⅰ的 Km 值在数天内增长到最大值,并在 10~15 天保持这一水平,后逐渐回复,但未完全回归基线值(图 20.5)。早期已经有研究证实,这一进程和复合体Ⅰ酶新亚型的形成有关,这些亚型有新的动力学性质。在低氧时腺嘌呤核苷酸池高度减少的情况下,新亚型的形成使 NAD 相关氧化途径的电子传递功能得到修复。因此,长期低氧适应与复合体Ⅰ酶的转录重排特性有关[34,36,39,41]。因为琥珀酸相关氧化途径与 NAD 相关氧化途径可相互转换,所以保持复合体Ⅱ的高活性会限制 NAD 相关氧化作用。因此当琥珀酸相关氧化途径随着低氧适应的进程不断减弱时,复合体Ⅰ的动力学参数回复到基线值。

琥珀酸氧化酶氧化途径作用的减弱对于长期低氧适应具有更重要调节意义,这与限制低氧诱导因子-1α

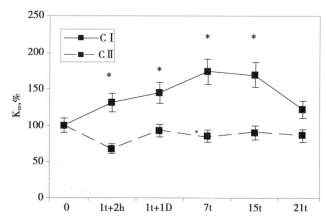

图 20.5　间歇性低氧(INH)训练对 LR 新皮层复合物Ⅰ和复合物Ⅱ Km 值的影响。每天的训练周期是被动的呼吸一种低氧混合气,包含 10% 的氧气,在恒定的压力下(5 分钟)与呼吸大气空气(21% $O_2$)(3 分钟),重复 6~7 次每小时。在第一个训练周期(1t+2h)后测量 2 小时后酶 Km 值;第一次训练周期后的 24 小时(1t+1D);24 小时后,7、15 和 21 训练周期。$^*$ p<0.01

转录功能有关,而且抑制了不可控的细胞增殖活性和肿瘤增殖[60,61,67]。因此,在单一低氧预处理和长期低氧适应中,呼吸链基体的反应具有很大差异。

紧急低氧适应在单一低氧预处理的最初数分钟产生。主要适应机制是呼吸链复合体Ⅱ暂时,可逆,代偿性的启动,用于低氧状态下琥珀酸相关能量合成,机体的紧急低氧适应,琥珀酸依赖的低氧诱导因子-1α 的稳定性及其转录活性。

长期低氧适应在低氧预处理的数小时或数天长期大量地形成。这种适应机制基于低氧诱导因子-1α 相关的适应性基因和一系列新的酶(包括线粒体酶)的形成,从而确保细胞在氧耗增多或低氧浓度状态下的重要活性和能量供应。这一进程与一系列稳定的适应性特征有关,从而使机体形成对低氧的长期抵抗。

参与这一过程必要的成分的包括:①线粒体复合体Ⅰ动力性特性的转录重组,在低氧状态下恢复线粒体电子传递和耦合功能。②复合体Ⅱ在线粒体氧化中的选择性限制。③呼吸链细胞色素区域动力学特性的改变,从而转变成更有效的能量合成[12,13,34,36,37,39~42],早期研究证明这一进程与新生线粒体的同步形成有关[34,37]。

因此,低氧预处理激发了由琥珀酸相关过程推动的复杂的而多步骤的呼吸链功能重排。此外,线粒体和细胞质形成了十分密切的信号通路,琥珀酸作为一种信号转导分子在其中起重要作用。

## 20.4　低氧早期的自由基活性

目前,自由基在紧急和长期低氧适应反应中起到十分重要的信号转导作用[5,8,10,21,54,57,58,63]。根据这一概念,低氧或缺氧复氧期自由基的生成是抑制脯氨酰羟化酶对蛋白酶体降解和对低氧诱导因子-1α累积阻碍的起始原因。因此自由基过程可能促进低氧诱导因子-1α的转录和基因适应性功能。

同时,尚有数据争议,在单一低氧预适应模型中,自由基活性受到抑制,氧化还原改变减少[14,15,45,62,67]。换言之,低氧可能在某种情况下起到了防止细胞受到氧化损伤的保护作用。根据早期研究数据,组织氧分压水平的下降的确导致 LP 的逐渐减弱。然而,低氧分压(正常氧分压水平的 2%~4%),时,可以观察到氧自由基活性的继发性增加。超氧阴离子也有相似的动力学效应(数据未显示),也在低氧浓度范围内自由基活性的增强源自细胞溶质蛋白水解酶的转换,即从黄嘌呤脱氢酶向黄嘌呤氧化酶的转换。后者在这一过程中由于动力学特性被激活(Km(O)= 10mM)[37,40]。因此,ROS 的激活或抑制依赖于低氧预处理的程度,这或许可以解释数据产生的矛盾原因。低氧诱导因子-1α 的转录功能中氧自由基受到抑制通常是细胞模型实验的结果,这些实验条件是非生理性的长时间数小时低氧分压(1%O)或者长期数日急性低氧预处理。在任何情况下,低氧过程都与氧化抑制相关,与之伴行的是氧自由基的生成和 ROS 的产生,一氧化氮生成以及 LP。

在相对轻度低氧状态下会出现不同结果,实验表明单一低压低氧预处理(低压低氧,5000m,1 小时)或者 INH 预处理中,动物对于急性缺氧可产生持续增长的抵抗能力,复合体Ⅱ的激活以及低氧诱导因子-1α的累积[38]。但是 LP 未受到明显影响,甚至在预处理的第一天内未受到抑制(图 20.6)。LOOH,特别是脂质过氧化原发产物产物 CD 的水平很大程度地下降。在低氧预处理的 15 分钟之后,下降达最大值。LP 的继发产物丙二醛(TBARS)未生成。

作为细胞氧化还原反应阶段的标记物,GSSG 的含量保持不变或者在同期骤减(图 20.7)。因此,在这一阶段形成的紧急低氧适应机制没有明显的氧化抑制和 LP 的增加,但有复合体Ⅱ的激活。因此,只有脯氨酰羟化酶反应的抑制物琥珀酸对转录过程起到抑制作用,而不是自由基。

典型的抗次黄嘌呤物质紫罗兰醇实验也证明紧急低氧适应的机制不依赖于自由基进程。紫罗兰醇不仅表现出显著的抗氧化活性,抑制活性氧,降低氧化型谷胱甘肽的生成(未显示),而且提高动物对低氧的抵抗力(图 20.8)。在相同条件下,紫罗兰醇和琥珀酸起到相同作用。然而,它们的结合物(紫罗兰醇+琥珀酸)对于提升动物抗低氧能力的效果更加显著,这表明这些药物有不同的抗低氧靶位(图 20.8)。

因此,①在没有氧化抑制的情况下,可以紧急低氧适应可以形成。②低氧过程中琥珀酸的保护作用和自由基反应进程的放大无关,这一效应随着自由基过程的减少而逐渐增加。

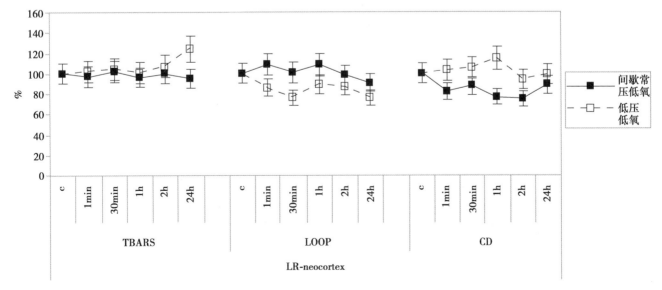

图 20.6　单一暴露在间歇常氧-缺氧或低比重的缺氧对脂质代谢的影响

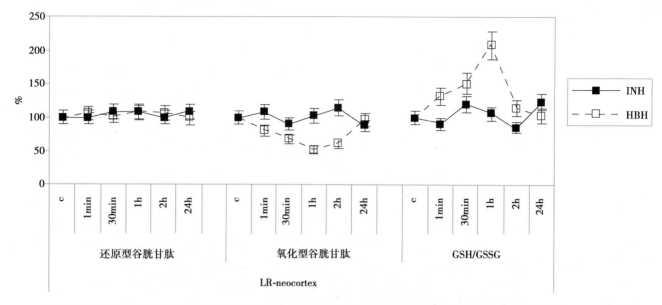

**图 20.7** 单次暴露于低氧缺氧 HBH 和 INH 对早期后波期(低阻大鼠的新大脑皮质)GSH 和 GSSG 的影响。GSH 降低了谷胱甘肽,GSSG 氧化谷胱甘肽

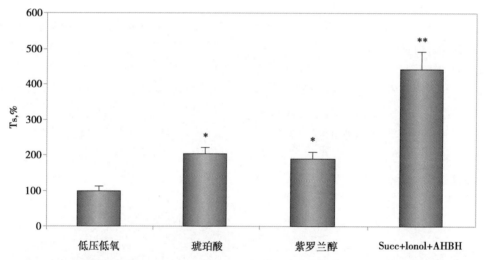

**图 20.8** 低压低氧( HBH,5000m/1h)的预处理后,ionol 和琥珀酸对大鼠的耐受性影响。$^{*}p<0.05$;$^{**}p<0.01$

## 20.5 琥珀酸在细胞间交流中的作用

琥珀酸在血液和细胞质中的升高提示它是低氧状态的标记物[29],这意味着琥珀酸可能参与细胞间规律的功能代谢反应过程。例如:早期研究即证明琥珀酸有调节血压的作用。琥珀酸可以刺激肾小管合成肾素,因此在低氧中产生舒张血管效应[4]。

研究表明琥珀酸控制的电子旁路存在于外周组织细胞和肺。在低氧状态中,血液将琥珀酸从外周缺氧组织转运到肺,在这里琥珀酸合成受到高浓度氧抑制。传送至肺的琥珀酸作为一种能量物质为肺血管收缩提供能量。在这一过程中,琥珀酸氧化成富马酸,后者再次通过血液传送至外周组织,通过富马酸氧化反应再次形成琥珀酸[7,47]。

近 20 年内,研究表明琥珀酸具有受体作用。俄罗斯的 Maria Kondrashova 证明交感神经系统和琥珀酸,副交感神经系统和 α-酮戊二酸之间存在规律的联系。Maria Kondrashova 证实肾上腺素生理功能刺激包括 SDH 的选择性激活。琥珀酸作为一种信号分子在微摩尔浓度水平即发挥作用,刺激肾上腺素和去甲肾上腺素的释放[32]。

研究表明复合体 II 对谷氨酸和多巴胺能信号转导系统的基因转录过程发挥作用。

2004 年,一项来自旧金山的重要研究证明琥珀酸是琥珀酸核 GPR91 的配体[23]。这一受体属于一组鸟嘌呤核苷酸结合蛋白偶联受体,其来源于一个庞大而多样的基因家族,将细胞外信号转导只在细胞内,但差异最大的两个鸟嘌呤核苷酸结合蛋白偶联受体之间存在的相似性很小[48]。GPR91 经证实存在于质膜上。琥珀酸核苷酸结合相关蛋白偶联受体存在于 20 多种组织型中,其分布也在不断扩展。肾,肝,脾,小肠和膀胱上有其最好的受体表达。只有琥珀酸以特殊受体方式激活 GPR91,并且诱导其内化[22]。

琥珀酸依赖性受体的激活诱导形成①磷酸肌醇和钙离子浓度的累积;②细胞外信号调节激酶(Erk);③丝裂原活化蛋白激 p38 和环氧合酶;④合成和释放前列腺素 E2 和一氧化氮。

综上,这些结果表明 GPR91 通过琥珀酸活化至少需要数条信号转导通路[22,65]。然而,琥珀酸信号转导具有明显的组织特异性,这些转导途径可能并不存在于所有组织。

在肾脏,GPR91 的表达和内化过程存在于肾素-血管紧张素系统和动脉粥样硬化密切相关的肾血管性高血压,糖尿病肾病和肾功能不全疾病[22,53]。这一过程不存在于 GPR91 缺乏的小鼠[22]。最近有研究证明这是一种高血糖来源的肾特异性旁分泌信号转导通路,这一信号转导级联包括琥珀酸区域性的累积,同时包括肾小管内皮细胞 GPR91 的表达和内化。琥珀酸核苷酸结合相关蛋白偶联受体的级联信号转导可以调节肾脏功能,通过肾脏高滤过功能消除异常代谢产物。GPR91 的级联反应与病理过程有明显关联,如:糖尿病,肾素-血管紧张素高度激活引起的综合征,系统性高血压以及器官损害。这一琥珀酸受体信号级联可以调整肾脏功能并且通过肾脏高滤过功能消除异常代谢产物[65]。

肝缺血与琥珀酸的密集释放有关,GPR91 只在肝脏星形细胞表达。然而,琥珀酸没有增加肝脏血流灌注,这表明肝脏中的琥珀酸没有起到显著作用。GPR91 把琥珀酸增长的信号从细胞外转导到细胞内,从而激活星形细胞对受损器官的反应。因此,琥珀酸在这一过程中也被认为起到旁分泌信号效应。

在缺血情况下,树突状细胞中,GPR91 依赖琥珀酸表达;这导致多种血管生成因子形成,包括血管内皮生长因子(VEGF)。在这些细胞中,琥珀酸促进细胞内钙离子的调节,诱导转移反应,与 Toll-样受体的配体协同产生炎性细胞因子[52]。

琥珀酸同时增强人类和小鼠辅助 T 细胞的抗体特异性反应。GPR91 缺乏的小鼠,其朗格汉斯细胞向引流淋巴结的转移相对较少,并且损伤破伤毒样记忆 T 细胞的反应[62]。

研究表明,在低氧状态下,啮齿动物的视网膜中,琥珀酸通过 GPR91 不断累积,对于血管生长起到了强有力的媒介作用,这种作用在正常视网膜发育和增殖性视网膜病中都有所体现。GPR91 效应通过视网膜神经节细胞介导。这种细胞对琥珀酸水平升高的反应体现在大量血管因子(包括血管内皮生长因子)的生成增加。因此,琥珀酸在缺乏视网膜神经节细胞(RGC)的小鼠中未起到任何血管调节作用[56]。

作为 GPR91 的配体,琥珀酸在黄色脂肪组织中可以调节脂解作用,这表明琥珀酸信号通路可能调节能量平衡[50]。

琥珀酸参与细胞间信号转导和系统调节的受体功能可以解释这种代谢的快速效应,包括琥珀酸在紧急低氧适应进程中的作用。GPR91 与其他受体作用的相关数据也表明儿茶酚胺和乙酰胆碱对激活 SDH 的调节作用。

因此,机体对于低氧的反应最初来源于亚细胞线粒体水平,并通过复合体Ⅱ酶代偿性增强,包括激活特定的琥珀酸依赖性受体。这一受体来自细胞质信号转导途径,协调和促进适应阶段的形成,在系统水平对于细胞间的相互作用亦是如此。

## 20.6　含琥珀酸成分药物作为能量性药物在临床实践中的应用

缺氧导致病症的流行,因此防止机体处于缺氧和能量缺乏状态具有特殊的重要性和社会意义。上述数据也表明在低氧状态下,呼吸链电子传递功能中,对琥珀酸信号转导机制的研究面临重大挑战,这决定了运用能量效应进行抗低氧防御和抗嘌呤物质的策略。

能量学治疗运用药物中与线粒体呼吸链作用的成分,防止能量代谢紊乱,直至病理状态完全恢复。能量学治疗的原则基于缺氧状态下,线粒体功能障碍与线粒体酶的活性变化相关。

在俄罗斯,这类含琥珀酸成分的药物已经用于抗低氧和能量学治疗[31,35,37,41,43]。一些不同种类的含琥珀酸药物应用于俄罗斯的临床实践,其中最有效地药物是维生素 B 的结构性衍生物,属于 1-羟基吡啶衍生物(2-乙基-6-甲基-3-吡啶醇琥珀酸盐,proxipin)。这些药物应用于缺氧诱导的急性机能紊乱早期[43]。

机能学研究表明,根据典型的琥珀酸反应进程,呼吸链通过应用此类药物的琥珀酸成分作为能量物质。在这一过程中,细胞呼吸受到刺激后,复合体 I 的电子流向复合体 II 转换(细胞呼吸对于丙二酸的敏感性增加,对 NAD 依赖性物质鱼藤酮的敏感性降低,表明琥珀酸对呼吸链的垄断作用)[40,41,43]。

结果表明含琥珀酸成分药物 2-乙基-6-甲基-3-吡啶醇琥珀酸盐和 proxipin,可以为呼吸链提供琥珀酸。在缺氧状态下,其作为抗黄嘌呤物质增加琥珀酸氧化酶氧化途径的活性,从而促进和调整有氧呼吸产生能量。此外,含琥珀酸药物的能量效应通过琥珀酸氧化产生,包括呼吸链中琥珀酸 3-羟基吡啶结构的改变[43]。所有含琥珀酸药物在低氧/缺血条件下都可被快速吸收,其只需 15 分钟即可对细胞内 ATP 起到稳定和修复作用。

含琥珀酸成分药物的能量效应和抗低氧效应与以下因素有关①磷脂的修复和合成;②钙离子代谢的调节;③儿茶酚胺类,抗畸形,抗毒,保肝,抗生酮和抗胆固醇效应;④清除过量的乙酰辅酶 A,脂质和其他代谢产物;⑤降低和调节 pH 值,消除代谢性酸中毒[41]。

2-乙基-6-甲基-3-吡啶醇琥珀酸盐和 proxipin 具有

广泛的生理活性。含琥珀酸药物治疗用于紧急代偿性适应机制的形成阶段,在全脑缺血的最初 1~3 天,脑卒中,心肌梗死,急性心力衰竭,创伤性休克,心脏骤停后复苏,术后早期,麻醉后等情况下,组织中出现显著的保护性抗低氧效应和 ATP 的增加(图 20.9a)。

在缺氧和缺血状态下,2-乙基-6-甲基-3-吡啶醇琥珀酸盐和 proxipin 的能量效应对众多重要的功能参数起到积极的影响。这类药物可降低死亡率,恢复机体体重增长的能力,降低神经系统疾病的严重程度(图 20.9b),明显减少低氧的攻击,抗应激并对动物的运动,探索和情绪性活动起到调节作用[35,36,40,41]。

对于大多数病人,规律服用此类药物可以降低死亡率并且可使整体或局部脑系统得到更快,更完善的恢复。因此,在缺氧治疗中,单一运用含有琥珀酸药物预防或治疗将改善治疗效果,提高机体对紧急低氧的抵抗力。这可能与紧急低氧适应机制的启动有关[41~43]。然而长期使用含琥珀酸药物会降低其保护作用。图 20.10 表明在首次低氧预处理前给予琥珀酸(低压低氧 3000m,5000m)具有显著抗低氧效应,并且可提升动物对低氧的抵抗。然而一个疗程(每次缺氧前 7 天给予琥珀酸)对小鼠抵抗力的形成不利(图 20.10),因为这将开始阻碍长期低氧适应机制的形成。因此在缺氧早期,琥珀酸钠的最佳治疗效果不超过三次。

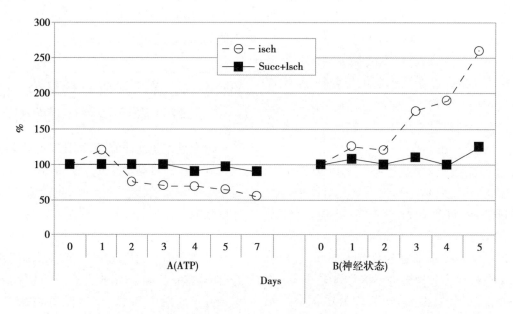

图 20.9　连续三天注射丁二酮类药物对新皮层 ATP 含量的影响,以及对慢性脑缺血后大鼠神经系统状态(b)的影响,脑缺血前 3 天每天注射一次 Proxipin(40mg/kg,i.p)

低压低氧

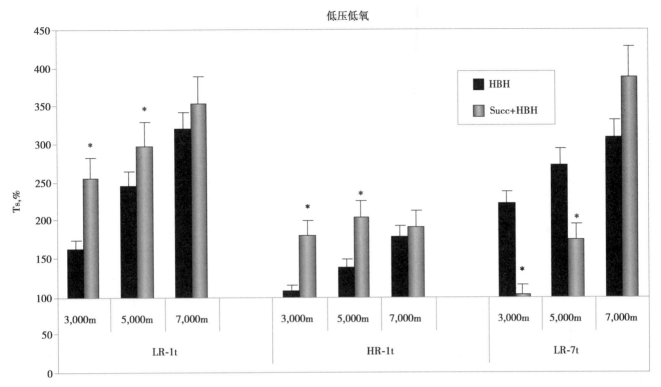

图 20.10  含有琥珀酸盐的抗缺氧药物对大鼠的抵抗力的影响。大鼠接受低压低氧的预适应训练(3000、5000 和 7000m/h)。在首次缺氧暴露前 15 分钟单次注射 proxipin(40mg/kg,i. p)。* p<0.05

## 结论

线粒体是细胞的"能量工厂"。然而,本章表明线粒体在低氧状态下也起到重要的调节作用。低氧时,线粒体呼吸链不仅直接参与早期和晚期适应性反应的形成,而且参与复杂的细胞内和细胞间信号转导。至少 3 种调节功能参与这一系统对缺氧做出系统性反应:①对缺氧的紧急适应反应和抵抗的代偿功能;这一功能和线粒体酶的动力学特性改变以及能量物质氧化途径相关;②低氧诱导因子-1α 依赖性基因的转录和表达功能,从而在低氧分压条件下形成长期适应机制;③受体功能,这与线粒体参与系统细胞间信号转导有关。

三羧酸循环的中间分子琥珀酸在这些进程中起到特殊作用。琥珀酸是一种信号转导分子,包含于多种条件的低氧预处理中。例如:在缺氧早期,呼吸链重组的功能(从 NAD 相关基体氧化转换成能量效应更高的琥珀酸氧化)既包含有氧能量生成也包含基体对紧急低氧的抵抗。如果这种转换受阻,紧急低氧适应机制则不能形成。细胞内增多的琥珀酸提供琥珀酸依赖性稳定的低氧诱导因子-1α,启动其转录活性。因此长期低氧适应是一种琥珀酸依赖性进程,在这一过程中低氧诱导因子-1α 依赖的适应性基因的形成以及一系列新的酶谱的

形成(包括线粒体酶)可以确保在氧分压骤降或低氧浓度的情况下,为重要的细胞活动供能。

另一种低氧情况下重要的信号转导机制是琥珀酸激活组织中普遍存在的琥珀酸特异性受体,即 GPR91。这种受体的信号转导供能与其他广泛的信号转导通路协同,不仅促进适应进程的形成,而且在组织水平,为细胞与细胞之间提供信号交流。琥珀酸的信号转导功能与低氧早期自由基的信号转导功能无关,在低氧早期抑制自由基反应进程可增强琥珀酸的效应并且促进紧急低氧适应的形成。

对于低氧适应生物学机制的研究决定了抗低氧防御新策略的发展。用含琥珀酸类药物进行单一预防或治疗缺氧可以增强机体对紧急缺氧的抵抗力,因此,这可以用于激活紧急适应机制的临床实践。

(马红蕊 译  李明  耿晓坤 校)

## 参考文献

1. Agani FH, Pichiule P, Chavez JC, et al. The role of mitochondria in the regulation of hypoxia-inducible factor 1 expression during hypoxia. J Biol Chem. 2000;275:35863–7.

2. Agani FH, Pichule P, Chavez JC, et al. Inhibitors of mitochondrial

complex I attenuate the accumulation of hypoxia-inducible factor-1 during hypoxia in Hep3B cells. Comp Biochem Physiol. 2002;132:107–9.

3. Aithal HN, Ramasarma T. Activation of liver succinate dehydrogenase in rats exposed to hypobaric conditions. Biochem J. 1969;115:77–83.

4. Baumbach L, Leyssac PP, Skinner SL. Studies on rennin release from isolated superfused glomeruli: effects of temperature, urea, ouabain and ethacrynic acid. J Physiol. 1976;258:243–56.

5. Bell EL, Klimova TA, Eisenbart J, et al. Mitochondrial reactive oxygen species trigger hypoxia-inducible factor-dependent extension of the replicative life span during hypoxia. Mol Cell Biol. 2007;27:5737–45.

6. Brunk UT, Terman A. The mitochondrial-lysosomal axis theory of aging. Eur J Biochem. 2002;269:1996–2002.

7. Cascarano J, Ades IZ, O'Conner JD. Hypoxia: a succinate-fumarate electron shuttle between peripheral cells and lung. J Exp Zool. 1976;2:149–53.

8. Chandel NS, Schumacker PT. Cellular oxygen sensing by mitochondria: old questions, new insight. J Appl Physiol. 2000;88:1880–9.

9. Chavez JC, Agani FH, Pichule P, et al. Expression of hypoxia-inducible factor – 1α in the brain of rats during chronic hypoxia. J Appl Physiol. 2000;89:1937–42.

10. Da Silva MM, Sartori A, Belisle E, et al. Ischemic preconditioning inhibits mitochondrial respiration, increase $H_2O_2$ release, and enhances K+ transport. Am J Physiol Heart Circ Physiol. 2003;285:H154–62.

11. Das J. The role of mitochondrial respiration in physiological and evolutionary adaptation. Bioessays. 2006;28:890–901.

12. Dudchenko AM, Chernobaeva GN, Belousova VV, et al. Bioenergetic parameters of rat brain with different resistance to hypoxia. Bull Exp Biol Med. 1993;115:251–4.

13. Dudchenko AM, Lukyanova LD. The parameters of adenylate pool as predictors of energetic metabolism disturbances in hepatocytes during hypoxia. Bull Exp Biol Med. 2003;136:41–4.

14. Fan J, Cai H, Yang I, et al. Comparison between the effects of normoxia and hypoxia on antioxidant enzymes and glutathione redox state in ex vivo culture of CD34+ cells. Comp Biochem Physiol B Biochem Mol Biol. 2008;151:153–8.

15. Fandrey J, Frede S, Jelkman W. Role of hydrogen peroxide in hypoxia-induced erythropoetin production. Biochem J. 1994;303:507–10.

16. Feldkamp T, Kribben A, Roeser NF, et al. Preservation of complex I function during hypoxia-reoxygenation-induced mitochondrial injury in proximal tubules. Am J Physiol Renal Physiol. 2004;286:F749–59.

17. Gamboa JI, Boero JA, Monge-C C. Energetic metabolism in mouse cerebral cortex during chronic hypoxia. Neurosci Lett. 2001;301:171–4.

18. Genova MI, Casteluccio C, Fato R, et al. Major changes in complex I activity in mitochondria from aged rats may not be detected by direct assay of NADH-coenzymeQ reductase. Biochem J. 1995;311:105–9.

19. Goldberg ND, Passonneau JV, Lowry OH. Effects of changes in brain acid cycle intermediates. J Biol Chem. 1966;241:3997–4003.

20. Gutman M. Modulation of mitochondrial succinate dehydrogenase activity, mechanism and function. Mol Cell Biochem. 1978;20:41–60.

21. Guzy RD, Hoyos B, Robin E, et al. Mitochondrial complex III is required for hypoxia-induced ROS production and cellular oxygen sensing. Cell Metab. 2005;1:401–8.

22. Hakak Y, Lehmann-Bruinsma K, Phillips S, et al. The role of GPR91 ligand succinate in hematopoiesis. J Leukoc Biol. 2009;85:837–43.

23. He W, Miao FJ, Lin DC. Citric acid cycle intermediates as ligands for orphan-G-protein-coupled receptors. Nature. 2004;429:188–93.

24. Hems DA, Brosnan JT. Effects of ischaemia on content of metabolites in rat liver and kidney in vivo. Biochem J. 1970;120:105–11.

25. Hewitson KS, Lienard BM, McDonough MA, et al. Structural and mechanistic studies on the inhibition of the hypoxia-inducible transcription factor hydroxylases by tricarbonic acid cycle intermediates. J Biol Chem. 2007;282:3293–301.

26. Hochachka PW, Dressendorfer RH. Succinate accumulation in man during exercise. Eur J Appl Physiol Occup Physiol. 1976;35:235–42.

27. Hohl C, Oestreich R, Rösen P, et al. Evidence for succinate production by reduction of fumarate during hypoxia in isolated adult rat heart cells. Arch Biochem Biophys. 1987;259:527–35.

28. Kolvunen P, Hirsila M, Remes AM, et al. Inhibition of hypoxia-inducible factor (HIF) hydrolases by citric acid cycle intermediates: possible links between cell metabolism and stabilization of HIF. J Biol Chem. 2007;282:4524–32.

29. Komaromy-Hiller G, Sundquist PD, Jacobsen LJ, et al. Serum succinate by capillary zone electrophoresis: marker candidate for hypoxia. Ann Clin Lab Sci. 1997;27:163–8.

30. Kondrashova MN. Interaction of carbonic acid reamination and oxidation processes at various functional states of tissue. Biokhimiia. 1991;56:388–405 [In Russian].

31. Kondrashova MN. The formation and utilization of succinate in mitochondria as a control mechanism of energization and energy state of tissue. In: Chance B, editor. Biological and biochemical oscillators. New York: Academic; 1993.

32. Kondrashova MN, Doliba NM. Polarographic observation of substrate-level phosphorylation and its stimulation by acetylcholine. FEBS Lett. 1989;243:153–5.

33. Lukyanova LD. Limiting steps of energy metabolism in brain in hypoxia. Neurochem Int. 1988;13:146–7.

34. Lukyanova LD. Molecular, metabolic and functional mechanisms of individual resistance to hypoxia. In: Sharma BK, Takeda N, Ganguly NK, Singal PK, editors. Adaptation biology and medicine. New Delhi: Narosa Publishing House; 1997. p. 261–79.

35. Lukyanova LD. Cellular mechanism responsible for beneficial effects of hypoxic therapy. In: Moraveč J, Takeda N, Singal PK, editors. Adaptation biology and medicine. New Delhi: Narosa Publishing House; 2002. p. 290–303.

36. Lukyanova LD. Novel approaches to the understanding of molecular mechanisms of adaptation. In: Hargens A, Takeda N, Singal PK, editors. Adaptation biology and medicine. New Delhi: Narosa Publishing House; 2004. p. 11–22.

37. Lukyanova LD, Dudchenko AM. Regulatory role of the adenylate pool in the formation of hepatocyte resistance to hypoxia. In: Pandolf N, Takeda KB, Singal PK, editors. Adaptation biology and medicine. New Delhi: Narosa Publishing House; 1999. p. 156–64.

38. Lukyanova LD, Kirova YuI. Effect of hypoxic preconditioning on free radical processes in tissues of rats with different resistance to hypoxia. Bull Exp Biol Med. 2011;151:292–6.

39. Lukyanova LD, Dudchenko AM, Tsybina TA, et al. Effect of intermittent normobaric hypoxia on kinetic properties of mitochondrial enzymes. Bull Exp Biol Med. 2007;144:795–801.

40. Lukyanova LD, Dudchenko AV, Tsybina TA, et al. Mitochondrial signaling in adaptation to hypoxia. In: Lukyanova L, Takeda N, Singal P, editors. Adaptation biology and medicine. New Delhi: Narosa Publishing House; 2008. p. 245–60.

41. Lukyanova LD, Dudchenko AM, Germanova EL, et al. Mitochondria signaling in formation of body resistance to hypoxia. In: Xi L, Serebrovskaya TV, editors. Intermittent hypoxia: from molecular mechanisms to clinical applications. New York: Nova; 2009. p. 423–50.

42. Lukyanova LD, Germanova EL, Kopaladze RA. Development of resistance of an organism under various conditions of hypoxic preconditioning: role of the hypoxic period and reoxygenation. Bull Exp Biol Med. 2009;147:400–4.

43. Lukyanova LD, Germanova EL, Tsybina TA, et al. Energotropic effect of succinate-containing drugs. Bull Exp Biol Med. 2009;148:587–91.

44. Maklashinas E, Sher Y, Zhou HZ, et al. Effect of anoxia/reperfusion on the reversible active/de-active transition of NADH-ubiquinone oxidoreductase (complex I) in rat heart. Biochim Biophys Acta. 2002;1556:6–12.

45. Michiels K. Physiological and pathological responses to hypoxia.

Am J Pathol. 2004;164:1875–82.

46. Napolitano M, Centoze D, Gubellini P, et al. Inhibition of mitochondrial complex II alters striatal expression of genes involved in glutamatergic and dopaminergic signaling: possible implications for Huntington's disease. Neurobiol Dis. 2004;15:407–14.

47. Paddenberg R, Ishak B, Goldenberg A, et al. Essential role of complex II of the respiratory chain in hypoxia-induced ROS generation in pulmonary vasculature. Am J Physiol Lung Cell Mol Physiol. 2003;284:1710–9.

48. Peers Ch, Kemp PJ. Acute oxygen sensing: diverse but convergent mechanisms in airway and arterial chemoreceptors. Respir Res. 2001;2:145–9.

49. Pitkänen S, Merante F, McLeod DR, et al. Familial cardiomyopathy with cataracts and lactic acidosis: a defect in complexes I of the mitochondrial respiratory chain. Pediatr Res. 1996;39:513–21.

50. Regard JB, Sato IT, Coughlin SR. Anatomical profiling of G protein-coupled receptor expression. Cell. 2008;135:561–71.

51. Robinson BH. Human complex I deficiency: clinical spectrum and involvement of oxygen free radicals in the pathogenicity of the defect. Biochim Biophys Acta. 1998;1364:271–86.

52. Rubic T, Lametschwandtner G, Hinteregger S, et al. Triggering the succinate receptor GPR91 on dendritic cells enhances immunity. Nat Immunol. 2008;9:1261–9.

53. Sadagopan N, Roberds SL, Major T, et al. Circulating succinate is elevated in rodent models of hypertension and metabolic disease. Am J Hypertens. 2007;20:1209–15.

54. Sadek HA, Sweda PA, Sweda LI. Modulation of mitochondrial complex I activity by reversible $Ca^{2+}$ and NADH mediated superoxide anion dependent inhibition. Biochemistry. 2004;43:8494–502.

55. Sanborn T, Gavin W, Berkowitz S, et al. Augmented conversion of aspartate and glutamate to succinate during anoxia in rabbit heart. Am J Physiol. 1979;237:H535–41.

56. Sapieha P, Sirinyan M, Hamel D, et al. The succinate receptor GPR91 in neurons has a major role in retinal angiogenesis. Nat Med. 2008;14:1067–76.

57. Schumacker PT. Hypoxia-inducible factor-1 (HIF-1). Crit Care Med. 2005;33:S423–5.

58. Schroedel C, McClintock DS, Budinger S, et al. Hypoxic but not anoxic stabilization of HIF-1α requires mitochondrial reactive oxygen species. Am J Physiol Lung Cell Mol Physiol. 2002;283:L922–31.

59. Selak MA, Armour SM, McKenzie ED. Succinate links TCA cycle dysfunction to oncogenesis by inhibiting HIF-prolyl hydroxylase. Cancer Cell. 2005;7:77–85.

60. Semenza GL. Expression of hypoxia-inducible factor 1: mechanisms and consequences. Biochem Pharmacol. 2000;59:47–53.

61. Semenza GL. Targeting HIF-1 for cancer therapy. Cancer. 2003;3:721–31.

62. Serviddio G, Di Venosa N, Agostino D, et al. Brief hypoxia before normoxic reperfusion (postconditioning) protects the heart against ischemia-reperfusion injury by preventing mitochondria peroxide production and glutathione depletion. FASEB J. 2005;19:354–61.

63. Shu X, Zuo L, Cardounel AJ, et al. Characterization of in vivo tissue redox status, oxygenation, and formation of reactive oxygen species in postischemic myocardium. Antioxid Redox Signal. 2007;9:447–55.

64. Taegtmeyer H. Metabolic responses to cardiac hypoxia: increased production of succinate by rabbit papillary muscles. Circ Res. 1978;43:808–15.

65. Toma I, Kang JJ, Sipos A, et al. Succinate receptor GPR91 provides a direct link between high glucose levels and renin release in murine and rabbit kidney. J Clin Invest. 2008;118:2526–34.

66. Vaux EC, Metzen E, Yeates KM, et al. Regulation of hypoxia-inducible factor is reserved in the absence of a functioning respiratory chain. Blood. 2001;98:296–302.

67. Wartenberg M, Ling FC, Muschen M, et al. Regulation of the multidrug resistance transporter P-glycoprotein in multicellular tumor spheroids by hypoxia-inducible factor HIF-1 and reactive oxygen species. FASEB J. 2003;17:503–5.

68. Weinberg JM, Venkatachalam MA, Roeser NF, et al. Anaerobic and aerobic pathways for salvage of proximal tubules from hypoxia-induced mitochondrial injury. Am J Physiol Renal Physiol. 2000;279:F927–43.

# 第21章　间歇性低氧治疗与健康：从进化观点到线粒体修复

Arkadi F. Prokopov

## 摘要

　　在细胞和系统水平上,线粒体老化表现为能量存储功能及应激能力的逐渐衰退。保持线粒体的功能和活力状态对于抵御衰老相关的退行性疾病,延长健康寿命至关重要。间断的缺氧训练(IHT)和延长晨间空腹时间(EMF)是根据自然存在的间断氧限制(IOR)和热量限制(ICR)优化演变而来,目前这两种修复线粒体的干预措施已经进入了临床实践阶段。间断缺氧训练和延长晨间空腹时间是利用的是好氧生物中普遍存在的适应调节机制。ICR 和 IOR 实际上利用了线粒体自凋亡(mitoptosis,一条常见的线粒体修复通路),来选择性地淘汰细胞内积累过多氧化产物的线粒体。线粒体自凋亡是天然存在的,可在胚胎发育早期维持卵母细胞线粒体质量的通路,也能在成体有丝分裂后细胞内,通过 ICR 和 IOR 调动来发挥质量控制作用。ICR 和 IOR 的协同作用减少线粒体氧化应激,可能是其调控生命和健康寿命的关键性因素。此外,ICR 和 IOR 还可以通过许多非线粒体途径,来影响寿命和衰老相关性疾病的发展,如:抑制蛋白质糖基化,增强 DNA 的修复,加速蛋白更新,刺激产生红细胞生成素、生长激素、热休克蛋白 70 和其他功能性的蛋白质。IOR 还可以特异性地增强干细胞相关的组织修复。基于 IOR 和 ICR 的协同干预,以及通过营养基因组学的调节和个体化的营养补充,会带来多重健康获益,减轻或者治愈多种慢性退行性衰老相关疾病。因此,进一步优化发展 ICR 和 IOR 干预疗法,将成为有助于患者的简便、自助式的先进临床应用。

## 专业名词缩略语

| ADCR | 每日热量限制(alternate day calorie restriction) |
| --- | --- |
| ADF | 隔日禁食(alternate day fasting) |
| ATP | 三磷腺苷(adenosine triphosphate) |
| BMI | 体质指数(body mass index) |
| BW | 露脊鲸(bowhead whale) |
| CNS | 中枢神经系统(central nervous system) |
| CR | 热量限制(calorie restriction) |
| EMF | 延长晨间空腹时间(extended morning fasting) |
| EPO | 促红细胞生成素(erythropoetin) |
| GH | 生长激素(growth hormone) |
| HIF-1 | 缺氧诱导因子-1(hypoxia-inducible factor-1) |
| HSP70 | 热休克蛋白 70(heat shock protein 70) |
| ICR | 间断热量限制(intermittent caloric restriction) |
| IHT | 间断缺氧训练(intermittent hypoxic therapy/training) |
| IOR | 间断氧限制(intermittent oxygen restriction) |
| MSC | 间充质干细胞(mesenchymal stem cells) |
| mtDNA | 线粒体基因组(mitochondrial DNA) |
| NO | 一氧化氮(nitric oxide) |
| nuDNA | 核基因组(nuclear DNA) |

OSA　　　阻塞性睡眠呼吸暂停（obstructive sleep apnea）

OXPHOS　氧化磷酸化（oxidative phosphorylation）

RNS　　　活性氮（reactive nitrogen species）

ROS　　　活性氧（reactive oxygen species）

SC　　　　干细胞（stem cells）

SOD　　　过氧化物歧化酶（superoxide dismutase）

## 21.1　简介

作为对多个层面的对健康定义的补充，广义的生物学上的"健康"包含了个体的健康寿命和生殖健康，这两者都可以在不同个体与物间进行比较。一般认为细胞的健康，最终可归结为线粒体的健康，是组成需氧生物生物学健康的关键。

本章旨在阐明间断缺氧在健康维持中的作用，关注于其可调节多种功能的天然的线粒体修复策略，并讨论由其衍生的治疗方法的临床应用。我们还将探寻部分具有特别长寿和健康特点的，哺乳类动物的进化策略和代谢通路。这并非是一篇系统性综述或随机对照临床研究的总结文章，而是一篇试图通过阐释各个相关连接点，而描述整个主题内容的文章。这篇文章将包含作者的二十多年来的缺氧治疗实践的经验和由此引发的思考。

一般来讲，某种旨在延长健康生存寿命，延缓衰老进程并减少衰老相关疾病的有效的预防和治疗方法，都与有丝分裂后细胞中线粒体的保护和持续性修复有关[14,26]。除了产生三磷腺苷（ATP）外，线粒体还有其他多种功能[136]。包括细胞的产生、增殖、凋亡，促进跨膜电位的传递，感受氧浓度，调节细胞的氧化还原状态和第二信使的水平，血红素和固醇类的合成，钙的储存和释放，解毒作用和热量的产生。在绝大多数上述提到的功能中，由于活性氧（ROS）和活性氮（RNS）对于调节生理状态的细胞活性至关重要，因此线粒体DNA的完整性的重要性不言而喻。

另一方面，核基因组（nuDNA）尤其是线粒体基因组（mtDNA）的氧化突变被认为是与衰老相关的基因组稳定性下降，以及由此导致的退行性疾病和老年衰弱的罪魁祸首。在线粒体的氧化磷酸化过程中，ROS和RNS被不断地产生，还会导致线粒体DNA突变和缺失[69]。在多个不同物种的研究中均已经发现，抑制线粒体的ROS产生可以延长个体的健康寿命[45,110]。

目前，维持线粒体健康的干预方法仅限于尝试通过抗氧化饮食补充，或过表达内源性抗氧化酶（如：SOD，过氧化氢酶，谷胱甘肽过氧化物酶）等来减缓由ROS/RNS引起的损伤[74]，然而直到今天，抗氧化的保健效果仍颇具争议[43]，而通过基因工程增加抗氧化酶基因表达距离临床应用距离尚远。

与此同时，如果我们想要探索晚期干预对于人类延缓衰老和减轻年龄相关疾病的作用[96]，那么分析动物中的长寿现象则是十分值得的。阐明整个通路可以有助于从行为学的干预，药物治疗或是基因组学角度，描述干预措施，增加现有治疗方法的有效性。

## 21.2　来自露脊鲸的挑战

露脊鲸因其超长的生存寿命及超强的抗癌成为了近期关注的焦点。这些潜水哺乳动物至少有两个关键的共同点：①它们所处的生态环境中有较少的天敌（虎鲸和人类），但营养物质相应有限并受时节限制；②它们需要不断地经历体内氧气和二氧化碳含量的明显波动变化（潜水相关的缺氧-血碳酸过多症），以及时令性（冬季）的严峻卡路里限制甚至禁食。

### 21.2.1　长寿命与低肿瘤发病率

George 等[37]通过对从 1978 到 1996 收集的 48 对露脊鲸的眼晶体，进行了天冬氨酸外消旋化来评估其年龄，他们发现其中的四只露脊鲸超过 100 岁，其中一只大约有 211 岁。这种方法的测量误差控制在 16% 左右，这就说明这只鲸鱼的年龄在 177~245 岁之间。令人惊讶的是，其中一只 100 岁以上的雄性鲸鱼是在交配中被杀的。而目前有确切证明的最长寿的人类，是一位于 1997 年去世的 122 岁的法国女士，Jeanne Calment。其后是曾有存活 70 年的大象。因此露脊鲸被誉为最长寿的哺乳动物。

根据 Philo 等人[93]的研究，在 1980 年到 1989 年之间收集的 130 例露脊鲸中仅有一例在肝脏中发现了良性肿瘤，因此他们认为肿瘤不太可能是露脊鲸的主要致死因素。总的来说，这几十年来通过对来自两极和搁浅在海岸的露脊鲸和齿鲸尸检，发现比起人类或其他陆地哺乳类动物，它们具有令人匪夷所思的低癌症发病率。在对其他超过 1800 只其他鲸类的检查中仅发现一例肿瘤，而在对北极近 50 只白鲸的检查未发现一例肿瘤[27]。同样的，在对纽芬兰的 55 只领航鲸的检查中，仅发现一例良性肿瘤[20]；而在 2000 只于南非海域捕获的须鲸中，仅发现两例良性肿瘤[121]；于 422 只英国水域的齿鲸仅发现 3 例肿瘤[60]。并且在这样少须鲸肿瘤中，它们的体积都很小并有包膜，无一例转移病例[39]。

## 21.2.2　寿命,癌症和线粒体

作为多细胞生物进化演变而出现的一个副产物,控制癌症产生是所有后生动物都需要面对的严峻问题[77]。从理论上讲,肿瘤恶变的几率与机体的细胞数乘以寿命成正比[92]。因此人类较老鼠有更强的控癌能力(在实验室中,约三分之二的野生型的老鼠会自然地死于癌症)。在不断增殖的组织中(上皮细胞、肝脏、骨髓),随着身体体积地增加,预防和抑制恶性肿瘤会难度更大,这就需要增加对肿瘤萌生、促进和进展这三个重要的肿瘤生长步骤的监控。因此体积是人类2000多倍,寿命是人类两倍的露脊鲸有明显地更好控制癌症的能力。

目前认为,机体恶性肿瘤细胞是由于"自私"突变基因逃过免疫监视和凋亡[89],从而产生不稳定拷贝的多级进化产物。非常典型地,这些过程大都是由线粒体产生的 ROS 和 RNS 介导。另一方面,据假设每个体细胞最初都拥有一个 mtDNA 的拷贝池,其中有不同程度的氧化/缺失突变的存在(异质性)。目前发现在充足的能量和氧供给,稳定的代谢环境下,相比于完整或较少损坏的 mtDNA,那些被损坏的或缺失突变比较严重的 mtDNA 拷贝反而获得复制的优先权,导致逐步 ROS 的聚集和负荷的累积[83]。

那么是什么样的生物学机制为露脊鲸提供了一个既能延长寿命又增加抗癌能力的绝佳组合呢? 在这里,我的假设是这种持续终生的间歇性低氧与习惯性的间歇性热量限制因素,可协同造成这一现象。

## 21.2.3　露脊鲸的生理学特性

在露脊鲸的自然栖息环境中,它们可以不断地接受以系统性节律性的高碳酸缺氧为特点的,间歇性低氧或间歇性氧限制(IOR)的锻炼,这是所有的哺乳动物在胚胎和产前阶段都会经历的正常过程。IOR 与ICR 密切相关,间歇性低氧可能会诱导和使露脊鲸终身维持于一种缺氧预适应状态,并有助于减少氧化应激和预防由急性缺氧后再氧化损伤造成的凋亡和坏死损伤[78,102]。

## 21.2.4　间歇性热量限制和基于脂肪的氧化代谢

露脊鲸是唯一一种一生生存在冰缘附近,而不迁

徙到温带或热带水域繁殖下一代的须鲸。露脊鲸可以很好地适应和生活在寒冷的水域,因为它们厚厚的脂肪层(0.5 米)可以很好地隔绝寒冷和储存能量。为了达到营养和能量的平衡,夏天时体内以脂肪的形式储存大量的营养,而在冬天它们就可以靠消耗这些营养来度过。这种间歇性热量限制的模式在露脊鲸中(尤其是怀孕和哺乳的雌性),它们完全依赖于夏季的营养储存,到了冬天依靠自噬来度过极度禁食的时期。而自噬是一种公认的可以恢复线粒体和细胞活性并抑制癌症的自然机制[28,72,90]。

像所有的须鲸一样,露脊鲸以富含脂肪和蛋白质的浮游生物为生。基于脂肪的 OXPHOS 较基于葡萄糖的 OXPHOX(后来盛行于陆生食草动物的线粒体能量通路)有明显的优势。海洋哺乳动物不喝海水,相反,他们会随着新陈代谢产生水(氧化 1 克脂肪产生 1.07 克水)。值得注意的是,无论是在营养供给丰富的夏天还是禁食的冬季,露脊鲸血液中的葡萄糖含量都与陆生动物相当[48]。由于食物中缺乏碳水化合物,露脊鲸通过甘油、氨基酸、乳酸来合成葡萄糖,从而为线粒体提供最佳的能源物质和代谢前体。

然而,在由禁食导致的低血糖的情况下,线粒体会将由脂肪代谢产生的酮体作为能量产物。这是一种高度保守的用于适应超长禁食,维持正常生命功能并节约蛋白质的适应手段[12,84,91]。酮体包含乙酰乙酸和β-羟基丁酸,它来源于肝脏的脂肪代谢,与血液中的葡萄糖含量成反比。因为酮体比丙酮酸或脂肪酸有更高的氢碳比,并且不像脂肪酸在代谢过程中需要线粒体质子梯度解离,因此酮体是一种比丙酮酸和脂肪酸代谢效率更高的物质[124]。与葡萄糖相比,酮体绕过细胞质糖酵解,直接进入线粒体氧化产生乙酰辅酶 A。酮体代谢会产生较葡萄糖代谢时更多地乙酰辅酶 A,从而增加 ATP 的产量。值得注意的是,酮体增加 ATP产生的同时还减少了氧的消耗[104]。除此之外,酮体也能减少自由基的产生,从而抑制由 ROS 引发的炎症反应[30]。而与脂肪酸与酮体的氧化相比,葡萄糖氧化会却会在线粒体产生更多的 ROS[103]。

相反,生理性的低血糖会选择性地引起肿瘤细胞的凋亡,而正常细胞的线粒体却可以适应更低的低血糖状态[57]。因此,脂肪来源的酮体不仅是一个代谢效率更高的能量来源,而且还具有线粒体保护,抗炎和抗肿瘤的效果。

北极露脊鲸在第一年可以长到 8 米左右,此后,断奶的露脊鲸就长得非常缓慢了。在断奶期、成长期享用丰富的富含蛋白质和脂肪的食物后,露脊鲸此后的

一生都会与有节律而且可预计的季节相关的间歇性热量限制相伴,正是这种间歇性的热量限制导致了寿命调节基因 daf-2 和 daf-16 的下调[33,53]这是一种在酵母菌、秀丽隐杆线虫、小鼠和男性人类中被发现的高度保守的基因[53]。Hsu 等发现在成年期,只有 daf-2 缺陷的秀丽隐杆线虫能同时具备长久存活和对氧化应激的耐受能力。值得关注的是,间歇性卡路里限制也会导致 daf-2 的缺陷。

## 21.2.5 基因组学的观点

与盛行的细胞中心论的观点不同,下面的争论是从基于进化论的基因组学中心论的观点出发的。我们是否会错误地认为机体,细胞和细胞器可以被看做是被基因组设计、组装、应用和维护的分子的机器呢[24]?而它们的目的也只有一个,那就是将基因组的拷贝传递给下一代。目前,发生于 20 亿年前的通过胞吞作用整合需氧和厌氧生物而进化出共生体的理论已经被广泛接受了。次序发生的进化共适应的步骤创造了众多的需氧物种。根据 Dawkins 的"自私基因"的理论,适应是一个保护基因安全传播的表型工具。

人的核基因组(约 3.3Gb)和小的线粒体基因组(16.6kb)的相互合作和交流就好像一个牧羊人和他的羊。两者可以互惠互利,但是牧羊人可以支配他的羊群并且控制羊群的数量和质量。

## 21.3 mtDNA 在进化中的保守性

即使是少数几代的 mtDNA 突变的累积,也会对生存造成威胁,因此可能存在一种比较保守的机制,只保留天然野生型的 mtDNA,同时又能选择性清除有害的、过量 ROS 引起的突变型 mtDNA。根据 Allen 的研究[2],mtDNA 的进化维护机制是通过关闭雌性生殖系统的原线粒体(promitochondria)的氧化来实现。绝大多数物种都有这种特殊的线粒体母系遗传。此机制能确保在卵细胞内原线粒体的原初性,这些线粒体并不参与分裂后期的氧化磷酸化过程,因此不会受到氧化性突变损害从而可被完整地传递给子代细胞。

比起受组蛋白的保护核 DNA,线粒体 mtDNA 由于氧化功能和 ROS 的产生,更容易受到氧化损伤[127]。这样的损伤会进而加剧包括编码呼吸链的基因在内的 mtDNA 的突变和缺失,扰乱了线粒体聚合和分裂,导致它们的体积增大。体积过大的线粒体不易被自噬清除,并会受到更多氧化损伤和产生更多的 ROS[118]。

随着氧化损伤的加重,含缺失突变的 mtDNA 与野生型 mtDNA 的比例,即异质性(heteroplasmy)也逐渐增加。严重受损导致线粒体自凋亡(线粒体的自我毁灭清除)和线粒体自噬;然而损坏较小的 mtDNA 却仍以较野生型更快的速度复制,来获得选择性增殖优势。这就解释了遗传和获得性线粒体疾病中,缺失突变型 mtDNA 的克隆扩增现象[59,86,117]。此外,这种微异质性(microheteroplasmy,自胚胎期的体细胞和生殖细胞中,获得性突变累加现象)可能是老年阶段,组织自我更新能力耗竭的原发因素[113]。另外一个解释细胞衰老的机制是端粒耗损[47]。有研究发现过多 ROS 也会加速端粒变短并诱发衰老[126]。

能量需求和功能活动的增加,会刺激有丝分裂后细胞内的线粒体生成。一氧化氮、甲状腺激素、固醇类激素和线粒体相关的营养和辅助因子(如:左旋肉碱、α 硫辛酸、牛磺酸、辅酶 Q10 等),无论特定 mtDNA 突变程度如何,都可能刺激并增强线粒体的非特异增殖。

对先天性或散发性线粒体疾病的患者,临床上常见情况是,大剂量地补充线粒体营养剂起初可以稳定病情,但自营养剂补充的平衡一旦被打破,常会出现病情的即刻恶化。此外过度的抗氧化补充治疗可能会抑制线粒体 ROS 的信号功能,阻碍适应性反应[43],进而降低生活质量。因此单一线粒体补充治疗不能阻止,反而可能会帮助 mtDNA 突变和缺失的扩增。

## 21.4 对高质量线粒体的自然选择

自然的 mtDNA 选择和净化机制是在卵泡闭锁的研究中被提出的,这是一种在脊椎动物中常见的现象,它负责维持脊椎动物生殖细胞系 mtDNA 的质量。它在雌性胚胎早期通过凋亡和坏死消除约 90% 的卵巢生殖细胞,从而发挥质量控制的作用[65]。它消除了卵巢生殖细胞系绝大部分的产生 ROS 的线粒体,以防止进入后代影响健康。出于同样的原因,一个精子细胞的线粒体受精后立刻进行自我毁灭,因为它们准备开启一段新的生命,而为了在竞争中取得胜利,获得受精权利的精子必须要牺牲掉受到氧化损害的线粒体,以免在早期进化过程中带来不利影响。

缺失突变型 mtDNA 的克隆扩增,在过量产生 ROS 的线粒体中常见,并与衰老和老化的进程相关。研究发现,在营养充沛和海平面常氧(21%,160)的条件下,含缺失突变的 mtDNA 比野生型 mtDNA 更有复制优势,并最终导致加速衰老[83]。这种现象是由于在有丝分裂后的线粒体中,复制短 mtDNA 具有更

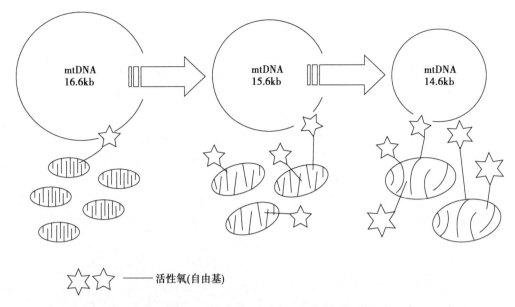

☆ ☆ ——活性氧(自由基)

图 21.1　线粒体 DNA 突变和缺失后造成产能效率低下并产生更多线粒体源 ROS。mtDNA(环形分子,使用 kb 标注近似大小)受到较核 DNA 更多的氧化损伤,当突变的部分不完全修复后,环状 DNA 的突变片段将被切除,游离端则相互结合。突变的 mtDNA 不仅丢失了遗传信息,它的环状分子也变得更小,突变的线粒体产能下降并且产生更多有害分。而野生型的线粒体则更小更致密,它们通过移动和融合容易地进入线粒体网络,而突变的线粒体大且迟钝,它们不能进行融合,并且会产生过多的 ROS

快的化学动力学,即小分子需要较少的时间完成复制(图 21.1)。

突变 mtDNA 的克隆扩增最终增加了氧化应激,从而加速衰老。不间断的氧供给和丰富的营养,使突变型较野生型线粒体有更为充足的资源和空间,进而加剧氧化应激。这个恶性循环也可以解释年龄相关的病理过程(图 21.2)。

然而,有证据表明核基因组能维系次级线粒体基因组的质量,这种间接影响不只是生殖细胞也存在于体细胞,如:露脊鲸,这可能至少能部分地解释露脊鲸为何长寿和健康。这是一个习性适应过程中,带来良性"副作用"的典型例子,也可以称其为"外延表型"[23]。在大自然的严酷生存环境中,虽然波动但较为规律氧和营养供给,还是给进化出适应间歇性低氧

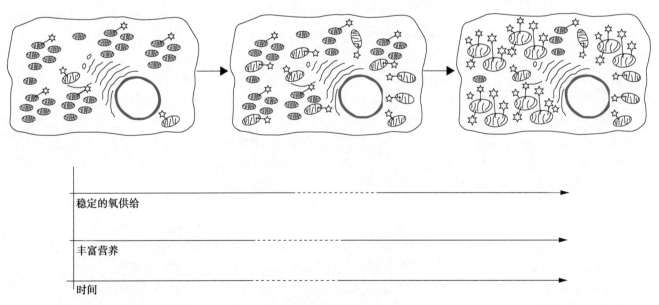

图 21.2　充足不间断的氧和能量供给会加速 mtDNA 缺失和突变 mtDNA 克隆的扩增。不间断的氧供给和丰富的营养,有利于突变的线粒体竞争野生型线粒体的资源和空间。突变 mtDNA 由于体积更小,复制更快。这种恶性循环导致 ROS 增加,最终导致衰老和疾病

或 ICR 者,提供了生存空间。

值得注意的是,有些生长在温度与海拔多变的严酷环境下的植物,也采用了相似的策略变得更加长寿。狐尾松(刺果松)就是地球上最古老的活生物之一。在加州的林木线下,由于干燥的土壤、大风、很短的生长季节,这种树生长极为缓慢。但是树木的质地异常致密,因此可以阻挡昆虫、真菌和其他潜在害虫的侵袭。目前已知最古老的树木存活了 4765 年之久。一棵更古老的狐尾松在瑞典被发现,来自瑞典 Umeaa 大学的科学家们,发现了达拉那省 Fulu 山上的一棵最古老的树有近 10 000 岁。

## 21.5　间歇性低氧与个体发育

低氧与高碳酸血是一个发育中的哺乳动物胚胎的重要生理状态,对于胚胎的生长至关重要[31,108]。胚胎组织的氧化还原势能与新生儿和成年人显著不同,这是生长和发育的一个必要条件。另一方面,在胎儿发育的后阶段里,逐渐增加的细胞氧张力与器官和组织的分化成熟相对应[44,45]。但是,首次观察到伴随生命过程的氧分压增加现象的 J. 普利斯特,在 1775 年便提出"氧可能是如此之快地助燃寿命之烛,生命的秘能亦随之烟消云散"。

维持甚或采用类似胚胎期的,更为经济的氧化代谢,可能是一个有助于减缓中 mtDNA 氧化性损伤的策略。这时期的有丝分裂后细胞更年轻,更为缺氧耐受,而且具备发育初期的基因表达范式。这种代谢模式可以保护生殖细胞和体细胞免受过度突变损害并能维持它们的增殖潜力[22,35]。

另外一种有助于维系健康 mtDNA 克隆的策略,应该是将具有异质线粒体(heteroplasmic)的体细胞,周期性地置于较强功能负荷环境,例如:增加对能量的需求但同时又限制能量或氧;例如:对成年机体进行缺血-缺氧-复氧的循环处理,但同时设法控制阈值不至于导致大量凋亡损伤。

氧浓度的变化促进线粒体的 ROS 产生,进而刺激健康线粒体的酶促抗氧化防御[1],而突变的线粒体不能很好应对氧分压的变化,从而通过线粒体自凋亡进行自我毁灭[111]。线粒体吞噬不仅是卵泡闭锁的关键机制[67],它还在红细胞成熟周期,正常生长发育和组织愈合的凋亡重建过程中发挥着巨大的作用(图 21.3)。

可以想象,在反复受到 IOR 和 ICR 刺激的成年机体中,有丝分裂后体细胞内的线粒体自凋亡途径,可以持续地净化那些不停出现,并到受氧化损伤和过度产生 ROS 的 mtDNA 拷贝(图 21.4)。虽然仍比突变 mtDNA 的拷贝复制的慢,这种途径将利于野生非突变型 mtDNA 优势复制,并且显著减少 ROS 的生成[83,132]。

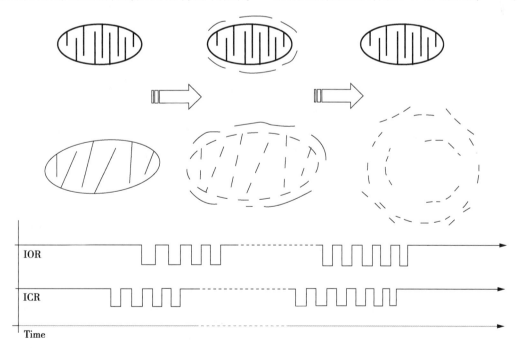

图 21.3　线粒体吞噬是一个对缺氧再氧化和间歇性热量限制的生理反应。氧和营养的波动估计(间歇性低氧和间歇性热量控制)可以刺激线粒体内的 ROS 脉冲式产生,造成线粒体抗氧化反应的超负荷反应。野生型的线粒体(上图)对增加的抗氧化酶产生反应并存活。但是突变的线粒体(下图)却对氧化应激更为敏感,因此被线粒体吞噬选择性地清除掉

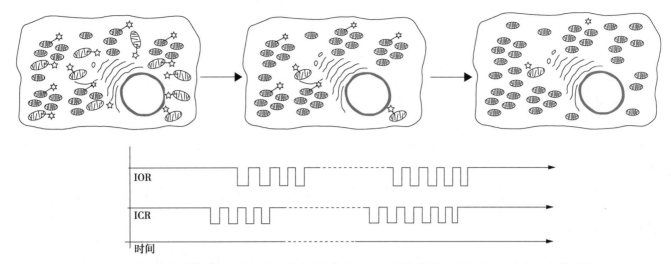

图 21.4 波动的氧分压和营养供给可以选择性地清除大部分产生 ROS 的线粒体。多次波动地氧气和营养供给可以通过线粒体吞噬净化分裂后细胞中的突变的线粒体。在缺乏克隆竞争的突变线粒体中,野生型的线粒体快速重新进入细胞

## 21.6 IOR 刺激多重基因稳定和减少细胞应激的机制

目前我们已经认识到在生理范围内,低氧可以迅速诱发多条代偿机制来维持基因组完整性[94]。大多数的真核细胞在缺氧状态下,可以通过将能源供给从脂肪酸转换为葡萄糖并关闭线粒体。这种转换几乎与细胞酶活性和基因表达的改变同时进行。一线的抗氧化防御,是由缺氧诱导的线粒体 ROS 产生和葡萄糖代谢的转换引发的。它背后的机制是代谢流从糖酵解到磷酸戊糖途径的转换,以此改变了细胞质中 NADP(H)池的氧化还原平衡[8]。回归低氧代谢不仅局限在生物能量通路,它还刺激了多种基因及其产物的表达;众多的系统整合以提高氧的吸收、转运和利用。一般来说,在低氧张力下,线粒体 ROS 生成显著被抑制,此时 OXPHOS 更为高效,由于较小的质子漏而更利于线粒体的能源节流[41]。

IOR 在各种形式的生理间歇性低氧都可以唤起有益的适应现象,但持续低氧却未观察到这样的获益。另一方面,替代了正常生理睡眠模式的阻塞性睡眠呼吸暂停(OSA),呈现出了一种病态的 IOR,它由多个无法控制缺氧发作组成,并诱发系统性氧化应激和慢性交感神经过度活跃[32]。

如下是一些针对间歇性生理性缺氧,对于健康有益影响所涉及的通路,与线粒体再生修复不同,但它们均由线粒体 ROS 信号通路介导。例如:

1. IOR 适应会上调细胞球蛋白(肌球蛋白和神经珠蛋白),它们缓冲细胞内的氧气并保护细胞不受 RNS 的损害[116]。

2. IOR 刺激氧敏感细胞的非胰岛素依赖的葡萄糖转运和糖原的累积,包括心肌细胞和神经元,从而增加可快速使用的细胞内的能量储备[10]。

3. IOR 可以比慢性缺氧刺激更有效的激活两个适应关键蛋白:激活蛋白-1 和 HIF-1[94]。

4. IOR 可以有效地刺激促红细胞生成素(EPO)的产生。EPO 不仅是红细胞生成的主要调控因子,还可产生了多种适应和保护作用,尤其是在中枢神经系统中[29]。

5. IOR 可以刺激 HSP70,分子伴侣家族中的一个关键分子,在骨骼肌终身超表达 HSP70 可以保护骨骼肌免受损伤,并促进老年小鼠肌肉损伤后的恢复[9]。

6. IOR 还可刺激生长激素和 IGF-1 的释放,而慢性缺氧则是抑制它们的释放[128]。

7. IOR 可以增加内源性抗氧化酶的生成[135]。

8. IOR 可以调节细胞和体液免疫[38,64]。

9. IOR 刺激脑源性生长因子和胶质细胞源性生长因子,从而产生神经保护和促神经再生作用[40]。

## 21.7 缺氧促进基于干细胞的组织修复

值得注意的是 IOR 不仅调节造血干细胞的产生与释放,也会作用与基质干细胞。基质或间充质干细胞(MSC)可以在受损组织中,转换成特定的有丝分裂后细胞(如:神经元、肌细胞、心肌细胞、软骨细胞和成骨细胞)[66]。体内正常的自我更新过程似乎高度依赖于 MSC。因此,早衰症会影响干细胞,减少对氧化应激的耐受和抑制对衰老组织的损伤修复[46]。

生理性的缺氧通常都可以保护干细胞并刺激

MSC 的释放和归巢[101]。研究发现 MSC 不仅存在于骨髓,也驻留在血管周围组织[21];因此 IOR 激活 MSC 似乎是天然的组织修复机制的一部分。至少在某些情况下,MSC 可以通过在不变换细胞种类的前提下,通过细胞融合传递野生型的 mtDNA[114]。因此,间歇性低氧可能有机会增强基于 MSC 的,对有丝分裂后无法代替细胞的损伤线粒体修复[87]。

## 21.8　保护性高碳酸缺氧和有害的低碳酸性高原缺氧

在潜水动物中,间歇性氧限制与间歇性的高碳酸血症相关。与人类相比,潜水哺乳动物的 $CO_2$ 的基线水平较高,却有相似的高碳酸耐受极限(分别为 37~60 和 45~60torr)[11]。模型和临床研究表明,生理高碳酸血症可防止因局部缺血或极度缺氧造成的破坏性影响[70,73]。一些机制可以解释 $CO_2$ 在体内的保护作用。其中一个是促铁转蛋白复合物的稳定,阻止了铁离子参与自由基反应的启动[125]。研究发现即使轻微升高 $PCO_2$ 就能直接抑制线粒体生产 $ROS$[61]。这一现象在人的肝脏、大脑、心肌、肺、肾脏、胃和骨骼肌中的血液吞噬细胞和肺泡巨噬细胞,以及老鼠组织中的吞噬细胞和肝脏线粒体中均有发现。这些 ROS,是将细胞或躯体暴露高碳酸环境后,利用不同方法检测出的。当 $CO_2$ 分压达到在血液压强(37.0 torr)和更高(60~146torr)时,可有效抑制线粒体 ROS 生成。$CO_2$ 效应的机制一定程度上依赖于对 NADPH 氧化酶活性的抑制。此外,增加的 $CO_2$ 有效清除了氧化亚硝酸盐,特别是在神经元中,减少或阻止了相关的硝化反应和氧化损伤[123]。

与在潜水哺乳动物的高碳酸性间歇性氧限制相反,持续的高原缺氧(如:在高山上)与高通气引起的持续的低碳酸血症相关。此外,与持续的间歇性潜水缺氧相比,由于低碳酸、低水化、紫外线、低温与胰岛素的共同作用,持续的高原性缺氧会使"适应的代价"更高。此外,由于营养不良,在山区的症状会更加明显。研究显示,许多登山者在没有补充氧气的情况下完成了珠穆朗玛峰的攀登,这将对中枢神经系统造成了长期损害。一般损害程度与海拔高度成正比[34,129]。持续的缺氧会加速线粒体的损伤,如:被视为溶酶体的线粒体"垃圾"——脂褐素[52]。

与间歇性氧限制的益处相比,持续暴露于高海拔缺氧环境和低碳酸血症,加速了衰老相关的病理的进程,这一结论在一项关于人类衰老和海拔关系的研究中得到了证实[17]。作者研究了不同海拔地区的心血管、呼吸系统、神经系统、免疫系统和内分泌系统。研究结果显示,记忆(特别是短期记忆)随着海拔升高而下降。在高海拔地区,记忆力减退的年龄比低海拔地区的人要早几年。高海拔也会对心脏功能产生负担。在移居到低海拔地区生活 4~7 年后,高原地区生活的中老年受试者的肺功能仍然比原始居住在低海拔地区的人要低。他们的免疫和内分泌功能也受到抑制。这些变化表明,高海拔地区的环境压力,尤其是长期的缺氧,会导致加速老化。

基础的分子机制已经被阐明了[56]。作者证实,缺乏锻炼而急性暴露在高海拔地区或长期居住在高海拔的环境中,氧化应激都将增加。一般人对高原缺氧的适应能力极限在 3500~4000 米左右。数据表明,在高海拔地区的长期低碳缺氧可能导致氧化应激受限、适应不良、线粒体功能超负荷,以及加速线粒体结构的退化。

## 21.9　对间歇性氧限制的适应延长了非潜水动物的健康寿命

间歇性热量限制(ICR)促进长寿和有益健康的效果,在众多的研究和不同物种的研究中已得到广泛的验证,也有越来越多与间歇性氧限制(IOR)相似效应的数据。实验表明,对于生活在常氧和常碳环境下的物种,有益的适应和健康寿命的延长可能是由间歇性氧限制引起的。

结果显示,自由基的产生和破坏可以调节线虫寿命[51]。在高氧分压下的寿命比常氧环境下的寿命短,低氧分压下的寿命比常氧环境下的寿命长。短期暴露于高和低氧浓度也会延长寿命。这可能是由于氧分压波动而引起的短期氧化应激,从而增强酶抗氧化性的结果。

Meerson 对间歇性氧限制的多个方面进行详细地阐述[80]。许多动物研究表明,在短时间内或多次低氧暴露的情况下,如:每天从半小时到数小时不等,就可以获得 IOR 的有益作用[85,105]。此外,间歇性低氧还可以直接阻止缺血再灌注引起的 mtDNA 缺失和线粒体结构损伤[88]。与间歇性低氧相比,Milano 等人将注意力集中在适应持续缺氧的变化上[82]。作者验证了一种假设,即重复短暂的再氧化过程中夹杂慢性缺氧,将改善心肌对低氧引起的功能障碍的耐受。三组雄性大鼠暴露在慢性缺氧状态下 2 周(10%$O_2$ 和 90%$N_2$),间歇性低氧(与慢性缺氧相同,但每天有 1 小时暴露在室内空气中),或停留在常氧(室内空气,21%)。为了评价心肌的再灌注耐受能力,将心脏离体后,最初是低氧,然后是高氧溶液灌注 30 分钟。暴露于慢性缺氧或间歇性低氧组的大鼠,血红蛋白浓度增加,红细胞计数增加。缺氧会降低食物和水的摄入。两周后,常氧老鼠的体重增加了。与此相反,慢性缺氧的老鼠出现了体重下降,而间歇性的缺氧老鼠既没有增重,也没有减重。由于笼子里的老鼠的能量消耗在所有实验组中都是一样的,在间歇性低氧组食物吸收应该更好。在常氧组,特别是间歇性低氧组中,再灌注应激的损害明显小于连续缺氧组。因此,尽管只是每天在室内空气暴露 1 小时的不同,慢性和间歇性的缺氧引起动物体内稳态、氧化应激,以及心肌对再氧化的耐受是不一样的。作者得出的结论是,暴露于间歇性低氧的大鼠的保护,似乎是由于反复的再氧化作用引起的低氧预适应,而不是由缺氧引起的。

不同的间歇性低氧条件和方案,会引起显著不同的生理结果。如:在暴露于严重的、不受控制的、短暂发作的间歇性氧限制的患者和动物中,持续性高血压症比较常见,也见于阻塞性睡眠呼吸暂停综合征(OSA)患者。相反,轻度、生理性的、正常或低血压的 IOR,已经反复证实有助防止实验性高血压,降低高血压动物和患者的血压。

## 21.10　治疗性间歇性低氧的个体遗传学基础

最有效的间歇性低氧的生理学依据,源于对在非怀孕和怀孕的哺乳动物子宫中自然发生的间歇性氧限制(周期性低氧)的研究[15,16]。作者发现了在子宫中一系列氧张力节律性骤降(从 6 到 8 torr 的氧分压基线到 $-4\pm2$ torr,持续 3~5 分钟),随后回到基线水平,一天出现数次,每次持续了大约一个小时。这种波动是一种细胞保守进化的“低氧训练”机制,它有助于胚胎的酶抗氧化防御的胚胎形成、发育和成熟。从逻辑上来说,我们可以推测,子宫动脉的节律性痉挛引起的氧分压的波动,可能是在卵泡闭锁现象中作为一种有丝分裂执行的工具。在成年哺乳动物的各种组织中也发现了类似的自发性氧分压波动。

基于这一发现的间歇性氧限制以目前“间歇性低氧训练/治疗”(IHT)的名字命名的。在氧敏感的器官中,IHT 有效诱导缺氧的预调节或长期的缺氧适应。缺氧预调节或缺氧适应是一种常见的生理途径,涉及适应性基因表达和相应蛋白质的合成;在健康和疾病状态下,它调节了多种细胞功能。线粒体产生的 ROS

和 RNS 诱发低氧预调节的适应[75,122]。信使一氧化氮(NO)参与缺氧适应[76],IOR 激活的 NO 依赖性保护机制包括对 NO 合成、动态存储和生产的限制。NO 的前体和供体(精氨酸和鸟氨酸)的充足及负反馈可能会优化 NO 生产。NO 合成的自适应增强激活了其他保护性因素,如:热休克蛋白、酶抗氧化剂和前列腺素,使适应缺氧多级和持续。

机体生理上间歇性氧限制的积极作用被称为交叉适应(对多重压力源非特异性抵抗的诱导),是一种高度保守的特性,它采用了在生物氧进化的开始阶段就建立起来的基本的调节途径[79]。

## 21.11　治疗性缺氧临床应用

治疗性缺氧,在生理学上被优化为间歇性低氧方案(曾为各种形式的高原训练)来挑战不同周期、持续时间和强度的缺氧,在很长一段时间被用来完成特定的目标,比如:高海拔预适应和提高运动性能[62]。

临床经验表明,作为“经设计的自然干预”的IHT 提供了一种可行的、兼容的方案,它在预防、治疗和康复慢性退化性疾病等方面效果显著[119]。在过去的几十年里,IHT 技术已经逐渐发展起来。最终,这种干预属于进化的医学手段,它利用了适应环境条件或对身体刺激的反应的适应过程[120]。由IHT 诱发的一种完整的、持续的缺氧适应,可提供多种健康益处。

从技术上讲,一个 IHT 的疗程包括重复 6~10 次,每次持续 2~6 分钟的低氧(9%~12%氧气)空气吸入,以及 3~6 分钟的无氧或超氧空气吸入。最理想的情况是,这样治疗每周进行 3~6 天。在每一疗程中,患者的经验控制多次低氧再灌注的发作,在 2~6 周的治疗过程中,一种系统的、长期的缺氧适应将逐渐建立。

在过去的几十年里,IHT 逐渐发展为一种非药物治疗手段,并揭示了其显著的预防、治疗和康复潜力。IHT 的理论基础已经在前苏联的几十年的学术研究中得到巩固,对中度缺氧的“高山空气”的治疗能力的实际认识,即熟知的诱发适度的缺氧+高碳酸血症的呼吸技术,在几千年的历史,贯穿着各种文化和文明。目前的技术进步促进了低氧治疗的提高和发展,从深奥的概念和昂贵的山间疗养院,到分子生物学的见解和高科技、便捷、个性化的治疗方案。

在俄罗斯和独联体、欧洲和美国、中国、日本、澳大利亚和新西兰等地,近 30 年的生理、运动医学和临床研究都在这一模式下进行。迄今为止,只有在俄罗斯,

IHT 临床医学研究发表了数以百计的论文，并在国际会议上发表了大量的出版物和演讲。根据积累的证据，IHT 的有效性和安全性是毋庸置疑的。46 723 名患者（包括 4716 名儿童）的治疗数据显示，在标准的 2~3 周治疗中，有 75%～95% 的病例得到了良好和满意的结果[42]。

IHT 禁忌证包括急性感染、中毒、慢性炎症疾病急性发作、发烧、急性躯体疾病和创伤（碰撞综合征、心肌梗死、中风、哮喘发作等），以及慢性疾病。

## 21.12　多模式的复兴治疗

IHT 影响有几种潜在的衰老机制，如调节细胞

凋亡和炎症的 p53 和 p66 蛋白的表达，以及 DNA 维护和组织修复[6,75]。这些途径是衰老的发病机制的基础，也是常见的退化性或"文明"疾病的关键参与者。这些疾病包括动脉粥样硬化及以其主要表现的疾病（心血管疾病、心肌梗死、中风），以及 2 型糖尿病、动脉高血压、关节和呼吸道疾病、过敏、胃肠道问题和自身免疫性疾病、癌症和神经退行性疾病。图 21.5 说明了间歇性低氧对人体线粒体的进化的影响。

IHT 在未来复兴治疗的潜力已经被讨论过。在一项研究中，使用生物化学参数（ROS 和抗氧化酶的水平）和心理测试，研究人员发现，一组完整的 IHT 疗程会在 3~5 年的时间里逆转选定的衰老标记。

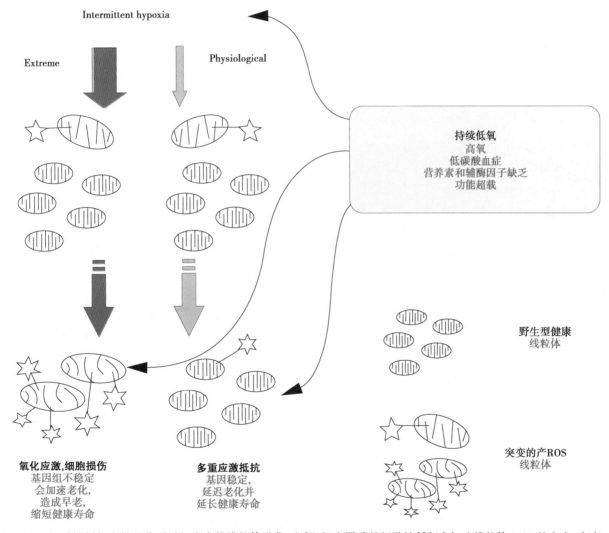

图 21.5　间歇性低氧主导了分裂后细胞内的线粒体进化，左侧：极度严重的间歇性低氧会加速线粒体 DNA 的突变，突变克隆的扩增和产生 ROS 的线粒体；右侧：生理性间歇性低氧促进健康的野生型的线粒体的复制，消除突变的、产生 ROS 的线粒体

## 21.13 在临床中 IOR 和 ICR 的使用的协同性

在延长寿命的干预中,终生热量限制仍然是一个黄金标准,这是最近表明,各种形式的间歇性热量限制在诱导有利的基因表达变化和相应的健康获益方面具有更高的效率。Anson 等比较老鼠的间歇性禁食和连续的卡路里限制[3]。对照组被随意喂养;另一组被限制 60%的热量摄入。第三组被禁食 24 小时,然后允许自由进食。间歇禁食的小鼠在开始和观察期结束时并没有减少总热量,只在中间减少了热量。第四组每天吃的是空腹老鼠的平均每日摄入量。相对于自由喂食的对照组,禁食小鼠和受限制饮食的人都有明显降低血糖和胰岛素水平的信号。红藻氨酸是一种损害神经元的毒素,它被注射到所有老鼠的背海马体中,而海马损伤与阿尔茨海默氏病有关。有趣的是,在间歇性禁食小鼠的大脑中发现的损害比那些限制饮食的小鼠少,而且大多数损害发生在没有限制饮食的小鼠身上。此外,相对于慢性热量限制,ICR 降低了小鼠乳腺肿瘤的发病率并增加了生存期[19]。

研究确认了 ICR 的有效性。在超重的受试者中,一个 6 个月的热量限制方案改善了长寿和氧化应激的生物标志物[49]。在肥胖的糖尿病患者中也得到了相似的结果[109]。Johnson 和他的同事们调查了哮喘病人的每日热量限制(ADCR)方案的有效性[58]。该研究旨在确定超重的哮喘患者是否会遵守这一饮食方案,并确定该方案对其症状、肺功能、氧化应激标记以及炎症反应的影响。有 10 名 BMI 大于 30 的受试者在饮食养生法中坚持了 8 个星期,他们每隔一天吃一份食物,而在此期间,他们每天摄入的热量还不到正常热量摄入量的 20%。其中,9 名受试者坚持节食,平均体重下降了 8%。他们与哮喘相关的症状、哮喘的控制和生活质量在饮食开始后的两周内显著改善了症状。这些变化在研究期间持续存在。在热量限制(CR)期间,血清 β 羟丁酸的含量增加,瘦素降低,这表明能量代谢向利用脂肪酸的方向转变,并与饮食习惯一致。积极的临床结果与降低血清胆固醇和甘油三酯水平有关,显著减少了氧化应激标志物(8-异丙基、硝基酪氨酸、蛋白质碳酸酯和 4-羟非钠醛),并增加了内源性抗氧化剂尿酸的水平。此外,ADCR 也明显降低包括血清肿瘤坏死因子 α 在内的各项炎症指标。对 ADCR 饮食的依从性很高,症状和肺功能得到改善,氧化压力和炎症的压力均有所下降。

在由 Civitarese 等人进行的人类热量限制研究中,

在 CR 组中,线粒体 DNA 的含量增加了 35%,在 CR+运动组中增加了 21%,在对照组中没有变化[18]。作者证实了,在超重的非肥胖人群中,短期的热量限制可以降低整个身体的能量消耗和耗氧量,同时诱导线粒体生物合成,PPARGC1A 和 SIRT1 mRNA,减少 DNA 损害,倾向于一个更低的 SOD 活性。作者得出的结论是,热量限制直接刺激了人类骨骼肌中更多有效非活性线粒体的生物合成,从而减少了基础的氧化应激水平。研究还发现,急性 CR 部分或完全逆转了肝脏、大脑和心脏蛋白质[115]。CR 还能迅速、可逆地减轻成年猕猴和人类衰老的生物标记物。

IOR 和 ICR 可以协同调节线粒体的氧化作用,刺激线粒体的代谢和生物合成。类似于 ICR,短期内的 IOR(间歇性暴露于高山海拔)导致了代谢综合征患者和相关症状的临床改善。目前的研究和早期的观察结果清楚地表明,在适应 ICR 和 IOR 的机制和结果方面存在着惊人的相似性,并证明了两者的共同使用。在我们自己的实践中,我们发现经过改良的 IHT 和禁食的结合显示了在 2 型糖尿病患者和其他退化性疾病的加速康复的协同作用[95]。早期的临床研究表明,ICR 在 5~7 天的临床环境中,会诱发 2 型糖尿病患者的症状改善[4]。我们还发现,门诊病人可以更方便地使用部分(早期的日间)禁食法来治疗,我们将其称为延长晨间禁食(EMF)[99]。为了 IHT 和 EMF 的联合治疗达到最佳的效果,必须将低氧刺激的应用的强度、剂量、频率和时间间隔进行个性化,并仔细监测病人的反应。在一次 IHT 疗程中,血氧饱和度(SpO$_2$)和心率变化是一个有价值的治疗反应的指标。最近,作者提出了一份有趣的病例,关于阿尔茨海默病型老年痴呆症患者通过联合的 IHT-EMF 方案,脑功能和形态得到恢复[98]。

最近,B. Loeffler 博士报告了通过 IHT 治疗(柏林、IPAM、个人交流和未发表的演讲),增强的线粒体潜能,并增加了 60%的内源性辅酶 Q10 生产。辅酶 Q10(泛酮)是一种自然发生的线粒体化合物,它是线粒体呼吸链中的一种电子载体。Q10 是最重要的脂质抗氧化剂之一,它可以防止自由基的生成以及对蛋白质、脂质和 DNA 的氧化修饰。它还能再生另一种强大的溶脂性抗氧化剂——阿芬托酚。在许多疾病(如:心脏疾病、神经退行性疾病、艾滋病、癌症)中,人类的 Q10 的水平降低了,这些疾病与强化的自由基和它们对细胞和组织的作用有关。相关因子的补充(如:叶酸和 b 族维生素)只无关紧要地增加在生物体中依赖于线粒体的泛素生物合成。IHT 治疗引起的改进的线粒体能量生产,可以解释观察到 Q10 的效果。

目前,对衰老的线粒体氧化应激理论的最终检验正在进行中[112]。一种纳米级浓度的可选择性地聚集在线粒体中的线粒体特殊抗氧化剂 SkQ,可抑制了与衰老相关的疾病,如:骨质疏松症、胸腺、白内障、视网膜病变、某些肿瘤等。SkQ 在某些视黄体上有很强的治疗作用,尤其是先天性视网膜发育不良。通过含有 SkQ1 的滴眼液的应用,66 只由于视网膜病变而失明的动物中,有 50 只恢复了视力。在这种疾病的早期阶段,含有一种含有 SkQ1 的滴液,可以防止兔子的视力丧失,并恢复已经失明的动物的视力。在兔子的实验性青光眼中也有缓解的效果。此外,用 SkQ1 预处理的大鼠后,显著降低了分离心脏的 $H_2O_2$ 诱导的心律失常。SkQ1 显著减少心肌梗死或中风的损伤区域,防止动物死于肾梗死。在 p53-缺陷老鼠中,SkQ1 降低了脾细胞的 ROS 水平,抑制了淋巴瘤的出现,而淋巴瘤是导致这种动物死亡的主要原因。

根据压力诱导过早衰老的理论[13],亚致死剂量的各种有害物质(如:环境和行为的压力、$H_2O_2$、缺氧和氧过多、电离辐射、紫外线等)导致增殖的正常细胞类型的复制潜能的衰竭和衰老细胞的积累,这可能会导致微炎症状态的产生,从而参与组织老化。另一方面,同样的药剂和干预措施在小剂量和适当的时间内被应用,可能会增加对多重压力源的非特异性抵抗,并通过剂量效应增加不同物种的健康寿命。这与 IOR 和 ICR 以及它们的协同组合都是完全相关的。

IOR 和 ICR 的交互特点以及它们的协同作用,似乎对观察到的效果至关重要。与持续的、不间断的功能负荷相比,压力/放松的交替、损伤/恢复间隔模式,降低了病理结果的风险。因此,一般来说,间隔体育训练比连续的有氧训练更安全,更有效。根据"用进废退"的普遍原则,适应于一种有节律、交替的结构和能量储备的积累和消耗模式的物种,不断地锻炼它们的储存和动员机制。锻炼能量积累和能量动员系统,以及对内源性细胞抗氧化防御网络功能的持续训练,是一种进化上的维护和修复工具,它能延缓衰老过程,延长健康的寿命。

## 21.14　结论

在分子水平上,任何生理活动都会引起一定程度的功能损伤和储备的消耗,并且在有利的条件下,这一消耗或损伤将被修复,并得到超额补偿,从而增加可获得的细胞储备的数量。相同的路径和相同的细胞能量和结构储备在正常衰老过程中消耗殆尽;如果没有被激活,它们可能会下降,并且不会受到持续的功能损坏、修复和超补偿。另一方面,如果过度使用和长期得不到修复,作用将会降低。在这两种情况下,线粒体的氧化应激似乎都是罪魁祸首。这并不是夸张的说法,我们通过自由进食来过早地杀死实验动物就像我们自己一样。但对于任何有氧生物来说都是如此,不论不断地、无限地提供氧气,或者暴露在慢性缺氧状态下。常见的"U"或"钟形"曲线验证了古老的智慧:"Sola-dosis facit venenum"(只有剂量才会产生毒素;帕拉塞尔苏斯,1538)。

大自然提供了一种普遍的线粒体再生和组织再生的方法,它可以调节在进化的物种间的生命周期,例如秀丽隐杆线虫和露脊鲸通过循环利用 $O_2$ 和养分的能力。这一自然策略在产后发育及成年后连续的 ICR 和 IOR 过程中提供了丰富的营养。在氧吸收、运输和利用方面,潜在的机制和途径相互协同作用,从而提高了线粒体的效率,降低了基础氧化应激水平。这反过来又会提高基因组的稳定性,延缓衰老,延缓与衰老相关的病理学的发展,从而最终提高健康的寿命。尽管在所有的需氧物种中都发现了潜在的保守进化路径,但毫无疑问,同样的策略在人类中是适用的。从历史上来看,不同形式的 ICR 和 IOR 在不同人类文化的健康和精神实践中有着令人印象深刻的经验和证据。

以线粒体为中心的干预措施,作为自然发生的 IOR 和 ICR 的工程衍生物,IHT 和 EMF,已经在临床应用中使用。这类方案的协同作用,伴随着个性化的营养补充,带来多种健康收益和减轻或治愈许多慢性退化性疾病和老年性疾病。一个普遍的建议是维持生命的重要生理功能,建立并定期清空身体储备,要做到这一点并不容易,尤其是当一个人不经常锻炼的时候,这就变得更加困难。当然,当我们要求一种符合成本效益的、基于自然再生的干预措施,它需要既可以用于临床,也可以融入到符合现代要求和充满挑战的生活方式时,IOR 和 ICR 的衍生物似乎完全符合这一要求。

(赵璟妍 译　李明　周炳 校)

## 参考文献

1. Ahmad S, Ahmad A, Gerasimovskaya E, et al. Hypoxia protects human lung microvascular endothelial and epithelial-like cells against oxygen toxicity. Role of phosphatidylinositol 3-kinase. Am J Respir Cell Mol Biol. 2003;28:179–87.

2. Allen JF, et al. Separate sexes and the mitochondrial theory of ageing. J Theor Biol. 1996;180:135–40.

3. Anson RM, Guo Z, de Cabo R, et al. Intermittent fasting dissociates

beneficial effects of dietary restriction on glucose metabolism and neuronal resistance to injury from calorie intake. Proc Natl Acad Sci USA. 2003;100:6216–20.

4. Balobolkin MI, Nedosugova LV, Gavriluk LI, et al. The influence of fasting on the interaction between insulin and insulin receptors in diabetic patients. Ther Arch. 1983;9:136–40 [In Russian].

5. Bassovitch O, Serebrovskaya TV. Equipment and regimes for intermittent hypoxia therapy. In: Xi L, Serebrovskaya TV, editors. Intermittent hypoxia: from molecular mechanisms to clinical applications. New York: Nova Science Publ Inc; 2009. p. 589–601.

6. Bianchi G, Di Giulio C, Rapino C, et al. p53 and p66 proteins compete for hypoxia-inducible factor 1 alpha stabilization in young and old rat hearts exposed to intermittent hypoxia. Gerontology. 2006;52:17–23.

7. Bickler PE, Donohoe PH. Adaptive responses of vertebrate neurons to hypoxia. J Exp Biol. 2002;205:3579–86.

8. Breitenbach M, Lehrach H, Krobitsch S. Dynamic rerouting of the carbohydrate flux is key to counteracting oxidative stress. J Biol. 2007;6:10. doi:10.1186/jbiol6.

9. Broome CS, Kayani AC, Palomero J, et al. Effect of lifelong overexpression of HSP70 in skeletal muscle on age-related oxidative stress and adaptation after non-damaging contractile activity. FASEB J. 2006;20:1549–51.

10. Brucklachera RM, Vannuccia RC, Vannucci SJ. Hypoxic preconditioning increases brain glycogen and delays energy depletion from hypoxia-ischemia in the immature rat. Dev Neurosci. 2002;24:411–7.

11. Butler PJ, Jones DR. Physiology of diving of birds and mammals. Physiol Rev. 1997;77:837–99.

12. Cahill Jr GF. Starvation in man. N Engl J Med. 1970;282:668–75.

13. Chen J, Patschan S, Goligorsky MS. Stress-induced premature senescence of endothelial cells. J Nephrol. 2008;21:337–44.

14. Chinnery PF, Pagon RA, Bird TD, Dolan CR, et al. Mitochondrial disorders overview. In: Gene reviews. Seattle: University of Washington; 2000–2010.

15. Chizhov AI. Physiologic bases of the method to increase nonspecific resistance of the organism by adaptation to intermittent normobaric hypoxia. Fiziol Zh. 1992;38:13–7 [In Russian].

16. Chizov AI, Filimonov VG, Karash YM, et al. Biorhythm of oxygen tension in uterine and fetal tissues. Biull Eksp Biol Med. 1981;10:392–4 [In Russian].

17. Chu Y-D. High altitude and aging. High Alt Med Biol. 2004;5:350.

18. Civitarese AE, Carling S, Heilbronn LK, et al. Calorie restriction increases muscle mitochondrial biogenesis in healthy humans. PLoS Med. 2007;4:e76. doi:10.1371/journal.pmed.0040076.

19. Cleary MP, Jacobson MK, Phillips FC, et al. Weight-cycling decreases incidence and increases latency of mammary tumors to a greater extent than does chronic caloric restriction in mouse mammary tumor virus-transforming growth factor-alpha female mice. Cancer Epidemiol Biomarkers Prev. 2002;11:836–43.

20. Cowan DF. Pathology of the pilot whale. Globicephala melaena a comparative survey. Arch Pathol. 1966;82:178–89.

21. da Silva-Meirelles L, Chagastelles PC, Nardi NB. Mesenchymal stem cells reside in virtually all post-natal organs and tissues. J Cell Sci. 2006;119:2204–13.

22. Danet GH, Pan Y, Luongo JL. Expansion of human SCID-repopulating cells under hypoxic conditions. J Clin Invest. 2003;112:126–35.

23. Dawkins R. The extended phenotype. Oxford: Oxford University Press; 1982.

24. Dawkins R. The selfish gene. Oxford: Oxford University Press; 1976.

25. de Bruin JP, Dorlandb M, Spekc ER, et al. Ultrastructure of the resting ovarian follicle pool in healthy young women. Biol Reprod. 2002;66:1151–60.

26. de Grey AD. Inter-species therapeutic cloning: the looming problem of mitochondrial DNA and two possible solutions. Rejuvenation Res. 2004;7:95–8.

27. de Guise S, Lagacé A, Béland P. Tumors in St. Lawrence beluga whales (Delphinapterus leucas). Vet Pathol. 1994;31:444–9.

28. Dhahbi J, Kim HJ, Mote PL, et al. Temporal linkage between the phenotypic and genomic responses to caloric restriction. Proc Natl

Acad Sci USA. 2004;101:5524–9.

29. Erbayraktar S, Yilmaz O, Gökmen N, et al. Erythropoetin is a multifunctional-tissue-protective cytokine. Curr Hematol Rep. 2003;2:465–70.

30. Evans JL, Goldfine ID, Maddux BA, et al. Ketones metabolism increases the reduced form of glutathione thus facilitating destruction of hydrogen peroxide. Endocr Rev. 2002;23:599–622.

31. Fischer B, Bavister BD. Oxygen tension in the oviduct and uterus of rhesus monkeys, hamsters and rabbits. J Reprod Fertil. 1993;99:673–9.

32. Foster GE, Poulin MJ, Hanly PJ. Intermittent hypoxia and vascular function: implications for obstructive sleep apnoea. Exp Physiol. 2007;92:51–65.

33. Gami MS, Wolkow CA. Studies of Caenorhabditis elegans DAF-2/insulin signaling reveal targets for pharmacological manipulation of lifespan. Aging Cell. 2006;5:31–7.

34. Garrido E, Castello A, Ventura JL, et al. Cortical atrophy and other brain magnetic resonance imaging (MRI) changes after extremely high-altitude climbs without oxygen. Int J Sports Med. 1993;14:232–4.

35. Gassmann M, Fandrey J, Bichet S, et al. Oxygen supply and oxygen-dependent gene expression in differentiating embryonic stem cells. Proc Natl Acad Sci USA. 1996;93:2867–72.

36. Géminard C, de Gassart A, Vidal M. Reticulocyte maturation: mitophisis and exosome release. Biocell. 2002;26:205–15.

37. George JC, Bada JL, Zeh J, et al. Age and growth estimates of bowhead whales (Balaena mysticetus) via aspartic acid racemization. Can J Zool. 1999;77:571–80.

38. Geppe NA, Kurchatova TV, Dairova RA, et al. Interval hypoxic training in bronchial asthma in children. Hypoxia Med J. 1995;3:11–4.

39. Geraci JR, Palmer NC, St Aubin DJ. Tumors in cetaceans: analysis and new findings. Can J Fish Aquat Sci. 1987;44:1289–300.

40. Gidday JM. Cerebral preconditioning and ischaemic tolerance. Nat Rev Neurosci. 2006;7:437–48.

41. Gnaiger E, Méndez G, Hand SC. High phosphorylation efficiency and depression of uncoupled respiration in mitochondria under hypoxia. Proc Natl Acad Sci USA. 2000;97:11080–5.

42. Golikov MA. Health, endurance, longevity: the role of hypoxic stimulation. In: Strelkov RB, editor. Intermittent normobaric hypoxytherapy. Annals of international academy of problems of hypoxia. Vol 5. 2005. p. 164–200. [In Russian].

43. Gomez-Cabrera MC, Domenech E, Romagnoli M, et al. Oral administration of vitamin C decreases muscle mitochondrial biogenesis and hampers training-induced adaptations in endurance performance. Am J Clin Nutr. 2008;87:142–9.

44. Grechin VB, Krauz EI. Spontaneous fluctuations of oxygen tension in human brain structures. Biull Eksp Biol Med. 1973;75:20–2 [In Russian].

45. Gredilla R, Barja G. Minireview: the role of oxidative stress in relation to caloric restriction and longevity. Endocrinology. 2005;146:3713–7.

46. Halaschek-Wiener J, Brooks-Wilson A. Progeria of stem cells: stem cell exhaustion in Hutchinson-Gilford progeria syndrome. J Gerontol A Biol Sci Med Sci. 2007;62:3–8.

47. Harley CB, Futcher AB, Greider CW. Telomeres shorten during ageing of human fibroblasts. Nature. 1990;345:458–60.

48. Heidel JR, Philo LM, Albert TF, et al. Serum chemistry of bowhead whales (Balaena mysticetus). J Wildl Dis. 1996;32:75–9.

49. Heilbronn LK, de Jonge L, Frisard MI, et al. Effect of 6-month calorie restriction on biomarkers of longevity, metabolic adaptation, and oxidative stress in overweight individuals: a randomized controlled trial. JAMA. 2006;295:1539–48.

50. Heinicke K, Cajigal J, Viola T, et al. Long-term exposure to intermittent hypoxia results in increased hemoglobin mass, reduced plasma volume, and elevated erythropoietin plasma levels in man. Eur J Appl Physiol. 2003;88:535–43.

51. Honda Y, Honda S. Oxidative stress and life span determination in the nematode Caenorhabditis elegans. Ann N Y Acad Sci. 2002;959:466–74.

52. Hoppeler H, Kleinert E, Schlegel C, et al. Morphological adaptations of human skeletal muscle to chronic hypoxia. Int J Sports Med. 1990;11:S3–9.

53. Hsu AL, Murphy CT, Kenyon C. Regulation of aging and age-related

disease by DAF-16 and heat-shock factor. Science. 2003;300:1142–5.

54. Huckabee W, Metcalfe J, Prystowsky H, et al. Blood flow and oxygen consumption of the pregnant uterus. Am J Physiol. 1961;200:274–8.

55. Jauniaux E, Watson A, Ozturk O. In-vivo measurement of intrauterine gases and acid-base values early in human pregnancy. Hum Reprod. 1999;14:2901–4.

56. Jefferson J, Ashley J, Simoni J, et al. Increased oxidative stress following acute and chronic high altitude exposure. High Alt Med Biol. 2004;5:61–9.

57. Jelluma N, Yang X, Stokoe D, et al. Glucose withdrawal induces oxidative stress followed by apoptosis in glioblastoma cells but not in normal human astrocytes. Mol Cancer Res. 2006;4:319–30.

58. Johnson JB, Summer W, Cutler RG, et al. Alternate day calorie restriction improves clinical findings and reduces markers of oxidative stress and inflammation in overweight adults with moderate asthma. Free Radic Biol Med. 2007;42:665–74.

59. Khrapko K, Nekhaeva E, Kraytsberg Y, et al. Clonal expansions of mitochondrial genomes: implications for in vivo mutational spectra. Mutat Res. 2003;522:9–13.

60. Kirkwood JK, Bennett PM, Jepson PD, et al. Entanglement in fishing gear and other causes of death in cetaceans stranded on the coasts of England and *Wales*. Vet Rec. 1997;141:94–8.

61. Kogan AKh, Grachev SV, Eliseeva SV, et al. Carbon dioxide – a universal inhibitor of the generation of active oxygen forms by cells. Izv Akad Nauk Ser Biol. 1997;2:204–17 [In Russian].

62. Kolchinskaya AZ, Tsyganova TN, Ostapenko LA. Normobaric interval hypoxic training in medicine and sports. Moscow: Meditsina; 2003 [In Russian].

63. Kolesnikova EE, Serebrovskaya TV. Parkinson's disease and intermittent hypoxia training. In: Xi L, Serebrovskaya TV, editors. Intermittent hypoxia: from molecular mechanisms to clinical applications. New York: Nova Science Pub Inc; 2009. p. 577–88.

64. Kotlyarova LA, Stepanova EN, Tkatchouk EN, et al. The immune state of the patients with rheumatoid arthritis in the interval hypoxic training. Hypoxia Med J. 1994;2:11–2.

65. Krakauer DC, Mira A. Mitochondria and germ cell death. Nature. 1999;400:125–6.

66. Krause DS, Theise ND, Collector MI, et al. Multi-organ, multi-lineage engraftment by a single bone marrow-derived stem cell. Cell. 2001;105:369–77.

67. Krysko D, Mussche S, Leybaert LD, et al. Gap junctional communication and connexin 43 expression in relation to apoptotic cell death and survival of granulosa cells. J Histochem Cytochem. 2004;52:1199–207.

68. Kunze K. Spontaneous oscillations of $pO_2$ in muscle tissue. Adv Exp Med Biol. 1976;75:631–7.

69. Lacza Z, Kozlov AV, Pankotai E, et al. Mitochondria produce reactive nitrogen species via an arginine-independent pathway. Free Radic Res. 2006;40:369–78.

70. Laffey J, Motoschi T, Engelberts D. Therapeutic hypercapnia reduces pulmonary and systemic injury following in vivo lung reperfusion. Am J Respir Crit Care Med. 2000;162:2287–94.

71. Lee W-C, Chen J-J, Ho H-Y, et al. Short-term altitude mountain living improves glycemic control. High Alt Med Biol. 2003;4:81–91.

72. Lemaster JJ. Selective mitochondrial autophagy, or mitophagy, as a targeted defense against oxidative stress, mitochondrial dysfunction and aging. Rejuvenation Res. 2005;8:3–5.

73. Li A-M, Quan Y, Guo Y-P, et al. Effects of therapeutic hypercapnia on inflammation and apoptosis after hepatic ischemia-reperfusion injury in rats. Chin Med J. 2010;123:2254–8.

74. Liu J, Ames B. Reducing mitochondrial decay with mitochondrial nutrients to delay and treat cognitive dysfunction, Alzheimer's disease, and Parkinson's disease. Nutr Neurosci. 2005;8:67–89.

75. Lukyanova LD, Dudchenko AV, Germanova EL, et al. Mitochondrial signaling in formation of body resistance to hypoxia. In: Xi L, Serebrovskaya TV, editors. Intermittent hypoxia: from molecular mechanisms to clinical applications. New York: Nova Science Pub Inc; 2009. p. 423–50.

76. Manukhina EB, Downey FH, Mallet RT. Role of nitric oxide in cardiovascular adaptation to intermittent hypoxia. Exp Biol Med. 2006;231:343–65.

77. Maynard-Smith J, Szathmary E. The major transitions in evolution. Oxford: Freeman; 1995.

78. Meerson FZ, Gomzakov OA, Shimkovich MV. Adaptation to high altitude hypoxia as a factor preventing development of myocardial ischemic necrosis. Am J Cardiol. 1973;31:30–4.

79. Meerson FZ. Adaptation to intermittent hypoxia: mechanisms of protective effects. Hypoxia Med J. 1993;3:2–8.

80. Meerson FZ. Mechanism of phenotypic adaptation and the principles of its use for prevention of cardiovascular disorders. Kardiologiia. 1978;18:18–29 [In Russian].

81. Meyer K, Foster C, Georgakopoulos N, et al. Comparison of left ventricular function during interval versus steady-state exercise training in patients with chronic congestive heart failure. Am J Cardiol. 1998;82:1382–7.

82. Milano G, Corno A, Lippa S, et al. Chronic and intermittent hypoxia induce different degrees of myocardial tolerance to hypoxia-induced dysfunction. Exp Biol Med. 2002;227:389–97.

83. Moraes CT, Kenyon L, Hao H. Mechanisms of human mitochondrial DNA maintenance: the determining role of primary sequence and length over function. Mol Biol Cell. 1999;10:3345–56.

84. Morris AA. Cerebral ketone body metabolism. J Inherit Metab Dis. 2005;28:109–21.

85. Neubauer JA. Physiological and pathophysiological responses to intermittent hypoxia. J Appl Physiol. 2001;90:1593–9.

86. Nicholasa A, Kraytsberga GX, et al. On the timing and the extent of clonal expansion of mtDNA deletions: evidence from single-molecule PCR. Exp Neurol. 2009;218:316–9.

87. Nikolsky I, Serebrovskaya TV. Hypoxia and stem cells. In: Xi L, Serebrovskaya TV, editors. Intermittent hypoxia: from molecular mechanisms to clinical applications. New York: Nova Science Pub Inc; 2009. p. 469–87.

88. Ning Z, Yi Z, Hai-Feng Z, Zhao-Nian Z. Intermittent hypoxia exposure prevents mtDNA deletion and mitochondrial structure damage produced by ischemia/reperfusion injury. Acta Physiologica Sinica Oct. 2000; 52 (5): 375-380.

89. Nunney L. Lineage selection and the evolution of multistage carcinogenesis. Proc Biol Sci. 1999;266:493–8.

90. Ogier-Denis E, Codogno P. Autophagy: a barrier or an adaptive response to cancer. Biochim Biophys Acta. 2003;1603:113–28.

91. Owen OE, Morgan AP, Kemp HG, et al. Brain metabolism during fasting. J Clin Invest. 1967;46:1589–95.

92. Peto R. Epidemiology, multistage models, and short-term mutagenicity tests. In: Hiatt HH, Watson JD, Winsten JA, editors. The origins of human cancer. Cold spring harbor conferences on cell proliferation. New York: Cold Spring Harbor Laboratory Press; 1977. p. 1403–28.

93. Philo LM, Shotts EB, George JC. Morbidity and mortality. In: Burns JJ, Montague JJ, Cowles CJ editors. The bowhead whale. Vol 2. Soc Mar Mamm Spec Publ; 1993. p. 275–312.

94. Prabhakar NR. Oxygen sensing during intermittent hypoxia: cellular and molecular mechanisms. J Appl Physiol. 2001;90:1986–1994. [PubMed]http://www.ncbi.nlm.nih.gov/pubmed/11299293.

95. Prokopov A, Voronina T. Intermittent hypoxic therapy/training (IHT): the aetiologic and pathogenetic anti-aging treatment. Rejuvenation Res. 2007;10(S1):45.

96. Prokopov A. Exploring overlooked natural mitochondria – rejuvenative intervention. The puzzle of bowhead whales and naked mole rats. Rejuvenation Res. 2007;10:543–59.

97. Prokopov A, Kotliar I. The perspectives of hypoxic treatment in the anti-aging medicine. Hypoxia Med J. 2001;3:37.

98. Prokopov A. A case of recovery from dementia following rejuvenative treatment. Rejuvenation Res. 2010;13:217–9.

99. Prokopov A, Voronina T. Engineered natural longevity – enhancing interventions. In: Bentely JV, Keller MA, editors. Handbook on longevity: genetics, diet, and disease. New York: Nova Science Publ Inc; 2009.

100. Rattan S. Hormetic interventions in aging. Am J Pharmacol Toxicol. 2008;3:27–40.

101. Rochefort GY, Delorme B, Lopez A, et al. Multipotential mesenchymal stem cells are mobilized into peripheral blood by hypoxia. Stem Cells. 2006;24:2202–8.

102. Ruscher K, Isaev N, Trendelenburg G, et al. Induction of hypoxia inducible factor-1 by oxygen glucose deprivation is attenuated by hypoxic preconditioning in rat cultured neurons. Neurosci Lett. 1998;254:117–20.

103. Russell JW, Golovoy D, Vincent AM, et al. High glucose-induced oxidative stress and mitochondrial dysfunction in neurons. FASEB J. 2002;16:1738–48.

104. Sato K, Kashiwaya Y, Keon CA, et al. Insulin, ketone bodies, and mitochondrial energy transduction. FASEB J. 1995;9:651–8.

105. Sazontova TG, Arkhipenko YuV, Lukyanova LD. Comparative study of the effect of adaptation to intermittent hypoxia on active oxygen related systems in brain and liver of rats with different resistance to oxygen deficiency. In: Sharma BK, Takeda N, Ganguly NK, et al., editors. Adaptation biology and medicine. New Delhi: Narosa Publishing House; 1997. p. 260–6.

106. Serebrovskaya TV. Intermittent hypoxia research in the former Soviet Union and the Commonwealth of Independent States: history and review of the concept and selected applications. High Alt Med Biol. 2002;3:205–21.

107. Serebrovskaya T, Manukhina EB, Smith ML, et al. Intermittent hypoxia: cause of, or therapy for systemic hypertension? Exp Biol Med. 2008;233:627–50.

108. Singer D. Neonatal tolerance to hypoxia: a comparative-physiological approach. Comp Biochem Physiol A Mol Integr Physiol. 1999;123:221–34.

109. Skrha J, Kunesova M, Hilgertova J. Short-term very low calorie diet reduces oxidative stress in obese type-2 diabetic patients. Physiol Res. 2005;54:33–9.

110. Skulachev V, Longo V. Aging as a mitochondria-mediated atavistic program: can aging be switched off? Ann N Y Acad Sci. 2005;1057: 145–64.

111. Skulachev V. Mitochondrial physiology and pathology: concepts of programmed death of organelles, cells and organisms. Mol Aspects Med. 1999;20:139–84.

112. Skulachev VP. A biochemical approach to the problem of aging: "mega project" on membrane-penetrating ions. Biochemistry (Moscow). 2007;72:1385–96.

113. Smigrodzki RM, Khan SM. Mitochondrial microheteroplasmy and a theory of aging and age-related disease. Rejuvenation Res. 2005;8:172–98.

114. Spees JL, Olson SD, Whitney MJ, et al. Mitochondrial transfer among cells can rescue aerobic respiration. Proc Natl Acad Sci USA. 2006;103:1283–8.

115. Spindler S. Rapid and reversible induction of the longevity, anticancer and genomic effects of caloric restriction. Mech Ageing Dev. 2005;126:960–6.

116. Sun Y, Jin K, Mao XO. Neuroglobin is up-regulated by and protects neurons from hypoxic-ischaemic injury. Proc Natl Acad Sci USA. 2001;98:15306–11.

117. Taylor D, Zeyl C, Cooke E. Conflicting levels of selection in the accumulation of mitochondrial defects in *Saccharomyces cerevisiae*. Proc Natl Acad Sci USA. 2002;99:3690–4.

118. Terman A, Dalen H, Eaton JW, et al. Mitochondrial recycling and aging of cardiac myocytes: the role of autophagocytosis. Exp Gerontol. 2003;38:863–76.

119. Tkatchouk EN, Gorbatchenkov AA, Kolchinskaya AZ, et al. Adaptation to interval hypoxia for the purpose of prophylaxis and treatment. In: Meerson FZ, editor. Essentials of adaptive medicine: protective effects of adaptation. Moscow: Hypoxia Medical Ltd; 1994. p. 200–21.

120. Trevathan WR. Evolutionary medicine. Ann Rev Anthropol. 2007;36:139–54.

121. Uys CJ, Best PB. Pathology of lesions observed in whales flensed at Saldanha Bay, South Africa. J Comp Pathol. 1966;76:407–12.

122. Vanden Hoek T, Becker L, Shao Z, et al. Reactive oxygen species released from mitochondria during brief hypoxia induce preconditioning in cardiomyocytes. J Biol Chem. 1998;273: 18092–8.

123. Vanucci RC, Towfigi J, Heitjan DF, et al. Carbon dioxide protects the perinatal brain from hypoxic-ischemic damage: an experimental study in the immature rat. Pediatrics. 1995;95:868–74.

124. Veech RL. The therapeutic implications of ketone bodies: the effects of ketone bodies in pathological conditions, ketosis, ketogenic diet, redox states, insulin resistance, and mitochondrial metabolism. Prostagl Leukot Essent Fatty Acids. 2004;70:309–19.

125. Vesela A, Wilhelm J. The role of carbon dioxide in free radical reactions of the organism. Physiol Res. 2002;51:335–9.

126. von Zglinicki T. Oxidative stress shortens telomeres. Trends Biochem Sci. 2002;27:339–44.

127. Wallace DC. Mitochondrial DNA in aging and disease. Scientific Am. 1997;8:40–7.

128. Wang X, Deng J, Boyle D, et al. Potential role of IGF-I in hypoxia tolerance using a rat hypoxic-ischemic model: activation of hypoxia-inducible factor $1\alpha$. Pediatr Res. 2004;55:385–94.

129. West JB. Do climbs to extreme altitudes cause brain damage? Lancet. 1986;2:387.

130. Wisløff U, Støylen A, Loennechen JP, et al. Superior cardiovascular effect of aerobic interval training versus moderate continuous training in heart failure patients: a randomized study. Circulation. 2007;115:3086–94.

131. Yellon DM, Downey JM. Preconditioning the myocardium: from cellular physiology to clinical cardiology. Physiol Rev. 2003;83: 1113–51.

132. Yoneda M, Chomyn A, Martinuzzi A. Marked replicative advantage of human mtDNA carrying a point mutation that causes the MELAS encephalomyopathy. Proc Natl Acad Sci USA. 1992;89: 11164–8.

133. Zhong N, Yi Z, Fang Q, et al. Intermittent hypoxia exposure-induced heat-shock protein 70 expression increases resistance of rat heart to ischemic injury. Acta Pharmacol Sin. 2000;21: 467–72.

134. Zhong N, Zhang Y, Zhu HF, et al. Intermittent hypoxia exposure prevents mtDNA deletion and mitochondrial structure damage produced by ischemia/reperfusion injury. Sheng Li Xue Bao. 2000;52:375–80.

135. Zhuang J, Zhou Z. Protective effects of intermittent hypoxic adaptation on myocardium and its mechanisms. Biol Signals Recept. 1999;8:316–22.

136. Zorov DB, Krasnikov BF, Kuzminova AE, et al. Mitochondria revisited. Alternative functions of mitochondria. Biosci Rep. 1997;17: 507–20.

第五篇

间歇性低氧治疗方法与设备

# 第22章 不同间歇性低氧训练方案的获益与风险

Katerina Rozova, Olga Gonchar, and Iryna N. Mankovska

## 摘要

间歇性低氧可以有效刺激多种代谢途径,并且这种现象越来越多在运动与医疗实践中应用。然而,间歇性低氧训练(intermittent hypoxia training,IHT)的模式对于达到足够的保护效果至关重要。我们知道短程或慢性的间歇性低氧可以按低氧损伤的严重程度和持续时间在机体组织中造成严重的病理生理学后果。本章节探讨了低氧暴露的严重程度和持续时间不同的多种模式的 IHT 对心和肺组织的形态学和抗氧化状态的影响。结果显示更严重且更短的 IHT 模式导致了在心脏和肺组织的氧化/抗氧化失衡,并出现形态和功能的严重紊乱。暴露于不同持续时间的适度的低氧促进了最佳抗氧化稳态和在组织结构中代偿适应性改变。

## 专业名词缩略语

| | |
|---|---|
| IHT | 间歇性低氧训练(intermittent hypoxia training) |
| LPO | 脂质过氧化(lipid peroxidation) |
| RTLF | 呼吸道附着液体(respiratory tract lining fluid) |
| TBARS | 硫代巴比土酸反应性物质(thiobarbituric acid-reactive substances) |
| GSH | 还原型谷胱甘肽(reduced glutathione) |
| GSSG | 氧化型谷胱甘肽(oxidized glutathione) |
| Cu/Zn-SOD | 铜/锌超氧化物歧化酶(Cu/Zn-SOD) |

## 22.1 介绍

间歇性低氧/再充氧已经在许多年间引人注目了。重复循环的低氧/再充氧是 IHT 的基础,是适应训练类型之一。

许多研究报道了间歇性低氧可以激活多种代谢途径并在生物体内引发一个复杂的适应性改变[1~3]。IHT 增加了对于损害因素如:缺血、严重且持续的低氧和消耗性的持久锻炼的耐受性,现在已经广泛用于体育界以及多种人类疾病的治疗和预防[4~6]。间歇性低氧适应已经被应用于治疗冠心病,心律失常、心肌梗死后心力衰竭、以及慢性阻塞性肺疾病,气管炎,支气管哮喘等等[7,8]。与此同时,最近一项研究显示在 IHD 程序中低氧的持续时间、频率和程度,对达到足够的保护效果至关重要[9,10]。我们知道短程和慢性的间歇性低氧也可以有严重的病理生理学后果,它们依赖于低氧损伤严重程度和持续时间,包括肺和系统高血压、卒中和认知障碍[11]。然而 IHT 期间低氧暴露的程度和持续时间是有益还是有害仍然存在争议[12,13]。

我们知道短期的 H/R 与诱导抗氧化反应相关,其中抗氧化酶(超氧化物歧化酶和过氧化氢酶)和谷胱甘肽系统扮演了重要角色。GSH 到 GSSG 的转变的比率反映了机体整体抗应激的能力[16,17]。大量的研究显示,在低氧再充氧情况下,抗氧化能力是会改变的,并且间歇性低氧的条件下产生自由基和抗氧化过程的最终平衡直接依赖于低氧的实验方案和组织特异性的低氧/再充氧[18]。在间歇性低氧下促氧化-抗氧化平衡的改变是与能量代谢、组织形态学和功能,特别是与生物学屏障、线粒体系统和毛细血管内皮的改变相平行的。

在这里,我们比较分析了在不同 IHT 方案下心肺组织的形态学特征和抗氧化状态参数,这可能对于临床医生在低氧训练治疗中选择低氧暴露的强度和持续时间有所助益。

## 22.2　材料和方法

本研究采用雄性 Wistar 大鼠,分为四组(每组 10 只):①对照组(正常氧);②低氧(氮气中混合 7% 的 $O_2$)暴露 5min,随后常氧暴露 15min(实验组 1);③低氧(氮气中混合 12% 的 $O_2$)暴露 5min,随后常氧暴露 15min(实验组 2);以及④低氧(氮气中混合 12% 的 $O_2$)暴露 15min,随后常氧暴露 15min(实验组 3)。在所有训练组中暴露的总持续时间为 65min,IHT 持续时间为 14 天。动物们在 IHT 过程结束后 24h 处死。电子显微镜观察的组织样品的制备:肺和心脏组织按常规方法用戊二醛和 $OsO_4$ 双固定,用梯度酒精脱水并用环氧树脂包埋[19]。超薄切片(40～60nm)用乙酰双氧铀和柠檬酸铅固定然后用 JEM 100-CX 电子显微镜检查。在 Weibel 之后进行形态学研究[19]。生化分析组织样品的制备:心和肺被迅速移除,用生理盐水洗涤,并用液氮冷冻。LPO 通过 Buege 和 Aust 方法由 TBARS 的形成而测量。Cu/Zn-SOD 和过氧化氢酶的活性通过 Misra、Fridovich[21] 和 Korolyuk et al 的方法评估[22]。还原型和氧化型谷胱甘肽用 Anderson 方法评估。蛋白浓度用牛血清作为标准,Lowry 方法评估。结果用 Student's $t$ 检验分析,p<0.05 被定义为有统计学差异。

## 22.3　结果和讨论

在方案 1 之后,执行的低氧训练引起了 LPO 过程强化:相较于对照组,心肌中 TBARS 水平增加了 22%($p < 0.05$),肺中水平增加了 33%($p < 0.05$)(图 22.1a)。这种增加伴随着心肺组织中 GSSG 含量增加和 GSH 下降(图 22.2)。GSH/GSSG 平衡朝向二硫化物集聚的方向移动,这表明氧化过程活动的保留以及在这种训练模式下谷胱甘肽还原潜力的下降。在氧化应激中,GSSG 的积累可导致抗氧化系统的失衡,因为 GSSG 作为一种毒性化合物,可以轻易形成混合的二硫化物和含硫酶,损伤它们的活性[16,17]。根据方案 1 进行 IHT,发现其导致了在心脏和肺组织中 Cu/Zn-SOD 活性的下降和过氧化氢酶活性的上升(图 22.1b,c),重要的是,过氧化氢酶在氧化应激中扮演着重要作用:可以保护细胞不受活性氧代谢物的损伤[15]。

为应对更加严重的低氧暴露,抗氧化系统发生的改变与组织超微结构的显著变化相平行。肺组织的改变主要涉及表面活性系统和细胞线粒体系统。它们表现为抑制合成(Ⅱ型肺细胞的薄层小体的损坏)和分泌(肺泡表面无游离表面活性物质)表面活性物质,马赛克式的空泡形成和线粒体肿胀,以及 25%～30% 细胞器的嵴的形成不能和损坏(图 22.3a)。肺的低氧性水肿是轻微的,并且血气屏障的厚度显示有增加的趋势(表 22.1),然而肺泡内的水肿和个体中血气屏障层面的损坏,只是单独在肺泡内观察到。电子显微镜研究心肌显示:大面积的液体和蛋白浸润,它们提示细胞膜通透性增加。这与心肌纤维的肿胀、失组织化和损坏相关,血组织屏障的显著的水肿伴随边缘局限化相关(表 22.1),还与毛细血管内皮超微结构中心肌细胞的损坏却不伴显著紊乱相关。部分的空泡化在心肌线粒体中很少见,但是在大多数病例中,基质是被凝缩的,这可被认为是在该模式低氧暴露下糖酵解受抑制的间接证据(图 22.3b)。这些数据与此观点一致:更高的强度与更长的低氧可刺激自由基过程并引起多种组织内形态功能上的改变。

对比方案 3 来说,在方案 2 之后的执行的 IHT 只是引起心肺组织中 LPO 产物增长的趋势,这些参数相对超过对照组水平 13% 和 19%($p<0.05$)。心肌细胞的 Cu/Zn-SOD 活性在进行完方案 2 的 IHT 后增加了 26%,而在方案 3 后的 IHT 增加了 18%($p<0.05$),然而过氧化氢酶的活性相对没变。肺组织中的过氧化氢酶活性增加了 15%～17%,然而 Cu/Zn-SOD 活性维持在了对照组水平(图 22.1a,b,c)。我们分析了被研究组织的谷胱甘肽池,数据显示在方案 2 和方案 3 之后的低氧训练之后导致了肺组织中 GSH 升高,然而在心肌组织中,却是 GSSG 相对于对照组水平保持增加(图 22.2)。肺不同于其他组织,它具有更广范围的抗氧化防御工具,在多种极端情形下,能够协助维持氧化还原状态的平衡。酶的和非酶的抗氧化物质在细胞内、血管内和肺中细胞外 RTLF 中出现,但是谷胱甘肽含量在 RTLF 尤其高(比血浆的含量高 100 倍)。

表 22.1　在不同 IHT 模式下血气和血组织屏障的平均厚度(nm, $M±m$)

| 实验条件 | 血-气屏障 | 血-组织屏障 |
|---|---|---|
| 对照 | 163±8 | 221±14 |
| IHT | | |
| 方案 1 | 198±21 | 396±29 |
| 方案 2 | 186±19 | 285±21 |
| 方案 3 | 194±28 | 272±17 |

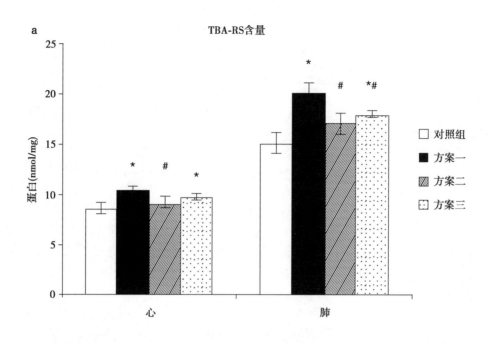

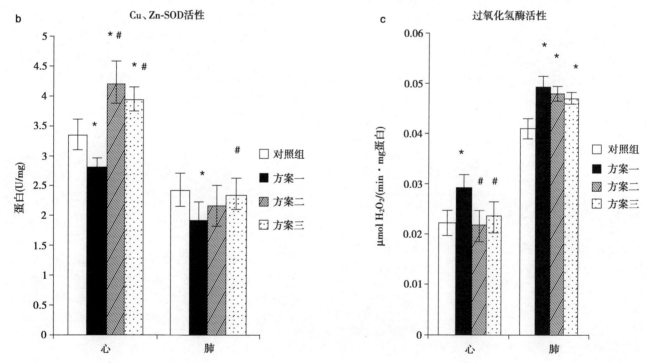

图 22.1 不同疗程间歇性低氧训练对大鼠心肺组织脂质过氧化(a)和抗氧化酶活性(b、c)的影响。各组均取平均值 ±SEM,$n=10$。$^*p<0.05$ vs 对照组;$^\#p<0.05$ vs 方案一

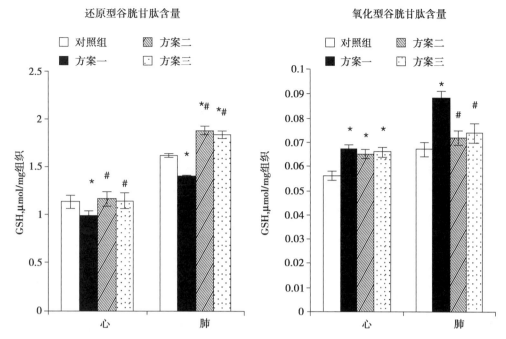

图22.2 不同方案 IHT 作用下的心肺组织谷胱甘肽池。(a)还原型谷胱甘肽含量。(b)氧化型谷胱甘肽含量。各组均取平均值±SEM,$n=10$。$^*p<0.05$ vs 对照组;$^\#p<0.05$ vs 方案一

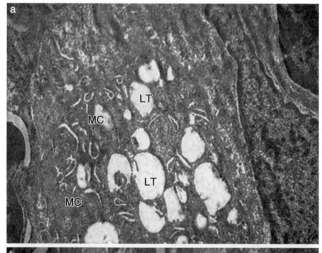

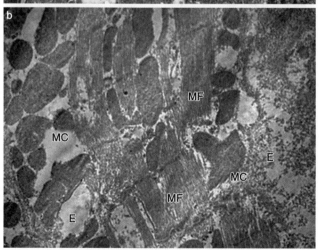

图22.3 IHT(方案1)对于心(a)肺(b)组织超微结构的影响,MC 线粒体,LT 层状小体,E 水肿,MF 肌纤维×9600

在被研究组织中,应对中等强度低氧组分(实验组2)IHT 后的形态功能上的改变是可以很大程度上代偿和适应的。心肌组织中,血-组织屏障中轻度低氧性水肿(厚度增加 23%~29%;$p<0.05$;表 22.1)是与相对于对照组而言的线粒体总量的增加是平行的(增加至 $8\sim10/m^2$,$p<0.05$)并且相对于方案 1 之后的 IHT。

细胞器结构改变的数量下降两倍。心肌超微结构中嵌合式的紊乱伴随心肌细胞水肿,心肌纤维肿胀,并且有时瓦解也可见到(图 22.4a)。这些改变都是组织对于低氧暴露的特征性改变[25]。肺组织中,观察到表面活物质合成和分泌的激活,并伴随附着在大部分肺泡的表面活性物质的储存。血-气屏障和肺基质的超微结构与大多区域的完整的组织相符合(图 22.4b)。确定的是,通过屏障厚度的下降显示出血-气屏障的水肿也减少了,这与方案 1 测量出的参数相关。我们观察到线粒体部分的空泡化和肿胀以及低水平的(最高到 10%)细胞器嵴形成不能和损坏。这些结果表明 IHT 对于被研究组织的超微结构的影响,首先,气管特异性。其次,它们对于心肺组织形态功能状态上的积极影响是在中等程度低氧刺激中表现的。

IHT 模式 3 也伴随了被研究组织超微结构的更少的表达,对比最强模式的训练,但是与此同时,依照方案 2 的训练模式会伴有更多的表达:特别的是,在整个

组织和线粒体破坏性改变的不同区域都被保留了下来（图 22.5a,b）。因此,在这种情形下,血气屏障的水分过多(通过厚度评估)一定与我们知道的方案 1IHT 后的改变并无不同。所以,关于血-组织屏障,对于持续的严重低氧,厚度的减少确认了 IHT 影响下器官特异性的事实。

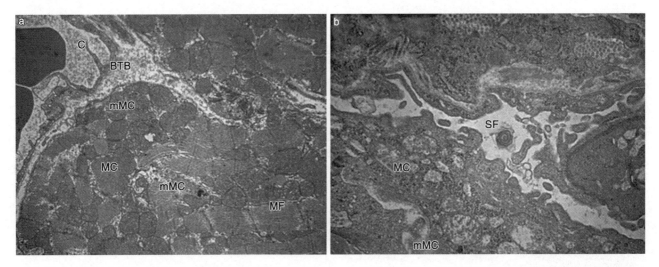

**图 22.4**　IHT(方案 3)对于心(a)肺(b)组织超微结构的影响。A 肺泡囊 BTB 血组织屏障 C 毛细血管腔 MF 肌纤维 SF 游离表面活性物质 MC 线粒体 mMC 线粒体内的线粒体×9600

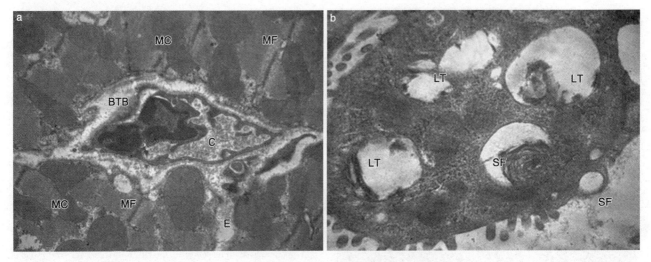

**图 22.5**　IHT(方案 3)对于心(a)肺(b)组织超微结构的影响。A 肺泡囊 C 毛细血管腔 BTB 血组织屏障 E 层状小体 MF 肌纤维 SF 游离表面活性物质×11 000

对于 IHT 不良影响下,我们会进一步推测增加耐受力的可能的机制。我们已经发现在间歇性低氧下以及在急性缺氧下有凋亡改变的增加,尤其在心肌细胞线粒体中。众所周知,这个过程是生理的,并且被许多研究者陈述为在生物体上不同影响下的一个阳性标志[26~28]。进行的研究可以让我们演绎在急性中度低氧下肺和心组织的一种新型的凋亡——由于低氧,在线粒体内破坏的结构上有微线粒体的形成(图 22.6a,b)。根据俄罗斯研究者的工作,在微线粒体中,尤其在这些细胞器中,不仅结构上,还有功能上的保留。我们倾向于检查线粒体内部的线粒体作为一种凋亡的方式,旨在维持缺氧条件下的线粒体能量功率,从而在低氧训练中形成额外的适应机制。

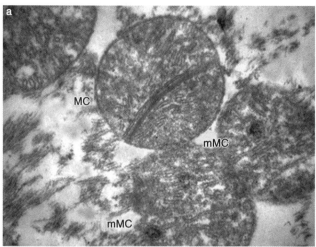

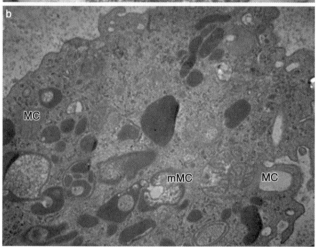

图 22.6　低氧条件下心（a）肺（b）组织线粒体的超微结构。MC 线粒体 mMC "线粒体内线粒体"×32 000（a），×18 000（b）

## 结论

　　根据不同持续时间和强度，不同方案的 IHT 导致了活性氧不同的形态学和功能上的反应，以及促氧化和抗氧化系统之间平衡的改变。在 IHT 模式 1 下，高强度的重复的自由基信号扮演了破坏组织结构抗氧化稳态性的角色，而在模式 2、3IHT 下或多或少活性氧的代偿的诱导刺激了防御系统，包括心肺超微结构上内源性抗氧化系统和适应性器官特异性的发展。根据我们的结果，我们认为 IHT 模式 2 对于被研究的器官和组织来说（如：心和肺）更加有效也更安全，可以将其作为心肺病理学的预防和治疗。

（张博维　译　李明　任长虹　校）

## 参考文献

1. Cai Z, Manalo D, Wei G, et al. Hearts from rodents exposed to intermittent hypoxia or erythropoietin are protected against ischemia-reperfusion injury. Circulation. 2003;108:79–85.
2. Clanton T, Klawitter P. Adaptive responses of skeletal muscle to intermittent hypoxia: the known and the unknown. J Appl Physiol. 2001;90:2476–87.
3. Gonchar O, Mankovska I. Glutathione system adaptation to acute stress in the heart of the rats during different regimes of hypoxia training. Ukr Biokhim Zh. 2007;79:79–85 [In Ukrainian].
4. Tkachouk E, Gorbachenkov A, Kolchinskaya A, et al. Adaptation to interval hypoxia for prophylaxis and therapy. Moscow: Hypoxia Med. Ltd; 1994.
5. Belaidi E, Ramond A, Joyeux-Faure M, et al. Contrasting effects of intermittent hypoxia on myocardial ischemic tolerance. In: Xi L, Serebrovskaya TV, editors. Intermittent hypoxia: from molecular mechanisms to clinical application. New York: Nova Science Publishers; 2009. p. 3–18.
6. Serebrovskaya T, Manukhina E, Smith M, et al. Intermittent hypoxia: cause of or therapy for systemic hypertension. Exp Biol Med. 2008;233:627–50.
7. Burtscher M, Pachinger O, Ehrenbourg I, et al. Intermittent hypoxia increases exercise tolerance in elderly men with and without coronary artery disease. Int J Cardiol. 2004;96:247–54.
8. Serebrovskaya T, Swanson R, Kolchinskaya A. Intermittent hypoxia: mechanisms of action and some applications to bronchial asthma treatment. J Physiol Pharmacol. 2003;54(suppl):35–41.
9. Chen L, Einbinder E, Zhang Q, et al. Oxidative stress and left ventricular function with chronic intermittent hypoxia in rats. Am J Respir Crit Care Med. 2005;172:915–20.
10. Suzuki Y, Jain V, Park A, et al. Oxidative stress and oxidant signaling in obstructive sleep apnea and associated cardiovascular diseases. Free Radic Biol Med. 2006;40:1683–92.
11. Neubauer J. Physiological and pathophysiological responses to intermittent hypoxia. J Appl Physiol. 2001;90:1593–9.
12. Zong P, Setty S, Sun W, et al. Intermittent hypoxic training protects canine myocardium from infarction. Exp Biol Med. 2004;229:806–12.
13. Joyeux-Faure M, Stanke-Labesque F, Lefebvre B, et al. Chronic intermittent hypoxia increases infarction in the isolated rat heart. J Appl Physiol. 2005;98:1691–6.
14. Gulyaeva NV, Tkatchouk EN. Antioxidative effects of interval hypoxic training. Hypoxia Med J. 1997;5:18–21.
15. Yu B. Cellular defenses against damage from reactive oxygen species. Physiol Rev. 1994;74:139–62.
16. Saez GT, Bannister WH, Bannister JV. Oxidative stress and glutathione. In: Vina J, editor. Glutathione: metabolism and physiological functions. Boca Raton: CRC Press; 1990. p. 237–54.
17. Hayes J, McLellan L. Glutathione and glutathione-dependent enzymes represent a coordinately regulated defense against oxidative stress. Free Radic Res. 1999;31:273–300.
18. Gonchar O, Mankovska I. Antioxidant system in adaptation to intermittent hypoxia. J Biol Sci. 2010;10:545–54.
19. Karupu VYa. Electron microscopy. Kiev: Naukova Dumka; 1984 [In Russian].
20. Buege A, Aust S. Microsomal lipid peroxidation. Methods Enzymol. 1978;52:302–8.
21. Misra H, Fridovich I. The role of superoxide anion in the autoxidation of epinephrine and a simple assay superoxide dismutase. J Biol Chem. 1972;247:3170–5.
22. Korolyuk M, Ivanova L, Maiorova I, et al. A method for measuring catalase activity. Lab Manuals. 1988;1:16–9 [In Russian].
23. Anderson M. Determination of glutathione and glutathione disulfide in biological samples. Methods Enzymol. 1985;113:548–51.
24. Kelly F. Glutathione: in defense of the lung. Food Chem Toxicol. 1994;37:963–6.
25. Kolchinskaya AZ, Khatsukov BKh, Zakusilo MP. Oxygen insufficiency, destructive and constructive effects. Nalchik: RASc; 1999 [In Russian].

26. Rozova EV. Changes of morphofunctional state of mitochondria of the rat lung and heart tissues in hypoxia of various genesis. J Acad Med Sci Ukr. 2008;14:752–65 [In Russian].

27. Sudakova JV, Bakeeva LE, Tsyplenkov VG. Energy-dependent changes of ultrastructure of cardiomyocytes mitochondria of man at the alcoholic defeat of heart. Arch Pathol. 1999;2:15–20 [In Russian].

28. Sudakova JV, Bakeeva LE, Tsyplenkov VG. Destructive changes of cardiomyocytes mitochondria of man at the alcoholic defeat of heart. Arch Pathol. 1999;9:19–23 [In Russian].

29. Saprunova VB, Solodovnikova IM, Bakeeva LE. Exposure of cytochrome c-oxidase activity in mitochondria of cardiomyocytes of the isolated tissues of myocardium at the prolonged effect of hypoxia. Cytology. 2008;50:268–74 [In Russian].

30. Solodovnikova IM, Saprunova VB, Bakeeva LE, et al. Dynamics of changes of ultrastructure of cardiomyocytes mitochondria in the isolated myocardium of rat during the protracted incubation in the conditions anoxia. Cytology. 2006;48:848–55 [In Russian].

# 第23章 个体化间歇性低氧训练：原则和实践

Tatiana V. Serebrovskaya and Lei Xi

## 摘要

来自前苏联以及西方国家的研究人员已经认识到对低氧的稳态反应的个体差异。已经证实的对于低氧的生理反应的遗传和环境参数必然推动选择性个人化的体育锻炼、疾病治疗和临床预后。我们对相同的双胞胎在海平面及高海拔进行的纵向检测显示对缺氧刺激的通气反应是一种刚性的，基因决定的，生理特征性反映了生物体的总体非特异性反应。在我们双胞胎调查的基础上，我们设计了一个列线图来评估个体对缺氧预适应的非特异性反应及功能储备。各种低氧训练的策略使得对缺氧通气敏感不同的人产生适应。间歇性低氧训练（IHT）可以被定制以匹配这个已知的个体化反应。介导个体间适应缺氧变化的机制主要通过对急性低氧具有高（HR）和低（LR）抵抗的动物中进行测量来确定。尽管这种变化有几个可能的原因，俄罗斯/乌克兰的学者的诸多兴趣都集中在线粒体上。研究人员发现：与LR大鼠相比，HR大鼠具有：①更强的线粒体酶复合物 I 活性，②增加的一氧化氮对 $Ca^{2+}$-ATP 酶活性的抑制，伴随着细胞内 $Ca^{2+}$ 降低，③增强的抗氧化活性，和④增加的基因表达。两种三羧酸循环底物，$\alpha$-酮戊二酸与琥珀酸盐的差异性选择性氧化，在 HR 动物中作用更强烈，从而提高胆碱能状态。我们的研究显示 L-精氨酸注射以及 IHT 增加 LR 大鼠线粒体的钙容量至与 HR 大鼠相同的水平。线粒体 ATP 依赖性钾通道开放剂线粒体呼吸影响在 HR 大鼠和 LR 大鼠中不同。这些差异与 IHT 效应类似。尽管如此，寻找潜在的普遍地用于个体缺氧预适应的标记仍在继续。未来的调查将会揭示这个非常重要的问题。总的来说，对于个体间歇性低氧训练，我们可以设想一个光明的未来，这可能在快速发展的针对各种人类疾病的个体化的预防医学领域发挥着重要的作用。

## 专业名词缩略语

| | |
|---|---|
| CIS | 独联体（commonwealth of independent states） |
| EPO | 促红细胞生成素（erythropoietin） |
| HCVR | 高碳酸通气灵敏度（hypercapnic ventilatory sensitivity） |
| HIF-1 | 低氧诱导因子 1（hypoxia-inducible factor 1） |
| HR | 高抗（high resistant） |
| HVR | 低氧通气反应（hypoxic ventilatory response） |
| IHT | 间歇性低氧训练（intermittent hypoxic training） |
| LHTL | 高海拔居住-低海拔训练（live high-train low） |
| LR | 低抗（low resistant） |
| $mK_{ATP}$ | 线粒体 ATP 依赖性钾离子通道（mitochondrial ATP-dependent potassium channels） |
| MR | 中等耐受（medium resistant） |
| NO | 一氧化氮（nitric oxide） |
| $VO_2$ max | 最大氧气摄取量（maximal oxygen uptake） |

## 23.1　介绍

任何事情都是自然的,但自然存在于各种各样的事物和多种样的形式中。

　　　　　　　　　　—Sir Francis Bacon(1561—1626)

人的功能有极为广泛的反应速率。这种固有的可变性是所有生物可塑性和高适应性的基础。DNA 中的遗传信息并不提供固定程序的适应,而是提出一个可能反应的大杂烩,只有在多变的环境中才能实现高程度的个体反应,最终可以决定在生理和病理状态下的个体发展。随着人类基因组信息的巨大进步,和我们对疾病分子机制的理解,个体化医疗已成为一个通过每个人的独特临床,遗传,基因组学和环境信息获知的广泛而迅速地医疗前端领域[23]。个体化医学现在允许医疗专业人员创建疾病各个阶段的优化护理计划,将其重点从反应性转换至预防性医疗战略。医生现在可以利用患者的遗传变异或表达谱以及蛋白质和代谢标志物指导更高的精度的个体治疗方案的选择[1,23]。

在前苏联和独立国家联合体(独联体)以及西方国家,人类和动物对缺氧生物体抵抗的个体差异的事实已被许多研究所证实。特别是高海拔地区的经济发展增长,从而强化了认识生态因素对人体健康的影响并强调分析和理解个体的适应性反应的重要性。对于这个基本问题的答案也可以揭示疾病的风险因素,并帮助选择在体育训练或疾病治疗期间的个体化间歇性低氧训练(IHT)模式。这也将是有助于选择那些工作职能与先天缺氧抵抗相对应的专业人士。一般来说,个性化的 IHT 可以被归类为一种在快速发展的个性化预防医学领域有前景的手段。

## 23.2　个体化间歇性低氧治疗的历史与演变

飞行员在一个气压舱内的低氧训练是在 1919 年由 Holdein 提出。个体对缺氧反应的变化吸引了前苏联和独联体科学家数十年的注意力。制定个体化的 IHT 方案首先应用于飞行员,登山者和运动员的训练。这个领域的基础研究是由 Egorov[31],Streltsov[73],Sirotinin[72],Rozenblyum[62]等发起。自 20 世纪 70 年代以来,大量的工作由 Berezovskiy 等人[10~16],Lukiyanova(Lukyanova-不同的拼写)等人[45~47], Agadzhanyan 等人[2,3], Aidaraliev 和 Maksimov[4,5], Kolchinskaya 等人[38,39],塞雷布罗夫斯卡娅(Serebrovska,Serebrovskaia,Serebrovs'ka-不同的拼写)[64~69]等人发表。对于发

展基本原则和理解个体对低氧适应的特殊生理过程的重要贡献涉及多个研究中心,包括①莫斯科医疗生物问题研究所,②圣彼得堡陆军医学院,③吉尔吉斯高海拔生理学研究所,和④基辅 Bogomoletz 生理学研究所。不幸的是,许多俄罗斯和乌克兰的发现并没有成为一个国际科学界的"共同财产"。在苏联时期,"铁幕"切断了大部分与西方科学家沟通的途径。尽管有负面影响,隔离实际上可能促进了这个特定的 IHT 领域一些独创思想的发展。

对低氧的通气反应的个性化特点-从高敏到完全缺乏反应-已被很好地描述[12,64,66]。显然,遗传基础上的个体差异存在于一个有机体对缺氧的抵抗。这些差异是基于身体主要调节系统功能与代谢特点之间独特而复杂的联系。为了确认遗传决定因素的存在会使得发现一些针对个体的反应性和适应性的标记物,沿着几条线进行了一系列研究包括①双胞胎,②人类家庭关系包括纵向数据,和③关于种内和种间变异性的动物实验。

在双胞胎研究中确定了个体适应发展中表型和基因型的差异[15,64,66](图 23.1)。来自西方和东方国家同时进行的两个调查[26,36]是在完全不知道"铁幕"的另一边发生了什么的前提下由独立的研究人员进行。从乌克兰研究人员获取的结果后来被调查人员证实来自前苏联外部。关于不同功能和生化因素的遗传决定程度的信息在这些年被积累。应用双胞胎的方法没有揭示个体差异的机制,但这些研究确实揭露了可用于个人预后和职业指导的参数。特别是,结果证实了低氧通气反应和高碳酸盐刺激是精确的,从遗传遗传角度决定生理参数,反映有机体的总体非特异性反应(图 23.2)。8 年期间关于单卵双胞胎的纵向调查(即从 10~11 岁直到 18~19 岁)显示 Holzinger 遗传测量对于这些参数的预示在此期间没有显著改变。这些研究也指出人类在短期适中缺氧(11%氧气 15 分钟)条件下保持相对恒定的氧气消耗水平的能力在很大程度上由遗传决定(70%~80%),并取决于缺氧(HVR)和高碳酸(HCVR)通气敏感性。因素分析显示 HVR(在较小程度上)和 HCVR(更大程度上)与经过适当的刺激生理系统反应密切相关,并可以作为个体反应性评估的标准。例如:年轻的健康男在 Berezovskii 等人的论文中被研究[14]。这些年轻的在海平面生活的原住民在慢性缺氧条件下生活并工作 1 年(海拔高度 3650 米,$PO_2 = 90mmHg$)。那些在低 $PO_2$ 环境中具有较高无氧代谢率的研究对象表现出对低氧刺激呼吸较低的敏感性,对非常低 $PaO_2$ 的耐受性增加,和对慢性缺氧的工作能力减低。

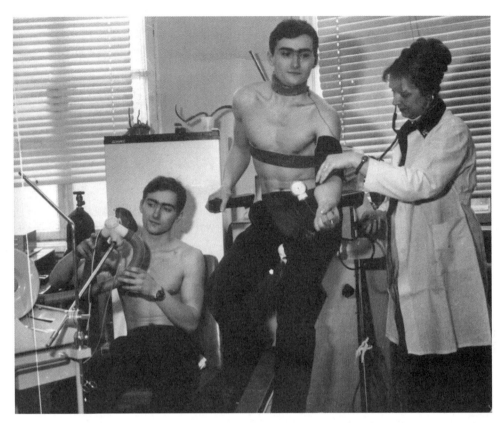

**图 23.1** 1979 年,在基辅,乌克兰的博古莫雷茨生理学研究所的双胞胎调查研究(研究员:Tatiana Serebrovskaya)

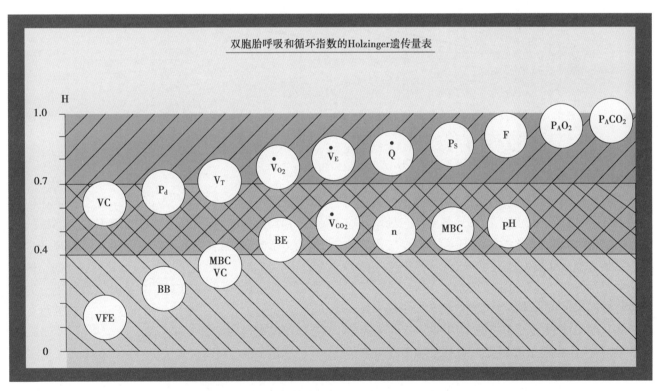

**图 23.2** 一些呼吸和循环指数的 Holzinger 遗传测量

VC,肺活量;$P_d$,舒张压;$V_t$,潮气量;$VO_2$,分钟耗氧量;$V_E$,分钟通气量;Q,分钟心输出量;$P_s$,收缩压;F,呼吸频率;$P_AO_2$,肺泡氧分压;$P_ACO_2$,肺泡二氧化碳部分压力;VFE,FEV1;BB,缓冲碱;MBC/VC,手迹指数;BE,碱剩余;$VCO_2$,分钟 $CO_2$ 排出;nHR,心率;MBC,最大肺通气量;pH,动脉血 pH 值。H,Holzinger 遗传测量模式,其中 0~0.4 主要是环境因素;0.4~0.7 综合遗传及环境因素影响;0.7~1 主要是遗传因素基于①对于强、弱高碳酸血症刺激的呼吸反应和②对急性、慢性缺氧联合物理负载的反应的比较研究允许我们描绘三个主要反应类型的特征[11]。对于弱(斜坡1,S1)和严重(斜坡2,S2)高碳酸血症(高反应型)表现出较高通气的人的特点是:①较高的每分通气指数,②较高的心率和每分心输出量,③增加的静息气体交换,④对快速上升到高度和物理负荷较强的反应,⑤强烈的皮肤刺激反应,⑥更不稳定的神经功能,⑦中等海拔高度较好的工作能力及低经济心肺功能,和⑧对极度缺氧和体力负荷抵抗力低。在 S1 和 S2 减低的人群中,通气和循环对刺激反应较弱的表达。在中度缺氧期间,酸中毒可能会发生,工作能力可能下降(低反应性类型)。最佳的反应在低 S1 和高 S2(正反应型)的人群中观察到,产生对低值刺激的较低的反应和激烈的刺激较强的反应。双胞胎的纵向调查显示出相对永久的群体反应分配,即 8 年期间较高的、正常的或较低的反应。

在这些研究的基础上,随着一种可以定义反应类型的预兆会标的发展(即低,正常和高反应性),设计了一种决定呼吸系统的个体反应性的方法。这个研究也允许区分一个人在同一种具有高,中或低的功能储备的反应类型[13](图 23.3,呈现两个极端类型)。

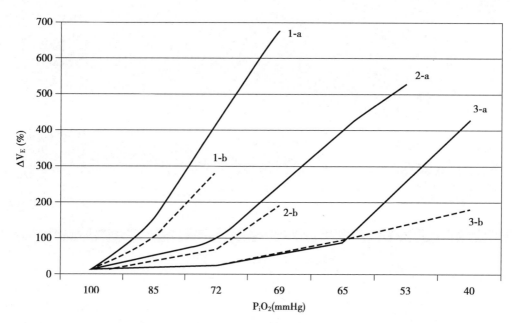

**图 23.3** 呼吸系统对不断增强低氧刺激反应的不同模式,适当考虑到其储备能力:①具有高(1-a)和弱(1-b)储备能力的超反应型;②具有高(2-a)和弱(2-b)储备能力的正常反应类型;③具有高(3-a)和弱(3-b)储备能力的低反应型。坐标:$\Delta V_E$,% 按照图表计算在 $P_iO_2 = 75mmHg$ 折点及测试结束达到 DVEmax 时 $V_E$ 对 $P_iO_2$ 水平的依赖性

呼吸反应类型与较高神经活动指标有很强的正相关性,如①神经活动的机能水平,②视觉信息处理的速度,③在海平面和高海拔的短期记忆量[50]。应用这种方法评估人类个体反应性对于运动表现,职业选择和临床实践等方面产生了积极的作用。研究人员,培训师或临床医生可以为体格发育或疾病治疗正确选择一个个体化的 IHT 模式。为有效的 IHT 治疗的人异常高的敏感性,需要适度的制度。而对于异常高敏感的个体更为有效的 IHT 治疗需要中等程度的 IHT 模式。并且对于低敏感性个体,需要更为强烈的 IHT 模式。对于选择个体化 IHT 模式的制表已经出版[49]。

Vasin[75],Berezovskii 和 Levashov[12],Aidaraliev 和 Maksimov[4]。描述了生理、生化或激素等参数对人体低氧耐受性的预测价值。Aydaraliev 等[7]报道在他们上升到高山地区之前,基于标准自行车肌力测试的工作能力指数,根据志愿者对低氧耐受具有高或低水平将其分为 2 组。到了适应 30 天,低缺氧耐受的个体和非特异性抵抗的个体经历了 12 小时次昼夜组分的幅度和相位的生物节律变化。相比之下,高缺氧耐受的个体保持正常的生物节律模式。

早在 1976 年,埃克斯就宣称:"不存在任何参数可以预测什么样的个体将能或不能耐受高海拔"[29]。但是,大部分是俄国和乌克兰科学家则认为暴露于缺氧状态和/或高碳酸血症引发了若干的代偿性改变,可以作为预后的指标[4,5,12,13,32,52,66]。西方国家最近的研究有也证实了这个结论[18,36,57,78]。此外,Waters 和

Gozal[77]发现了那些缺氧标志物和那些已经发现的与低氧特异性肌肉适应相关联的糖酵解酶信使 RNA 之间存在显著相关性的。

其他标记物也用于预测个体对低氧的适应和选择最佳治疗制度。在莫斯科的"缺氧医学"科学-临床研究实验室，为夫妇在氧饱和度稳定下降期间的低氧训练及同步的血流动力学参数的数据收集开发了一个特殊的程序[74]。训练程序的自变量是血氧饱和度和心率。Berezovskii 和 Levashov 详尽的报道了评估个体对缺氧的敏感性，以选择个体话的 IHT 模式[12]。若干个不同的标记物已被提出预测个体反应性，包括①使应用交感神经和副交感神经系统参数[17,59,70]；②个人人格指数（精神运动表现，人格特性相关的精神效能等）[4,6,19,20,22,51,54,60,61]；和③心血管指标（例如：心率，心电图）[4,8,9,21,28,37,55,56,58,72,74,79]。

最近，美国的调查人员已经很好地认识到了特定形式的间隔高海拔训练个体反应的变异性（如在高海拔生活-在低海拔训练的策略），他们表示这种变异性背后的确切机制仍然模糊不清[24,44]。为了使个性化的"处方"及最适的"剂量"的高海拔暴露以优化每个运动员的表现，未来的研究工作显然需要重点关注对于这些设备起决定作用的最佳剂量策略，以及决定个体变异性的基本机制。

## 23.3　个体化间歇性低氧治疗的细胞和分子基础

正如上面所讲的历史调查，在超过一半世纪的时间内，间歇性低氧研究领域主要的呼吸、心血管、内分泌及其他系统的生理参数已经被广泛研究[68]。许多这些研究提供了身体对低氧反应相关的分子生物学与生理控制方面的数据。在过去的几十年里，这个领域已经迅速转化至细胞及分子水平，这将使得在亚细胞水平更精确的理解细胞器及其生化反应。

对低氧个体变异的机制研究主要涉及以下动物实验，即使在单一程度训练的老鼠，低氧耐受性也存在很大的差异被证实。运用窒息终点，动物可以单独在一个特定的压力舱对急性缺氧产生海拔（11 000 米）高抗（HR），中耐（MR）和低抗（LR）反应。到第二次窒息的发作的一段时间被记录，作为每只动物高原窒息所需的时间。在这之后，通过调节室内压力而恢复至海平面水平使得动物逐渐恢复。大鼠窒息时间的平均值在 LR 约为 3min，MR 约为 6min，HR 约为 10 分钟[16,47]。

尽管存在若干个可能的原因导致个体对低氧反应的变异性（例如：通气敏感性，循环调整，酸碱平衡），独联体的兴趣主要集中在线粒体。1977 年，Lukyanova 表明具有较高低氧耐受性的老鼠较低耐受性老鼠的复合物 I 线粒体酶具有更高的活性。在更耐受的大鼠脑中，NADH-细胞色素 c 氧化还原酶的最大活性和 Km 显著高于低缺氧耐受的大鼠。类似的结果同样在基辅被获得[16]。Lukyanova 和同事以及在第 20 章节（Lukyanova 等人）提出了更新的数据[48]。

关于这个理论如何运作的几个概念被[68]详细评论。简单地说，线粒体可以与 NADH-细胞色素 c 氧化还原酶及其底物由于过饱和而失活相偶联。这个途径可能受线粒体的影响参数，如：复合体 I 线粒体酶活性或 NAD-细胞色素-b 中的电子传递链功能区。α-酮戊二酸酶也可能涉及在三羧酸循环中的活动以增强胆碱能水平。

最近的研究表明，维持低氧耐受的生理机制及其他极端环境下应激过程具有相同的线粒体呼吸链通过一氧化氮限制自由基氧化。在低氧适应期间，一氧化氮（NO）产量增加，导致活跃的"储备"以备后用[43]。NO 减少细胞内 $Ca^{2+}$ 浓度降低，从而抑制 $Ca^{2+}$-ATP 酶活性并使抗氧化酶活性增加伴随编码它们的基因表达。内源性 NO 能够升高内皮的细胞色素 C 氧化酶的 K(m)，并且这表明[30,67]内皮细胞可以"感受"低氧并通过改变 NO 介导低氧性血管收缩。NO 能增加 IHT 期间 LR 大鼠线粒体 $Ca^{2+}$ 的容量以控制 HR 动物的水平。线粒体 $Ca^{2+}$ 容量是维持低氧时钙稳态的因素之一[40]。

组织的血液在在整体水平受到交感神经张力控制，并在局部受影响前毛细血管括约肌的因素控制。但是，在细胞水平上，吸收并利用影响细胞代谢的氧气过程由相互作用的交感和副交感系统调节。急剧的 $PO_2$ 减低引起肾上腺素和胆碱能受体敏感性改变。在这个自主系统中，NO 调节交感神经-副交感神经比例，从而调节耗氧量[33]。肾上腺素能和胆碱能受体对质膜的影响与两个三羧酸循环底物-琥珀酸和 α-酮戊二酸的选择性氧化有关。在 LR 大鼠交感神经调节占主导地位，而在 HR 动物副交感神经张力占主导地位[41]。这些结果已被另一项在大鼠和豚鼠对照研究所证实[42]。与大鼠相比，豚鼠体内胆碱能水平表达较高。豚鼠对更强的急性暴露于 $7\%O_2$ 30 分钟的缺氧具有更好的耐受性。这个 $O_2$ 水平引起大鼠血液中肾上腺素，去甲肾上腺素，和多巴浓度显著增加，然而却引起豚鼠血液中儿茶酚胺减少。线粒体呼吸监测显示，豚鼠对急性缺氧的适应性更好归因于氧气消耗减少及氧气对 ATP 合成的有效性增加。

线粒体 ATP 依赖性钾通道（$mK_{ATP}$）在对低氧耐受的个体间差异中起着重要的作用。为了研究 $mK_{ATP}$ 的作用，我们使用含氟的通道开启剂 flocalin 测量 HR 和 LR 大鼠心肌组织呼吸[69]。在 LR 大鼠，腹腔注射 flo-calin 激发 ADP 刺激的线粒体呼吸急剧增加，伴随琥珀酸盐存在下的磷酸化率的增加，即向氧气储备方案的过渡。观察到 V3/V4 和 ADP/O 比率没有变化。在 HR 大鼠中，相同的操作没有产生 V3 的变化，从而降低 V3/V4 和 ADP/O 比。在 NAD 依赖性的底物-α-酮戊二酸存在下，flocalin 在 LR 大鼠中的作用变得明显。除了磷酸化的速率之外，V3 和 V4 增加伴随着 V3/V4 比率的降低，而 ADP/O 比率没有变化。相反，在 HR 大鼠中，观察到在 α-酮戊二酸存在下显著的线粒体呼吸抑制：①V3/V4 降低 50%，②V4 增加两倍，③ADP/O 降低 25%，④磷酸化率抑制 38%。结果表明心肌呼吸的 $mK_{ATP}$ 通道的开放对急性低氧耐受性高和低的动物的变量控制作用。这些效应反映了在 LR 和 HR 动物中 IHT 对线粒体呼吸的结局。

缺氧诱导因子 1（HIF-1）已被证实为一个参与低氧反应基因表达的主要调节器[63,76]。HIF-1 被认为是成功适应不同类型的低氧的一种标记[27,34,35,71]。一些资料显示，HIF-1 反映在乌克兰的南极站"翰林沃尔纳德斯基"过冬的个体的心肺呼吸反应。因此，HIF-1 可以作为一种选择能够在严重的缺氧条件下工作的合格个人的标志[53]。这个问题需要未来进一步关注。

作为 HIF-1 的众所周知的基因靶标之一，促红细胞生成素（EPO）已经被研究与个体对所谓的 IHT 高海拔生活-低海拔训练（LHTL）模式反应的相关性，导致了相较于海平面训练模式最大摄氧量（$VO_2max$）和表现的显著改善[24,44]。个体对 IHT 反应的广泛变异性在训练的运动员中被报道。在一项回顾性分析中，在 30h 高海拔暴露后，相较于无反应者，反应者表现出循环 EPO 浓度的显著增加。在高海拔暴露 14 天之后，EPO 在反应者中仍然升高，但在非反应者中并没有升高。EPO 反应导致反应者总体红色细胞容量及 $VO_2max$ 明显增加，这种有益的改变在无反应者中并没有看到。此外，在一项前瞻性队列研究中也观察到，与无反应者相比，反应者 LHTL 后 EPO 和 $VO_2max$ 也明显增加[24]。有趣的是，最近由同一组调查员进行的一项对 26 名美国国家级长跑运动员的研究（17 例男性和 9 例女性）[25]证明忽略性别，在适中海拔 EPO 的释放与 HVR 无关（$r = -0.17$）。这些作者总结说，精英长跑运动员对中等高度的急性 EPO 反应的变异性不能由外周化学反应的差异来解释[25]。显然，这些因素在肺部下游（很可能在肾脏）会影响急性 EPO 反应的程度并反过来控制个体 IHT 效应变异性。

## 结论

来自各个研究小组的引人注目的结果表明人体及实验动物对低氧反应存在个体变异性。低氧高耐受性动物的特点是①静息时及低氧时的氧耗较低，②与自主神经调节相关联的副交感神经主导，③线粒体酶复合物 I 的动力学性质增加，④氧化所需 NAD 依赖性基质占优势⑤较高水平的 NO 生成，⑥更强大抗氧化剂防御系统，和⑦增加的线粒体钙储备能力。但是，对于用于个体对低氧适应预后的潜在通用标志物仍在不断的探索中。未来的调查将会对这个非常重要的问题做以揭示。总的来说，我们可以为个体化 IHT 治疗设想一个光明的未来，这可能在快速发展的对抗多种多样的人类疾病的个体化预防医学中扮演着重要的角色。

（安红 译 李明 任长虹 校）

## 参考文献

1. Abrahams E, Silver M. The case for personalized medicine. J Diabetes Sci Technol. 2009;3:680–4.
2. Agadzhanyan NA, Mirrakhimov MM. Mountains and resistance. Moscow: Nauka Publishers; 1970 [In Russian].
3. Agadzhanyan NA. Adaptation and an organism's reserves. Moscow: Fizkultura i Sport; 1983 [In Russian].
4. Aidaraliev AA, Maksimov AL. Human adaptation to extreme conditions. The experience of prognosis. Leningrad: Nauka; 1988 [In Russian].
5. Aidaraliev AA, Maksimov AL, Chernook TB. Adaptation capabilities of polar explorers in Antarctic mountains. Kosm Biol Aviakosm Med. 1987;21(6):62–6 [In Russian].
6. Aydaraliev AA, Maksimov AL. Physical capacity estimation in the mountains. Methodical recommendations. Moscow: Nauka; 1980 [In Russian].
7. Aydaraliev A, Baevsky R, Berseneva T, et al. A framework for evaluating an organism's functional reserves. Frunze: Ilim; 1988. 195 pp [In Russian].
8. Baevsky RM. Prognosis of the body's position between normal and pathological condition. Moscow: Meditsina; 1979 [In Russian].
9. Baevsky RM. Principals of astronauts' health predictions and results of prognostic examinations during prolonged space expeditions. In: Physiological investigations of imponderability. Moscow: Nauka; 1983. p. 200–28 [In Russian].
10. Berezovski VA, Boyko A, Klimenko C, et al. Hypoxia and individual peculiarities of reactivity. Kiev: Nfukova Dumka; 1978 [In Russian].
11. Berezovski VA, Serebrovskaia TV. Ventilatory response to a hypercapnic stimulus as an index of the reactivity of the human respiratory system. Fiziol Zh. 1987;33(3):12–8 [In Ukrainian].
12. Berezovskii VA, Levashov MI. The build-up of human reserve potential by exposure to intermittent normobaric hypoxia. Aviakosm Ekolog Med. 2000;34(2):39–43 [In Russian].
13. Berezovskii VA, Serebrovskaia TV. Individual reactivity of the

human respiratory system and its evaluation. Fiziol Zh. 1988; 34(6):3–7 [In Russian].

14. Berezovskii VA, Serebrovskaia TV, Ivashkevich AA. Various individual features of human adaptation to altitude. Kosm Biol Aviakosm Med. 1987;21(1):34–7 [In Russian].

15. Berezovskii VA, Serebrovskaia TV, Lipskii PI. Respiratory function in twins under different gas mixtures. Fiziol Zh. 1981;27(1):20–5 [In Russian].

16. Berezovsky VA, editor. Hypoxia: individual sensitivity and reactivity. Kiev: Naukova Dumka; 1978 [In Russian].

17. Bernardi L, Passino C, Serebrovskaya Z, Serebrovskaya T, Appenzeller O. Respiratory and cardiovascular adaptations to progressive hypoxia. Effect of interval hypoxic training. Eur Heart J. 2001;22:879–86.

18. Bhaumik G, Sharma RP, Dass D, et al. Changing hypoxic ventilatory responses of men and women 6 to 7 days after climbing from 2100 m to 4350 m altitude and after descent. High Alt Med Biol. 2003;4:341–8.

19. Bolmont B, Bouquet C, Thullier F. Relationships of personality traits with performance in reaction time, psychomotor ability, and mental efficiency during a 31-day simulated climb of Mount Everest in a hypobaric chamber. Percept Mot Skills. 2001;92:1022–30.

20. Burov A. System for valuation of the operators professional aging rates. Human factors in organizational design and management-VI. In: Proceedings of the sixth international symposium on human factors in organizational design and management. Hague, Netherlands; 19–22 Aug 1998.

21. Burtscher M, Bachmann O, Hatzl T, et al. Cardiopulmonary and metabolic responses in healthy elderly humans during a 1-week hiking programme at high altitude. Eur J Appl Physiol. 2001;84:379–86.

22. Bushov IuV, Makhnach AV, Protasov KT. Analysis of individual differences of psychological reactions to combined hypoxic exposure. Fiziol Cheloveka. 1993;19:97–103 [In Russian].

23. Chan IS, Ginsburg GS. Personalized medicine: progress and promise. Annu Rev Genomics Hum Genet. 2011;12:217–44.

24. Chapman RF, Stray-Gundersen J, Levine BD. Individual variation in response to altitude training. J Appl Physiol. 1998;85:1448–56.

25. Chapman RF, Stray-Gundersen J, Levine BD. Epo production at altitude in elite endurance athletes is not associated with the sea level hypoxic ventilatory response. J Sci Med Sport. 2010;13:624–9.

26. Collins DD, Scoggin CH, Zwillich CW, et al. Hereditary aspects of decreased hypoxic response. J Clin Invest. 1978;62:105–10.

27. Deindl E, Kolar F, Neubauer E, et al. Effect of intermittent high altitude hypoxia on gene expression in rat heart and lung. Physiol Res. 2003;52:147–57.

28. Dembo AR, Zemtsovski EV, Frolov BA. Echocardiogram and correlative rhythmography in sport. Leningrad: Nauka; 1979 [In Russian].

29. Eckes L. Altitude adaptation. Part III. Altitude acclimatization as a problem of human biology. Gegenbaurs Morphol Jahrb. 1976; 122:535–69 [In German].

30. Edmunds NJ, Moncada S, Marshall JM. Does nitric oxide allow endothelial cells to sense hypoxia and mediate hypoxic vasodilatation? in vivo and in vitro studies. J Physiol. 2003;546:521–7.

31. Egorov PI. Effect of high altitude flight on a pilot's body systems. Moscow: Medgiz; 1937 [In Russian].

32. Gurvich HE. Influence of high-altitudes on an organism. In: Krotkov FG, editor. Physiology and hygiene of high-altitude flights. Moscow-Leningrad: State Publishing House of the Biological and Medical Literature; 1938. p. 17–24 [In Russian].

33. Henry Y, Guissani A. Interactions of nitric oxide with hemoproteins: roles of nitric oxide in mitochondria. Cell Mol Life Sci. 1999;55:1003–14.

34. Hochachka PW, Rupert JL. Fine tuning the HIF-1 'global' $O_2$ sensor for hypobaric hypoxia in Andean high-altitude natives. Bioessays. 2003;25:515–9.

35. Hopfl G, Ogunshola O, Gassmann M. Hypoxia and high altitude. The molecular response. Adv Exp Med Biol. 2003;543:89–115.

36. Kawakami Y, Yamamoto H, Yoshikawa T, et al. Chemical and behavioral control of breathing in adult twins. Am Rev Respir Dis. 1984;129:703–7.

37. Kaznacheev VP, Baevsky RM, Berseneva AP. Prenosological diagnostics during screening tests of a specific human population. Leningrad: Nauka; 1980 [In Russian].

38. Kolchinskaya AZ. Mechanisms of interval hypoxic training effects. Hypoxia Med J. 1993;1:5–7.

39. Kolchinskaya AZ, Hatsukov BH, Zakusilo MP. Oxygen insufficiency: destructive and constructive actions. Nalchik: Kabardino-Balkaria Scientific Center; 1999 [In Russian].

40. Kurhaliuk NM. State of mitochondrial respiration and calcium capacity in livers of rats with different resistance to hypoxia after injections of L-arginine. Fiziol Zh. 2001;47:64–72 [In Ukrainian].

41. Kurhalyuk NM, Serebrovskaya TV, Kolesnikova EE. Role of cholino- and adrenoreceptors in regulation of rat antioxidant defense system and lipid peroxidation during adaptation to intermittent hypoxia. Probl Ecol Med Genet Cell Immunol, Kiev-Lugansk-Kharkiv. 2001;7(39):126–37 [In Ukrainian].

42. Kurhalyuk NM. Role of L-arginine on guinea pigs mitochondrial respiration in myocardium under acute hypoxia. Bull L'viv Univ ser Biol. 2002;29:177–86 [In Ukrainian].

43. Lapshin AV, Manukhina EB, Meerson FZ. Adaptation to short stress exposures prevents the enhancement of the endothelium-dependent reactions of the aorta in myocardial infarct. Fiziol Zh SSSR Im I M Sechenova. 1991;77(3):70–8 [In Russian].

44. Levine BD, Stray-Gundersen J. Dose-response of altitude training: how much altitude is enough? Adv Exp Med Biol. 2006;588:233–47.

45. Luk'ianova LD. Molecular mechanisms of tissue hypoxia and organism adaptation. Fiziol Zh. 2003;49(3):17–35 [In Russian].

46. Lukyanova LD. Molecular, metabolic and functional mechanisms of individual resistance to hypoxia. In: Sharma BK, Takeda N, Ganguly NK, et al., editors. Adaptation biology and medicine. New Dehli: Narosa Publishing House; 1997. p. 236–50.

47. Lukyanova LD, Korablev AV. Some physiological and metabolic characteristics of an animal's individual resistance to hypoxia. In: Proceedings of the third Soviet Union conference of adaptation. Moscow; 1982. p. 73–6.

48. Lukyanova LD, Dudchenko AV, Germanova EL, et al. Mitochondrial signaling in formation of body resistance to hypoxia. In: Xi L, Serebrovskaya TV, editors. Intermittent hypoxia: from molecular mechanisms to clinical applications. New York: Nova; 2009. p. 391–417.

49. Lysenko GI, Serebrovskaya TV, Karaban IN, et al. Use of the method of gradually increasing normobaric hypoxia in medical practice. Methodical recommendations. Kiev: Ukrainian Ministry of Healthcare; 1998 [In Ukrainian].

50. Maidikov YL, Makarenko NV, Serebrovskaya TV. Human mental activity during high altitude adaptation. Pavlov's J Higher Nerv Act (USSR). 1986;36(1):12–9.

51. Makarenko NV. Psychophysiological human functions and operator's work. Kiev: Naukova Dumka; 1991 [In Russian].

52. Malkin VB, Gora EP. Participation of respiration in rhythmic interactions in the body. Usp Fiziol Nauk. 1996;27(2):61–77 [In Russian].

53. Mankovska I, Bakunovsky O, Vargatiy C. Oxygen-transport systems in humans at rest and during physical work after a long-term wintering sojourn at Ukrainian Antarctic station "Academician Vernadsky". In: Proceeding of the 2nd Ukrainian Antarctic conference. Kiev; 22–24 June 2004. p. 11 [In Ukrainian].

54. Medvedev VI. Constancy of human physiological and pathological functions under extreme conditions. Leningrad: Nauka; 1982 [In Russian].

55. Mirrakhimov MM, Khamzamulin RO, Ragozin ON. Features of the ECG in acute altitude sickness. Kardiologiia. 1986;26(2):32–4 [In Russian].

56. Mirrakhimov MM, Aidaraliev AA, Maksimov AL. Prognostic aspects of physical activity at high altitudes. Frunze: Ilim; 1983 [In Russian].

57. Moore LG. Comparative human ventilatory adaptation to high alti-

tude. Respir Physiol. 2000;121:257–76.

58. Navakatikyan AO, Kapshuk AP. Mathematical analysis of heart rhythm during work of different intensity. In: Mathematical methods of research planning, data analysis and prognosis in hygiene. Kiev: Zdorov'e; 1977. p. 34–41 [In Russian].

59. Negoescu R, Filcescu V, Boanta F, et al. Hypobaric hypoxia: dual sympathetic control in the light of RR and QT spectra. Rom J Physiol. 1994;31:47–53.

60. Nicolas M, Thullier-Lestienne F, Bouquet C, et al. A study of mood changes and personality during a 31-day period of chronic hypoxia in a hypobaric chamber (Everest-Comex 97). Psychol Rep. 2000;86:119–26.

61. Noel-Jorand MC, Joulia F, Braggard D. Personality factors, stoicism and motivation in subjects under hypoxic stress in extreme environments. Aviat Space Environ Med. 2001;72:391–9.

62. Rozenblyum DE. Adaptation to oxygen deficiency in short-term, repetitive exposure to low barometric pressure. Bull Exp Biol Med. 1943;21(7–8):6–9 [In Russian].

63. Semenza GL. HIF-1: mediator of physiological and pathophysiological responses to hypoxia. J Appl Physiol. 2000;88:1474–80.

64. Serebrovskaia TV. Hereditary defect of sensitivity to hypoxia in normal sensitivity to hypercapnia. Patol Fiziol Eksp Ter. 1982;4:80–3 [In Russian].

65. Serebrovskaia TV, Ivashkevich AA, Maidikov IL. The relation of the reactivity of the human respiratory system, mental and physical work capacity and metabolic characteristics during a 1-year stay in the mountains. Fiziol Zh. 1989;35(4):61–9 [In Russian].

66. Serebrovskaia TV, Lipskii PI. Levels of hereditary determination of human cardiorespiratory system functional indices. Fiziol Zh. 1982;28(3):267–73 [In Russian].

67. Serebrovskaya TV, Kurhalyuk NM, Nosar VI, et al. Combination of intermittent hypoxic training with exogenous nitric oxide treatment improves rat liver mitochondrial oxidation and phosphorilation under acute hypoxia. Fiziol Zh. 2001;47(1):85–92 [In Ukrainian].

68. Serebrovskaya TV. Intermittent hypoxia research in the former Soviet Union and the Commonwealth of Independent States (CIS): history and review of the concept and selected applications. High Alt Med Biol. 2002;3:205–21.

69. Serebrovskaya TV, Kurhalyuk NM, Moibenko AA et al. Effects of mitochondrial $K_{ATP}$ stimulation on myocardial energy supply in rats with different resistance to hypoxia. In: Proceedings of the 5th international conference "Hypoxia in Medicine", Innsbruk; 2003. Hypoxia Medical J. 2003; 3:36.

70. Shakhtarin VV, Kiriachkov IuIu, IaM K, et al. The autonomic reaction of the body to stress and its prognostic value. Vestn Akad Med Nauk SSSR. 1990;3:33–7 [In Russian].

71. Shen C, Powell-Coffman JA. Genetic analysis of hypoxia signaling and response in C. elegans. Ann N Y Acad Sci. 2003;995:191–9.

72. Sirotinin NN. Effect of acclimatization to high mountain climate on adaptation to decreased atmospheric pressure using a decompression chamber. Arkh Pat Anat Pat Physiol. 1940;6:35–42 [In Russian].

73. Streltsov VV. Physiological validation of decompression chamber training for high altitude flights. Abstract of report at the All-Union conference on aerospace medicine. Leningrad; 1939. p. 18 [In Russian].

74. Tsvetkova AM, Tkatchouk EN. "Hypoxia user": the opportunity of individual programming of interval hypoxic training. In: Hypoxia: mechanisms, adaptation, correction. Moscow: BEBIM; 1999. p. 83–4.

75. Vasin MV, Petrova TV, Bobrovnitskii IP, et al. Human biochemical status and its relation to body resistance when exposed to acute hypoxic hypoxia. Aviakosm Ekolog Med. 1992;26(5–6):43–9 [In Russian].

76. Vogt M, Billeter R, Hoppeler H. Effect of hypoxia on muscular performance capacity: "living low-training high". Ther Umsch. 2003;60:419–24 [In German].

77. Waters KA, Gozal D. Responses to hypoxia during early development. Respir Physiol Neurobiol. 2003;136:115–29.

78. Weil JV. Variation in human ventilatory control: genetic influence on the hypoxic ventilatory response. Respir Physiol Neurobiol. 2003;135:239–46.

79. Zagryadsky VP. Selected lectures on physiology during military labor. Leningrad: Nauka; 1972 [In Russian].

# 第 24 章　低氧仪:使用原理和说明

Viktor A. Lopata and Tatiana V. Serebrovskaya

摘要

IHT 的传统治疗原则:反复暴露在低氧大气中和大气环境中呼吸。迅速进步的 IHT 促进了低氧仪的诞生,低氧仪已在运动训练、军事操作和临床实践得到了广泛的应用。近数十年来人们不断测试、应用多种形式的低氧仪,包括低氧舱、常压低氧室和面罩系统低氧仪,通过不同方式提供低氧空气。本节根据低氧仪的基本分类,说明其设计、医学概念、技术需求以及发展过程、市场趋势和操作的优缺点。

## 专业名词缩略语

IHT　间歇性低氧训练/治疗(intermittent hypoxia training/therapy)

HVR　低氧通气反应(hypoxic ventilatory response)

HGM　低氧混合气体(hypoxic gas mixture)

## 24.1　介绍

IHT 在运动、军事和临床应用的增多激发了低氧仪等特殊仪器的开发。苏联科学家数十年前建议使用"低氧仪"来描述为飞行员、登山家、山地士兵和运动员提供高原训练,以及为各种疾病患者提供药物戒断治疗的新设备[34,13,23]。低氧仪为患者制造、提供控制好成分的 HGM。低氧仪因为原理和制造方案的不同,并不属于呼吸器;低氧仪可以根据设计、医学需求和技术要求分类。低氧仪可以根据三个主要条件分类[11]:①HGM 的提供方式;②HGM 的合成方式和③控制和维持 HGM 成分的方式。

## 24.2　低氧仪的设计

第一部分,即面罩或腔室,是供给患者 HGM 的基本方法标准(图 24.1)。面罩方法带有用于吸气/呼气阀门的面罩流路和吸入通道上的 HGM 缓冲容器。使用腔室法时,患者的身体或头部直接放入含有 HGM 成分的腔室中。这样的腔室可以是充满 HGM 的密封的(封闭的),或者是 HGM 流入腔室的非密封的(流动的)[3,4,5]。这些低氧仪室可以是固定装置,工作室,便携式帐篷以及可移动装置的形式。

"Orothron"(NORT 公司,库克兰)的规格是 1900mm×5780mm×2200mm 大小,19.9m³ 容量,可以为 6 个患者同时提供低氧治疗(图 24.2)。

Hypoxico 公司(美国纽约)生产的高海拔睡眠系统,像可移动房间或可携式帐篷(图 24.3)。海拔舱(家庭办公室或卧室)最大限度地提供了能够适应 12 500ft/3800m 高度的舒适空间和气体条件。可携式床-帐篷是 Hypoxico 公司应用最广的高海拔训练系统;可以配合 Queen 大小的床垫和床帮,或在地板上搭配 Twin/Double/Queen 大小的床垫。

可移动设备"Borei-5"(NORT 公司,库克兰)包括 4 个主要单元:①控制单元,②隔离头盔,③气体分离柱和④压缩器(图 24.4)。该设备合成的 HGM 具有不少于 40L/min(10%~16%)的氧气成分。大致尺寸为,控制单元 40L/min,气体分离柱-ø225mm×1180mm。

低氧治疗复合体"Edelweiss"(NVF METAKS 公司,莫斯科,俄罗斯联邦),使用膜技术,并装配了患者

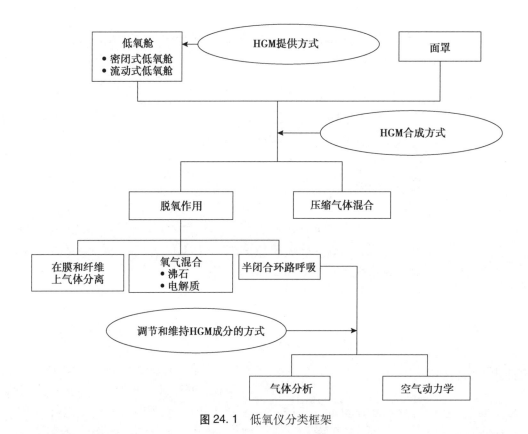

图 24.1    低氧仪分类框架

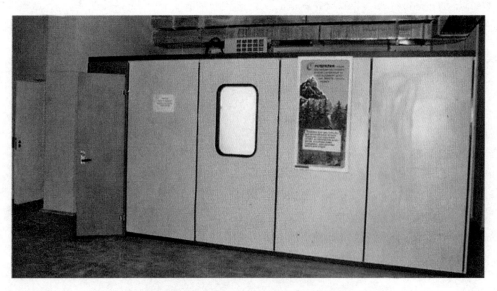

图 24.2    "Orothron"（NORT 公司,库克兰）

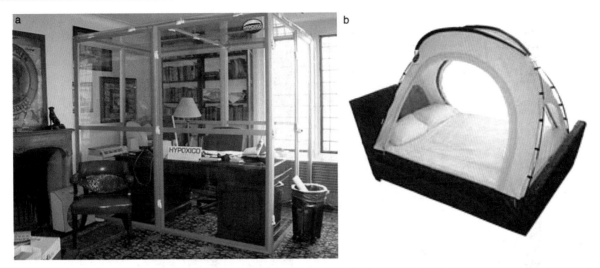

图 24.3 工作室(a)和低氧疗便携式帐篷(b)的外观(美国纽约的美国 Hypoxico 公司)(http://www。hypoxico.com/altitude-sleeping-systems.shtml#DelBT)

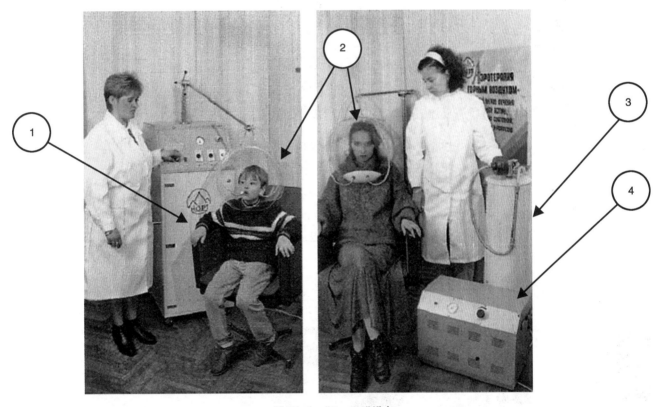

图 24.4 "Borei-5"设备

生理指标和内环境的检测系统(ECG,氧分压,动脉压力,体温,呼吸,脉搏,血氧)(图 24.5)。这种复合体有可携带式(供 1 个患者使用)和固定式(供 2,3,6,8 个患者使用)两种。供一个患者使用的仪器具有以下技术特征:①气体分离柱的气体压力是 0.5±0.05MPa;②低氧混合物中氧气的百分比是 11±2;③输出量是 15±3L/min;④耗电量不超过 800W;⑤除备件和配件外的质量不超过 25Kg;和⑥体积不超过 700mm×250mm×550mm。

根据 HGM 的合成方式,低氧仪可以分为以下两类(图 24.1)。

## 24.2.1 含 HGM 的低氧仪

压缩气体或液化气体通过压缩氮气以 1∶1 的比例注射入大气气体,从而合混合气体;或直接通过气缸供应成分稳定的混合气体[13,33]。上述装置叫合成装置(NTO Bio-Nova Company, Moscow, Russian Federation, http://www.bion-ova.ru/?page=2)。注射方式合成

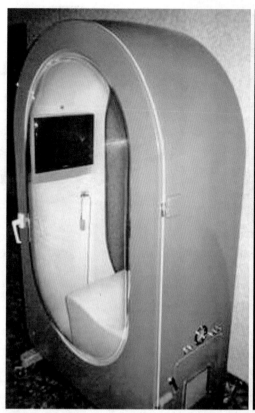
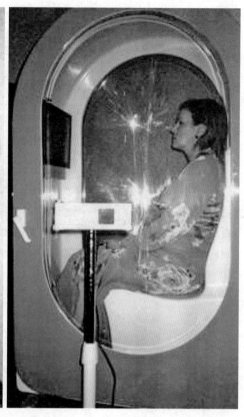

图 24.5　可移动式设备

的 HGM 氧含量为 18%~35%；SMTEC S. A. ( Nyon, Switzerland) 生产的 AltiTrainer200 设备(图 24.6)。这种设备的规格是 650mm×400mm×580mm；质量不超过 15Kg (不含压力≥0.3MPa 的氮气罐)。HGM 直接注射的方式虽然具有一定的技术优势[5,9]，但当容器压力低于 12~15MPa 时会有一定风险[11]，并且需要常规、价格不菲的混合气体供应。当前的低氧仪插入了缓冲器保证安全。澳大利亚墨尔本 Biomedtech 公司生产的高效二合一 GO2 高海拔低氧仪应用了上述装置(http://www. go2altitude. com) (图 24.7)；该设备的耗电量为 1500W，通过供应 9%~16% 的 HGM 提供 IHT 模式。微处理控制单元的尺寸为 400mm × 400mm× 230mm，质量为 7kg；ERA-Ⅱ 气体混合生成器的尺寸为 800mm×240mm×500mm，质量为 37kg。

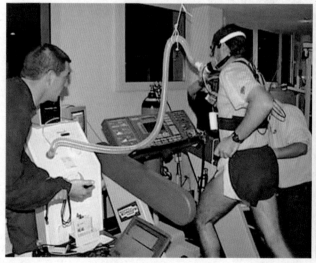
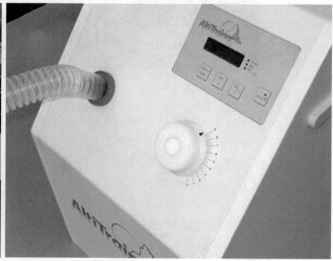

图 24.6　AltiTrainer200 低氧设备

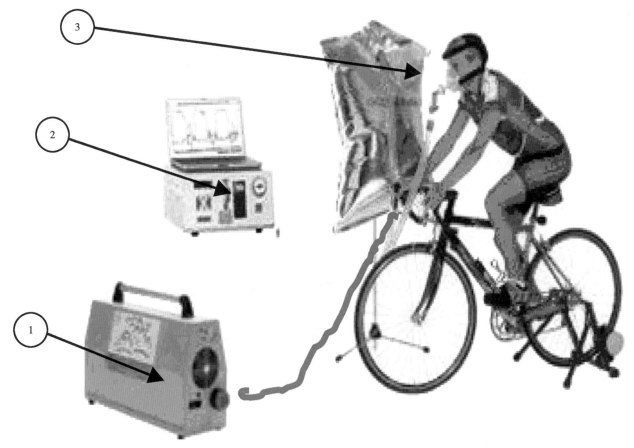

图 24.7 高效二合一 GO2 高海拔低氧仪:1-ERA-Ⅱ气体混合生成器;2-微处理控制单元;3-120L 缓冲器

## 24.2.2 脱氧过程的低氧仪

通过脱氧过程从大气中获得混合气体的方式。脱氧的方式有:①膜[31]或纤维[14]上气体分离,②通过固态电解质分离氧气和氮气[13],③通过沸石类短暂性连接氮气,继而在混合气体中释放氮气[13],和④在半封闭流动环路呼吸(再吸入)[11,19,20]。市面上大多数低氧仪应用气体分离和再吸入模式。氧分子穿过膜或纤维空洞的速度依赖于气体接触面积和压力差,可以达到 0.4MPa 从而满足仪器输出需要(12 ~ 15L/min)[13]。需要压缩器和低氧仪才能达到预期效果(图24.8)。

此类压缩器必须在不使用活塞型仪器的情况下保障低噪音,并能够充分保障高压和输出量(为了避免气体分离膜和喷雾器合成 HGM 的污染)。因为必须同时使用压缩器、气体检测仪和氧气控制系统,此类仪器售价非常昂贵。"Bio-Nova-204"仪(Bio-Nova,莫斯科,俄罗斯联邦)可以根据同时使用的患者数量(1~8位)调整添加的标准部件(图 24.9)。特殊电脑程序可以设定个体化 IHT 计量。

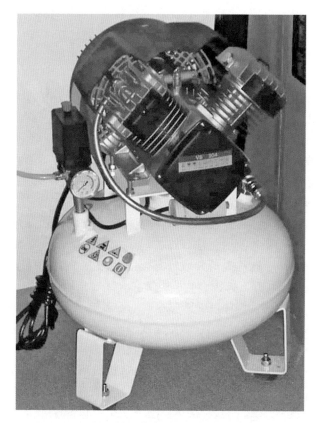

图 24.8 无油压缩机作为低氧仪气体分离的一部分

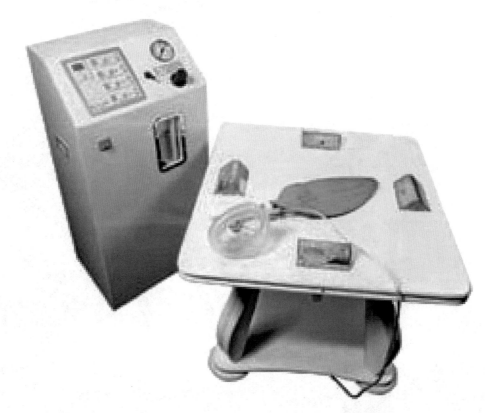

图 24.9 可供 4 个人使用的低氧仪 Bio-Nova

此外,Climbi 公司(莫斯科,俄罗斯联邦)在市场上提供一系列"Everest"低氧仪(图 24.10)。这些低氧仪可以保障 HGM 的氧浓度维持在 10% ~ 18%,并可以同时服务四名患者。"Everest-1"型号 08M 的外形尺寸和重量分别为 400mm×460mm×700mm 和 50kg。

在各种低氧仪中,一组在应用再吸入原理的半封闭回路装置值得特别关注。在这些名为"自燃"的装置中[13],呼气线路包含了二氧化碳吸收器,回路刚性或弹性地通过缓冲储气罐与大气连接[1]。在这样的装置中,HGM 形成的过程取决于三个因素:①患者的氧气消耗,②结合二氧化碳和③大气在吸气过程中流入回路。在再吸入部分,氧浓度逐渐下降,这对运动员在家训练和使用非常有效[28]。

对于比呼吸量大数倍、具有大气出口的刚性缓冲储液器[13],气体混合物的脱氧和大气氧化同时发生。

带弹性缓冲液储液器的自动低氧机(Douglas 包或者 sylphon 波纹管)在一定程度上有不同的 HGM 形成特点,这取决于病人呼吸参数和设备技术特点[15]。这种方案的重要优势是使用 sylphon 波纹管作为肺活量计来控制病人的肺通气过程。这可能是通过供氧和控制线路来实现的,包括了在电路以及 sylphon 容量的变化[24,25]。

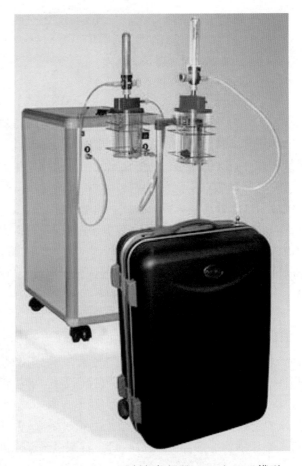

图 24.10 "Everest"低氧仪概况:05M 和 08M 模型

自1987年至2011年相关技术的专利数量反映了自动低氧器结构的发展,结构的发展趋势旨在简化结构,减轻其重量和总体尺寸,并提高用户的安全性。根据专利分析,控制电路中HGM成分在指定水平、降低呼气阻力可以保证运行安全。调节和维护HGM成分的专利方法可以分为气体分析或空气动力学。通过具有当HGM氧气含量过低时启动环路喷出装置的氧气分析仪实现气体分析的方法[15]。例如:生物医学澳大利亚有限公司(澳大利亚墨尔本)提供根据最新的专利生产的申请AltiPower Pro便携式自动低仪[2](图24.11)。

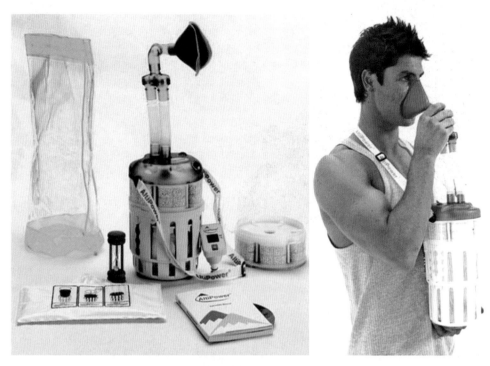

**图24.11 AltiPower Pro便携式自动低仪**

这种类型的低氧机配备了氧气传感器和脉搏血氧仪来控制训练模式。当该装置与气体分析仪周期性地连接时,可以在一个气体分析仪上安排多座IHT室[13]。AltoLab USA LLC(Phoenix,USA)也开发了类似的设备(图24.12)。自动低氧仪的呼吸回路包括一个低氧单元(Hypoxic Silo)和一套混合器(AltoMixer)。产生的低氧水平取决于组中混合器的数量。

具有利用储存器和大气间的空气动力学阻力调节和维持HGM成分的各种构造部件。不管是恒定的还是调节后的电阻值的比例都能使HGM成分保持在合适的范围内。校准过的膜片孔[18,26]或带有校准孔的可拆卸帽[27,30],滑阀气流[17],活动阀瓣[35],连接流路和大气间的排气管流通管的截面差[6]构成了阻力。

俄罗斯使用最广泛的设备是METOM公司生产的"Vershyna"低氧仪(莫斯科,俄罗斯联邦)。该装置由含两个乳头的吸收器、呼吸袋和面罩连接构成。将面罩放在乳头上,乳头上有几个带有调节数的开放式指示来改变低氧程度(图24.13)。低压氧治疗仪允许IHT治疗HGM中的氧含量从21%到10%,$CO_2$含量<1.5%,呼吸阻力高达150Pa。该装置的优点包括其结构的最大简化,最小的整体尺寸和重量以及使用方便。与此同时,还有几个缺点,例如难以准确地调节HGM中的氧气浓度,以及在每次IHT结束后更换吸收剂。

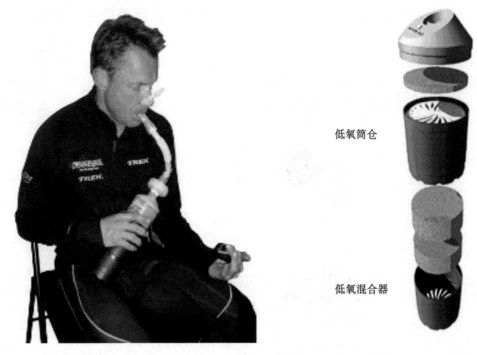

低氧筒仓

低氧混合器

图 24. 12　AltoLab 混合器

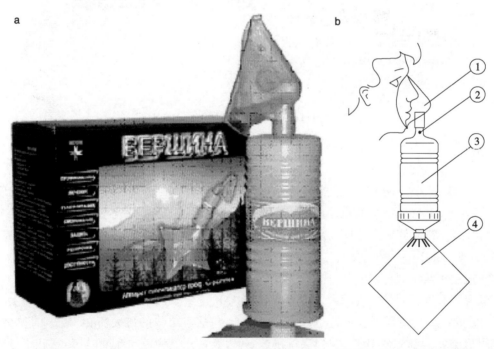

a

b

①
②
③
④

图 24. 13　"Vershyna"低氧仪的外观(a)和骨架(b):1-面具;2-连接器;3-吸收器;4-呼吸袋

## 24.3　自动低氧仪的研制

　　根据患者的人体测量参数,将 sylphon 波纹管固定在特定的位置或通过弹簧的螺旋运动,使自动低氧仪[22]能够提前调节缓冲液储存容积(弹性的 sylphon 波纹管或带弹簧框架的柔性膜)(图 24.14)。低氧仪技术进步的主要趋势是增加生理反馈作用[9]。预示着新基本方案的发展,必须包括①用于监测呼吸功能

和心血管系统参数的装置和②IIIT 微处理器控制系统。先进的低氧剂配备了计量通道和微处理器设备[2,7]。最高配的自动低氧剂装备氧气分析仪和空气流量测量装置。

　　使用全面的监测通道控制微处理器 IHT 模式是一种创新性的解决办法,有望被用来申请专利[21];乌克兰基辅的"Hypoxytron-Complex 2011"个体化方案决策低氧仪就安装了上述设备。

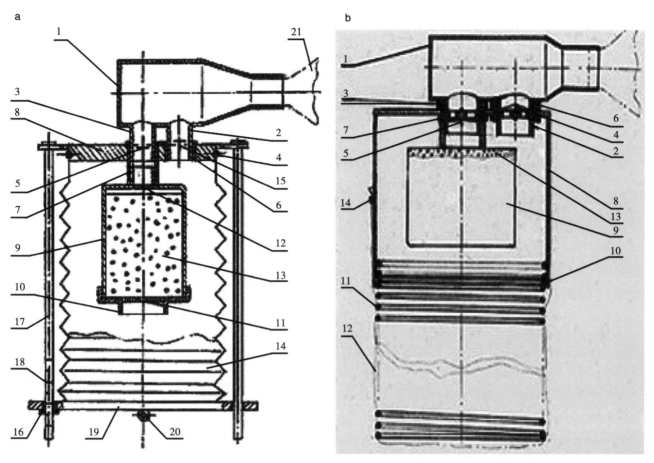

**图 24.14**　具有缓冲容器容积调节可能性的自动缺氧剂:(a)具有弹性 sylphon 的"Hypoxydoz"[22];(b)具有柔性膜的"hypoxytron"

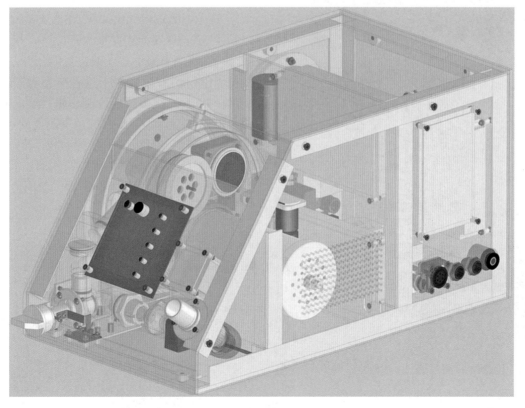

**图 24.15**　乌克兰基辅的医疗诊断仪器"Hypoxytron-Complex 2011"

"Hypoxytron-Complex 2011"装置中使用了根据患者个体对低氧的敏感性制定个体化低氧训练模式的新方法(图 24.15)。"Hypoxytron-Complex 2011"装置具有诊断、制定和提供 IHT 方案的基本框架:

1. 准备阶段:患者注册;健康问卷调查,螺旋造影,手动测力,下蹲测试;选择标准低氧试验(14%,12%,10%,9%或8%)的 $O_2$ 浓度8%。

2. 标准低氧试验:进行试验(设置监测通道的报警范围);结果评估。

3. HVR:进行试验;结果评估;培训方案的选择。

4. 根据处方方案进行训练/治疗(持续或增加低氧)。

## 24.4　自动低氧仪的开发和使用情况

诊疗设备"Hypoxytron-Complex 2011"可以与便携式设备"Hypoxytron-Simplex"在家庭或医疗机构完美地结合(基辅,乌克兰-IHTINTERNATIONAL LTD,新西兰)(图 24.16)。受试者在医疗机构或体育训练场使用 Complex 设备测试后,进入最有效的个人训练模式;

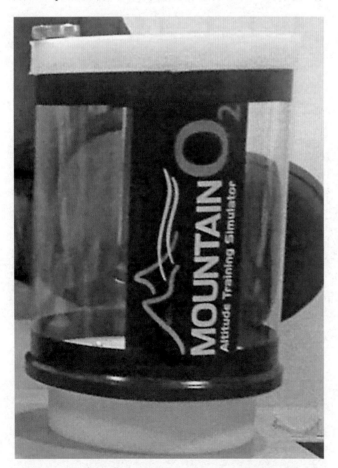

图 24.16　便携式设备"Hypoxytron-Simplex"(基辅,乌克兰-IHTINTERNATIONAL LTD,新西兰),可在家庭使用

受试者可以使用 Simple 设备掌握该程序(不需要很长时间)。之后就可以继续在家中、运动场、工作场所或任何其他环境中进行训练,并在 Complex 设备进行定期测试,从而调整低氧剂量和训练方案。

当需要确定最优的低氧仪使用场所时,需要指出自动低氧仪在任何操作条件下都是很方便受试者使用的。弹出装置最适用于可以不断供应压缩氮气的机构。气体分离装置适用于不提供压缩氮气的住院设施。

根据方法学的建议[10,12,16,29,32]、在保障患者 HGM 呼吸时舒适度的条件下,上述低氧仪的主要参数和特征必须基于以下规范和预防措施:①HGM 中的氧含量8%~20%;②呼吸环路的呼吸阻力不大于 150Pa · sec/l;③每名患者的 HGM 生产率9~20 升/分;④氧含量测量误差±0.5%;⑤HGM 形成单元入口额外压力0.1~0.5mPa;⑥混合气形成单元出口处 HGM 额外压0.002~0.005mPa;⑦过剩 HGM 的湿度比大气相对湿度不低于5%;⑧阈值水平警报系统:HGM 中的氧含量、HGM 生产率、患者动脉血氧饱和度($SpO_2$)和心率;⑨必须保证患者的每分通气量达到100L/min。

## 24.5　总结

最复杂和多功能的设备可以满足所有医疗和技术要求来提供 IHT;但无论如何,在低压氧发生器的开发过程中,必须遵守上述要求1~3和9。缺氧疗法设备的进一步发展将有利于①改进气体分析方法以更好地维持 HGM 成分;②将 IHT 过程与患者呼吸和心脏功能诊断相结合,这需要应用肺活量仪和心电图测量通道;③根据流路回路阻力、氧含量测量的可接受误差、使用安全等因素对设备的医疗和技术要求进行改进;④缺氧治疗设备和软件的医疗技术的要求标准化。

(刘诗蒙 译　李明　任长虹 校)

## 参考文献

1. Basovich SN, Sergeev PV, Strelkov RB. Breathing device for hypoxia creation. Inventors certificate 1335294, A61M 16/00. Patent USSR, 07.09.87. Bulletin # 33; 1987 [In Russian].

2. Bassovitch O. Breathing apparatus for hypoxic pre-acclimatization and training. Patent Application Publication US 2006/0130639 A1, A62B 7/10, A62B 23/02. 22 June 2006.

3. Berezovski VA, Deinega VG, Zhuravlenko VJa et al. Device for climatotherapy. Inventors certificate 1526688, A 61 G, 10/00 Patent USSR, 7 Dec 1989. Bulletin #45; 1989 [In Russian].

4. Berezovski VA, Levashov MI. Introduction in orotherapy. Kiev: APG; 2000 [In Russian].

5. Berezovski VA, Rozhanchuk VN, Puh NN et al. Equipment for cli-

matotherapy. Inventors certificate 1801440, A61G 10/00. 15 Mar 1993. Bulletin #10; 1993 [In Russian].

6. Henkin ML. Breathing method and apparatus simulating high altitude conditions. US Patent 4,334,533, A62B 7/10. 15 June 1982.

7. Kalakutski LI, Polyakov VA. Equipment for hypercapnic – hypoxic therapy. See http://eliman.ru/Lit/may96.html (1996) [In Russian].

8. Karash YuM, Strelkov RB, Chizhov AYu. Normobaric hypoxia in treatment, prophylaxis, and rehabilitation. Moscow: Meditsina; 1988 [In Russian].

9. Kolchinskaya A, Hatsukov B, Zakusilo M. Oxygen insufficiency – destructive and constructive action. Nalchik; 1999. p. 208.

10. Korkushko OV, Serebrovskaya TV, Shatilo VB et al. Selection of the optimal modes for intermittent hypoxia training in medical practice and sports medicine. Methodical recommendations. Kiev; 2010 [In Ukrainian].

11. Lopata VO, Berezovs'ky VIa, Levashov MI, et al. Classification and review of technical devices for hypoxia therapy. Fiziol Zh. 2003;49:100–5 [In Ukrainian].

12. Lysenko GI, Serebrovskaya TV, Karaban IN, et al. Use of the method of gradually increasing normobaric hypoxia in medical practice. Methodical recommendations. Kiev: Ukrainian Ministry of Health Care; 1998 [In Ukrainian].

13. Nemerovski LI. Construction principles of apparatus for intermittent normobaric hypoxia. Med Technika. 1992;1:3–8 [In Russian].

14. Orotherapy. Lectures of academy of hypoxia problems. Logos; 1998 [In Russian].

15. Reiderman EN, Trushin AI, Nemerovski LI et al. Device for breathing of hypoxic mixtures. Inventors certificate 1456161, A61M 16/00. Patent USSR, 7 Feb 1989. Bulletin #5; 1989 [In Russian].

16. Sakharchuk II, Denisenko GT, Serebrovskaya TV et al. Use of device "Hypotron" for prophylaxis and treatment of diseases in the conditions of radiation contamination. Methodical recommendations. Kiev; 1993 [In Russian].

17. Samolovov JuI, Strelkov RB. Breathing apparatus for hypoxytherapy. Inventors certificate 1599026, A61M 16/00. Patent USSR, 15 Oct 1990. Bulletin #38; 1990 [in Russian].

18. Scherbakova GN, Shnirev AP, Ksenofontov MI. Hypoxicator Inventors certificate 2167677, A61M 16/00. Patent USSR, Bulletin #15; 2001 [In Russian].

19. Serebrovska TV. Method for nonspecific body resistance increasing by means of intermittent hypoxic influences "Hypotron". Author's certificate PA #32, 6 Dec 1995 [In Ukrainian].

20. Serebrovska TV, Lopata VA, Roy VV et al. Device for breathing with hypoxic mixtures "Hypoxytron". Patent #44179, M A61M 16/00, Ukraine, 25 Sep 2009, Bulletin #18; 2009 [In Ukrainian].

21. Serebrovskaya T, Lopata V. Apparatus for breathing with hypoxic gaseous mixtures. Patent international application to all countries of PCT; PCT/UA 2010/000071, 7 Oct 2010, Completion of written opinion on 9 Mar 2011.

22. Serebrovskaya TV, Roitman EM, Lopata VA et al. Device for breathing with hypoxic mixtures "Hypoxydoz". Patent of the Ukraine #57257A, application #2002054442, 16 June 2003, Bulletin #6; 2003 [In Ukrainian].

23. Serebrovskaya TV. Intermittent hypoxia research in the former soviet union and the commonwealth of independent States (CIS): history and review of the concept and selected applications. High Alt Med Biol. 2002;3:205–21.

24. Slipchenko VG, Serebrovskaya TV, Sakcharchuk II et al. Mode of nonspecific body resistance improvement. Patent USSR #179958, A61M 16.00, 7 Mar 1993 [In Russian].

25. Slipchenko VG, Shulzhenko OF, Denisenko GT et al. Device for breathing with hypoxic mixtures "Hypotron". Author's certificate 45082 A, A61M16/00. 15 Mar 2002, Bulletin #3; 2002 [In Ukrainian].

26. Smirnov VF, Kamenev EA, Feldfebeleva GK. Breather. Inventors certificate 1526699, A61M 16/00. Patent USSR, 7 Dec 1989, Bulletin #45; 1989 [In Russian].

27. Stepanov SL. Breather for hypoxia creation. Inventors certificate 2070064, A61M 16/00. Patent USSR, 10 Dec 1996, Bulletin #34; 1996 [In Russian].

28. Strelkov RB, Chizhov AJa. Normobaric hypoxitherapy and hypox-iradiotherapy. Moscow: Nauka; 1998 [In Russian].

29. Strelkov RB. Normobaric hypoxia. Medical recommendations. Moscow; 1994 [In Russian].

30. Strelkov VB. Strelkov's breather. Patent 2040279, A61M 16/00. Patent USSR, 27 Jul 1995, Bulletin #21; 1995 [In Russian].

31. Tkachouk EN, Tsyganova TN, Staebler R. Apparatus for producing a hypoxic gaseous mixture using hollow fibers of poly-4-methil-penthene-1. US Patent 5,383,448, A62B 7/10, 24 Jan 1995.

32. Tsyganova TN, Egorova EB. Interval hypoxic training in obstetric and gynecologic practice. Methodical recommendations. Moscow; 1993 [In Russian].

33. Wartman R, Stiney M, Bower E et al. Reduced oxygen breathing device. US Patent 6,871,645 B2, A61M 16/00. 29 Mar 2005.

34. Xi L, Serebrovskaya TV. Intermittent hypoxia: from molecular mechanisms to clinical applications. New York: Nova Science Publishers Inc; 2009.

35. Zuev EG. Device for treatment and prophylaxis of respiration and circulation organs. Inventors certificate 1607817, A61M 16/00. Patent USSR, 23 Nov 1990, Bulletin #43; 1990 [In Russian].

# 第 25 章　间歇性低氧联合表面肌肉电刺激增强人体外周血干细胞的方法

Ginés Viscor, Casimiro Javierre, Teresa Pagès, Luisa Corral, Joan Ramon Torrella, Antoni Ricart, and Josep Lluis Ventura

**摘要**

　　既往的研究发现,健康成人能够较好的耐受间断的低氧环境,促进红细胞生成素和红细胞的生成,动员造血干细胞(hematopoietic stem cells,HSC)并且增加其动员至外周血中。我们选取健康男性志愿者进行以下 3 个方案:

　　1. 单纯低氧刺激(hypoxic stimulus,OH);

　　2. 低氧刺激联合表面肌肉电刺激(hypoxic stimulus plus muscle electrostimulation plus muscle electrostimulation,HME);

　　3. 单纯肌肉电刺激(only muscle electrostimulation,OME)。短暂低压低氧刺激指暴露于大气压力 535hPa(相当于海拔 5000m)的低压室内 3 小时,如此进行 3 天。在每次低氧刺激的间歇期进行一次 25 分钟的肌肉电刺激,共进行两次。在试验开始前连续 3 天内和低氧刺激的最后一天后 24h、48h 和 7 天采集血标本。实验室检查发现,只有在低压低氧联合肌肉电刺激时,受试者外周血中 CD34$^+$ 细胞明显升高。这一结果为间断性低压低氧刺激治疗开辟了一个新的应用领域;为提高外周血中 HSC 浓度提供了一个新的方法;同时对于缺乏运动的患者提供了一个新的方法。

## 专业名词缩略语

CXCR4　CXC 受体 4(granulocyte colony-stimulating factor)

EPO　促红细胞生成素(erythropoietin)

FITC　异硫氰酸荧光素(fluorescein isothiocyanate)

G-CSF　粒细胞集落刺激因子(granulocyte colony-stimulating factor)

HME　低氧刺激联合肌肉电刺激(hypoxic stimulus plus muscle electrostimulation)

HSCs　造血干细胞(hematopoietic stem cells)

IH　间歇性低氧刺激(intermittent hypoxia)

OH　单纯低氧刺激(only hypoxic stimulus)

OME　单纯肌肉电刺激(only muscle electrostimulation)

SCs　干细胞(stem cells)

SDF1　基质衍生因子 1(stromal-derived factor 1)

## 25.1　介绍

　　SCs 是具有分化为成熟细胞潜能的原始细胞[2]。既往的研究中我们观察到,在发生心肌梗死[15]、扩张性心肌病[45]、进行心脏手术或心肺搭桥手术后[36]、进行 12 周体育锻炼[19,44]、月经[27]、戒烟[22]和接受深度低氧适应的人或动物细胞会有一定程度 SCs 的升高[16,17,34,53]。

　　既往研究发现,SCs 升高与良好的临床预后有关[51],这主要是因为其在异常血管中发挥的细胞再生能力[28]。大量的试验证明不同的干细胞移植方式(如:自体骨髓细胞移植)都是有效的[10,33,43]。不同来源的干细胞（如：骨髓中干细胞、外周血中干细胞[3]或是脂肪干细胞[49]）之间与临床预后结局无明显差异。

在给予 EPO 后 2 周，无论是健康人人群还是患有肾源性贫血患者[9,5,37,38]，其血液中检测到的 EPO 诱导的造血干细胞均是升高的[4]。此外，在经过 6 周治疗的心肌梗死后引发心衰的大鼠模型中发现，EPO 能够诱导 HSCs 的动员、归巢和新生血管形成[52]。

有实验表明，间断的低氧刺激对健康人群或患病人群均有一定的生理学意义[8,20,41]。

早年间，当低氧相关研究不够完善时，前苏联科学家就将低氧刺激用于改善身体状况和治疗某些疾病[40]。由于其"低训练强度，高回报"的特点[26]，这种治疗方式得到了广泛的应用，并衍生出多种低氧刺激的方式[25]。既往试验表明，不同类型和强度的体育锻炼能够动员 SCs 的产生[6,29,46]。然而这些运动方式不适于所有人群，特别是严重肥胖、骨关节病、神经后遗症等的患者等。相比之下，肌肉电刺激更容易应用，并且被证实可以有效地模拟体育锻炼的效果[7,11,23]。另一方面，间断的低压低氧刺激也可引发不同的适应反映，从而改善外周组织氧供[12,13,30,31]。

本章节将介绍一种新型的低氧刺激提高血中 SCs 的方式。我们前期的试验发现，低氧刺激能够促进 EPO 的释放和造血干细胞的募集[37]，那么在本实验中我们将会进一步验证单纯低氧刺激和低氧刺激联合肌肉电刺激的有效性。

## 25.2　间断低压低氧刺激和表面肌肉刺激

### 25.2.1　受试者和试验方案

受试者选取四名健康男性，无吸毒史和服药史。既往每周进行不同程度的体育活动（1 人慢跑，每周 4 天；1 人健身，每周 4 天；2 人无规律运动习惯）。平均年龄为 54.3（46～60）岁，平均身高 175（170～182）厘米，平均体重 85.5（75～89）公斤。受试者先后执行三种不同的方案：1. OH，2. HME，3. OME。为了避免不必要的相互作用，每个实验方案将间隔 3 个月执行。低压低氧刺激在一由计算机控制的低压室（CHEX-1；Moelco，西班牙）中进行，每次 3h，连续 3 天（始终为早晨 5 至 8 时）。低氧舱模拟海拔 5000m（400mmHg＝535hPa），10min 达到目标压力，并可在 15min 内恢复到海平面压力。受试者在开始试验的前几周均常规饮食，进行体育锻炼，且未诊断任何疾病等情况。

肌肉电刺激仪由 Winform 刺激系统（W5 型多频率训练仪，Winform S. r. l，Venice，Italy）施加肌肉电刺激[5]。表面电极固定在双侧膝关节伸肌和腹壁肌肉上，每位受试者分别在两个 25 分钟内接受最大忍受强度的刺激。第一次是在前 90 分钟的低氧舱中，第二次是在后 90 分钟。OME 方案与 HME 相同，都在低压室内进行，不同的是此时房间不处于低氧状态。在每次缺氧暴露期间通过脉搏计（Onyx II 9550，Nonin Medical Inc.，Plymouth，MN）测量动脉血氧饱和度。该研究按照赫尔辛基宣言进行，实验方案经巴塞罗那大学伦理委员会批准。

### 25.2.2　血标本留取，CD34[+]染色，流式细胞术

为了消除个体间的差异，受试者于开始第一次 OH 方案前 3 天抽取基线血样。之后分别在执行每次方案（OH、HME 和 OME）之前、24h、48h、4 天和 7 天。在执行第三个方案（OME）时，会额外的在肌肉刺激结束后第 10 天抽取血标本。所有的标本均在早晨 8:15～8:30 之间留取。样品在未转移至实验室之前，静置于 4°C 和 6°C 之间的温度下。

通过肘静脉穿刺收集外周血样品，并置于含有 0.34M 乙二胺四乙酸二钾抗凝剂的试管中。所有的样品均储存在 4°C，并于 24 小时内进行实验室处理。血细胞计数由自动细胞计数器（Ac·T-diff；Beckman Coulter，Miami，FL）进行。将抗人异硫氰酸荧光素（FITC）偶联的 CD45 单克隆抗体（Beckman Coulter，克隆 J. 33）和抗人血红蛋白（PE）偶联的抗 CD34（clone 8G12，Becton Dickinson）置于含有 1% 白蛋白和 0.1% 叠氮化钠的 PBS 中。并将样品置于上述溶液中于室温下孵育 15 分钟。红细胞于 1mL 快速裂解溶液（CYT-QL-1，Cytognos）在室温下裂解 15 分钟。样品均在黑暗中孵育并在孵育完成后立即进行检测分析。

根据产品说明书使用具有 Perfect-Count 微球体 CYT-PCM-50（Cytognos，Salamanca，Spain）。Perfect-count 微球系统包含两个已知比例（A 和 B 珠）的荧光微球。将 25μL 的 Perfect-Count 微球体加入到相同体积（25mL）的已经完成裂解/非洗涤技术的染色血液中，并将珠粒与细胞一起计数。根据 ISHAGE 指南推荐[21]，使用活性染料 7-氨基放线菌素 D（7-AAD）染色样品测量细胞活力。样品在 FACScan/Calibur 流式细胞仪（BD Biosciences）上进行分析，该机器上配备 488-nm 氩激光器和 Cell Quest 3.1 软件（BD Biosciences）。

上述仪器每天均使用三色混合的 Calibrite™ 珠（BD Biosciences）和 FACSComp 软件（BD Biosciences）进行校准。门控策略遵循 ISHAGE 指南[21]。

## 25.3　间歇性低压低氧刺激联合表面肌电刺激对循环 CD34⁺ 细胞的增效作用

本研究的主要研究目的是探究短期 IH 刺激联合表面肌肉电刺激在 4 名平均年龄 50 岁的健康男性中增加外周血中 CD34⁺ 干细胞的能力。试验结果表明只有在 HME 时 CD34⁺ 细胞比例明显升高（约 3 倍）。循环 CD34⁺ 细胞的数量从 0.95 个细胞/μl（0.5~2.1）的中值水平增加至 6.65 个细胞/μl 的中值水平（3.7~10.7），并存在统计学意义（$p = 0.009$）（图 25.1）。

这种增加是确切的。我们一般认为 7 个细胞/μl

的浓度相当于成人受试者约 $5 \times 10^5$ 个细胞·$kg^{-1}$。这个浓度对于达到治疗目的是有帮助的,其与进行了 2 天注射 G-CSF 的标准 5 日治疗所增加的 CD34⁺ 细胞数相当。值得注意的是,注射 G-CSF 后并非使 CD34⁺ 不断增加。如:在针对心肌梗死患者研究中发现,在第四次连续注射 G-CSF 之后,血液中 CD34⁺ 水平开始降低,其数值相当于末次 G-CSF 治疗结束后 6 和 10 天的水平[48]。在本研究中,CD34⁺ 水平持续升高出现在最后一次低氧训练后 7 天,因此,是否达到平台或最大值尚不清楚。同时还应考虑到 G-CSF 具有促血栓形成作用[14,18]。其他血液学研究同样可能是有意义的,例如:涉及内皮祖细胞动员的最重要的趋化因子 SDF1,CXCR4 作为 SDF1 的主要受体,在许多组织中广泛表达,其中包括造血细胞和内皮细胞。虽然 CXCR4 的确切作用机制尚未阐明[47],但实验表明 CXCR4 能够增强小鼠肌肉祖细胞的植入,提示可能在某些肌营养不良症的治疗中发挥作用[32]。

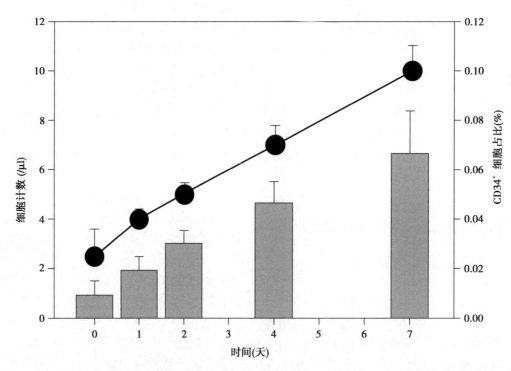

图 25.1　CD34⁺ 细胞在低氧联合肌肉电刺激后的变化。上图显示 HME 实验组在经历 3 天低氧刺激和表面肌肉电刺激后 CD34⁺ 细胞的个数（纵坐标左）和比例（纵坐标右）。存在显著的统计学差异（$p = 0.009$）

此外,OH、OME 的试验结果在提高外周血中 CD34⁺ 上均无统计学差异。在 OME 实验中缺乏对 CD34⁺ 反应与受试者的年龄无关,因为在一组 63 岁的男性中检测到体育锻炼后明确的 HSC 反应[19]。但是对于上述情况也有其他的解释,首先缺氧刺激的持续时间相对较短（总共 9 小时）,而在大鼠试验中是基于

每天 4 小时的低氧刺激 2 周后,发现了神经再生的作用[53];其他研究也是在经过大约 3 个月的常规体能活动后发现 SC 的升高[19,44];发生心肌梗死 7 天后足以增加 CD34⁺ 细胞的数量[42];单次强烈运动可在 24~48h 后增加 HSC[1,24]。其次,与其他使用程度更高缺氧环境的体外研究相比,我们研究中低氧刺激强度较

低（为了增加大多数健康人群耐受程度）[17,34]。虽然我们可以增加重复缺氧的时间、次数和程度。但是这可能会增加患者不能耐受的比例。另一方面，较长时间的缺氧会对日常活动也会产生较大的干扰。

另外值得注意的是，在低氧暴露下肌肉电刺激比锻炼更有优势，包括：（a）容易测量和复制；（b）可用于低氧环境（低压室或吸入性低氧装置）；（c）可适用于大多数人群（即使是那些对于标准运动有轻度或严重身体限制的人）。目前的研究并不清楚在缺氧暴露期间是否必须同时应用肌肉电刺激。

目前本研究主要的设计缺陷是 OH 是低氧刺激持续时间短（但是 HME 时间长），样本量小。但是，鉴于所获得的数据的准确程度，似乎不大可能会产生不同的结果。本实验尚缺乏更完整的血液学研究使得我们不能排除 CD34+ 的增加是由于靶组织中的"归巢"机制的减少而引发的可能性。

我们需要进一步的研究来解决一下几个问题：（a）阐明是否可以通过更持久的 OH 或 OME 刺激可进一步提高 HSC 的产生。最近的一项研究发现[39]，常压低氧暴露方案能够通过调动 HSC 活化中性粒细胞，增加循环中补体和免疫球蛋白含量从而增强免疫力。（b）评估 CD34+ 增加的潜在影响：如可能增加受损组织中的 HSC 归巢，因为在从骨髓释放 HSC 之后，细胞可能会通过变换受影响组织回到缺血或受损区域[50]；（c）确定最有效的方案诱导 HSC 的产生；（d）需要对在 HME 时产生的 HSC 的亚型进行更为详细的研究。

## 结论

该实验表明对健康成年人予以低氧联合表面肌肉电刺激可以提高血液 HSC 水平。肌肉电刺激为不能进行传统体育锻炼的患者的辅助训练工具。由于其简便、廉价、无创的特点，可能在将来替代 G-CSF 治疗。未来我们还要针对不同的间歇性低氧（低压或常压）刺激的工具和流程进行研究，以评估其可能的有利影响及其持续性。

（车睿雯 译　李明　任长虹 校）

## 参考文献

1. Adams V, Lenk K, Linke A, et al. Increase of circulating endothelial progenitor cells in patients with coronary artery disease after exercise-induced ischemia. Arterioscler Thromb Vasc Biol. 2004; 24:684–90.
2. Asahara T, Murohara T, Sullivan A, et al. Isolation of putative progenitor endothelial cells for angiogenesis. Science. 1997;275:964–7.
3. Assmus B, Schachinger V, Teupe C, et al. Transplantation of pro-genitor cells and regeneration enhancement in acute myocardial infarction (TOPCARE-AMI). Circulation. 2002;106:3009–17.
4. Bahlmann FH, de Groot K, Spandau J, et al. Erythropoietin regulates endothelial progenitor cells. Blood. 2004;103:921–6.
5. Bennie SD, Petrofsky JS, Nisperos J, et al. Toward the optimal waveform for electrical stimulation of human muscle. Eur J Appl Physiol. 2002;88:13–9.
6. Bonsignore MR, Morici G, Riccioni R, et al. Hemopoietic and angiogenetic progenitors in healthy athletes: different responses to endurance and maximal exercise. J Appl Physiol. 2010;109:60–7.
7. Brocherie F, Babault N, Cometti G, et al. Electrostimulation training effects on the physical performance of ice hockey players. Med Sci Sports Exerc. 2005;37:455–60.
8. Burtscher M, Pachinger O, Ehrenbourg I, et al. Intermittent hypoxia increases exercise tolerance in elderly men with and without coronary artery disease. Int J Cardiol. 2004;96:247–54.
9. Casas M, Casas H, Pagès T, et al. Intermittent hypobaric hypoxia induces altitude acclimation and improves the lactate threshold. Aviat Space Environ Med. 2000;71:125–30.
10. Cashen AF, Lazarus HM, Devine SM. Mobilizing stem cells from normal donors: is it possible to improve upon G-CSF? Bone Marrow Transplant. 2007;39:577–88.
11. Crameri RM, Weston A, Climstein M, et al. Effects of electrical stimulation-induced leg training on skeletal muscle adaptability in spinal cord injury. Scand J Med Sci Sports. 2002;12:316–22.
12. Esteva S, Panisello P, Torrella JR, et al. Blood rheology adjustments in rats after a program of intermittent exposure to hypobaric hypoxia. High Alt Med Biol. 2009;10:275–81.
13. Esteva S, Panisello P, Ramon Torrella J, et al. Enzyme activity and myoglobin concentration in rat myocardium and skeletal muscles after passive intermittent simulated altitude exposure. J Sports Sci. 2009;27:633–40.
14. Falanga A, Marchetti M, Evangelista V, et al. Neutrophil activation and hemostatic changes in healthy donors receiving granulocyte colony-stimulating factor. Blood. 1999;93:2506–14.
15. Ferrario M, Massa M, Rosti V, et al. Early haemoglobin-independent increase of plasma erythropoietin levels in patients with acute myocardial infarction. Eur Heart J. 2007;28:1805–13.
16. Flames N, Pla R, Gelman DM, et al. Delineation of multiple subpallial progenitor domains by the combinatorial expression of transcriptional codes. J Neurosci. 2007;27:9682–95.
17. Grayson W, Zhao F, Bunnell B, et al. Hypoxia enhances proliferation and tissue formation of human mesenchymal stem cells. Biochem Biophys Res Commun. 2007;358:948–53.
18. Gutierrez-Delgado F, Bensinger W. Safety of granulocyte colony-stimulating factor in normal donors. Curr Opin Hematol. 2001;8:155–60.
19. Hoetzer GL, Van Guilder GP, Irmiger HM, et al. Aging, exercise, and endothelial progenitor cell clonogenic and migratory capacity in men. J Appl Physiol. 2007;102:847–52.
20. Katayama K, Ishida K, Iwasaki K, et al. Effect of two durations of short-term intermittent hypoxia on ventilatory chemosensitivity in humans. Eur J Appl Physiol. 2009;105:815–21.
21. Keeney M, Chin-Yee I, Weir K, et al. Single platform flow cytometric absolute CD34+ cell counts based on the ISHAGE guidelines. International Society of Hematotherapy and Graft Engineering. Cytometry. 1998;34:61–70.
22. Kondo T, Hayashi M, Takeshita K, et al. Smoking cessation rapidly increases circulating progenitor cells in peripheral blood in chronic smokers. Arterioscler Thromb Vasc Biol. 2004;24:1442–7.
23. Koutedakis Y, Frischknecht R, Vrbova G, et al. Maximal voluntary quadriceps strength patterns in Olympic overtrained athletes. Med Sci Sports Exerc. 1995;27:566–72.
24. Laufs U, Urhausen A, Werner N, et al. Running exercise of different duration and intensity: effect on endothelial progenitor cells in healthy subjects. Eur J Cardiovasc Prev Rehabil. 2005;12:407–14.
25. Levine BD, Stray-Gundersen J. "Living high-training low": effect of moderate-altitude acclimatization with low-altitude training on performance. J Appl Physiol. 1997;83:102–12.

26. Levine BD. Intermittent hypoxic training: fact and fancy. High Alt Med Biol. 2002;3:177–93.

27. Meng X, Ichim T, Zhong J, et al. Endometrial regenerative cells: a novel stem cell population. J Transl Med. 2007;5:57.

28. Miller-Kasprzak E, Jagodzinski PP. Endothelial progenitor cells as a new agent contributing to vascular repair. Arch Immunol Ther Exp (Warsz). 2007;55:247–59.

29. Mobius-Winkler S, Hilberg T, Menzel K, et al. Time-dependent mobilization of circulating progenitor cells during strenuous exercise in healthy individuals. J Appl Physiol. 2009;107:1943–50.

30. Panisello P, Torrella JR, Esteva S, et al. Capillary supply, fibre types and fibre morphometry in rat tibialis anterior and diaphragm muscles after intermittent exposure to hypobaric hypoxia. Eur J Appl Physiol. 2008;103:203–13.

31. Panisello P, Esteva S, Torrella R, et al. Intermittent hypobaric hypoxia induces changes at a different extent in biochemical parameters depending on muscle activity degree. Comp Biochem Physiol A Mol Integr Physiol. 2007;146:S184.

32. Perez AL, Bachrach E, Illigens BM, et al. CXCR4 enhances engraftment of muscle progenitor cells. Muscle Nerve. 2009; 40:562–72.

33. Perin EC, Dohmann HF, Borojevic R, et al. Transendocardial, autologous bone marrow cell transplantation for severe, chronic ischemic heart failure. Circulation. 2003;107:2294–302.

34. Qiang X, Shaoxia W, Xijuan J, et al. Hypoxia-induced astrocytes promote the migration of neural progenitor cells via vascular endothelial factor, stem cell factor, stromal-derived factor-1α and monocyte chemoattractant protein-1 upregulation in vitro. Clin Exp Pharmacol Physiol. 2007;34:624–31.

35. Ricart A, Casas H, Casas M, et al. Acclimatization near home? Early respiratory changes after short-term intermittent exposure to simulated altitude. Wilderness Environ Med. 2000;11:84–8.

36. Roberts N, Xiao Q, Weir G, et al. Endothelial progenitor cells are mobilized after cardiac surgery. Ann Thorac Surg. 2007;83: 598–605.

37. Rodriguez FA, Ventura JL, Casas M, et al. Erythropoietin acute reaction and haematological adaptations to short, intermittent hypobaric hypoxia. Eur J Appl Physiol. 2000;82:170–7.

38. Rodriguez FA, Casas H, Casas M, et al. Intermittent hypobaric hypoxia stimulates erythropoiesis and improves aerobic capacity. Med Sci Sports Exerc. 1999;31:264–8.

39. Serebrovskaya TV, Nikolsky IS, Nikolska VV, et al. Intermittent hypoxia mobilizes hematopoietic progenitors and augments cellular and humoral elements of innate immunity in adult men. High Alt Med Biol. 2011;12:243–52.

40. Serebrovskaya TV. Intermittent hypoxia research in the former Soviet Union and the Commonwealth of independent states: history

41. Shatilo VB, Korkushko OV, Ischuk VA, et al. Effects of intermittent hypoxia training on exercise performance, hemodynamics, and ventilation in healthy senior men. High Alt Med Biol. 2008;9:43–52.

42. Shintani S, Murohara T, Ikeda H, et al. Mobilization of endothelial progenitor cells in patients with acute myocardial infarction. Circulation. 2001;103:2776–9.

43. Stamm C, Westphal B, Kleine HD, et al. Autologous bone-marrow stem-cell transplantation for myocardial regeneration. Lancet. 2003;361:45–6.

44. Steiner S, Niessner A, Ziegler S, et al. Endurance training increases the number of endothelial progenitor cells in patients with cardiovascular risk and coronary artery disease. Atherosclerosis. 2005; 181:305–10.

45. Theiss HD, David R, Engelmann MG, et al. Circulation of CD34+ progenitor cell populations in patients with idiopathic dilated and ischaemic cardiomyopathy (DCM and ICM). Eur Heart J. 2007; 28:1258–64.

46. Thijssen DH, Vos JB, Verseyden C, et al. Haematopoietic stem cells and endothelial progenitor cells in healthy men: effect of aging and training. Aging Cell. 2006;5:495–503.

47. Tilling L, Chowienczyk P, Clapp B. Progenitors in motion: mechanisms of mobilization of endothelial progenitor cells. Br J Clin Pharmacol. 2009;68:484–92.

48. Valgimigli M, Rigolin GM, Cittanti C, et al. Use of granulocyte-colony stimulating factor during acute myocardial infarction to enhance bone marrow stem cell mobilization in humans: clinical and angiographic safety profile. Eur Heart J. 2005;26: 1838–45.

49. Valina C, Pinkernell K, Song Y, et al. Intracoronary administration of autologous adipose tissue-derived stem cells improves left ventricular function, perfusion, and remodelling after acute myocardial infarction. Eur Heart J. 2007;28:2667–77.

50. Wahl P, Brixius K, Bloch W. Exercise-induced stem cell activation and its implication for cardiovascular and skeletal muscle regeneration. Minim Invasive Ther Allied Technol. 2008;17:91–9.

51. Werner N, Kosiol S, Schiegl T, et al. Circulating endothelial progenitor cells and cardiovascular outcomes. N Engl J Med. 2005;353:999–1007.

52. Westenbrink BD, Lipsic E, van der Meer P, et al. Erythropoietin improves cardiac function through endothelial progenitor cell and vascular endothelial growth factor mediated neovascularization. Eur Heart J. 2007;28:2018–27.

53. Zhu L, Zhao T, Li H, et al. Neurogenesis in the adult rat brain after intermittent hypoxia. Brain Res. 2005;1055:1–6.

and review of the concept and selected applications. High Alt Med Biol. 2002;3:205–21.